中医典籍丛刊

世补斋医书全集

[清]陆懋修　编撰

【前集】

中医古籍出版社
Publishing House of Ancient Chinese Medical Books

图书在版编目(CIP)数据

世补斋医书全集:前后集/(清)陆懋修编撰.—北京:中医古籍出版社,2025.4
(中医典籍丛刊)
ISBN 978-7-5152-2814-3

Ⅰ.①世… Ⅱ.①陆… Ⅲ.①中国医药学-古籍-汇编-清代 Ⅳ.①R2-52

中国国家版本馆 CIP 数据核字(2024)第 054017 号

世补斋医书全集(前后集)
(清)陆懋修 编撰

责任编辑 王 梅
出版发行 中医古籍出版社
社 址 北京市东城区东直门内南小街 16 号(100700)
电 话 010-64089446(总编室)010-64002949(发行部)
网 址 www.zhongyiguji.com.cn
印 刷 鸿鹄(唐山)印务有限公司
开 本 880mm×1230mm 1/32
印 张 29.5
字 数 500 千字
版 次 2025 年 4 月第 1 版 2025 年 4 月第 1 次印刷
书 号 ISBN 978-7-5152-2814-3
定 价 80.00 元(前后集)

出版说明

《世补斋医书全集》是一部医学丛书，由清代陆懋修编撰，包括《前集》（一作《正集》）和《后集》（一作《续集》）两部分。《前集》刊刻于清同治五年（1866 年），收录著作六种，均为作者自撰。《后集》由其子陆润庠刊于清宣统二年（1910 年），收录著作四种，均为作者重校订正，部分附以评论。《前集》以明医理，《后集》用以辨误，作者尊《内经》及《伤寒论》等经典著作，对当时医界存在的弊端大胆批评，提出的理论多有创见，对中医学的发展有着一定的贡献。

陆懋修（1818—1886 年），字九芝，又名勉旃，号江左下工，又号林屋山人，江苏元和县（今江苏苏州）人，生于医学世家。他少年习儒，屡试不中，中年改学医，博览群书，终成一代名医。其外曾祖父王丙潜心医学理论，尤擅伤寒之学。其子陆润庠为清同治十三年（1874 年）状元，官至一品，以书法闻名于世。

本次整理出版的《世补斋医书全集》，以民国年间（1912—1914 年）上海江东书局刻本为底本。原书均为繁体竖排，现改为简体横排，并加现代标点，方便当今读者阅读。

世补斋医书全集　总目录

前　集

后　集

分目录

前　集

世补斋医书前集序一

盖闻医者，意也，亦理也。古人之医理高深，推其理，即足以达其意。今人不知其意，用其意强附于其理。此今医之所以去古日远也。自丹溪、东垣诸君出，有偏于补阳者，有偏于补阴者，未始不偶效于一时，赫赫然称名医矣。而仲景为医中之圣，反因之而晦。岂果能驾仲景而上哉？盖若人者，非不知仲景之于医，有百世不易之烈，特恐永守其传，则己道弗显。故别树一帜，新人耳目，则凡师其学者，亦唯知新说是从而已。呜呼！医道凌夷至此，其弊可胜言乎！乃天以好生为德，欲使斯人尽登仁寿之域，于是我九芝先生应运以生焉。先生本通儒而好医，以表彰仲景为己任。著有《世补斋医书》，娓娓数万言，其有功于仲景者甚大。使天下之人，复知仲景之医，不致为他医误者，其功尤大也。今年春，保病温，群医束手。先生以大承气汤下之，一药而霍然。保年七十矣。栀、芩苦寒也，朴、黄峻下也。乃力排众议，毅然行之，非有真知灼见，不惑于补阴补阳之说者，曷能若此？故保曰：仲景医中之圣，先生医中之贤，以佐圣者也。至于推五运之转移，论六经之本始，则愿与读先生书者，互相考镜，庶几仰观先生之道于万一焉。

光绪丙戌秋九月望后三日愚侄崇保顿首拜撰

序　二

医家之有《伤寒论》犹儒家之有《论语》也。日月江河，万古不废。自夫人不读《伤寒论》，于是临病则不逢其源，立方则不达其变，执方予病，强病就药。余服官南北，所见所闻，如一辙已。仲景伤寒方本不独治伤寒，而以治凡伤寒者之证。《金匮》之治杂病，与《伤寒论》本是一书，故伤寒之六经，即杂病之六经，病虽百变，经则有常，一病一名，治有主方，一病数证，证有主药。若置六经不讲，乌足以临病人哉！乃今之医，辄曰时有古今之异，古方不治今病。噫嘻！古今诚有异，而天之五运六气、人之五脏六腑，亦有古今之异乎？夫治病之法，泥古者非，蔑古者尤非。窃尝取《神农本经》之言，以读仲景书，汇集名论，都为一编，欲以破时人之扃。丙寅冬月，典榷之罘，始锓版焉。吾乡陆君九芝，邃于医学，曩在里门，曾出其所著医论若干篇见示，亦以表章仲景为事，以仲景六经为归诚，先得我心者矣。今夏入都，获读《世补斋全书》，会余拜命持节江右，即日遄行，未遑卒业。所愿读是书者，自此复知有南阳，而不迷于所向，谓非吾道之幸乎？君夙以文学名，读书日以寸计，食古而能化，尤善索解于无字句处，活人之术，其绪余耳。而病者遇之，轻病不知其何以已也，重病不知其何以活也，则其为阴骘大矣。哲嗣凤石以甲戌魁天下，良医之食报何如？并书其事为后学劝云。

光绪八年壬午秋九月同里韡园居士潘霨

序　三

古云：宰相须用读书人。余谓斯言也，亦可通于医，世故未有不读书、不通古方而能为医者也。仲景以《伤寒论》师表万世，施诸今病，无不合者，乃今之人不明其义，因而不用其方，而又恐有议其后者，乃托古方不治今病之说以为便。善夫！向先辈灵胎徐氏之言曰：天地犹是天地，人物犹是人物。若人气薄，则物性亦薄，岂有人今而药独古者？尝执是以求当世，而知者盖寡。我友元和陆君九芝，奉其尊甫方山先生庭诰，既承家学，又洞见时俗之弊，凡所施治，悉本仲景方意。尝曰：如仲景方而不可用，则病人岂容我以尝试者，何以用之一人而效，用之人人而无不效，且何以彼之不用仲景方者，曾不闻一效也。吾既用之而效矣，用之而履效矣，则吾岂能舍吾效者不用，而用彼之不效者耶？夫病者何所求？不过求其效耳。然不用仲景方，而效不至，则人何乐乎不用仲景方哉？君之书以表章仲景为事，出即以仲景方活人，语有之阴德耳鸣，吾知后必有食其报者。以余交君久，嘱为序，爰举平日所绪闻者，弁其端，抑恐未足以知君之深矣。

同治六年丁卯春二月吴江愚弟费延厘

序　四

往尝见杨君谦苏，谈纪金华、戴原礼，学医于朱彦修，尽得其传，以其术游吴下，吴人之以病谒者，户为塞。王仲光时为儒，未知医也，慕而造焉，谘学医之道。原礼曰：熟读《素问》耳。仲光退而习之，三年，原礼复来吴，闻仲光谈论大骇，自以为不如，余以是知学医而不通《素问》，不可以为医。我友陆君九芝，其先世以科第显，而皆能医，皆读《素问》。九芝复用志不纷，慨世之医，绝不从事于斯，诡言《素问》古书，不治今病，而医学遂以大坏，乃尽弃其他所学，而独于无方之书，得其言以治人。咸丰己未，泾阳张文毅公督兵皖江，军书旁午，以湿热遘疾，群医震惊，不能疗。九芝故出公门下，飞骑千里，招致军中，进数剂立瘥。文毅德之，优礼而归。今中丞太康刘公，于辛酉令上海时，得结胸证，以时方元参、地麦濒于危。九芝视之，贡以朴枳辈，数服乃解。今人赖君之明如此，君与时相反耶，抑时与君相反也？今与余同客峰泖间，命长子开骐从君游。嗟乎！吴中医学失堕久矣，九芝独能具坚忍之力，为斯道作干城，余见其所读，皆古书，而治无不效，效无不速，其熟读《素问》之验，诚有如原礼所言者，吾吴医学其将自君而复兴乎！君方著书未卷，他日必裒然成大集，预书之为左券焉。

同治五年丙寅孟春之月同里愚弟袁兰升

文　集

[清]陆懋修 编撰

卷一　文一

史家之赞孙思邈曰：夫人之身，出必有处，处非得已，贵为世补。余少问学，鲜经济，无补于世，退而求思邈之术，若有得焉。因取以名吾斋，而即以名吾书。

补《后汉书·张机传》

张机字仲景，南郡涅阳人也。灵帝时，举孝廉，在家仁孝，以廉能称。建安中，官至长沙太守，在郡亦有治迹，博通群书，潜乐道术，学医于同郡张伯祖，尽得其传。总角时，同郡何永称之，许为良医。果精经方，有《寒食散论》，解寒食散、寒食药者，世莫知焉。或言华佗，或曰仲景，考之于实，佗之精微方类单省，而仲景有侯氏黑散、紫石英方，皆数种相出入，节度略同。然则寒食、草石二方，出自仲景，非佗也。且佗之为治，或刳断肠胃，涤洗五脏，不纯任方也。仲景虽精，不及于佗，至于审方物之候，论草木之宜，亦妙绝众医。昔神农尝草而作《本经》，为开天明道之圣人，仲景元化，起而述之，故仲景黄素，元化绿帙，并有名称，而仲景论广伊尹汤液为数十卷，用之多验。既至京师为名医，于当时称上手。见侍中王仲宣，时年二十余，曰：君有病，四十当眉落，半年而死。令服五石汤可免。仲宣嫌其言忤，受汤勿服，居三日，见仲宣问曰：服汤否？仲宣曰：已服。仲景曰：色候固非服汤之诊，何轻命也？仲宣犹不信，后二十年果眉落，一百八十七日而死，终如其言。美哉乎！仲景之能，候色验眉也。

居尝慷慨叹曰：凡欲和汤合药，针灸之法，宜应精思，必通十二经脉，知三百六十孔穴，荣卫气行，知病所在，宜治之法，不可不通古者上医相色，色脉与形，不得相失。黑乘赤者死，赤乘青者生。中医听声，声合五音，火闻水声，烦闷干惊，木闻金声，恐畏相刑。脾者土也，生育万物，回动四傍，太过则四肢不举，不及则九窍不通，六识闭塞，犹如醉人。四季运转终，而复始。下医诊脉，知病原由，流转移动，四时逆顺，相害相生，审知脏腑之微，此乃为妙也。又曰：欲疗诸病，当先以汤荡涤五脏六腑，开通诸脉，治道阴阳，破散邪气，润泽枯朽，悦人皮肤，益人气血，水能净万物，故用汤也。若四肢病久，风冷发动，次当用散，散能逐邪，风气湿痹，表里移走，居无常处者，散当平之。次当用丸，丸药者，能逐风冷，破积聚，消诸坚癖，进饮食，调和荣卫，能参合而行之者，可为上工，故曰医者意也。又曰：不须汗而强汗之者，出其津液，枯竭而死。须汗而不与汗之者，使诸毛孔闭塞，令人闷绝而死。不须下而强下之者，令人开肠洞泄不禁而死。须下而不与下之者，令人心内懊侬，胀满烦乱，浮肿而死。不须灸而强与灸之者，令人火邪入腹，干错五脏，重加其烦而死。须灸而不与灸之者，令人冷结，重凝久而深固，气上冲心，无地消散，病笃而死。

以宗族二百余口，死者三之二，伤寒居其七，乃引《阴阳大论》云：春气温和，夏气暑热，秋气清凉，冬气凛冽，此则四时正气之序也。冬时严寒，万类深藏，君子固密，则不伤于寒，触冒之者，乃名伤寒耳。其伤于四时之气者，皆能为病，以伤寒为毒者，以其最成杀厉之气也。中而即病者,名曰伤寒。不即病者,寒毒藏于肌肤,至春变为温病,至夏变为暑病。暑病者热极,重于温也,是以辛苦之人,春夏多温热病,皆由冬时触冒寒冷所致,非时行之气也。凡时行者,春时应暖而反大寒,夏时应热而反大凉,秋时应凉而反大热,冬时应寒而反大温,此非其时而有其气,是以一岁之中,长幼之病多相似者,此则时行之气也。又引《素问》黄帝曰:夫热病者,皆伤寒之类,及人之伤于寒也,则为病热。五百余言为伤寒,日数部,著论二十二篇,证外合三百九十七法,一百一十三方,自序之,其辞曰:余每览越人入虢之诊,望齐侯之色,未尝不慨然叹其才秀也。怪当今居世之士,曾不留神医药,精究方术,上以疗君亲之疾,下以救贫贱之厄,中以保身长全,以养其生,而但竞逐荣势,企踵权豪。孜孜汲汲唯名利是务,崇饰其末,而忽弃其本。欲华其外,而悴其内。皮之不存,毛将安附焉?进不能爱人知物,退不能爱躬知己。卒然遇邪风之气,婴非常之疾,患及祸至,而后震栗。身居危地,蒙蒙昧昧,戆若游魂。降志屈节,钦望巫祝。告穷归天,束手受败。赍百年之寿命,将至宝之重器,委付庸医,恣其所措。咄嗟喑呜,厥身已毙。神明消灭,变为异物。幽潜重泉,徒为涕泣。举世昏迷,莫能觉悟。自育若是,夫何荣世之有哉!哀乎趋世之士,驰竞浮华,不固根本,忘躯殉物,危若冰谷,至于是也。余宗族素多,向余二百,建安纪元以来,犹未十稔,其死亡者三分有二,伤寒十居其七。感往昔之沦丧,伤横夭之莫救,乃勤求古训,博采众方,撰用《素问》《九卷》《八十一难》《阴阳大论》《胎胪药录》并平脉辨证为《伤寒杂病论》,合十六卷,虽未能尽愈诸病,庶可以见病知源。

若能寻余所集,思过半矣。夫天布五行,以植万类,人秉五常,以为五脏,经络府输,阴阳会通,元冥幽微,变化难极。《易》曰:非天下之至赜,其孰能与于此?自非才高识妙,岂能探其理致哉?上古有神农、黄帝、岐伯、伯高、雷公、少俞、少师、仲文,中世有长桑、扁鹊、公乘阳庆及仓公,下此以来,未之闻也。观今之世,不念思求经旨,以演其所知,各承家技,始终循旧,省疾问病,务求口给。相对斯须,便处汤药。按寸不及尺,握手不及足。人迎趺阳三部不参,动数发息,不满五十,短期未知决诊,九部曾无仿佛,明堂阙庭,尽不见察,所谓窥管而已。夫欲视死别生,固亦难矣。此皆医之深戒,病者可不谨以察之,而自防虑也。孔子云:生而知之者上,学则亚之,多闻博识,知之次也。余宿尚方术,请事斯语,其文辞简古奥雅,凡治伤寒,未有能出其右者。其书推本《素问》之旨,为诸方之祖。华佗读而善之,曰:此真活人书也!灵献之间,俗儒末学,醒醉不分,而稽论当世,疑误视听。名贤濬哲,多所防御。至于仲景,特有神功,乡里有忧患者,疾之易而愈之速,虽扁鹊、仓公无以加之。时人为之语曰:医中圣人张仲景。江南诸师,秘仲景要方不传,所传于世者,《伤寒杂病论》十卷,或称《方》十五卷,或又称《黄素药方》二十五卷,《辨伤寒》十卷,《评病要方》一卷,《疗妇人方》二卷,《五脏论》一卷,《口齿论》一卷。弟子卫汛有才识,论曰:凡言成事者,以功著易显,谋几初者,以理晦难昭。汉自中世以下,太官大医,异端纷纭,泥滞旧方,互相诡驳。张机取诸理化,以别草木之性,高志确然,独拔群俗,言之者虽诚,而闻者未譬,其为雷同者所排,固其宜也。岂几虑自有明惑,将期数使之然欤?夫利不在身,以之谋事则智,虑不私己,以之断义必厉,诚能释利以循道,使生以理全,死与义合也,不亦君子之致为乎？孔子曰:危而不持,颠而不扶,则将焉用彼相矣。左丘明有曰:仁人之言,其利博哉！此盖道术所以有补于世,后人皆当取鉴者也。机撰著篇籍,辞甚典美,文多故不载。原其大略,蠲去复重,亦足以信意而感物矣。传称盛德,必百世祀。语云活千人者,子孙必封,信哉!

赞曰:途分流别,专门并兴,千载不作,渊源谁征。

《传》凡引伸处,承接处,多摭《后汉书》列传中语,以相联属。篇首仿《左雄传》,冠南郡于涅阳之上,以汉之涅阳县,属南阳郡,隋开皇初,改为淉阳,唐武德初,属邓州,贞观元年,省入穰县,金末始置镇平县,属申州,元属南阳府,明洪武二年,省入南阳县,国朝因之。仲景生于涅阳,《伤寒论》序尾自署南阳者,书郡不书县也。县则前明始,以南阳称,在汉则当称涅阳,故《河南通志》书张机涅阳人。

《补传》引用诸书目附记于后:晋王叔和《伤寒论》序例,皇甫谧《甲乙经》自序,梁陶宏景《别录》自序,隋巢氏《诸病源候论》,唐孙思邈《千金方》,王焘《外台秘要》,甘伯宗《名医录》,宋林亿《新校注千金方疏》,林亿等《外台秘要注》,唐慎微《证类本草》,李濂《医史》《太平御览》,王氏《玉海》,郑樵《通志》,马端临《文献通考》,陈振孙《书录解题》《四库全书·目录》《河南通志》。

《伤寒论》自序云:撰用《素问》《九卷》《八十一难》《阴阳大论》《胎胪药录》并平脉辨证为《伤寒杂病论》,合十六卷。盖谓撰用诸经后,并平其脉,辨其证,以成此十六卷之论。平字下是脉字，辨字下则是证字，而非脉字，言下了然，并非别有《平脉辨脉篇》也。今所传《伤寒论》有《平脉法》《辨脉法》二篇，及诸可与不可等篇，皆出叔和之手，王安道言之颇详，迹其文笔，绝类王氏《脉经》，可断其不是仲景语。

王安道于仲景三百九十七法，左算不合，右算不合，勉强凑集，终无确数，不若陈修园除去叔和平脉辨脉、诸可与不可等篇，依成无己注释篇次，适得三百九十七节，谓此即三百九十七法，一节便是一法，以比安道，转觉其直截了当。

吴兴莫枚叔《研经言》，《伤寒杂病论》十六卷，后人改题曰《金匮玉函》，王焘《外台秘要》引之，概称《伤寒论》，唐慎微《证类本草》引之，概称《金匮玉函方》，一从其朔，一从其后也。当时以十六卷文繁，而有删本二：其一就原书删存要略，并为三卷，题曰《金匮玉函要略方》，后为宋仁宗时王洙所得；其二就原书存脉法，及六经治法，又诸可不可等十卷，题曰《伤寒论》，而削杂病二字，即今本《伤寒论》也。此书行，而十六卷之原书不可得见矣。林亿等又以所存三卷，去其上卷，而分中下二卷为三卷，以合原数，改题曰《金匮方论》，即今本《金匮要略》也。此书行，而并删存之三卷，亦不可复合矣。吁！唐宋间人于仲景书任意分并，一再改题，而其去古也愈远矣。

马贵舆《文献通考》引灶氏云：仲景著《伤寒论》，有大人之病，而无婴儿之患，有北方之药，而无南方之治。盖陈蔡以南，不可用柴胡、白虎二汤以治伤寒，谓其言极有理。此以灶与马氏，皆不明医事，而妄言之。故不问南阳及长沙之地，与陈蔡相去几何，而如近人秦皇士《伤寒大白》，又踵其失，且移长沙于大河之北，因此而谓仲景之方，宜于北方冬月，不治春夏秋三时。南方之病，遂以坚后人江浙无伤寒、南方无真中风等谬，而《伤寒论》因之益废，可惧也。

江篁南《名医类案》载方勺《泊宅编》，汪讱庵《医方集解》载赵养葵《医贯》，并云仲景为汉武帝治消渴，则相去且三百余年。此数人者，皆不一问建安为何人年号，而仲景之地、仲景之时，并皆迷离惝恍，岂不因史家失传之故耶？

或曰：葛洪有言，仲景开胸而纳赤饼，谓其为人治病，有开胸纳丸之异，此不类仲景所为。或以华元化有涤脏缝肠事，而仲景与之齐名，遂附会其说欤？《抱朴子》一书，率多寓言，即其说果出稚川，亦未可援以为据也。张介宾以方壶八法，改作八阵，及自作《本草》，并引仲景语，如无升麻，以犀角代之，此实朱肱之言也。肱以己所著名《活人书》，亦曰《南阳书》。肱意本欲以此貌似仲景，而介宾果认作仲景语耳。况华佗安息香丸，见于《中藏经》者，乃为犀角入药之始，仲景初未尝取用犀角，安得有是语耶？

方中行作《条辨》，谓张松北见曹操，以川中医有仲景为夸。仲景入蜀，事无可据，明是稗官家言。

周禹载《伤寒论三注》，自序中有云：仲景未举孝廉时，相者云：观君思致，殆旷世之良医也。禹载不言所自，他书亦无可考。

喻嘉言《医门法律》，谓仲景推演伤寒、中寒二论，不知中寒论何以不传，至晋初，即无可搜求。按仲景书见于《隋书·经籍志》者尚多，嘉言欲诋叔和，妄为此说，以见晋人之浅于谈医，仲景何尝别有中寒论耶？嘉言《尚论篇》，又谓仲景治温，凡用表药，皆用桂枝，吴鞠通《温病条辨》因之。且谓渴不恶寒之温病，以桂枝汤主之，为仲景原文，其妄更甚。

杨栗山《伤寒瘟疫条辨》载仲景《伤寒论》曰：病家汗家，诊其尺脉涩，先与黄芪建中汤补之，然后汗之。今《伤寒论》原文具在，安有是言？

姚首源作《古今伪书考》，谓《伤寒论》驳杂不伦，往往难辨，读者苦不得其要旨，然则彼自不能辨，自不得其要旨耳。此其自知之明，于仲景乎何尤？若所云钱晓城著《医学辨谬》一书，分别仲景书真伪，惜不可得而见也。《隋书·经籍志》载《游元桂林》二十一卷，目一卷，毛子晋本作张讥撰，而校刊记据殿本、监本改作张机。今读《陈书》，有后主手授张讥玉柄麈尾，又于钟山松林下敕讥竖义，取松枝代麈两事，则南朝自有张讥，能捉麈竖义者，非仲景也。子晋不误，而据别本以改之者自误耳。余曾沿其讹，采入补《传》注中，特证明之，以志吾过。

六气大司天上篇

医书自仲景《伤寒论》后，于晋有王叔和，隋有巢元方，唐有孙真人、王刺史，宋有成无己，皆足以发明仲景之道，未有以仲景为偏于温者。至金元之间，刘守真、李东垣、朱丹溪出，而后之相提并论者，辄谓仲景偏于辛温，守真偏于凉泻，东垣偏于温补，丹溪偏于清滋，于是有疑其偏而弃其法者，有用其偏而执其法者，有以偏救偏而偏愈甚者，而不知皆非偏也。子舆氏谓知人必论世，凡在尚友者皆然，岂至于医而独不然乎？然欲明前人治法之非偏，必先明六气司天之为病。六气者，如厥阴风木司天，少阳相火在泉,是为风火之气;少阴君火司天,阳明燥金在泉,是为火燥之气;太阴湿土司天,太阳寒水在泉,是为湿寒之气;少阳相火司天,厥阴风木在泉,是为火风之气;阳明燥金司天,少阴君火在泉,是为燥火之气;太阳寒水司天,太阴湿土在泉,是为寒湿之气。此逐年司天之六气,可运诸掌上者也。余则更以六十年一气之大司天计之。余盖本于外曾祖王朴庄先生,引《内经》七百二十气,凡三十岁而为一纪,千四百四十气,凡六十岁而为一周,扩而大之,以三百六十年为一大运,六十年为一大气,五运六气迭乘,满三千六百年,为一大周。公言如此,遂以知古人之用寒用温,即各随其所值之大司天以为治,而在其人,道与时合。往往有不自知者,其人而当湿土寒水、寒水湿土之运,则以温散温补为治者非偏矣。其人而当风火火风、燥火火燥之运,则以凉泻清滋为治者非偏矣。自余得公此论,爰为古人尽发其藏,溯自黄帝命大挠作甲子,贞下起元,从下元厥阴风木运始,以厥阴为下元,则少阴为上元,太阴为中元,复以少阳为下元,则阳明为上元,太阳为中元,合前后三元,而配以厥、少,太、少,阳、太之六气,于黄帝八年起数,前三十年为厥阴风木司天,后三十年为少阳相火在泉,历金天、高阳、高辛、唐、虞、夏、殷、周、秦,至汉灵帝十七年,改元中平之元年,为第四十九甲子,仲景当建安中,乃中平甲子,垂二十年,时亦属下元,厥阴风火用事。当时习用乌附辛热,正值风火运中,为治多误。故仲景以桂枝、麻黄之温,治中风伤寒之病,即以葛根芩连、白虎承气、柏皮栀豉之清,治温热、湿温之病。凡遇温热,即用寒凉,其谓仲景但知秋冬,不识春夏者,不足与论仲景者也。由此以推,至宋高宗绍兴十四年,为第六十五甲子,刘守真著《素问元机》序云:大定丙午为金世宗二十六年,即宋孝宗淳熙十三年,乃绍兴甲子之四十三年,燥火用事,亦宜于凉。张易水与守真同时,李东垣为易水高弟,值宋宁宗嘉泰四年,为第六十六甲子,寒湿用事,故宜于温。丹溪生于至元,卒于至正,值泰定元年,第六十八甲子,火燥用事,故宜于清。以上三家,亦既按其时运,一一符合。即王海藏《阴证略例》,纯用温药,麻革于癸卯年序之,为金乃马贞氏称制之三年,即宋理宗淳祐二年,仍在嘉泰甲子中。至明张介宾为万历时人,专主温补,则又为嘉靖四十三年,第七十二甲子,寒湿用事时矣。后此吴又可论瘟疫,周禹载论温热暑疫,多用寒凉,均值天启四年,第七十三甲子,风火用事时。故在国朝康熙二十三年,第七十四甲子,火燥运中,遵之多效。至乾隆九年,第七十五甲子,运值湿寒,其气已转,而医循故辙,施治多乖。朴庄先生《伤寒论注》成于乾隆甲寅,以寒凉之治,谓不合湿土寒水之运。公之所治,无不以温散、温补见长。盖公固明于大司天之六气,而自知其所值为湿寒也。若与公同时人,则但乐于用温,适与时合,而实不自知其所以然矣。其后嘉庆九年,甲子为第七十有六,属于少阳相火、厥阴风木,则为火风之岁,及余生于嘉庆戊寅,中年以后,肆力于医,逮今同治三年,第七十七甲子,又为阳明燥金、少阴君火用事,时上元之气未至而至,故于二年癸亥,上海一隅霍乱盛行,尽为热证。时医以其手足厥逆,竞用丁附桂姜,入口即毙。余于甲子年,独以石膏芩连清而愈之,或以凉水调胆矾吐而愈之,证以我躬亲历,而病之各随司天以变者弥益显然。自此至今,所遇时邪,莫非温热,大都以凉散以寒泻者愈之,为多以余所值燥火之运，而宜寒凉，则风燥二火之亦宜于凉。寒湿、湿寒之必宜于温，概可推矣。由是而知，仲景之用青龙白虎汤也，以其所值为风火也。守真辟朱肱用温之误，申明仲景用寒之治为三已效方、三一承气也，以其所值为燥火也。东垣以脾胃立论，专事升阳者，以其所值为寒湿也。丹溪以知柏治肾，专事补阴者，以其所值又为火燥也。明乎此，而知古圣昔贤，著书立说，都是补偏救敝之人，仲景为医中之圣，师表万世，黄芩、白虎即守真所本也，建中、理中即东垣所本也，炙甘草汤、黄连阿胶汤即丹溪所本也。补泻温凉，各随其运。设以守真而遇湿寒，决不偏于寒凉；东垣而遇风燥，决不偏于温补；丹溪而遇寒湿，决不偏于清滋。乃读其书，不论其世，因而不知其人，辄谓如某者偏于凉，如某者偏于温，孰能知法固非偏，而不善用其法者之自涉于偏哉？此无他，皆坐不讲司天故也。

六气大司天下篇

《内经》有曰：必先岁气，毋伐天和。此但就逐年之岁气言之，而六十年之岁气，亦不可不讲也。审矣，余既明前人治法，各从岁气，更以古今治痘家，按时索之，有益觉其显然者。儿病自钱仲阳减《金匮》八味丸之桂附，而其于小儿之痘，亦用清法，则以其与守真同为六十五甲子燥火用事时也。陈文中十一味木香散、十二味异功散，专主温补，则以其与东垣同为六十六甲子寒湿用事时也。至丹溪以解毒和中立法，复舍陈取钱，则以其时又为六十八甲子火燥用事，同于守真，而异于东垣也。迨前明汪机作《痘证理辨》，自序于嘉靖九年庚寅，以是年痘灾盛行，其治皆主于凉，是为宏治十七年，第七十一甲子，燥火运中，有宜然者。洎乎嘉靖末年，下逮隆万苦寒之弊，层见迭出，故万密斋、聂久吾辈首重保元，莫不以温补为事。而崇正甲戌，费建中《救偏琐言》出，专主寒凉下夺，其书中记一茸，附治验，似乎不类，而考其时，尚为庚申年，万历庚申，正是七十二甲子。张介宾著书时，若天启以后，所值七十三甲子，运转风火，七十四甲子，接连火燥。此二运风与燥异，而其为火则同，故费书犹盛行于康雍之间，而乾隆九年既交七十五甲子，湿寒之运，则相沿成习者，又相反矣。维时毗陵庄在田，著《遂生编》以治痘，《福幼编》以治痉，切戒寒凉，全活无算。然揆诸嘉道间，则又有不然者，以嘉庆九年，第七十六甲子，又值火风用事，故醒未子于嘉庆癸酉，重刻在田书，已云时师之失，固在寒凉，庄公之得，固在温补。然苟有偏执，则亦不能无弊，岂不因庄所值为湿寒，而醒未子所值为火风，度必已有投此而不验者，故为是言。而特不能识寒湿、湿寒治法，不可施诸风燥二火之运耳。若余既值同治三年，七十七甲子，燥火之运，每于痘主清热解毒，痉主泻火坠痰，而遇虚寒之体，败坏之证，则步趋庄法，亦足以应无穷之变。盖病者而果属虚寒，病甚而已极败坏，凡在四损之列者，本不得常法是拘，即使温热之未传，或亦须辛热之反佐，而况地形之南北有高下，人身之禀赋有强弱，且于抱恙之新久，尤有分别，凡所以随机而应变者，本非一言可竟，而治病之法，不出《内经》，《内经》之治，不外六气，自《天元正纪》以下七篇，百病之治，皆在其间，岂可因其所论皆运气，而忘其为治法所从出哉？

附大司天三元甲子考

明薛方山先生，作《甲子会纪》，第一甲子起黄帝八年，至嘉靖四十三年，为第七十二甲子。国朝陈榕门先生，作《甲子纪元》因之。余推贞下起元之本，准以厥、少、太、少、阳、太之六气。凡前贤治病用药，咸相符合。爰为考，而次之如下：

黄帝八年起第一甲子下元，厥阴风木、少阳相火；黄帝六十八年第二甲子上元，少阴君火、阳明燥金；少昊十八年第三甲子中元，太阴湿土、太阳寒水；少昊七十八年第四甲子下元，少阳相火、厥阴风木；颛顼五十四年第五甲子上元，阳明燥金、少阴君火；帝喾二十九年第六甲子中元，太阳寒水、太阴湿土；帝尧二十一载第七甲子下元，厥阴风木、少阳相火；帝尧八十一载第八甲子上元，少阴君火、阳明燥金；帝舜三十九载第九甲子中元，太阴湿土、太阳寒水；夏仲康三岁第十甲子下元，少阳相火、厥阴风木；帝相六十岁十一甲子上元，阳明燥金、少阴君火；帝槐四岁十二甲子中元，太阳寒水、太阴湿土；帝不降四岁十三甲子下元，厥阴风木、少阳相火；帝扃五岁十四甲子上元，少阴君火、阳明燥金；帝孔甲二十三岁十五甲子中元，太阴湿土、太阳寒水；帝癸二十二岁十六甲子下元，少阳相火、厥阴风木；商太甲十七祀十七甲子上元，阳明燥金、少阴君火；太庚十五祀十八甲子中元，太阳寒水、太阴湿土；太戊二十一祀十九甲子下元，厥阴风木、少阳相火；仲丁六祀二十甲子上元，少阴君火、阳明燥金；祖辛十祀二十一甲子中元，太阴湿土、太阳寒水；祖丁二十九祀二十二甲子下元，少阳相火、厥阴风木；盘庚二十五祀二十三甲子上元，阳明燥金、少阴君火；武丁八祀二十四甲子中元，太阳寒水、太阴湿土；祖甲二祀二十五甲子下元，厥阴风木、少阳相火；武乙二祀二十六甲子上元，少阴君火、阳明燥金；受辛十八祀二十七甲子中元，太阴湿土、太阳寒水；周康王二年二十八甲子下元，少阳相火、厥阴风木；昭王三十六年二十九甲子上元，阳明燥金、少阴君火；穆王四十五年三十甲子中元，太阳寒水、太阴湿土；孝王十三年三十一甲子下元，厥阴风木、少阳相火；共和五年三十二甲子上元，少阴君火、阳明燥金；幽王五年三十三甲子中元，太阴湿土、太阳寒水；桓王三年三十四甲子下元，少阳相火、厥阴风木；惠王二十年三十五甲子上元，阳明燥金、少阴君火；定王十年三十六甲子中元，太阳寒水、太阴湿土；景王八年三十七甲子下元，厥阴风木、少阳相火；敬王四十三年三十八甲子上元，少阴君火、阳明燥金；威烈王九年三十九甲子中元，太阴湿土、太阳寒水；显王十二年四十甲子下元，少阳相火、厥阴风木；赧王十八年四十一甲子上元，阳明燥金、少阴君火；秦始皇十年四十二甲子中元，太阳寒水、太阴湿土；汉文帝三年四十三甲子下元，厥阴风木、少阳相火；武帝元狩六年四十四甲子上元，少阴君火、阳明燥金；宣帝五凤元年四十五甲子中元，太阴湿土、太阳寒水；平帝元始四年四十六甲子下元，少阳相火、厥阴风木；明帝永平七年四十七甲子上元，阳明燥金、少阴君火；安帝延光三年四十八甲子中元，太阳寒水、太阴湿土；灵帝中平元年四十九甲子下元，厥阴风木、少阳相火；蜀汉后帝延熙七年五十甲子上元，少阴君火、阳明燥金；晋惠帝永兴元年五十一甲子中元，太阴湿土、太阳寒水；哀帝兴宁二年五十二甲子下元，少阳相火、厥阴风木；宋文帝元嘉元年五十三甲子上元，阳明燥金、少阴君火；齐武帝永明二年五十四甲子中元，太阳寒水、太阴湿土；梁武帝大同十年五十五甲子下元，厥阴风木、少阳相火；隋文帝仁寿四年五十六甲子上元，少阴君火、阳明燥金；唐高宗麟德元年五十七甲子中元，太阴湿土、太阳寒水；元宗开元十二年五十八甲子下元，少阳相火、厥阴风木；德宗兴元元年五十九甲子上元，阳明燥金、少阴君火；武宗会昌四年六十甲子中元，太阳寒水、太阴湿土；昭宗天佑元年六十一甲子下元，厥阴风木、少阳相火；宋太祖乾德二年六十二甲子上元，少阴君火、阳明燥金；仁宗天圣二年六十三甲子中元，太阴湿土、太阳寒水；神宗元丰七年六十四甲子下元，少阳相火、厥阴风木；高宗绍兴十四年六十五甲子上元，阳明燥金、少阴君火；宁宗嘉泰四年六十六甲子中元，太阳寒水、太阴湿土；理宗景定五年六十七甲子下元，厥阴风木、少阳相火；元泰定帝泰定元年六十八甲子上元，少阴君火、阳明燥金；明太祖洪武十七年六十九甲子中元，太阴湿土、太阳寒水；英宗正统九年七十甲子下元，少阳相火、厥阴风木；孝宗宏治十七年七十一甲子上元，阳明燥金、少阴君火；世宗嘉靖四十三年七十二甲子中元，太阳寒水、太阴湿土；熹宗天启四年七十三甲子下元，厥阴风木、少阳相火；至我国朝圣祖仁皇帝康熙二十三年七十四甲子上元，少阴君火、阳明燥金；高宗纯皇帝乾隆九年七十五甲子中元，太阴湿土、太阳寒水；仁宗睿皇帝嘉庆九年七十六甲子下元，少阳相火、厥阴风木；穆宗毅皇帝同治三年七十七甲子上元，阳明燥金、少阴君火。今上皇帝光绪万万年。

卷二 文二

伤寒有五论一

《伤寒论》之不明于世也久矣。昔人谓读《伤寒论》，当求其所以立法之意。余谓读《伤寒论》，当先求所以命名之意，不审其论之何以名伤寒，则何怪人之不善用伤寒方哉？凡病之为风为寒，为温为热，为湿温者，古皆谓之伤寒，乃人知风与寒为《伤寒论》中病，而于温与热谓不可用《伤寒论》中方，其意若曰方既出于《伤寒论》，自是治寒方，必非治温法，岂有治温，而用治寒方者？于是一遇温热病，无不力辟伤寒方，更无人知温热之病本隶于《伤寒论》中，而温热之方，并不在《伤寒论》外者。仲景《伤寒论》自序云：撰用《素问》《九卷》《八十一难》，则欲读《伤寒论》，必先于《素问》求之。《素问》曰：热病者，皆伤寒之类也。又曰：人之伤于寒也，则为病热。又曰：人伤于寒而传为热，何也？寒甚则生热也。又曰：凡病伤寒而成温者，先夏至日为病温，后夏至日为病暑。盖《素问》之言热，言病之既；仲景之言寒，言病之朔。比而观之，自知寒之必化为热，而温之必本于寒。其反援《素问》以驳仲景者，固不足与议矣。然苟非证之以《难经》，尚不知仲景所以名论之故。《难经·五十八难》曰：伤寒有几？答曰：伤寒有五，有中风，有伤寒，有湿温，有热病，有温病。伤寒者，病之总名也。下五者，病之分证也。伤寒为纲，其目则五。一曰中风，二曰伤寒，三曰湿温，四曰热病，五曰温病，明说伤寒有五种焉。病既来自伤寒，是当从病之来路上立论，论即从病之来路上命名。故仲景《伤寒论》之伤寒字，即《难经》伤寒有五之伤寒字，非二曰伤寒之伤寒字也。仲景所以撰用《素问》《难经》者如此。明乎此，而以《伤寒论》中病一一按之，如太阳病，发热汗出，恶风，脉缓者，名曰中风。太阳病或已发热，或未发热，必恶寒，体痛呕逆，脉阴阳俱紧者，名曰伤寒。其病皆自伤寒来，其为方也，如桂枝麻黄之辛温者，皆治之。如太阳病，关节疼痛而烦，脉沉而细者，此为湿痹。太阳中热者，暍是也。其人汗出，恶寒，身热而渴也。太阳病发热而渴，不恶寒者，为温病。其病亦自伤寒来。其为方也，如葛根之辛凉，石膏之辛甘寒，黄芩、黄连、大黄之诸苦寒者，皆治之。岂不以伤寒之为论，固为诸伤寒病设。凡伤寒之若风、若寒、若温、若热、若湿温五种，无不于论中列方。既用桂麻治风寒，即以葛根辈治温热，分系其方于《伤寒论》中，而岂独治五种内恶寒、体痛、呕逆、脉紧之伤寒一种乎哉？慨自沿袭之久，莫不以仲景伤寒有五之大纲为专治。二曰伤寒之一种，一若但见论中有桂枝麻黄，不见论中有膏黄芩连者。夫膏黄芩连，岂治寒者哉？岂不是治温、治热者哉？乃以论名伤寒，即谓仲景不知温热，则论亦不名中风，何不并云仲景不知中风乎？古人有言，不明五运六气，检遍方书何济。是唯先识仲景所值气运，为风为火，宗族之病死于风、寒、温、热、湿温之几种者居多。当时习用崔文行神丹，君朱砂而臣乌附，佐以半夏、人参、茯苓，使以射罔，名曰赤丸，以象朱乌七宿者。其人初病风寒，既不宜于附子，其人若病温热，更不宜于乌头，乃于三日以内，便用神丹，不识温热寒凉四法，未可通用，所以仲景特用东方苍龙、西方白虎、北方玄武而独不用南方之朱雀也。然而宋元以来，于《伤寒论》之但用三方，竟无能举其说者，宜莫不以《伤寒论》中方为用温之祖，绝不知《伤寒论》中方亦为用寒之祖矣。夫仲景方，为上古圣人相传之方，所谓经方也。伊尹殁而仲景出，凡伊尹汤液之失传者，膏、知之辛寒，硝、黄之咸寒，芩、连、柏之苦寒，始与姜、附、桂之辛温、辛热各标见于伤寒之论。奈何人云亦云，习焉不察，不将《难经》伤寒有五之文，求仲景《伤寒论》所以命名之意，而以为治风寒者可取诸论中，治温热者必求诸论外，故风寒之治得其法，而温热之治尽失其传也。余以秦越人发几种之问，作五种之对，乃知五种之伤寒，并隶于伤寒之一论，则《伤寒论》者，明是五种伤寒之总论，而温热之治，即在其中。前人言之而未详，犹待后人申之而大白也。快哉！余读仲景书，如桶底脱矣。

伤寒有五论二

王叔和搜采仲景旧论，录其对病真方，以防世急，而作序例。旧论者，即此五种之论也。对病者，对此五种之病也。五者之说，徐灵胎言之于《难经经释》，吕楪村言之于《伤寒寻源》，若程郊倩之二十五叶，非不欲明此意，而牛鬼蛇神，陷入魔障，无足深论。独其于伤寒所致太阳病、痉、湿、暍与伤寒相似条下，释之曰上伤寒字，指《伤寒论》一书，下伤寒字，指寒伤营一证，则其言抑何精也。再有双行自注，伤寒犹宁国嘉兴之有府，伤寒病犹宁国嘉兴之有县，宁国之兰陵泾县，亦称宁国，嘉兴之平湖秀水，亦称嘉兴，以其府属之同也。只此数言，罕譬而喻，颇足解颐，亦何必作此二十五叶之天魔舞哉？彼徽产也，故言皖浙；我是吴侬，但知吴地。吴之有江宁府，亦有江宁县也。江宁县即《伤寒论》之伤寒也。其上元六县，则《伤寒论》之风也，温也，热也，湿温也。而上元诸县人，均得称江宁人者，不言县而言府也。以此明风寒温热之皆名伤寒，而伤寒之五种不亦同于江宁之七县哉！推而论之，则如钟镛之皆可名钟，鼎鼐之皆可名鼎，尊罍之皆可名尊，即此类也。然犹不若以五金言之：一曰金，二曰银，三曰铜，四曰铁，五曰锡。五金之中，其一曰金，《伤寒论》非五金之总论耶？且不若以五侯言之：一曰公，二曰侯，三曰伯，四曰子，五曰男。五侯之中，其二曰侯。《伤寒论》非五侯之总论耶？能近取譬，可以为方。唯愿五者之复明于世，俾人知风寒温热之皆在论中，论中之方可治风寒，亦治温热，则凡为伤寒方难用之说者，可一扫而空矣。

伤寒有五论三

世人之不解温热为伤寒者，比比然矣。岂知世所不解者，且不独在伤寒之温热，而并不解伤寒之中风，于何见之？见之于林亿等《千金方·例》第八条，亿以彼时将伤寒、中风、热病、温病通曰伤寒为非，谓此为今日医家公患。故其于《外台》第二卷，亦曰臣亿案《伤寒论》伤寒、中风自是两疾，今云伤寒中风者非，则亿之不解伤寒为总名，而中风为伤寒之一者显然矣。余所见《外台》书，为日本医官尚德以宋本校刊者，尚德于是书其眉曰：伤寒固并伤寒之中风，言亿等未达其旨耳。林亿之言，其贻诮于东瀛如此。余按《外台》中风第一条，引巢氏《病源》中风伤寒之状，王焘之意，岂不曰中风为伤寒中一状乎？蛛丝鸟篆，尚赖有隋唐间人足以取证，而亿等所言，谬已如此，又遑论乎其后哉？再观《千金方》第九卷为伤寒上，第十卷为伤寒下，所载大青龙汤治中风伤寒，阳旦汤、栝蒌根汤治伤寒中风，参错言之，盖以其病为伤寒内之中风，皆非平列两证也。故其于解肌汤、酒胆汤，皆云伤寒温病，乌扇猪脂方、大枣乌梅方，皆云伤寒热病。凡此皆言伤寒内之温热，意亦犹是。后人于此等处，俱看作两证并列，则胡不一审其卷第，固是伤寒，而卷中分系各证，正与仲景之以伤寒名论者同其例乎？不察乎此，则解肌、乌扇诸方，可不分寒与温与热，而通治之耶？不能了然于目，所以不能了然于心，乃余则正以亿等之误解，而又得一确据矣。（吾苏嘉庆年间，顾西畴之孙大田，悬一榜于门曰：顾大田伤寒。大田固通治四时寒热之病者也，而但标伤寒两字于门，可见大田时人，尚能知四时寒热，皆名伤寒。否则大田岂独为冬医，而春夏秋无过而问焉者耶？）

伤寒方论一

仲景为医中之圣，《伤寒论》为医书有方之祖。《伤寒论》以前，则神农氏遍味草木，著寒温平热之性，有《本草经》三卷，而不出一方。轩辕氏命岐伯、俞跗、雷公察明堂，究息脉，咨岐伯作《内经》。巫彭、桐君处方饵，而仅有数方。伊尹以元圣，撰用《神农本草》，作为《汤液》，而方不传。春秋时，医和、医缓以医名，而不以方传。扁鹊受长桑君禁方，所传于世者《八十一难》，而其生郭太子，见齐桓公午，及其为带下医、颅囟医、耳目痹医者，俱未悉其所以为方也。仓公受公乘阳庆禁方，所仅存者一二方耳。其他如阳剂刚石，阴剂柔石者，亦未审其何以为方也。然则方不肇自仲景，用方者不仲景之是求，而谁求哉？至其后乎仲景者，华佗《中藏经》有方六十道，而刳肠湔胃，刮骨缝肠，大异仲景之治，虽有方而不恃乎方。晋皇甫谧《甲乙经》专论针刺而无方，王叔和《脉经》但言脉法而无方，隋巢元方《诸病源候论》第载病源而亦无方。唯李唐之初，孙真人、王刺史出，而以其方重之曰《千金》，珍之曰《秘要》，是皆足以考仲景方者。此《千金方翼》《外台秘要》两书所以亦不可不读也。今人常见之病，一一为仲景常言之病，并非古人别有古病，而今病为古人所不识也。病即其病，而谓独不可用其方者，何欤？

伤寒方论二

一部《伤寒论》只有三种方：一曰辛散，桂、麻诸方是也；一曰寒泻，膏、黄诸方是也；一曰温补，姜、附诸方是也。升、葛、柴、辛，统于桂、麻；芩、连、栀、柏，统于膏、黄；吴萸、蜀椒，统于姜、附。姜、附、桂、麻为温法，膏与黄为清法，桂枝之与石膏，芩连之与干姜，附子之与大黄为温清合法。补则用人参者十八方，亦分三种以为治，而皆补阴气，不是补阳。试观仲景补法，一则甘草，再则枣、草，轻则白芍、枣、草，重则人参、枣、草。此数者悉是补阴之品。仲景之用补于去病时者，如是焉已耳。且论中诸方，唯桂、麻、青龙为正治风寒之法，此外则皆救逆法也。试以桂、麻论之，太阳有桂枝汤、麻黄汤、葛根汤，大、小青龙汤；阳明之始，亦有桂、麻二汤；少阳有柴胡桂枝汤；太阴有桂枝加大黄汤、理中加桂汤,亦有桂枝汤;少阴有麻附辛、甘二汤;厥阴有当归四逆汤。盖皆不离桂、麻二味,病而仅属风寒,不论传在何经,只须桂麻辛散表邪,自无不解。不治而病入阳明腑,则为实热不可辛散矣。不治而病入太阴脏,则为虚寒不可寒泻矣。少、厥病之虚寒者,同于太阴脏,亦宜温补。若少、厥病而为实热,仍还阳明腑,则应寒泻。盖桂、麻以辛散者祛寒,膏、黄以撤热者救阴,姜、附以辛热者回阳,人参以养阴者退热。病在太阳,则用麻、桂;病在太、少,则用柴胡;病入阳明,则用葛根;病入少、厥,则用细辛。此仲景之辛散也。非寒不泻,芩、连、膏、黄,仲景之泻药;非温不补,萸、椒、姜、附,仲景之补药。一百十三方,以此数语括之,头头是道,何难用之有?

伤寒方论三

古今之病,不外寒热两途;古今之治,不外温清两法。古于汗病,通曰伤寒,不知何时浸失此旨,遂不审伤寒之论,不独有治寒之方。前人于温热病,禁用伤寒方者,只是教人于葛根等病,不得仍用桂麻等方,而非通指伤寒方言也。不知何时,又失此旨,将《伤寒论》中方,自葛根而下,如芩、连、栀、柏之统于膏、黄者,始则不识其病,继且不解其方,因而不用其药。最可笑者,韩祇和觉桂枝之难用,而谓今昔有不同。朱肱、庞安常,皆谓夏月用麻桂发表,须加寒药,否则热甚斑黄。王安道曰:近代学者视仲景书,欲仗焉而不敢终决,欲弃焉,则犹以为立法之祖,而莫能外。甚则待为文具,又甚则束之高阁。至陈素中特作《伤寒辨证》,且曰:人遇温热病,但以为桂枝、麻黄,今时难用。或以为春夏用桂枝、麻黄，须加石膏、黄芩，已极可笑。而又曰：或亦有知用寒凉清解，反不敢用桂枝、麻黄者，则更不知所云矣。夫《伤寒论》岂止桂、麻二方？用伤寒方者，岂必用桂、麻二物？总由伤寒两字碍目刺手，不能知风、寒、温、热皆归此论，温法、清法劈分两途，故有此种种疑难，徒贻笑柄。吾则以为遇太阳有汗之中风，则用桂枝；遇太阳无汗之伤寒，则用麻黄；遇阳明恶热不恶寒，汗多渴饮者，则用葛根芩连；而已病之有汗无汗，恶寒不恶寒，渴与不渴，能食不能食，无一不予人以可见。而更参之，以脉合之，以时宜温宜清，固有截然不淆者。况以医者，当身所值六十年之气化，计之湿寒寒湿之运，则以能用桂、麻、姜、附为长；风燥二火之运，则以能用芩、连、膏、黄为长。六六三百六十年，宜从温法者二，宜从清法者四，即言六气不过寒、热两途，即言六气之治，亦不过温、清两法，而《伤寒论》为法具备，其斯以为仲景矣乎！

伤寒去实论

天为清虚之府，人为虚灵之体，不为病也。有病则为实，寒之邪曰实邪，伤于寒曰表实，犹曰虚器之中有物焉。以实之非强实、壮实之谓。徐之才十剂中，轻可去实，即此实字。自夫人以体之强壮者，为结实；以体之不甚强壮者，为不结实。遂谓结实者，必无病，病必由于不结实，而将《内经》实则泻之，及毋实实之训，亦认作结实之实。且于临病人时，预悬一强壮之形于心，而目中则正见其病态之郎当。固无怪天下无当去之实，而只有当补之虚。即未必定用补虚之方，亦决不敢用去实之药，所以徐之才谓病为实,彼方谓实则不病,孰知之才之所谓实,即彼之视以为虚者哉?况在病者,因实而病,彼且谓因病而虚,又谁知彼所谓虚,即病之所由以实者哉?于是而我意中之实,为彼口中之虚,彼意中之虚,即我口中之实,实字之不解,遂并虚字而亦昧之,竟无人知无病为虚,虚不为害,有病为实,实必速去之理,而于经所云邪胜则虚之者,更不解矣。或曰:然则补药何时可用乎?余曰:除虚证外,一则无病,一则病后。若既有实邪,断不议补于邪实之时。试请曾受此害者,一回想之可乎?即如彼之言曰:禀气旺者,虽感重邪,其发必轻;禀气弱者,即感微邪,其发亦重。以余所见,则禀之弱者,随感随发,其发也轻,以其邪亦不能实也;禀之厚者,感受之久,郁而不发,发则必重,以其邪亦实之甚也。或又曰:人之强壮者,尽力去邪尽不妨事;人之羸弱者,即用些少去病之药,亦所不胜。此言亦大不然,以余所治,人果强壮,即留病一二日于事无妨,而用药则不可轻;若其人而已觉羸弱,则去病宜速,只多留一二日之病即危,而用药本不必重。两说并存,以俟后之览者一评骘之何如?

伤寒补虚论

邪实于表为表实邪,实于里为里实。余既明古人所说实字,即是邪字,自不至执体虚之见,因而废邪实之治矣。然病固自有虚不达邪者,亦岂无法以处之?仲景于此,固自有补虚法,而人又不知耳。其法云何?始则芍草而已,继则人参、芍草而已。如麻黄汤、白虎汤、大青龙汤,则以甘草为补也;桂枝汤、葛根汤、黄芩汤、四逆散,则以芍草为补也;柴胡汤、理中汤、吴茱萸汤,则以参草为补也。而如泻心汤、四逆汤、复脉汤之君甘草者,更可见也。余故知甘草为仲景之补药,芍草尤仲景之补药,岂必于芍草外,另寻补药乎?再以参论,则仲景于桂枝证用参,而有新加汤矣,于芩连证用参,而有泻心汤矣,于石膏证用参,而有人参白虎汤、竹叶石膏汤矣,于柴胡证用参,而有柴胡汤,附子证用参,而有附子汤矣。更以利止亡血证用参,于四逆汤已极汗下证用参,于茯苓四逆汤芍、草之助人参焉耳。余故知仲景唯以人参为补,又岂必另寻补药于人参外乎?《别录》谓人参功用同于甘草,凡在寒温补泻之剂,皆可相剂以成功。国朝徐灵胎,亦谓仲景之于人参,以补为泻,从无与滋腻之物,同入感证中者,所以喻嘉言每用三五七分之参,于去病方中,为独得仲景法。盖唯嘉言能知仲景之用参,一如其用草者,则且不必问仲景之何以用参,只一问仲景之何以用草而已。识仲景于去实之方,即有补虚之药矣。以此教人,后世犹有谓伤寒无补法者。自参之为用失其法,而当其去病,未闻有一用参者,及其病既危笃,则非一二三两之独参汤,必不能回元气于无何有之乡,乃至此而方用三五七分之参,又杂以他药,反见胀满。反见胀满,则曰虚不受补。夫补药所以救虚,岂有果虚而不受补者?盖既不善用参于病未危之前,又不善用参于病既危之后。嗟乎!一参而已,其于先后多少之间,能信任而无惑者有几人哉?

《伤寒论》六经提纲

太阳之为病,脉浮,头项强,痛而恶寒。

六经提纲,皆主气化。六经为标,六气为本。太阳之为病,寒水之气为病也。寒为病,故宜温散。水为病,故宜利水。篇中凡言太阳病者,皆就寒水之病言也。

阳明之为病,胃家实也。

《千金》作胃中寒,盖推病本言之也。两阳合明,名曰阳明。寒水之邪,至此成热,即至此成实。胃属燥金,其在气化,则燥金病也。篇中凡称阳明病,皆有胃家实三字在内。提纲以邪实为主,而凡所言身热汗自出,不恶寒反恶热者,亦纲也。并所言阳明居中,万物所归,无所复传者,亦纲也。

少阳之为病,口苦,咽干,目眩也。

少阳气化为相火,故以相火病为提纲,而凡往来寒热,胁痛耳聋,咳悸呕渴,但见一证,即是相火之病,亦皆为少阳之纲。篇中凡言少阳病,皆仿此。

太阴之为病,腹满而吐,食不下,自利益甚,时腹自痛,若下之,必胸下结硬。

谨案:《御纂医宗金鉴》谓腹满下,当先有自利二字,又谓自利句,当在结硬字下,否则仲景不当于自利益甚后,复言若下之矣。《千金》作食不下,下之益甚,无自利二字,或提纲中本不言自利乎?太阴病生于本,本者湿土也。属寒者多,其有溜入阳明腑而为热者,则已见于阳明篇,故太阴篇次独少也。凡篇中言太阴病,皆指此提纲言。

少阴之为病,脉微细,但欲寐也。

少阴之上,君火主之,本阳标阴,其病从标为足少阴,从本则为手少阴。以下利为肾水病而咽痛,即君火病也。世以少阴咽痛,谓为肾病宜温,皆忘却气化之为君火。况即下利一证,亦有从本化而为热者哉！但欲寐，是欲寐而不能寐，非多眠睡也。篇中凡言少阴病，皆指此脉证言之。

厥阴之为病，消渴，气上撞心，心中疼热，饥而不欲食，食即吐蛔，下之利不止。

两阴交尽，名曰厥阴。厥阴为标，风木为本，故厥阴病，皆风木之病。木中有火，标阴而本阳。凡厥阴病，主以消渴，犹太阴病，主以腹满。腹满、消渴二端，尤为太厥纲中之纲。篇中一言厥阴中风，两言厥阴病，并此只有四条皆为纲。

仲景书本为《伤寒杂病论》，六经提纲，伤寒如此，杂病亦如此，舍此则不能治伤寒，亦不能治杂病。凡六经之分，在寒水、燥金、相火、湿土、君火、风木之六气，不仅为足六经手六经也。读《内经》者自知之。彼谓传足不传手者，隔膜语耳。

《伤寒论》脉法

仲景论脉，所重浮、沉、迟、数，而浮、大、数、动、滑、沉、涩、弱、弦、微，以类相从。浮、沉以位言，迟、数以至数言。浮、数阳也，而大、滑、动亦为阳；沉、迟阴也、而涩、弱、弦、微亦为阴。叔和《辨脉法》云：阳病见阴脉者，死；阴病见阳脉者，生。仲景之平脉以辨证者如此，叔和可称能说仲景之意者矣。凡人以不浮、不沉、不迟、不数为经脉，反是则为病脉，而病脉之中，又以脉有胃气为吉，真脏脉见为凶。此则真有关于生死者。若本文之生死二字，则正教人以不使之死，而使之生也。如病之初为浮、大、数、动、滑，而其继也，渐见沉、涩、弱、弦、微者，是阳消阴长之机，于病为进。病之初为沉、涩、弱、弦、微，而其继也，渐见浮、大、数、动、滑者，是阳进阴退之象，其病为欲愈。此脉之有定者也，医必当体会之。如浮为阳，而兼见大、数、滑、动之阳脉，是重阳也，必为阳盛之病，当急撤其阳邪。沉为阴，而兼见涩、弱、弦、微之阴脉，是重阴也，必为阴盛之病，当急破其阴邪。且也浮既为阳，而浮之中反见涩、弱、弦、微，则阴气上入阳中，将有亡阳之变，当以扶阳为急。沉既为阴，而沉之中反见大、滑、动、数，则阳邪下陷阴中，将有阴竭之虞，当以存阴为急。此脉之无定者也，医则能转移之。仲景之意，盖谓阳病不可使见阴脉，阴病必当使见阳脉耳。岂于阳病一见阴脉，即曰无可治，阴病一见阳脉，即曰不必治乎？余于是即仲景之脉法，以求仲景之治法。仲景于太阳病用桂、麻者，以其脉之浮缓、浮紧也。紧与缓，皆阴脉，而治之以辛温，则不死于太阳病。用姜、附者，以其脉之微弱、沉微也。微与弱亦阴脉，而治之以辛热，亦不死。仲景于阳明病，用膏、黄者，以其脉之浮大、浮长也。长与大皆阳脉，而苟非治以苦寒，则必死。仲景于三阴之阴病，用姜、附者，以其脉之沉细。于三阴之阳病，仍用膏、黄者，以其脉之浮滑也。沉细为阴脉，苟非治以辛热，则不生。浮滑为阳脉，苟非治以苦寒，则亦不生。是故宜用辛温时，不可早用辛凉；宜用辛凉时，不可仍用辛温；而于宜辛热者，不得仅用辛温；可知宜苦寒者，不得通用甘寒，亦可知矣。唯其治之有法，所以能使阳病不见阴脉，能使阴病得见阳脉也。此仲景之意，唯叔和为能说仲景之意也。

更以仲景论舌苔观之，经云：能合色脉，万举万全。舌亦色之一也。夫病以证为主。凡仲景言舌者五，举一白苔而分燥滑，即以其舌参观其证。必有证而后有方,方以治证,非徒以治舌也。乃元人杜清碧,不以证言,徒以舌言,绘为三十六图,或广至一百三十七图,或又减为一百二十图。每色有十余图,每图莫不有方,并不言此舌之因何证而见,一若方即以舌为准,而不必更论其证者,徒乱人意,实无关于治法也。

卷三　文三

太阳寒水病方说

太阳主表，为心肺之阳，统一身之营卫，实寒水之所司。卫气疏泄而行于外，风能中之；营气固密而行于中，寒能伤之。风寒之中伤，皆发表热。其中风者，有恶风、恶寒、头痛、项强等证。其伤寒者，更有呕逆、腰痛、骨节烦疼等证。而表邪之在卫在营，则以脉之浮缓、浮紧分之，即于身之有汗、无汗定之。卫病营未病，则脉缓而有汗；营病卫亦病，则脉紧而无汗。汗出而不喘满者，用桂枝；喘满而不汗出者，用麻黄；不汗而喘，喘而烦躁者，用石膏。此桂、麻、青龙所以为汗法之三级也。有汗不用麻黄汤，无汗不用桂枝汤，不烦躁不用大青龙汤，其辨如此。太阳以膀胱为腑，邪入里为犯本。汗为心液，水之气也。故太阳病以发汗为出路，又以利水为去路。凡利水之法，以小便不利为辨。其渴欲饮水，小便不利，而为水逆者，五苓散用桂枝，是通里仍兼解表也，非水蓄。而蓄血，则又以小便自利为辨。其人善忘如狂，小便自利者，桃仁承气汤，亦用桂枝，是攻里仍兼解表也。古称寒热病为汗病，谓皆当从汗解，故汗不可过而亦不可失。过汗则液涸，而亡其阳，邪入少阴，则有姜、附之治，而理中、四逆同之；失汗则热炽，而烁其阴，邪入阳明，则有芩、连之治，而白虎、三承气继之。

阳明燥金病方说

阳明主里，为燥金气化，外候肌肉，内以候胃，有病经、病腑之不同。如身热，汗自出，不恶寒，反恶热，始虽恶寒二日自止，目疼鼻干，不得眠，或多眠睡，脉大而长者，经病也。胃实不大便，潮热，日晡所热，谵语，睛不和，昏不识人，甚则循衣摸床，撮空理线，脉滑而实者，腑病也。其阳明之经病，先有不同。如脉浮，汗出，恶风者，仍用桂枝汤；脉浮，无汗而喘者，仍用麻黄汤；脉浮，无汗，恶寒而或兼自利者，则用葛根桂麻汤，是皆太阳病初入阳明之表也。若里热达外之表，则病已离太阳，或本不始太阳，断无更用桂、麻之理。而如葛根、芩、连一法，即大青龙之变局，实阳明病之主方。盖葛根之发，大异桂、麻，而芩、连之清，亦微异于石膏也。其浅者虚烦懊侬，则以栀豉汤探吐之。其重者，渴饮多汗，壮热满闷，则以白虎汤直清之。虚则白虎加人参汤补而达之。此皆阳明在经之证，无不以汗为先务，吐为正务，清火为要务，失此不治。而至胃家实，腹有燥屎，则为入腑，燥屎不去，病变不可胜言。此时撤热救阴，舍承气无他法，是又为腑证中急务也。而阳明之腑证，又有三焉。其邪自太阳来为脾约，脾不能为胃行其津液。用麻仁丸，谓之太阳阳明。邪自少阳来为大便难，木气不能疏通其土，用大柴胡汤。谓之少阳阳明二方，与正阳阳明胃家实之必用三承气者，微有不同。凡攻下之法，必待恶寒罢，表尽解之后。若恶寒者，则尚有太阳表证未了，慎不可攻。此所以有急下存阴之训，而又曰下不厌迟者，正谓有恶寒，即不可议下也。

少阳相火病方说

少阳主半表半里，其病发于腠理。三阳经，太阳为开，阳明为合，而少阳为之枢，所以为半表半里也。少阳汗、下俱禁，故特立小柴胡一方为和解之局。其表证有往来寒热，胸胁痛而耳聋，心烦，喜呕，其脉必弦，小柴胡汤主之。其里证有口苦，咽干，目眩，痞满，咳悸，或渴，或不渴，或呕，或不呕，其脉亦弦，治悉从小柴胡加减，皆和局也。若其心下支结，已属少阳，而发热恶寒，与太阳同，则邪偏于表，治必从柴胡、桂枝两解之，亦和局也。其因误汗而胸胁满，微结者，仍当微汗而解，则有柴胡加桂枝之治。因误下而胸胁满，微利者，又当微下而解，则有柴胡加芒硝之治。散结除满，用此二方，是又为汗、下两误者作和局也。若夫结之甚，而为痞满之甚，而为噫，则有泻心三方，及旋覆代赭汤、黄芩汤、干姜黄芩黄连人参汤诸治，亦所以散结除满，而皆不外乎和局者是。夫少阳者，相火所寄也。故有必从清火而解者，其相火以游行于表为轻，以郁结于里为重。小则仍用小柴胡，大则须用大柴胡，亦何莫非少阳中和局耶？其谬以柴胡为汗剂者，抑胡不思少阳之治，特以禁汗，而乃有柴胡之用也。

三阳寒热之分，身虽大热，而仍恶寒者，太阳也。寒已而热，热已而汗，寒热往来者，少阳也。始虽恶寒，一热而不复恶寒者，阳明也。太、少两阳病在肌腠，两阳合明，病归中土，故论经则以太阳、阳明、少阳为次，论病则太、少之邪，俱入阳明也。

太阴湿土病方说

太阴为阴中至阴，腹满痛为太阴主病，脉沉细为太阴主脉。凡湿土之气化，其证多见虚寒，宜理中以温补，此大较也。而桂枝一法，亦为太阴表药，盖以太阳传来之邪，有四肢烦疼，嗌干，脉浮之表。而脾司肌肉，桂枝解肌，故以为治。即因误下，而大实痛，仍须桂枝中，使以大黄。因误下而腹满时痛，仍不过于桂枝中，倍以芍药。诚以太阴脏本属寒，如前两证，皆由太阳转属太阴，而非太阴本病。若病一入脏，而见脉弱自利，虽当行大黄芍药者，即宜减之，此太阴之所以大异于阳明也。三阴皆有自利，自利不皆属寒。少、厥之自利，多口渴，太阴之自利，则不渴，不可见太阴之独有寒耶？其曰手足自温者，正谓其一身无热，而但有手足之尚温，故即未成厥逆，亦有取乎四逆之治。夫腹满痛为太阴、阳明公共之证，而太阴为阴道虚，为卑监之土，腹满而时痛，其脉必弱，阳明为阳道实，为敦阜之土，腹满而大实痛，其脉必大。盖以太阴、阳明同居中土，其邪而在阳明即为实，其邪而入太阴即为虚，则唯于大实痛之痛无已时，腹时痛之时痛时止者辨之。

少阴君火病方说

少阴为君火之化，然有水火二脏，邪从水化为阴邪，其标也，邪从火化为阳邪，其本也。从标治在回阳，从本治在救阴。回阳、救阴二法，有不可偏废者。其脉沉反发热为少阴之表证，麻附辛、甘二汤，为少阴之表药，此仍从太阳传入者也。如下利、咳、呕、烦渴,用猪苓汤。心烦不得眠,用黄连阿胶汤。病皆从火化为阳邪,是宜从本以撤热,为救阴法。如下利,或渴或悸,而小便不利者,及身体痛,骨节痛,手足寒,背恶寒,而口中和者,用真武汤\附子汤。如下利,恶寒,倦卧者,且烦躁者,用通脉、白通、茱萸、桃花诸汤,病皆从水化为阴邪,是宜从标以驱寒,为回阳法。此为少阴中截然两途,宜分温法、清法以为治,岂可一涉少阴,即认作但有温法耶?三阴经,太阴为开,厥阴为合,而少阴为之枢。故脏有水火,治分标本,以此认得少阴,庶无误耳。况有四逆下重,为阳邪滞下者,只宜用四逆散。或口燥咽干,自利色纯青,腹胀不大便,为阳邪内实者,且当用大承气汤。阳明有急下三法,少阴亦有急下三法,是亦阳为病,而并宜从本治者,即《内经》所谓中阴溜腑,后人所谓还而成可攻之证是也。若夫太阳误治,汗而复下,下而复汗,即见少阴之烦躁者,虽有固阴收阳、壮阳配阴两法,为太阳顾本之治,即为少阴难治之条。如更汗出、息高、利止、眩冒、恶寒、身倦不烦但躁,则皆少阴中死证,即复脉一汤,亦未必及救矣。

厥阴风木病方说

厥阴为阴之初尽,即为阳之初生,与少阳同为相火游行之部,即为风木主化之经。经属阴而脏不寒,每多阴阳错杂,寒热互形之证,而尤重在厥利两端。其手足厥逆,脉细欲绝者,为厥阴之表证。当归四逆汤,即厥阴之表药。厥者何,热是也。先厥者后必热,厥深者,热亦深,厥微者,热亦微,此盖阳热在里,阴气被格,阳反居内,阴反居外,其热不除,其厥不已,其人不生。切不可因手足之冷，而遂认作虚寒，辄投姜附。故于脉滑而厥，当其里有大热，还而为阳明证者，且当以白虎汤清之。唯有大汗、大下利、厥逆而恶寒者，呕而小便利、身无热而见厥者方可用四逆汤以温经，而脏厥吐沫之，用茱萸汤。蛔厥吐蛔之，用乌梅丸，胥准此耳。其下利亦属热者多，故其于热利下重，便脓血，必用白头翁之连柏。下利，谵语，有燥屎，且用小承气之朴枳。唯有大汗出而厥，外恶寒，内拘急，下利清谷者，始可用通脉四逆汤。久利，亦用乌梅丸。此则寒利之治也。三阴中少阴多内真寒外假热，厥阴多内真热外假寒，其间阴盛格阳，阳盛格阴，最为危候。故少阴有死证五条，厥阴有死证六条。若见身汗如油，喘而不休，环口黧黑，直视摇头，即复脉一汤，亦未必及救，不皆为厥阴中死证欤？

病至三阴，宜温者多，宜清者亦不少。太阴为寒脏，尚有大黄、芍药。少阴火为本而水为标，亦有大承气。厥阴，阴之尽而阳之初，亦有白虎、小承气。温、清之所以不可偏废也。

《伤寒论》温清三法选方

温法：选方十三道，类方十四道。温法诸方，即仲景所以治中风、伤寒者。凡治寒疫，亦用温法。

桂枝汤　桂枝加厚朴杏仁汤，本方加朴、杏。小建中汤，本方倍芍药，加胶饴。桂枝二越婢一汤，本方加麻黄、石膏。

桂枝　生姜　芍药　大枣　炙甘草

麻黄汤　桂枝麻黄各半汤，桂枝二麻黄一汤，即与桂枝汤合用。麻杏石甘汤，本方桂枝易石膏。

麻黄　杏仁　桂枝　炙甘草

五苓散

桂枝　白术　猪苓　茯苓　泽泻

麻黄附子细辛汤　麻附甘草汤，本方去细辛，加炙草。

麻黄　附子　细辛

理中丸及汤　附子理中，本方加附。

白术　干姜　人参　炙甘草

附子汤　与真武汤一为参、附、三白，一为姜、附、三白。

附子　人参　白术　白芍　白茯苓

真武汤　有加减。

附子　生姜　白术　白芍　白茯苓

四逆汤　四逆加人参汤，本方加参。茯苓四逆汤，本方加参，再加苓，亦即附子理中去术加苓。

炙甘草　干姜　生附子

当归四逆汤　即桂枝汤去姜、枣，加当归、辛、通。当归四逆加吴茱萸生姜汤，本方加茱萸汤之半。

当归　细辛　通草　桂枝　芍药　炙甘草

通脉四逆汤　有加减。通脉四逆加猪胆汁汤，本方加胆汁。

炙甘草　干姜　生附子　葱白

白通汤　白通加猪胆汁汤，本方加童便、胆汁。

干姜　生附子　葱白

吴茱萸汤

吴茱萸　生姜　人参　炙甘草

桃花汤　赤石脂禹余粮汤，本方加余粮，去姜、米。

赤石脂　干姜　粳米

清法，选方十三道，类方八道。清法诸方，亦即仲景所以治温病、热病、湿温病者。凡治温疫，亦用清法。

葛根黄连黄芩汤

葛根　黄芩　黄连　炙甘草

白虎汤　人参白虎汤，本方加参。竹叶石膏汤，本方加人参、竹叶、麦冬、半夏，去知母。

石膏　知母　炙甘草　粳米

大承气汤　小承气汤，本方去芒硝。调胃承气汤，本方加甘草，去朴、枳。

大黄　芒硝　厚朴　枳实

栀子豉汤　栀子甘草汤、枳实栀子豉汤，本方一加甘草，一加枳实。栀子柏皮汤，栀子厚朴枳实汤，本方一加柏皮，一加朴、枳。

生栀子　香豉

黄芩汤　即桂枝汤以芩易桂，去姜。

黄芩　芍药　大枣　炙甘草

小陷胸汤

栝蒌根　半夏　黄连

大黄黄连泻心汤

大黄　黄连

茵陈蒿汤

茵陈　大黄　黑山栀

麻子仁丸　亦名脾约丸，即小承气加二仁、芍药。

麻仁　杏仁　芍药　大黄　厚朴　枳实

四逆散　有加减。与四逆汤之姜、附大异。

柴胡　枳实　芍药　炙甘草

白头翁汤

秦皮　白头翁　黄连　黄柏

黄连阿胶汤

黄连　阿胶　黄芩　芍药　鸡子黄

猪苓汤　即五苓散，去桂、术，加胶、滑。

猪苓　茯苓　泽泻　阿胶　滑石

温清合法，选方十四道，类方八道。温清合法诸方，即仲景所以治寒热错杂之病。

大青龙汤　即桂枝、麻黄、越婢汤三方，去芍，加膏。又小青龙，即桂枝汤去姜、枣，加麻、辛、姜、半、五味子，与十枣汤之芫花、大戟，同为治水之剂。

麻黄　杏仁　桂枝　生姜　大枣　炙甘草　石膏

葛根汤　即桂枝汤加麻、葛。

葛根　麻黄　桂枝　生姜　芍药　大枣　炙甘草

小柴胡汤　有加减。小柴胡加芒硝汤，本方加硝。又旋覆代赭汤，本方柴、芩易旋、代。

柴胡　黄芩　生姜　半夏　人参　大枣　炙甘草

甘草泻心汤　生姜泻心汤，本方加生姜为君。半夏泻心汤，即本方以半夏为君，并加人参。

生甘草　黄芩　黄连　干姜　半夏　大枣

附子泻心汤

附子　大黄　黄芩　黄连

黄连汤 即半夏泻心去芩,加桂。

黄连 干姜 桂枝 半夏 人参 大枣

干姜黄芩黄连人参汤

干姜 黄芩 黄连 人参

栀子生姜汤 与栀子干姜汤一走表,一和中。

栀子 生姜

桃仁承气汤 即调胃承气加桃仁、桂枝。

桃仁 桂枝 大黄 芒硝 甘草

大柴胡汤 即小柴胡去人参、枣、草,加枳、芍、大黄。

柴胡 黄芩 生姜 半夏 枳实 芍药 大黄

柴胡加桂枝汤 即小柴胡本方加桂。

柴胡 黄芩 生姜 半夏 人参 大枣 炙甘草 桂枝

桂枝加大黄汤 即桂枝汤本方加大黄。

桂枝 生姜 芍药 大枣 炙甘草 大黄

乌梅丸 又麻黄升麻汤与此方同法。

乌梅 蜀椒 细辛 桂枝 附子 黄连 黄柏 人参 当归

复脉汤 此方不可去姜、桂,去之即不得仍名复脉。

炙甘草 生姜 桂枝 生地 麦冬 阿胶 人参 大枣 加酒煎。

杂疗方,共四十三道,亦有温、清各法。

桂枝加桂汤 桂枝加芍药汤 人参桂枝新加汤 桂枝人参汤,即理中汤加桂 桂枝加葛根汤 桂枝加附子汤 桂枝去桂加白术汤 桂枝去桂加茯苓白术汤 茯苓桂枝白术甘草汤 茯苓

桂枝甘草大枣汤 桂枝去芍药汤 桂枝去芍药加附子汤 桂枝去芍药加蜀漆龙骨牡蛎汤 桂枝甘草龙骨牡蛎汤 柴胡加龙骨牡蛎汤 柴胡桂枝干姜汤 葛根加半夏汤 黄芩加半夏生姜汤 厚朴生姜甘草半夏人参汤 麻黄连轺赤小豆汤 大陷胸汤 大陷胸丸 抵当汤 抵当丸 桂枝甘草汤 芍药甘草汤 茯苓甘草汤 干姜附子汤 甘草干姜汤 甘草附子汤 芍药甘草附子汤 甘草汤 桔梗汤 猪肤汤 苦酒汤 半夏散及汤 文蛤散 瓜蒂散 三物白散 牡蛎泽泻散 烧裩散 蜜煎导 猪胆汁导

此四十三方,非不用也,只与所选之方,分别观之,以醒眉目,亦与徐刻《伤寒类方》杂疗之例略同。

伤寒方一两准今七分六厘,一升准今六勺七抄说

余外曾王父王朴庄先生,于乾嘉间以医名于乡,著书十余种,《苏州府志》存其目。中有《律学净闻》一书最精,惜已佚而不传,而《考正古方权量说》,即公律学之一也。公以古方分两,言人人殊,以宋林亿古三两为一两,古三升为一升者非,又以明张介宾古一两为六钱,古一升为三合三勺者亦非。公谓景岳所宗,为伪造夏律周鬴之郑世子,此武断之甚者。乃以今木工之曲尺,定古药升之容积,复以古药升之容积,就今仓斛之积寸推之,而谓古人每药必三服。若麻黄汤,麻黄三两,准今二钱三分者,三之得七分六厘。小柴胡汤,柴胡八两,准今六钱者,三之得每服二钱。承气汤,大黄四两,准今三钱,再服中病即止,则每服得一钱半。白虎汤石膏一斤,准今一两二钱,亦分三服,则每服得四钱。余与介宾核算者尚多,不及悉载。总言之,则古方自

《灵》《素》以下，至《千金》《外台》所集汉晋宋齐诸方，凡云一两者，准今七分六厘，凡云一升者，准今六勺七抄，无余蕴矣。余每准此以为治，而知麻黄至多不过七八分，即三五分，亦能发汗；桂枝亦不过三五七分，石膏四五钱，大黄一二钱，亦足以清热，而下燥屎。仍看病势之轻重，以消息之。证以余所亲历，而益知公之言为不诬也。《晋书·裴秀子頠附父传》，頠上言，宜改诸度量，若未能悉革，可先改太医权衡。此若差违，遂失神农、岐伯之正。药物轻重分两乖互，所可伤夭为害尤深。古寿考而今短折，未始不由此也。观于此，而公之为功于病人者，不亦大乎！今特录此两言，以告世之用麻、桂至一二两，少亦三五钱者。

谨案：朴庄公讳丙，为吾母之祖，余于公在重孙行。公之先自炎宋时，即以医世其家，嗣是代传医学，以至于公。余藏有公所著《伤寒论注》未刻稿，以《千金翼》为序，异于他氏之各为次第者。又有《回澜说》万余言，扶掖叔和，以辟诸家之谬。余之私淑于公久矣。公之书，则吾母于咸丰丁巳年六十有七时，手录以存于家者，惜未能为公梓以问世也。其《古方权量考》一册，则唐笠山《吴医汇讲》全载之，王孟英《温热经纬》亦采之，近复经长于算学者屡核之，皆曰准，故敢取以为法焉。

方以药而成，药以方而行，所用既仍是古药，胡独不可用古方？而世人则指三两之桂枝，六两之麻黄，八两之柴胡，以证古方之不可用。然则所不可用者，正在三两、六两、八两也，不在桂枝、麻黄、柴胡也。特未明桂枝、麻黄、柴胡，本不是今之三两、六两、八两耳。得此每两为七分六厘之说，而以推之，凡为古方者，不皆可用于今哉？

卷四　文四

太阳用桂麻二汤法

桂、麻二汤，仲景所以治风寒初起之未化热者也。太阳病，发热而汗自出者，风伤卫也。此时卫病营未病，用桂枝去卫分之邪。太阳病发热而无汗者，寒伤营也。此时营病卫亦病，用麻黄达营分之邪。因桂枝证本有汗出，若误以麻黄发其汗，恐汗更不止；麻黄证已不得汗，若误以芍药敛其汗，恐汗更不出，二汤分际如此。仲景于麻黄证禁用桂枝汤，而申之曰：常须识此，勿令误也者。岂无故哉？盖中风是浅一层，伤寒是深一层。仅属中风，则可与桂枝汤以其未化里热也。已成伤寒，则必无汗，而化热较易。此时当以发汗为重，若再敛其汗，里热势将大甚，故必用麻黄汤，而不用桂枝汤矣。凡病但有表热，未成里热者，用桂、麻；大有表热，兼见里热者，用青龙；已成里热，不论表热者，用白虎。表热里热，甚不可不分也。前人之禁用寒凉者，只在但有表热之时。今人当应用桂、麻时，一见表热，便作里热，而早用寒凉，为害兹大。既而又因早用寒凉之误，遂并寒已化热，热已大甚之后，仍禁寒凉，势必仍用桂、麻，而害益大矣。病家延医，多在三日以外，其于桂、麻分际，往往已过其时，此唯临证多者能觉之。不经临证，则读书虽多，仍不能得其分际也。用伤寒方，最重分际，六经皆然，即于桂、麻发之。

太阳病桂麻青龙三级说

太阳风伤卫,用桂枝汤;寒伤营,用麻黄汤;风寒两伤,营卫同病,用大青龙汤。三方鼎立为三大纲。是说也,许叔微、成无己言之于前,而其后方中行、喻嘉言、程郊倩又曲畅之。一若于麻黄汤中,不见其亦有桂枝,于青龙汤中,不见其多一石膏者。夫仲景桂枝汤,治汗出而不喘满之太阳病;麻黄汤,治喘满而不汗出之太阳病;大青龙汤,治不汗出而烦躁之太阳病。此之三方,一则桂枝,二则麻黄,三则青龙,乃三级也,非三纲也。三方作三纲,施治多误,误于不烦躁已用青龙。三方作三级,审证自确,确于用青龙,必待烦躁。请得而详言之。凡人卫行脉外,营行脉中,风但伤卫,则汗出而不喘满,唯是头项强痛,其病为轻,故方中但用桂枝。风既伤卫,寒又伤营,则喘满而不汗出,必兼骨节烦疼,其病为重,故方中不但用桂枝,而必用麻黄。及其风寒两伤之后,无汗者,终不汗出,汗既不出,必加烦躁,其病为尤重矣,故方中不但用桂、麻,而又必用石膏。其病由轻而重,其方亦由轻而重。轻则用桂,重则用麻、桂,又重则用石膏、麻、桂。反是以观,有汗不用麻黄汤,无汗不用桂枝汤,不烦躁不用大青龙汤,则此之三方,明是三级之阶升,而非三纲之鼎立矣。洵如诸家之说,则麻黄汤中先当删去桂枝,青龙汤中尤当删去石膏,而何以麻黄汤,必麻、桂并用,青龙汤必于麻、桂外多一石膏耶?仲景既治风以桂枝,治寒以麻黄,则其于风寒之两伤,何不用桂枝、麻黄各半汤耶?其治风多寒少,寒多风少,何不于桂枝二麻黄一汤外,更制麻黄二桂枝一汤耶?况如其所说,则桂枝证当不恶寒，麻黄证当不恶风，而何以桂枝证之恶风即恶寒，麻黄证之恶寒兼恶风，又何以青龙证之独恶寒而不恶风耶？仲景特于青龙条下，示人以恶风者不可服，服之则厥逆，筋惕肉瞤，不从可知恶风者，必有汗有，汗者必不烦躁，不烦躁，即不可用石膏也哉？所以仲景于脉浮而紧，浮则为风，紧则为寒，风则伤卫，寒则伤营，营卫同病，骨节烦疼，当发其汗之下，并不言大青龙主之。而《千金方》已于此条下，明言宜麻黄汤。林亿等校定王氏《脉经》，亦于此条下，增宜麻黄汤四字。汇而观之，不更可知麻黄一方，已是风寒之两伤，营卫之同病，故既用麻黄，又用桂枝，治寒而不遗风，治风而不遗寒乎？王朴庄先生《回澜说》：人身营卫，犹城与郭，未有兵临城下，而郭不先破者。才说伤营，已兼营卫两伤在内。旨哉斯言！凡诸家于青龙证，所谓中风脉浮紧，为中风见寒脉，伤寒脉浮缓，为伤寒见风脉，种种葛藤，不斩自断。但以论中桂枝方禁，与青龙方禁，一对勘而已足矣。桂枝方禁云：脉浮紧，汗不出，是麻黄证，不可与桂枝汤，以桂枝方中有芍药者，大不宜于无汗之病也。青龙方禁云：脉微弱，自汗出，是桂枝证，不可与青龙汤，以青龙汤中有石膏者，大不宜于有汗，而不烦躁之病也。明乎此，而风寒两伤，营卫同病，岂非麻黄汤之专司，而与青龙何涉哉？余得以一言断之曰：仲景于太阳病，汗出而不喘满者，用桂枝汤；喘满而不汗出者，用麻黄汤；不汗出而烦躁者，用大青龙汤。则此之三方，一则桂枝，二则麻黄，三则青龙，其病由轻而重，其方亦由轻而重，乃三级也，非三纲也，乃三级之阶升，非三纲之鼎立也。

又有以桂、麻各半，易去青龙者，自较诸说为长，而其不识麻黄汤，已是风寒两伤，营卫同病，则仍未能说仲景之意。

太阳阳明用青龙白虎法

《伤寒论》石膏一味，得姜、桂、麻黄，而有青龙之号，得知、草、粳米，而有白虎之名。二方并用，石膏一以泄阳邪，一以顾阴液也。病有表热，有里热。表热宜散即已，兼见里热，必用青龙散之，早用白虎，即为误遏。里热宜清，即或尚有表热，必用白虎清之，仍用青龙，即为误。发其间先后缓急，丝毫不容假借。余既明三级之说，可不再申二方之辨乎？夫二方之辨，且勿在同用石膏上看，先要在一用麻黄，一不用麻黄上看。论曰：太阳中风，脉浮紧，发热恶寒，身疼痛，不汗出而烦躁，大青龙汤主之。盖仲景一涉无汗，即用麻黄，一涉有汗，即不用麻黄，是大青龙虽专为烦躁设，实专为不汗出之烦躁设。故又曰：若脉微汗出者，不可服。以是知用青龙者，必为无汗之病，而有汗即不可用，何也？以其方虽有石膏，而仍主麻黄故也。若白虎之不用麻黄，则其吃紧处，正在有汗矣。论曰：服桂枝汤，大汗出后，大烦渴不解，脉洪大者，白虎加人参汤主之。阳明病，渴欲饮水，无表证者，口干舌燥者，白虎加人参汤主之。三阳合病，腹满身重，难以转侧，口不仁而面垢，自汗出者，白虎汤主之。是白虎似专为烦渴设，实专为大汗而又烦渴设。故又曰：若脉浮无汗，其表不解者，不可服。以是知用白虎者，必为有汗之病，而无汗即不可用，何也？以其方重在石膏，而不用麻黄故也。烦躁而无汗者，宜泄其阳邪，桂麻不可少也，主治在青龙。烦渴而有汗者，宜顾其阴液，桂麻可不用也，主治在白虎。汗多者，且于白虎中加人参。不从可知汗无点滴者，虽有石膏，不可不用麻黄以达之。汗已淋漓者，专重石膏，不可更用麻黄以竭之乎？是故青龙之治，以无汗为准，白虎之治，以有汗为准，此即先后缓急之次序，不可紊也。虽然二方固须辨麻黄之异，而二方亦须辨石膏之同，此又不独在有汗、无汗上看，而又必兼在恶风、恶寒上看矣。青龙汤禁曰：恶风者，不可服白虎汤。禁曰：恶寒者，不可服。恶寒即其表不解之谓。余以两言断之曰：发热无汗，不恶风，乃可用青龙之石膏；发热有汗，不恶寒，乃可用白虎之石膏。于是麻黄之异有可辨，石膏之同亦有可辨，而二方之无或差贷者，必可为临证时一助也。

青龙、白虎以汗之有无，及恶风、恶寒为辨固已。然以有汗而论，白虎汤治阳明有汗，桂枝汤治太阳有汗，同是有汗也，何由知为太阳之汗而用桂枝，何由知为阳明之汗而用白虎？是则又须于有汗时，专在恶寒、不恶寒上辨也。桂枝证之汗，既在太阳，必恶寒，以恶寒为太阳主证也。白虎证之汗，既在阳明，必不恶寒，以不恶寒为阳明主证也。明其恶寒、不恶寒，各为一经之主证，岂独桂枝、白虎之各治一经者，昭然若揭，即二经之分证，不亦尽可推乎？

石膏之为用也，仅一见于《本经》，而《汤液》失传，伊尹宗《本经》而为《汤液》，仲景宗《汤液》而为《伤寒杂病论》。然则自有仲景，而石膏之用始显，亦自有仲景，而石膏之类，如芩、连、硝、黄、栀、柏者始显。何以必曰：仲景但知有寒，不知有温，但知用温，不知用寒乎？桂、麻、姜、附，仲景所以治风寒；膏、黄、芩、连，仲景所以治温热。然后知仲景方为用温之祖，仲景方亦为用寒之祖。而况仲景之作《伤寒论》，专救当时乌、附辛热之失，而特于辛温外，更用此辛寒、苦寒、咸寒之药乎？程子曰：如读《论语》，未读时是此等人，读了后又只是此等人，便是不曾读。余于《伤寒论》亦云。

阳明用承气法

仲景于阳邪入腑，势将劫阴之际，既有急下之法，而又垂慎下之训。盖示人以阴之欲伤者，不可不下，即警人以阳之未实者，不可早下也。此中关键，究在何处勘出？盖必先问其汗出之多与不多，小便之利与不利，以验邪热之炽与不炽，即可知津液之伤与不伤，再问其脐腹之痛与不痛，矢气之转与不转，而后可辨其燥屎之结与不结，以消息乎大下、微下之间。大约欲用承气，所重在问，如上所说，即有不可不用下之势。若见其热已潮，而又大烦大渴，昏沉谵妄，目中不了了，睛不和，或则循衣摸床，撮空理线，或则扬手掷足，恶闻人声，或则口噤龂齿，背反张，卧不着席，脚挛急。此时病入阳面则狂，病入阴面则厥，不急用大承气下其燥屎，则阳实劫阴，津枯液涸，热极生风，危在旦夕。胡世人于此，杜撰一阴虚邪恋之名，又杜撰一养阴退阳之说，置承气三方于不问，始则以豆卷、豆豉之不足发表者，耽搁三日，继以生地、石斛、麦冬、元参之滋腻留邪者，又三日而后，犀角、珠黄、至宝、紫雪之类，将未入心包之邪，一举而送入心包。迨心包洞开，燥屎仍在，阴之将竭，事不可为。终之以一服去五味之生脉散，或一服去姜、桂之复脉汤。此何意也？孰知前此之邪热，非承气不能除，前此之津液，非承气不能保。《内经》云：得后利，则实者活。《千金方》云：补五脏者，首推大黄。可见承气三方，专为此生死关头而设。此时此际，岂能舍大黄而别有所谓补药乎？阳明之急下三条固急，少阴之急下三条尤急，此所以《本经》之于大黄，谓其有安和五脏之能也。若夫下之宜慎，固有不待言者。仲景许多斟酌，只在屎未定硬之时，而益见屎已硬之不可不下矣。

伤寒之于承气，为燥屎也，而燥屎之甚者，或先有热结旁流。病家每谓其已有所以下，而不审其结之尤甚。至温热病，则不尽燥结，又为胶闭，其急于待下则同。病家又因其所下如胶，以为不可再下。此以病本不是燥结，医先不能言之，遂以启病家之疑耳。若其为两阳合病、三阳合病之自下利，则皆协热利也。又为葛根、柴胡与芩、连、柏之证，不在承气之例，是皆当有分别。奈何一见下利，便云土败，辄议滋补耶？

少阳用小柴胡法

少阳何以为半表半里也？太阳行身之后为表，阳明行身之前为里，独少阳行身之侧，以为前后之枢机，故为半表半里。又人身膈以上为阳为表，膈以下为阴为里，唯少阳居中道，而介乎膈之间，故亦为半表半里。少阳一经，联络于阴阳出入之所，出则连及太阳，入则连及太阴。所以云半表者，对太阳之全表言，所以云半里者，对太阴之全里言，而其证则何者为半表里也？少阳主春，其气半出地外，半在地中，人身之气，亦如之。是故发热而恶寒者为表，一热而不复恶寒者为里。少阳则寒热往来，寒为表，热为里也。而又有胁痛、耳聋，在经之证，口苦、咽干、目眩，在腑之证，则又以寒热、胁痛、耳聋为半表，而以口苦、咽干、目眩为半里。何也？两胁不居身前后，而居侧；两耳寤则闻之，寐则不闻；口咽目开之则见，合之则不见。此数者，不可谓之表，亦不可谓之里，则谓之半表里而已矣。三阳以少阳为枢，柴胡为转枢之用，凡因枢之不转，而为病者，即在太阳，如疟病中，亦用柴胡。《千金翼》有太阳用柴胡汤法，即太阳转枢法也。此并不必为半表里，而亦用柴胡者。况往来寒热、胁痛、耳聋，既为少阳必然之证。咳、悸、呕、渴，更有少阳或然之证。且诊其脉弦，或弦数，或弦迟，总之不离乎弦，而尚不能知其为柴胡证耶？世人既知柴胡一味，为半表里之药，则见有此等证，便可放胆用之，何所疑而仍不敢用耶？况小柴胡一方，就《本经》言，柴胡但主半表，黄芩乃主半里；就六经言，柴、芩但主半表，参、草乃主半里。独指柴胡一味药，为可治半表里证者，犹其识之浅焉者也。

太阴阳明虚实辨

太阴、阳明，同居中土。太阴脾为阴道虚，阳明胃为阳道实。敦阜、卑监，二土之虚实，本不同也。至于病邪之来，传变无定，今日而在阳明即为实，今日而入太阴即为虚，此非其人之病有虚实，而病即以脏腑之虚实为虚实耳。故同一腹痛也，满而时痛者属脾，满而大实痛者属胃。在胃则宜大小承气、栀子厚朴枳实汤，在脾则宜理中、四逆、厚朴生姜半夏人参汤，间有用大黄、芍药者。同一发黄也，其黄色之淤晦者属脾，为阴黄，其黄色之鲜明者属胃，为阳黄。治阳黄，宜栀子柏皮汤、茵陈蒿汤；治阴黄，宜理中汤、四逆汤，间有用麻黄、连翘者。同一格吐也，朝食暮吐为脾寒格，食入即吐为胃热格。治热格，宜泻心汤、干姜黄芩黄连人参汤；治寒格，宜附子理中汤、厚朴生姜半夏人参汤。病名则同，病本则异，在胃在脾之证，相反如是。故在胃在脾之治，亦相悬如是。何可混称脾胃，而以治脾者治胃，以治胃者治脾哉？总之，胃属阳，脾属阴；胃为腑，脾为脏；胃司纳，脾司输；胃恶燥，脾恶湿；胃喜降，脾喜升；胃宜通，脾宜补。其所以不同之故，可以对待而观，即可反观而得。况胃病之脉必大，或浮而促；脾病之脉必弱，或沉而细。尤其不可强同者耶？再有肝木侮土之证，亦当以犯胃乘脾为辨。犯胃宜泻，乘脾宜补。肝家之木旺同，而受其侮者之戊己二土，则虚实不同也。病因脏腑以为虚实，而补泻随之。知其意者，盖寡矣。若但知有脏，不知有腑，见土之病，动称土败，摒弃圣法，谓不可从，则岂仲景于已败之土，而用芩、连、硝、黄耶？此恐非仲景意矣。

少阴咽痛吐利寒热辨

少阴病，脉阴阳俱紧，反汗出者，法当咽痛，而复吐利。此以热客于少阴之标。叔和平脉法所传师说，伏气之病是也。先论咽痛，少阴之脉循喉咙，在初得病二三日，为阳邪结于会厌，但用生草解毒，桔梗排脓，半夏、鸡子发声利咽足矣。若夫下利胸满，心烦而咽痛，为阴虚液不上蒸者，治宜育阴复液，则猪肤汤加蜜粉者是。下利、厥逆、面赤而咽痛，为阴盛格阳于上者，治宜驱阴复阳，则通脉四逆汤之加桔梗者是。是盖以阴虚阴盛，皆可以致咽痛，故有必从两法而解者。再论吐利，饮食入口即吐，心下唱唱欲吐，复不能吐者，此胸中实，不可下，而可吐也。膈有寒饮而吐，且干呕者，此有水气，不可吐而可温也。吐利交作，以手足不冷为吉。若吐且利而见厥逆,吐且利而见烦躁,则凶。虽有吴茱萸一法,亦未必及救矣。终论少阴下利,与厥阴下利不同。厥阴之利,多热少寒;少阴之利,多寒少热。故唯厥冷,而或咳,或悸,腹痛下重,是阳为阴遏之利,用四逆散。咳而呕渴,心烦不眠,是水热互结之利,用猪苓汤。小便不利,腹痛便脓血,是寒热不调之利,用桃花汤。自利清水,心下痛,二三日咽干口燥,六七日不大便,均腹满,是阳盛烁阴之利,用承气汤。凡若此者,皆为传经之邪,固属于热。若夫下利清谷,厥逆脉微,呕而汗出,引衣自盖,欲向壁卧,不喜见明,而又面赤戴阳者,则皆合于真武、附子、四逆、通脉、白通诸方,为少阴虚寒之证,正与厥阴热利相反矣。少阴下利,死证五条:吐利躁烦;四肢厥逆,恶寒身蜷;脉不至;不烦而躁,下利止而眩冒;六七日而息高者。虽尚有吴茱萸一法,终为不治之证。苟非利止手足温,身反发热,未易求其生也。

厥阴热厥寒厥辨

论曰:凡厥者,阴阳气不相顺接,便为厥。厥者,手足逆冷是也。伤寒一二日,至四五日而厥者,必发热。前热者后必厥,厥深者热亦深,厥微者热亦微。厥五日,热反三日,复厥五日,厥多热少,其病为进。发热四日,厥三日,复热四日,厥少热多,其病当愈。厥五日,热亦五日,设六日当复厥,不厥者,自愈。厥终不过五日,以热五日,故知自愈。始发热六日,厥反九日,后三日脉之,其热续在,期之旦日夜半愈。所以然者,本发热六日,厥反九日,复发热三日,并前六日,亦为九日,与厥相应,故期之旦日夜半愈。解之曰:厥阴之上,风气主之,中见少阳火化,故有热。人身元阳，到此亦化阳邪，退伏于内，不能充达于外，故有厥。此其热固是热，而其厥则更是热，非当其热时则为热，而当其厥时即为寒也。三阴中太阴寒微，故手足温而无厥。少阴寒甚，故寒厥多而热厥少。厥阴阴极生阳，故寒厥少而热厥多。厥阴与少阳相表里，厥阴厥热之胜复，犹少阳寒热之往来，少阳之寒因乎热，故厥阴之厥亦因乎热。热为阳邪向外，厥为阳邪向内。厥之与热，总是阳邪出入阴分。热多厥少，而热胜于厥者，其伤阴也犹缓；厥多热少，而厥胜于热者，其伤阴也更急。盖外来客热，化为阳邪，深入厥阴之脏，本以向外为吉，向内为凶，阳而向外则外热，阳而向内则外寒。故仲景以厥多为病进，热多为病愈，而复申之曰：阳气退，故为进。盖谓阳之退伏于内，非谓阳之脱绝于外也。自有不明此语者，妄谓在热则为热，在厥即为寒，是一气也。而五日能寒，五日能热，则当此五日厥时用热药，彼五日热时用寒药。而如厥后复热，则前五日之热药，必为祸；热后复厥，则前五日之寒药，必为灾。天下岂有此等病情，此等治法乎？国朝唯魏念庭、陈平伯能知此理，若黄坤载与陈修园，则皆以厥为寒者也。总之，厥阴篇中，凡有厥而复有热者，其厥也，定为热厥。唯有厥无热，甚则一厥不复热者，其厥也，方是寒厥。以此为辨，更于脉滑而喉痹，便脓血，脉沉短而囊缩，脉沉疾而爪甲青，不大便而腹满硬痛，诸见厥证，所用白虎承气者互推之，自可决然无疑。何至认作虚寒，辄投姜、附？观仲景所谓厥应下之一语，不正与少阴急下三条，同为传经热邪，阳实拒阴之大热证乎？仲景所以于四逆汤证，必曰：厥逆而恶寒者，于当归四逆汤证，必曰若其人内有久寒者，明是以彼证此。彼曰寒，则此为热；彼曰恶寒,则此为恶热也。唯有蛔厥吐蛔,静而复时烦,为胃腑之阳不行,用乌梅丸,安蛔即以安胃。脏厥肤冷,躁无暂安时,为肾脏之阳不行,用茱萸汤,温肝即以温肾。此必更有大汗出,大下利而恶寒者,乃用四逆辈主治,亦复何所疑哉?

尝见有周身冰冷,而一衣不着,半被不盖者,有令两人各用扇扇之者,有欲畅饮冰水者,此非恶热而何?

厥阴热利寒利辨

厥阴厥逆,属热者多。厥阴下利,亦属热者多。凡先厥后发热,下利必自止。见厥则复利者,其利本生于热,厥则其热更甚,故虽已止,而必复利。此不可即其利而知其热乎?即如利止,而反汗出者,必咽中痛,喉为痹,是其热上攻也。其无汗而利不止者,必发痈脓,便脓血,是其热下攻也。便脓血者,其喉不痹,是其热下攻者,不复上攻也。其脉寸数尺涩,或大或沉弦,其证下重,欲饮水,谵语,或有燥屎,皆以有热故也。虽发热,不死。白头翁一方,并用连、柏,小承气一方,且兼朴、枳,治厥阴热利之法尽之矣。唯有脉沉而迟,下利清谷,身有微热,面赤戴阳,为阴盛于下,格阳于上;又唯外恶寒,内拘急,大汗而复大利为阴盛于内,格阳于外。此二者,则必用四逆汤,通脉四逆汤及白通汤,白通加猪胆汁汤之姜、附,以破阴而回阳。盖非阴之破,而阳不回也。此则治寒利之法。凡厥阴下利,死证六条,厥冷微喘,躁不得卧,厥不止,或汗出不止,脉不还,或脉反实者,是为有阴无阳,莫能救矣。

卷五　文五

葛根桂枝辨

温热之与伤寒所异者，伤寒恶寒，温热不恶寒耳。恶寒为太阳主证，不恶寒为阳明主证，仲景于此分之最严。恶寒而无汗，用麻黄；恶寒而有汗，用桂枝；不恶寒而有汗，且恶热者，用葛根。阳明之葛根，即太阳之桂枝也，所以达表也；葛根汤中之芩、连，即桂枝汤中之芍药也，所以安里也。桂枝协麻黄，治恶寒之伤寒；葛根协芩、连，治不恶寒之温热。其方为伤寒、温热之分途。任后人审其病之为寒为温，而分用之。尤重在芩、连之苦，不独可降可泄，且合苦以坚之之义。坚毛窍可以止汗，坚肠胃可以止利，所以葛根汤又有下利不止之治。一方而表里兼清，此则药借病用，本不专为下利设也。乃后人之视此方，若舍下利一证，外更无他用者。不审两阳合病之下利，固属葛根，而不下利但呕者，亦属葛根，则葛根岂独为下利设哉？夫葛根既治两阳合病，则即施诸病连太阳者，亦为甚合。岂有未入阳明，早用葛根，恐将病邪引入阳明之理？况温病之所需，不过葛根，亦犹夫中风之所需，不过桂枝，极分明，亦极容易。乃吴鞠通沿嘉言之谬，欲以桂枝治温。吴且极诋葛根，切戒芩、连，适弃去此病所亟需之药，意岂有不利于葛根之类者乎？

葛根麻黄辨

温热之与伤寒所异者，伤寒用药以辛温，温热用药以辛凉耳。而其应用轻以去实则一也。徐之才十剂曰：轻可去实，麻黄、葛根之属。意盖以麻葛性皆轻扬，皆可去实，故以二者并言之。谓麻黄之轻扬，可去伤寒之实；葛根之轻扬，可去温病之实。然则欲去太阳之实，非辛温之麻黄不可，欲去阳明之实，非辛凉之葛根不可。之才之说，非即欲将麻、葛二味，一以治伤寒，一以治温热哉？后人既不解仲景所谓不可发汗者，专指麻黄，又不解之才所谓轻者，指物性之轻，所谓实者，指人病之实，乃既以实作虚，又以分两之不重者为轻。而禁麻黄者，遂并葛根而禁之；禁麻黄之属者，遂并葛根之属而尽禁之。自是而于病之必去其实者，凡在可以去实之药，一概皆委诸禁例。实之不去，病即不治，谚有之曰：好汉只怕病来磨。即虚亦可立至也。夫温病之有需乎葛根，亦若伤寒之有需乎麻黄，用以去实，只在一转移间耳。张隐庵乃谓阳明本病，只有白虎、承气，并无葛根汤证。此以不善读脉促喘汗一条之。故许宏葛根芩连方议，且云：此方亦能治阳明大热，益信长沙方之取用不穷也。自矜创获，其意可笑。然其言固大可取耳。

犀角升麻辨一

如无犀角，代以升麻，朱肱《活人书》之说也。陶节庵亦云尔。朱二允驳之，谓升麻性升，犀角性降，升降悬殊，如何可代？唐容川又驳之，谓角生于首，定为升剂，以下降之说为不然。各持一说，迄无定局，则非先明升降之理，将何以为折衷之论乎？余乃证以素所亲历，而始有以断之曰：升麻升也，犀角亦升也。然而犀角之升，则以降为升，且以至降为升者也。何以明之？犀为水兽，其利无前，故能分水，能辟尘，能烛怪。水与尘本乎地者亲下，怪则匿于幽隐之地，而犀能烛之，则犀不诚至降之物乎？人因鹿角之升，而疑凡角皆升。岂知鹿之性，甘咸而温，犀之性，酸苦咸寒？性温则升，性寒则降，断无寒者能升之理。试以锅水譬之。热则锅盖蒸蒸有气，稍冷即不然，是可借以明鹿角之升、犀角之降，而二允之说为可从矣。然则何以又谓其能升也？盖此所谓升，乃是升出于表；此所谓降，乃是降入于里。与自下升上，自上降下之理不同。即观热入血室之病，一用犀角，邪即外达。岂不以病邪内陷，而既入血室，则已入于至幽至隐之地，故必用此至降之品，亦能深入于至幽至隐者，以拔之使出乎？唯其能入幽隐，故谓之降；亦唯能从幽隐拔邪，故谓之升。凡药酸苦者能涌泄，此正酸苦涌泄之谓，与辛甘发散，各自为功。苟非能降，何以能升？人唯不识其所以降之理，故不能得其所以升之用。朱与陶之误，误在犀角证，而仍用升麻。凡属三焦大热，诸见恶血，及阳毒发斑，色紫黯者，犀角之所司也。而误投升麻，则血益罔制，斑黑胃烂，鲜不殆者。今人之误，则又误在升麻证，而竟用犀角。凡属痘疹初起，喉痧初发，及伤寒病温之里热未炽，宜先透达者，升麻之所任也。而误投犀角，送邪入里，转陷转深，永不得出，亦无不死。夫以已陷之邪，犀角既能拔出，则未陷之邪，犀角即能送入，其势必然。故凡当用升麻提邪出表之时，而用犀角之降，未有不随之而陷者。故人于病之初起，反畏提邪出表之升麻，乐就引邪内陷之犀角，使其后之种种恶状，本皆可以不作者，无不次第俱作，而旬日之间，直至于不可救哉？

犀角升麻辨二

夫犀角一物，为仲景《金匮玉函》所不取。唯华佗《中藏经》安息香丸，取以治传尸劳等病，与脑、麝、沉、檀、狮子粪同用，是为犀角入药之始，前此未之有也。乃张介宾作《本草》，以朱奉议如无犀角，以升麻代之之说，直认作仲景语。其谬一至于此，则并于仲景所用之药，与所不用之药，皆未尝一问矣。他若《外台秘要》，历载犀角方，无一不涉及恶血。试问风寒温热之常，其不汗而当用汗法，不下而当用下法时，即有如《外台》所载犀角等证乎？不独经疏主治，悉属吐衄下血，即如汪讱庵之《医方集解》，尚能历数吐衄及蓄血诸证，则汪尚能知病涉于血，方用犀角，而不在可汗可下之际矣。况蓄血一证，仲景亦有桃仁承气，抵当汤、丸，即后人尚有代抵当一方可用耶？《临证指南》每将犀角、牛黄，与冰、麝、蛇、蝎合用。顾景文托名天士，作《温证论治》，又以犀角视同花露，轻率用之，而于《指南》所载顾姓一案，观其前诊尚能饮酒纳谷，乃一用犀角，而神昏如醉矣。陈妪一案，前诊不过夜烦无寐，乃一用犀角，而阳升风动矣。凡此皆其复诊时所自言，何竟无一人见而疑之者？噫！异矣。

犀角升麻辨三

聂久吾《痘疹慈航》，以升麻葛根汤为主方，痛惩犀角、牛黄，引毒内攻。当其时，有他医治小儿，用牛黄散，一服痰喘止，神气稍平，自是而此儿遂无言矣。故久吾谓应从升散时，切不可遏其毒出之势，立致内攻告变。韦君绣曰：邪在阳明，与心包相近，虽见神昏，未必便入心营，自宜疏达向外，不得以犀角引贼入室。予见此病，多由失表所致。表不解，而入内者也。二家之论内外，均极明显。不意《临证指南》亦论内外，而曰内闭外脱，则其所说之内外，乃大相反矣。夫此时外为邪闭，其为闭也，是为外闭，不是内闭。若因外闭不开，以至于脱，则是内脱，不是外脱。唯其认作外脱，故不敢一用疏达肌表之药；唯其认作内闭，故独敢用走散元阳之药。同一脱也，究以外闭、内脱为是？然亦既脱矣，谁更辨内闭、外脱之非？只四字之颠倒，用药迥乎不同，生死于以立判。欲明闭、脱，必究内外，病家可不知耶？夫人死自可云脱，然此病只是外闭，外闭得开，内本不脱。谓之脱者，实还非是。及其外闭既久，并解散之不能，以致阴阳离决，即名曰脱，却无不可。然闭之与脱，总不一时并见。此时之外闭者，邪束阳郁之谓也；此时之内脱者，阳盛阴涸之谓也。以轻扬散表者解其外，而外不闭；以撤热存阴者救其内，而内不脱。温病以之，伤寒之成温者亦以之。此仲景之法，所以一解表，一清里，而了无余事也。至于开窍逐秽，自是瘟疫治法，总因诸书于《伤寒》外，但有瘟疫门，而无温热门。故人之所病者为温热，而医之所称者，皆瘟疫耳。嗟乎！一转移间事耳，夫岂异人任哉？

犀角膏黄辨一

《伤寒论》六经并重，而风寒温热之病，以阳明为渊薮，其方亦以阳明为扼要。阳明者，胃也。仲景所用白虎、承气之石膏、大黄，凡属胃病，无不以此二药而愈。可见此时于二药外，不必更有他药，即有他药，亦不过为二药佐使。胡今人于此，绝不一用膏、黄，而于宜清宜下时，动手便用犀角？夫使此时而果有犀角证，岂仲景独不见及耶？乃以仲景热入血室之条，变作热入心包之说，以迁就其犀角之用。然历检古书，绝不见于宜清宜下时，一言热入心包者。胡至今日，而竟为此说也？揆其所以言心包之故，莫不因乎病有神昏之故。余先明神昏之为病，以定犀角之宜否。夫犀角，心药也。用犀角者，以神昏而用也。以神昏之似乎心病而用也。然而凡属神昏之证，仲景皆系之阳明条下，尚为胃病，而非心病。夫神昏者何？不知人、不识人而已矣。《内经·热论》曰：阳明者，十二经脉之海，其血气盛，故不知人。《金匮·中风篇》曰：邪入于腑，即不识人。赵以德解之曰：胃为六腑总司，诸腑经络受邪，必归于胃。胃得之则热甚，津液壅溢，结为痰涎，闭塞隧道。胃之支脉，上络于心，才有壅闭，即堵其神气出入之窍，故不识人。徐忠可申之曰：试将颈间两人迎脉按住其气，即壅遏不识人。人迎者，胃脉也，则不知人、不识人之属于胃也久矣。今何以而移之于心哉？前两说既极晓畅，而说之尤明白者，则裴兆期也。裴曰：人谓神昏之病，源于心，心清神乃清。余谓神昏之病，源于胃，胃清神乃清。夫藏神者心，摄神者气。胃气一有不清，即不能摄神归舍，是神之昏不昏，专在乎胃之清不清。不观酒醉之人乎？酒醉之人，醉胃不醉心也。何以神昏，而言语无伦也？不观饱食填息之人乎？饱食之人，饱胃不饱心也。何以神昏而一时瞀乱也？不观痰涎壅塞之人乎？痰塞之人，塞胃不塞心也。何以神昏而瞑眩无知也？其言如此，则知神昏之为病，全属于胃，即知神昏之用药，决不在心。若非先明神昏之何属，则犀角之是非何由定乎？

犀角膏黄辨二

然而人于此，则正有辞矣。其言曰：今之言《本草》者，皆宗李时珍《纲目》。时珍谓五脏六腑，皆禀气于胃。风邪热毒，必先干之。饮食药物，必先入胃。角乃犀之精华，足阳明胃药也。故入阳明，解一切毒，疗一切血，及惊狂斑疹诸证。子谓神昏属胃，则犀角正是胃药。有时珍之说在，子将何以处此？余曰：不读《本经》，焉识《本草》？人之气血，无所不通，药之功能，亦无所不到。岂有某药只入某经之理？所以神农不言何药入何经。至张洁古、李东垣辈，始有每药专入每经之说。即如犀角一味，《本经》主百毒，除邪，不迷惑魇寐，初不言其入胃也。即以六经论之，大明则谓烦毒入心，狂言妄语。海藏则谓风毒攻心，毷氉热闷。孟诜则谓卒中恶心痛，心风烦闷。此三家并不言胃，且专言心。唯《备要》泻心凉肝，清胃中大热，乃始兼心胃言，而下文便接吐血、衄血、下血等证，则知病必涉血，然后用之。未涉乎血，即不可用。正合时珍解一切毒，疗一切血之言。再观《外台》所载芍药地黄汤，用犀角则主清化瘀血者也。十一味方，用犀角，则治热毒下黄汁，如腐烂血者也。张文仲用犀角，则疗下利，恶血不止者也。范汪麝香散用犀角，则疗谷道中䘌疮，而便脓血者也。益可见血生于心，而血得热则行之理。故时珍所说，乃因胃在心下，心热则胃未有不热者。心热除，胃热自去，故以去心热者，谓即去胃热。今则热专在胃，尚未入心，即有心热，亦为胃热所累。胃热去,心自不热。病之由心及胃,与由胃及心者,迥乎不同。以胃在外,心在内。其病但在胃口,而药先开其心窍,势必将未入心包之邪,一举而送入心包,病于是乎内陷,而神亦不复清矣。喻嘉言曾勘一白虎证,病家欲用犀角,遂延他医,引胃邪入心脏,其颠悖无伦,较胃实证,更增十倍。医乃辞以心偏不可救。未几,发直头摇,果成心绝之候。嘉言谓伤寒之邪,即使过经不解,蕴祟日久,亦仅蒸及心包络,岂有直入心脏之理?乃任用犀角,领邪攻心,无异献门迎贼。嘉言此论,实足破胃病用犀角之谬,贻福于后世也。

犀角膏黄辨三

而或又曰:病至神昏,每多狂言妄语,甚则如见鬼状。苟非犀角之通灵,何以除病,而使病得安?余曰:此正余之所欲言也。《本经》于石膏下,有除邪鬼三字。后人不解石膏何以能除邪鬼,则将石膏之除邪鬼三字删去。《本经》于大黄下有安和五脏四字,后人不解大黄何以能安和五脏,则将大黄之安和五脏四字删去。经此两者之就删,而石膏、大黄之功用,于是乎晦矣。石膏能清阳明经热,经热清,邪鬼自除;大黄能清阳明腑热,腑热清,五脏自安。故此时之邪鬼,非石膏不能除;此时之五脏,非大黄不能安。余之用此以除邪,而安脏者,盖不可更仆数矣。余非不知犀为灵异之兽,可借其灵气以辟邪。然犀角之除邪鬼,是热在血室者也;石膏之除邪鬼,是热在胃家者也。此时热专在气,无涉于血,即江文通《黄连颂》,亦有御孽辟邪,长灵久视之语,与大黄功用略同,总以邪去则正乃安耳。若夫病之既入心包,既入血室，并非石膏、大黄所能了事者，则在肝之病，必用羚羊角，亦犹入心之病之必用犀角也。病岂必无膏、黄之不能愈，而待愈于犀角者哉？然必在用过膏、黄之后，必不在未用膏、黄之前，盖亦有可决者矣。

葛根黄芩黄连汤解

阳明之有葛根芩连汤也，犹太阳之有大青龙、少阳之有小柴胡也。太阳以桂、麻解表，石膏清里；少阳以柴胡解表，黄芩清里；阳明则以葛根解表，芩、连清里。表里各不同，而解表清里之法则一。太阳证有表里，青龙汤皆主之；少阳证有表里，柴胡汤皆主之；若阳明证而有表里，则此汤皆主之。乃太阳不废青龙，少阳不废柴胡，而葛根芩连一方，独见遗于阳明者，以人必见下利始用之，不下利即不用，而不以为是阳明主方也。孰知此方之所用者宏，而所包者广乎？方中芩、连二物，非独仲景黄芩汤、黄连汤、诸泻心汤，皆本于此，即后世升麻葛根汤、柴葛解肌汤之类，虽似变局，亦皆不外此方之成法。凡由太、少阳陷入阳明，为阳邪成实之证，不论有下利无下利，皆以此方为去实之用。最可笑者，李时珍不解实字，欲将之才十剂，泄可去闭，葶苈、大黄之属，改作去实，将轻可去实，麻黄、葛根之属，改作去闭，则其意必谓有所积滞，方可称实。而凡表实之当以轻药去者，即时珍亦不得其解矣。岂知此方随证可加芎、芷、羌、独、荆、防、藁、蔓，又可随证加入薄荷、桑叶、藿香、香薷、赤芍、丹皮、黑栀等药，无非以轻去实，病即化大为小。且不定需乎白虎、承气，而阳邪不实，阴何由伤？病必去矣。故敢笔之于此，以告病之甚赖有此方者，还此久亡之治法也。

真武四逆通脉白通四方合解

病之入脏，而为纯阴无阳之证，仲景即用驱阴回阳之法。其于理中、附子二汤，并加人参，为阴阳并补。外如真武、四逆、通脉、白通四方者，独用附子回阳，各有所主。若不逐方辨晰，用之往往不当。不得谓同是附子，即可漫无区别也。前人于四方，即各有方解，而余复为合论之曰：阳气衰微，不能内固者，主以真武；阳气退伏，不能外达者，主以四逆；阴盛于内，格阳于外者，主以通脉；阴盛于下，格阳于上者，主以白通。是故真武汤补助阳气者也，四逆汤运行阳气者也，通脉汤通达内外之阳者也，白通汤宣通上下之阳者也。于此既明，然后进而求之。四逆但能益阳，必加葱白，乃能通阳；白通但能通阳，必加胆汁，乃能入阴。如此分别，一方自有一方之用，不可移易假借。余每以此治今人之病，固未有不合者。不知人何以而绝不敢用，又何以而用之辄误也。总之，以方试病，则方不任咎；以病求方，则方如己出。凡方之在《伤寒论》中者，专在分际得宜，六经无不然也。此四方者，为少、厥两经正治之法，虽在燥火运中，亦未尝无用此四方时。即可见寒水湿土之运，亦有宜用寒凉时，总以寒邪热邪为辨。若果确见为热邪，则病之外见者，虽同是四逆，而必求热深厥深之旨，用四逆散，不用四逆汤。又重则如少阴有承气三证，厥阴有白虎一证，此外更有瓜蒂散之吐法，白头翁、猪苓汤之清法，皆与此四方之大辛热者相反。吾苏尤在泾，于少、厥两经之证，各分温清两途，其旨深哉！

附子补阳人参补阴说

天下补阳之药,唯有附子,非人参也,参补阴者也。仲景真武汤、四逆汤、通脉汤、白通汤,皆以附子通行十二经,为斩关夺隘之计,以救垂危,而方皆不以附子名。独至附子汤,一用人参,而反以附子名其方者,何也?以方中有补阴之人参在,恐后世反轻附子,而重人参,故特名附子汤,以示所重,仍在附子之补阳。不即可见补阳之药,唯附子足以当之,而非人参之任乎?自有气为阳,血为阴之说,而谓人参可以补气,遂谓补气即是补阳。不知人参不足以补气之阳,但足以补气之阴。仲景四逆加人参汤,以其利多亡血,必顾其阴而用之也。茯苓四逆汤,以其在汗下之后,阴已大伤而用之也。若一切回阳方中,总不用人参,以缓附子之势,乃自有张介宾《新方八阵》,而补阳之法荡然矣。介宾于大补元煎云:人参补气补阳,以此为主。其于四味回阳饮,附子用一二钱,而君以人参一二两,参且十倍于附。宗其法者,遂若补阳非人参不办,而附子之功用于是乎晦。况乎阳之能虚,多由阴盛,阴气之盛者,即足以伤气之阳。附子一面补阳,即一面破阴。火阳也,水阴也。附子为北方玄武真神,其功专在行水,故其力又在破阴。其病之仅为阳虚者,但用其补阳之力耳。若阳之以阴盛而伤者,则更以破阴之力,为补阳之助,乃足尽补阳之妙,而不可杂以补阴之参。由是知介宾之六味回阳饮,及右归饮、右归丸,谬更不可胜言矣。其在大补元煎,已云补精补血,以熟地为主,而于六味回阳饮,重用熟地,亦名回阳。即其右归饮,则自以为益火之剂也。右归丸,则自以为培肾之阳也。而皆用熟地,皆以纯阴之药,予以回阳之名,则下焦阴气,势必上凌阳位,阳未回而阴益甚,不至如《内经》所谓地气冒明不止,补阳之义,果安在哉?味其补精血之言,是直以血为阴矣。唯其以血为阴,故遂以气为阳,而阴气二字,因此亦永不见于世。世之病在阴气者,并无治法,而况其在阳气乎?熟地且可谓之补阳,而况其在人参乎?

更以仲景方证之。一百十三方,用人参者十有八。如新加汤、小柴胡汤之用人参,则以桂、胡达表,而以人参和阴也。白虎加人参汤、竹叶石膏汤,则以石膏退阳,而以人参救阴也。附子理中汤、吴茱萸汤,则以刚燥之剂,已恐伤阴,而用人参养阴以配阳也。仲景之于人参,半为欲行汗下,恐伤津液,故必加以扶助;半为汗下之后,津液已伤,故必施其救援。无非以阴济阳之妙,未有如介宾之于人参与熟地对用,而以两仪名之者。是盖不知人参但有补阴之偏功,故并不知附子始有补阳之大力。唯能以附子归诸补阳,又能以人参归诸补阴,夫然后附子之功用彰,夫然后人参之功用亦彰,而阳虚阴虚两证,始不致就死于新方之八阵矣。

卷六　文六

温热病说一

余既取《难经》伤寒有五之文，明仲景撰用《难经》之意。凡温热之治，即当求诸伤寒之论者，无疑义矣。而其二曰伤寒，与四曰热病，五曰温病，则伤寒自是伤寒，温热自是温热，正有不可不辨者，而余谓此亦最易辨也。何以辨之？则仍辨以《伤寒论》，太阳、阳明两经之证。以经言之，太阳在外，阳明在内；以证言之，太阳为表，阳明为里。伤寒由表入里，其始仅为太阳证；温热由里出表，其始即为阳明证。苟非能识伤寒，何由而识温热？苟非能识伤寒之治，何由而识温热之治？人苟于太阳、阳明之部位，既从两经历历辨之，再勘定其人之所病，或仅在于太阳，或已在于阳明，而寒与温之分途，自截然而不爽。故必能识伤寒，而后能识温热也。用药之法，伤寒起自太阳，唯辛温始可散邪，不得早用辛凉；温热起自阳明，唯辛凉始可达邪，不得仍用辛温。寒与温，皆称汗病。病之初，皆当汗解。而辛温之与辛凉，则有一定之分际，而不可混者。故必能识伤寒之治，而后能识温热之治也。且夫《伤寒论》之有青龙、白虎也。盖因伤寒初起，失用温散，寒邪内传，便成温热，治必改就寒凉。故两方并用石膏，而其分则在一用桂、麻，一不用桂、麻。有桂、麻者，不可用于温热病专属阳明之候，但可用于伤寒病欲转阳明之候；无桂、麻者，则即可用于伤寒病已入阳明之候,即可用于温热病发自阳明之候。盖其时阴为热伤,伤津伤液,唯寒凉之撤热,力始足以救阴。热之不撤,阴即有不克保者。所以芩、连、膏、黄,皆以治温,非以治寒。只除去起首桂、麻二物,则《伤寒论》中方,大半皆治温、治热方矣。凡伤寒发热者,不渴,如服桂枝汤已而渴,服柴胡汤已而渴,不恶寒,反恶热,始初恶寒,一热而不复恶寒,凡伤寒欲解时,寒去而热亦罢。若寒去热不罢,汗出仍热,而脉躁疾,皆温病之候也。病之始自阳明者为温,即始自太阳而已入阳明者亦为温。是故太阳病,发热而渴,不恶寒者,为温病。此一条,本以太阳病发热五字为句,以而渴不恶寒者六字为句。盖上五字为太阳,而下之渴不恶寒即阳明也。又太阳病桂枝证,医反下之,利遂不止,脉促者,表未解也,喘而汗出者,葛根黄连黄芩汤主之。此一条桂枝证,本太阳病,而以医误下,遂入阳明。盖上六字为太阳,而下之脉促喘汗,即阳明也。观此两条之渴也,喘也,汗也,脉促也,不恶寒也,皆属温热,即皆属阳明。而条首仍冠以太阳字者,正令人于渴、利等字,知其病之已从太阳传入阳明,急当专就阳明治也。若因其上有太阳字,仍作太阳观,仍用太阳方,或并认作太阳病者,皆非能识温热者也。

温热病说二

温热之病为阳明证,证在《伤寒论》中,方亦不在《伤寒论》外,本不难辨。自夫人以论外之瘟疫,作论中之温热,唯恐瘟疫与伤寒混,适将温热与瘟疫混,反将温热与伤寒混。伤寒、温热、瘟疫三者,愈辨愈不清矣。是故欲得温热之真,必先严瘟疫之界，乃能知伤寒之论，本自有温热之方。凡病之里巷相传，长幼相似，其小者如目赤颐肿，咽痛咳嗽之类，常常有之，属温者多。其大者变起仓猝，一发莫治，有不定其病之为寒为温者，众人传染如徭役然，因其传染，乃名为疫。若病只一身，即在同室侍疾之人，亦不传染，则温为温病，热为热病。其初传与伤寒之太阳异，其中传与伤寒之阳明同。既不传染，即不得以疫名。乃人皆以病之传染者，始谓之温，而反以不传染之温病，独不得用桂、麻、青龙者，仍狃于伤寒二字，而用桂、麻、青龙之方，十治九误。所以欲明温热者，必与伤寒辨，而尤必先与瘟疫辨。与瘟疫辨者无他，盖即辨其传染不传染耳。明乎传染之有寒有热者为瘟疫，即知不传染而有热无寒者为温病。其所以异于瘟疫者，只在此不传染之三字。其所以异于伤寒者，亦只在不用桂、麻、青龙之三方。此外则与伤寒病，寒既成温而后病无少异，方亦无不同。凡温病之宜用葛根芩连汤、白虎汤、诸承气汤，及凡为清法所治者，病在论中，方亦在论中。知病之如是者，即谓之温，乃不以病之传染者，始谓之温，而反以温病之不传染者，仍用桂、麻、青龙之法矣。质而言之，温病者，阳明也。《伤寒论》注以成氏为最先，成氏只有阳明也三字，包扫一切，言简而明。他若葛稚川以葱豉汤治温，而云伤寒有数种，庸工皆不能辨。刘守真以升麻葛根汤治温，而云伤寒曰大病，以其为害之大也。夫治温而曰伤寒有数种，治温而曰大病之伤寒，则知前人之通称伤寒者，由来已久。然苟不先严瘟疫之界，即不能得温热之真。柯韵伯曰：温热利害，只在一人；瘟疫利害，祸延乡里。今人不分温热、瘟疫，以辞害义矣。周禹载曰：一人受之则谓之温，一方受之则谓之疫。

薛一瓢曰：江西才宏笔肆，而论温自呈败缺。温、瘟二证，绝无界限，人不知其牵混也。黄坤载曰：温病者，一人之病，非众人所同病。其州里传染，众人同病者，谓之疫疠。只此数语，分别温、瘟病者，可以蒙其福，学者可以受其益，解人不当如是耶？故比年以来，人每以温之何以别于伤寒者问，余必先以温之所以别于瘟疫者对，而凡昔之愈辨愈不清者，庶几自此而一清乎！

温热病说三

温热之屡变而乱其真也。由于伤寒之一变而失其传，风寒诸病，由太阳入阳明者，有《伤寒论》在，尚且各自为说。至温热而漫以为仲景所未言，更不妨别出己见。每先将温病移入他经，或且移作他证，如弈棋然，直无一局之同者。若喻嘉言移其病于少阴肾；周禹载移其病于少阳胆；舒驰远移其病于太阴脾；顾景文移其病于太阴肺；遂移其病于厥阴心包；秦皇士移其病于南方；吴鞠通移其病于上焦；陈素中、杨栗山移其病为杂气；章虚谷、王孟英移其病为外感。尤其甚者，则张介宾、张石顽，以及戴天章辈，皆移其病为瘟疫。而石顽又移其病为夹阴。娓娓动听，亦若各有一理也者，而不知阳明为成温之薮，古来皆无异说，皆以《伤寒论》阳明方为治。自夫人欲废阳明方，故必先将阳明病移出阳明外，非余之故为訾议也。苟其不然，则东扯西拽者，何以必将千古相传之定法，弁髦弃之哉？《禹谟》曰：宥过无大，刑故无小。不知而移之，出于无心也，过也，犹可恕也；知而移之，出于有心也，故也，不可言也。潜窥其隐，恐尚不仅为明昧之分。后有作者，或更别有移法，总欲令世人不知有仲景，而乐就其简便之门、新奇之说耳。然此皆将温病移出阳明外者，更有明知其在阳明，亦必谓不可用伤寒方，而自制一二味药，以为此非仲景所知。其实除此一二味，则仍不离《伤寒论》之葛根、膏、黄。试一问黄坤载、杨栗山辈，于青萍、蚕、蝉外，所用何药，即可见矣。此则暗袭伤寒方，而即明斥《伤寒论》，又以不移为移者也。吾愿任斯道之君子，毋为移字诀所误，看得仲景书，只宜于寒，而疑伤寒之方，真不可用于温热之病，则吾道之幸，亦病家之幸也。爰为选方如下，仍是诸家所用药，不过彼暗而此明耳。

温热病选方

葛根黄连黄芩汤　此为阳明主方，不专为下利设。

葛根　黄连　黄芩　炙甘草

白虎汤

石膏　知母　炙甘草　粳米

大承气汤　诸承气法酌用。

大黄　芒硝　厚朴　枳实

五苓散　去桂、术。

猪苓　茯苓　泽泻

黄芩汤

黄芩　赤芍　大枣　炙甘草

大黄黄连泻心汤　温热之用泻心法者，只用此一方。

大黄　黄连

茵陈蒿汤

茵陈　大黄　栀子

栀子豉汤 诸栀、豉法酌用。

生栀子 香豉

四逆散

柴胡 枳实 赤芍 炙甘草

白头翁汤

秦皮 白头翁 黄连 黄柏

此以上皆仲景方。

升麻葛根汤

升麻 葛根 赤芍 炙甘草

凉膈散

连翘 薄荷 黄芩 栀子 大黄 芒硝 炙甘草

天水散

滑石 生甘草

此以上为河间方。

《肘后》葱豉汤

葱白 豆豉

《肘后》葛根葱白汤 去姜。

葛根 葱白 知母 川芎 赤芍

节庵柴葛解肌汤 去姜、枣。

柴胡 葛根 白芷 羌活 石膏 黄芩 赤芍 桔梗 生甘草

《局方》柴葛升麻汤 去姜。

柴胡 葛根 升麻 荆芥 前胡 石膏 黄芩 赤芍 桑白皮 豆豉

羌活冲和汤　生地、生姜酌用。

羌活　防风　川芎　白芷　苍术　黄芩　生地　炙甘草　葱白　生姜

荆防败毒散　人参酌用。

荆芥　防风　羌活　独活　柴胡　前胡　川芎　枳壳　桔梗　薄荷　人参　茯苓　炙甘草

黄连解毒汤　大金花丸,去栀子,加大黄。

黄连　黄芩　黄柏　栀子

三黄石膏汤

黄芩　黄连　黄柏　栀子　豆豉　石膏

苍术白虎汤

苍术　石膏　知母　炙甘草　粳米

此余二十余年酌用之方,病无不愈。不敢自私,以贡病家。

瘟疫病说一

《说文》:疫,民皆病也。从疒。役省声。小徐《系传》:若应役然。《释名》:疫,役也,言有鬼行疫也。《一切经音义》注引《字林》:疫,病流行也。此即《内经·刺法论》所谓五疫之至,皆相染易,无问大小,病状相似。亦即仲景原文所谓一岁之中,长幼之病,多相似者是也。唯其大小长幼,罔不相似,故曰皆病。唯其皆病,若应役然,故谓之疫。仲景为后汉人,请即以后汉言之。安帝元和己未,会稽大疫。延光乙丑,京师大疫。张衡上封事,谓民都病死,死有灭户,人人恐惧。朝廷焦思,以为至忧。此非长幼相似,病不独在一人者乎?仲景当灵、献时,遭疫者六:建宁之辛亥，熹平之癸丑，光和之己未、壬戌，中平之乙丑，建安之丁酉，皆有疫，而以丁酉之疫为最。曹植尝言曰：是年疠气流行，家家有僵尸之痛，室室有号泣之哀。或阖门而殪，或覆族而丧。罹此者，悉被褐茹藿之子，荆室蓬户之人耳。若夫殿处鼎食之家，重貂累蓐之门，若是者鲜焉。此乃阴阳失位，寒暑错时，是故生疫。仲景所值有疫之年如此。此六年外，岂无温病而为一人所独者？一人独病，即不是皆病之疫。近人于无疫之年，所遇温病，概名为疫，几若一人独病之温，世间更无此病者然。然则此病，其安往乎？其在宋、元时，则不名为疫，而名曰瘟。苏公雪夜诗云：稍压冬瘟聊得健。盖以俗传有雪压瘟疫之语。此亦指皆病之瘟言之也。近如喻嘉言所谓鸡瘟死鸡，猪瘟死猪，牛马瘟死牛马；吴又可所谓大头瘟、瓜瓤瘟、虾蟆瘟、疙瘩瘟、绞肠瘟、软脚瘟；刘松峰所谓葡萄瘟、鸬鹚瘟、龙须瘟、虾子瘟、芋艿瘟。又有所谓椅子翻、扁担翻、王瓜翻；所谓鹁鸽挣、乌鸦挣、兔儿挣、狐狸挣、猿猴挣者。瘟也，翻也，挣也，皆疫也，即所谓皆病之疫也。陈素中谓凶暴大病，死生人在数日间；戴天章谓中人人病，中物物伤，试察厕间粪气与凶地尸气，自能辨之；杨栗山谓毒雾之来也无端，烟瘴之出也无时，饿殍在道，胔骼之掩埋不厚，死尸连床，魄汗之淋漓自充，凡为疵疠旱潦之气，禽兽草木，往往不免。即此诸说，且不仅为长幼相似，直有比屋连村，一家而毙数人者矣。不独死生在几日间，且有朝发夕死，夕发朝死，尤急则顷刻而死者矣。如是者，即古人之所谓疫；如是者，即近人之所谓瘟。或数十年而一见，或数十年亦不一见。试问病家，其与年年常有之温，一人独病之温，有何干涉？若年年常有之温，何至朝廷亦为之焦思，如张平子之所言乎？若一人独病之温，何至阖门覆族，家家痛，室室哀，如陈思王之所言乎？著作家或意本在温，而迹其所指，则皆瘟疫。或其书竟名瘟疫，而味其所言，则仍是温。生其后者，不且迷于所向，而无可适从哉？余特将凡言瘟疫之大异于寻常温热者，罗列于此，以告病家。冀病家先识此为瘟疫，而将寻常温热之病，别而出之。庶知温热之治，仍可取用《伤寒论》中之方，而头头是道矣。

瘟疫病说二

余即明瘟之与疫，不过为古今异名，则疫即是瘟，瘟即是疫，而与温热之温，全不相涉者，概可明矣。乃更有谓温、瘟为古今字，不可以温、瘟为两字者，则吴又可之《瘟疫论》也。盖又可欲谓温、瘟为一病，故谓不可以温、瘟为两字。夫疫有两种，一为温之疫，一为寒之疫。若既论疫，则疫之温者宜寒，疫之寒者宜温，各有治法。又可之书，只说疫之有温，本未及疫之有寒。且但说疫中之温，本不说不疫之温，其义自在。若必欲以温、瘟为一字，则疫之寒者，既不可称寒温，岂疫之温者，独可称为温温乎？其后周禹载之分温热暑疫，王孟英之集温热湿疫，非不欲明疫之外，自有温热。然皆平列四证，则又不知温热暑湿，皆就一人之病言，疫则必以病之传染言。如其温热暑湿之四证，而并为一时所传染，则温为温疫，热为热疫，暑湿为暑湿之疫，且当与寒病之有传染者，皆以疫名，若之何，其可平列乎？凡著书者，但说温疫，不说寒疫，故并果为有疫之年，而其疫之或为寒，或为温者，亦令人罔知所措也。

瘟疫病说三

疫之称谓,不可不明;疫之治法,亦不可不讲。《内经》:五疫之至,各随其所值之年,由伏而发。其治尽于木郁达之,火郁发之,土郁夺之,金郁泄之,水郁折之五法。盖治疫独讲太少之五运,与夫主客之六气,就寒温两面而言,却是温疫多而寒疫少。故五运之有木火土金水也,半寒而半温也;六气之有湿寒、寒湿、风火、火风、燥火、火燥也。温又多于寒也。然正不得以温多于寒,而遂置寒疫于不问也。周禹载于温独说春温,而于疫又独说温疫,则既不解温之无寒,又不解疫之有寒故耳。黄坤载则知有寒疫矣,然于温疫则云无内热,无内热,何以谓之温乎?于寒疫,则反用石膏,用石膏,何以谓之寒乎?喻嘉言论疫,专主三焦,颇得治疫之法。坤载之于疫,偏说手足六经。夫疫之小者,不分经络;疫之大者,顷刻变生。尚何六经传遍之有?只是仲景六经之药,不外温、清两法,以之分治两疫,亦为甚合。大抵以温而疫,则论中芩、连、栀、柏之统于膏、黄者可用也;以寒而疫,则论中吴萸、蜀椒之统于姜、附者可用也。余独举运气一方冠其首,而又举普济消毒饮之治温疫者,以概清法,举圣散子之治寒疫者,以概温法,而禹载之惑可解,坤载之混可别。及嘉言治温而用姜、附,即鞠通本之而用桂枝者,皆可删。总而言之,不传染而有热无寒者,是曰温;传染而有寒有热者,是为疫。不得以治寒疫者治温疫,更不得以治寒疫者治温病也。此温热、瘟疫所以必严其界,而瘟疫、寒疫,所以亦不可偏举也。

瘟疫病选方

运气五瘟丹　方载《韩氏医通》、马氏《瘟疫发源》、《万氏家抄方》，亦名代天宣化丸。

大黄　甘草梢　黄芩　黄柏　山栀　黄连　香附　紫苏叶

上八味，于冬至日，将大黄三倍于他药，煎汤去渣，熬膏糊丸，如鸡子大，朱砂、雄黄为衣，再贴金箔，每一丸取泉水一碗浸化，可服七人。甲己年，甘草梢为君；乙庚年，黄芩为君；丙辛年，黄柏为君；丁壬年，山栀为君；戊癸年，黄连为君。凡为君者多一倍，余为臣使者半之。

普济消毒饮　东垣方，亦见王氏《准绳》。

黄芩　黄连　连翘　薄荷　桔梗　牛蒡　马勃　板蓝根　元参　僵蚕　升麻　柴胡　陈皮　人参　炙甘草

便秘，加大黄。煎汤饮。

金泰和间，多有病大头天行者，医以承气下之，不愈。东垣曰：身半以上，天之气也；身半以下，地之气也。今邪热客于心肺之间，而以承气泻其胃热，是为诛伐无过，病以适至其所为，故因处此方，全活甚众，遂名“普济”。

按：金泰和初年，尚在六十五甲子，火燥之末，可见东垣于嘉泰甲子以前，亦能用寒剂也。余以此赅清法诸方焉。

圣散子　巢谷世方，见庞氏《总病论》，暨《苏沈良方》。

麻黄　附子　细辛　炙甘草　柴胡　防风　藁本　独活　苍术　厚朴　枳壳　藿香　半夏　吴茱萸　高良姜　草豆蔻　白术　白芍　猪苓　茯苓　泽泻　石菖蒲

锉焙作散，每服三钱，空心下。

陈无择《三因方》云：此药实治寒疫。因东坡作序，天下通行。辛未年，永嘉瘟疫，被害者不可胜数。盖当东坡时，寒疫流行，而公实误以阴躁为阳狂，乃云：药性小热，而阳毒发斑，入口即觉清凉，有不可以常理诘者。不知阳能发厥，阴能发躁，寒疫亦能发斑，物极则反，理之常。然今录以备寒疫治疗用者，宜审寒、温二疫，不可偏奏也。青田说如此。

余按：公谪居黄州，尚在六十三甲子湿土运中，方必大效。至五十岁后，又值六十四甲子相火之运。故至辛未，而即有被害者矣。陈氏固深明运气者，余亦以此赅温法诸方焉。

温、清二法外，如玉枢丹、红灵丹、苏合香丸、牛黄清心丸、人马平安散、诸葛行军散辈，分治温疫、寒疫。寒温错杂之疫病，不仅在肠胃，而实蒙闭气道。对病即为良药，独不可施诸温热病中。盖温热独病燥金，若疫则不定为燥金病。故必先明寒、温二疫，而后知温热之病，自不得混称疫矣。

卷七　文七

丹痧斑疹辨

丹、痧、斑、疹四者，丹与痧类，斑与疹类。痧轻而丹重，疹轻而斑重。丹与斑皆出于肤，平而成片，痧与疹皆高出于肤而成点。痧自痧，丹自丹也，浑言之，则通曰痧；亦疹自疹，斑自斑也，浑言之，则通曰疹。而痧之原出于肺，因先有痧邪，而始发表热。治痧者，当治肺，以升达为主，而稍佐以清凉。疹之原出于胃，因表热不解，已成里热，而蕴为疹邪。治疹者，当治胃，以清凉为主，而少佐以升达。痧于当主表散时，不可早用寒泻；疹于当主苦泄时，不可更从辛散。大旨升达主升、葛、柴之属，清凉主芩、栀、桑、丹之属。唯宗仲景葛根芩连一法，出入增减，则于此际之细微层折，皆能曲中而无差忒。此治痧、疹之要道也。自来治此证者，主辛散则禁寒泄，主寒泄则禁辛散。故两失之，至不仅为痧与疹，而为丹为斑，则皆里热之甚。唯大剂寒药，乃克胜任，非第痧、疹之比矣。有是四者，脘必闷。四者之齐与不齐，以脘闷之解与未解为辨。有是四者，热必壮，四者之解与不解，以汗出之透与未透为辨。故当正治痧、疹时，必兼行升、清两法，表里交治，务使痧、疹与汗并达。唯痧、疹当发出之际，病人每闷极不可耐，稍一辗转反侧，其点即隐，病邪反从内陷，此正不必有外来之风也。即袖端被角间略有疏忽，其汗便缩，一缩之后，旋即周身皆干。此时厥有二弊：一则汗方出时，毛孔尽开，新风易入；一则汗已大出，不可再汗。非特痧、疹立隐，且津液既泄，热必益炽，后此变端，皆从此起。病家只道未愈，医家亦但说变病，孰知皆汗不如法之故耶？凡病之宜从汗解者，无不皆然，而兼痧、疹者尤甚，故特于此发之。

近见有刻《烂喉痧证辑要》者，教人宜从表散，固不误也。而又切戒寒凉，则并表散而亦鲜当矣。开首先载叶天士先生医案一则，云：此证一团火热内炽，医见火热之甚，投以犀、羚、芩、连、栀、膏之类，辄至隐伏昏闭，转眼凶危。孰知初起时解肌散表，温毒外达，多有生者，火热之甚，寒凉强遏，遂至不救，良可慨也云云。此言恐是假托。若叶先生当不如是之谬也。夫此证之在初起，宜从解肌散表时，但有表热，无里热，自当从表解散，固无所谓毒也。若既云一团火热内炽，则有表热，复有里热，而其毒成矣。热既成毒，安得不用寒凉？乃又曰：火热之甚，寒凉强遏。只此八字，如何连贯？况以犀角之本不当用者，与他药浑作一例，遂并芩、连、膏、栀之当用者，而并斥之。既不识病，又不识药，一例加以良可慨也等字，后人遂以此为叶先生语而信之，则此病从此无治法矣。试思仲景于青龙汤，已用石膏，于白虎汤，不复用麻、桂。盖于宜青龙时，已不独是表热；宜白虎时，直是独有里热。岂有叶先生而并表热、里热之不分者哉？况明明说是一团火热，而尚不用寒凉，则寒凉之药，直到何时方可用耶？凡病已到里热地步，而仍一味表散，则汗大出而液且涸，热更灼，所有温毒，何由消散？既不外达，自当内陷，遂至不救，皆此等谰语害之也。此册本为烂喉而发，乃后半插入委中、少商，挑痧、刮痧等语,并载藿香正气一方,则此痧非彼痧,尚且浑而一之,似此妄谈,直堪捧腹。

近又有重刻《痧喉论》者,前半意亦略同,独后半载祖鸿范一论,则平允之至,因亟登之。祖云:此证解表清热,无非两法而已。初起自须透达,即或宜兼清散,总以"散"字为重。及外闭之风寒已解,内蕴之邪火方张,唯有寒泻方能泄热。热一尽,而病自愈。若仍执辛散之方,则火得风而愈炽,炎势燎原,杀人最暴。要唯于先后之间,随机应变,斯各中其窾耳。此则胜于他说万万。若彼之妄戒寒凉者,正未识此奥窔也。

哕逆有冷热两种说

哕,有胃风、胃火之哕,有因病致虚之哕,阳明病之最危者也。《说文》:哕,气牾也。《玉篇·十七薛》:哕,逆气也。《唐韵》:于月切,音䵷。《集韵》:䵷,又音郁。与《诗》哕哕之读作音,《玉篇》所谓火外切,鸟语也者不同。盖哕有郁岁音,即有郁义。音义既明,然后以《伤寒论》若呕、若吐、若干呕、若咳、若噫、若噎等病,同为气逆上冲,及气息不调者,分别观之,乃知哕之一证,为病最重。治之必分冷热两途,投剂若瘥,动关生死。徒曰气逆而已,正不足以救此病之危也。先论呕吐,东垣云:呕者,声物兼出。吐者,物出无声。精言之,则吐为直冲而出,呕必作势而出。呕有声,吐无声,而皆有物,则呕与吐分,而皆非哕也。再论干呕,东垣以其声出而无物,即与哕并言,徒以哕亦声出无物耳。然哕与干呕,虽同为声出无物,而病则截然两种。王安道谓干呕为哕之微,哕为干呕之甚。虽分微甚,而仍作一病观。不思干呕之有声也,为物不出而有声,其声恶浊而若断。哕之有声也,为但有声而无物,其声短促而联属。病大不同,岂仅微甚之谓乎?至成无己且云:哕即咳逆。则咳逆两字,屡见于《金匮》痰饮病中,与嗽则不甚相远,与哕则大相悬绝,尤不能视为一病。安道驳之良是。然安道又出吃忒两字,谓咳逆即是吃忒,吃忒非即是哕,岂知哕正可称吃忒,吃忒正不可名咳。若以咳逆谓即吃忒,则仍以哕为咳,而误亦与成氏同矣。况《内经》治哕,有以草刺鼻取嚏之法。又曰:无息而疾引之,立已;大惊之,亦已。则未闻以咳者,而可以嚏止,可以疾引、大惊而止者。《内经》论咳,又有咳逆甚而见血一条,正以咳之不止,血随咳出。又未闻以哕之不止,而因哕见血者也。余读"内则",子事父母,不敢哕、噫、嚏、咳。既数哕,又数咳,则哕之非即是咳,不更可意会欤?夫吃忒已是后世俗称,而后世方言又各不同。即如吾苏俗称,于安道所谓吃忒者,又称为打呃。打呃又称为冷呃。自有冷呃之称,而一见有呃,遂以为呃无不冷,竟用丁香柿蒂汤之辛温,施诸阳明病热极垂危之际,则称名之不正害之也。不知呃之出于平时者,则如《灵枢》所云:谷入于胃,胃气上注于肺。今有故寒气,与新谷气相乱,气并相逆而为哕者,则无端呃作,并不兼见他病。此哕定属于寒,则谓之冷呃,而予以丁香之温正合,即不然而用《金匮》呕吐哕一门,生姜半夏汤、橘皮竹茹汤,亦有合者。然此仅哕之轻浅者耳。若在伤寒温热病中,则有冷热两途,而其为病也大矣。如阳明病,不能食,攻其热必哕。又曰:大吐大下之,极虚复极汗出者,因得哕。此则因攻致虚,几于虚脱,即名之以冷呃,亦无不可,因其本宜于温中也。独有太阳中风，火劫发汗后，久则谵语，甚者致哕。又若阳明中风，有潮热、嗜卧，一身及面目悉黄，小便难，时时哕。又若腹满不能食，欲饮水，与水则哕。又若阳明不屎腹满，加哕者不治。此则皆为胃中实热，不急用大、小承气撤其热，即死。而亦因冷呃二字之相沿，竟若不呃则已，呃则未有不冷者，而仍用丁香之温剂。否则仅用橘、半、竹茹之轻剂，则其误于称名之不正者，害且不可胜言。前人只从气逆上图治，安得及救此阳明最危之病耶？且仲景时之哕，多得之极吐汗下属冷者多，今则每由失汗失下得之，故属热者多。余于同治癸亥在上海，病中见哕，不省人事者旬日。余子润庠以大承气一服得生。越八年，辛未，余友青浦胡海霞明经，亦见此证，于温病中飞艇延治，至则医已连进丁香，且议投肉桂矣。余曰：此证必见五臭全，方可活。谓臭汗、臭痰、臭屎、臭尿及放屁亦臭也。乃仅予以芩、连、丹、芍，少佐元明粉，而未及三日，五臭已全，病若失。则其病之为胃风胃火，而非冷呃，不甚明哉！嗟乎！此证之以称为冷呃而死者，不知凡几。唯其愈用辛热，愈见寒象，故病家终不悟耳。世又有以哕为噫者。《说文》：噫，饱食息也。《一切经音义》引作饱出息。《玉篇》同此。皆伤食所致。与《鲁论》：孔子之噫，一为伤痛声，一为心不平声者异。亦与《诗·噫嘻》：成王庄子大块噫气、汉梁鸿作“五噫歌”并异。而皆不可以哕当之。又有以哕为噎者。噎，则《说文》曰：饭窒也。《通俗文》：塞喉曰噎。《续汉书·礼仪志》：民年八十、九十，赐玉杖，端以鸠鸟为饰。鸠，不噎之鸟也。《后汉书·明帝记》：祝哽在前，祝噎在后。亦皆防其伤食。与《诗·王风》：中心如噎。传云：噎，忧不能息也者，尤不可以哕当之也。

两说亦皆非也。至呃字，仅见《玉篇》中，《广韵》无呃字，有叽字，皆于革切。呃之与哕，字虽不同，而其为气逆则同。《玉篇》释作鸡声，《广韵》释作鸟声，正是形容短促而联属之声，并为气逆所致，而所关系者，尤在冷热两途。明乎此，而知哕即吾苏之所谓呃，独不得囿于吾苏之所谓冷呃，则宜温宜清之辨，即可生可死之分。病家于此最危之证，其可安于不知也哉！

周鹤亭太史云：明人作《正字通识》者，谓其疏舛颇多，不可为典要。独其于哕字，释作呃逆，则大可从也。信然。

霍乱论

霍乱一证，有寒有热。热者居其九，寒者居其一。凡由高堂大厦，乘凉饮冷而得之者，仲景则有理中、四逆诸方，后世亦有浆水、大顺、复元、冷香饮子诸方。病多属寒，药则皆宜用热。若夫春分以后，秋分以前，少阳相火、少阴君火、太阴湿土三气合行其令，天之热气则下降，地之湿气则上腾，人在气交之中，清气在阴，浊气在阳，阴阳反戾，清浊相干，气乱于中，而上吐下泻。治此者，宜和阴阳，分清浊，以定其乱。乱定，即无不愈。此则病非寒也，而亦非尽用寒药也。即如薷藿、平陈、胃苓等汤，习用之剂，亦皆温散温通。特不可用姜、附、丁、萸之大辛大热者耳。又有不吐不泻，而挥霍撩乱者，则多得之饱食之后。凡夏月猝然冒暑，唯食填太阴，亦曰饱食。填息一证，为病最速，为祸最酷，而人多忽之，即有知者，亦仅以停食为言，绝不信其为闭证之急者。闭则手足肢冷，六脉俱伏，甚则喜近烈日。此乃邪闭而气道不宣，非气脱而脉绝不续。其畏寒也，正其热之甚也。闭与脱之分，一为邪闭而脉伏，一为气脱而脉绝。脱者误开，气散而死；闭者误补，邪锢而死。人之死于邪闭，定较气脱而死者易，且较气脱而死者速。病家不明此理，一见邪闭，未有不疑其脱者。况乎人之将死，总可云脱，孰肯于此时再说是闭，于是乎病之亟宜解利者，虽有明眼，何能违众？谁知此证只欠一吐而已。自吐法之不行，而凡病之可以一吐愈者，轻且一用消导而亦愈者，往往不死于补，即死于温。原其所以用温之故，则以阳气退伏于内，不能外达于表，脉道每先不利，而反见畏寒。此时外治之法，熨葱灼艾，热汤沃洗，类皆用温，乃以此为据，遂谓用药自宜于温。不思外治汤水，本无用寒之理，岂可因外治之必当用热，而信以为服食之亦宜于热哉？此外更有四肢厥逆，甚至周身如冰，而竟不恶寒，反有恶热者。此更是内真热，外假寒，即厥阴经中热深厥深之象，轻亦热微而厥微。岂独不用四逆理中，即姜汤、米饮及五苓散中之桂枝，亦不可用。而且宜用苦寒之剂，佐以挑痧刮痧等法，刺出恶血，以泄热毒者。此则并不宜于温散温通矣。同治壬戌，江苏沪渎，时疫盛行，绵延而至癸甲。余尝以石膏、芩、连清而愈之者，则暑湿热之霍乱也；以凉水调胆矾，吐而愈之者，则饱食填息之霍乱也。其肢皆冷，而其脉皆伏。维时大医立方，竟用丁、萸、桂、附，日毙数人。问其所以然，则曰：君不见夏月井水乎？何以天令如此之热，而井水如此之寒也，夏月伏阴在内也。张介宾曰：人见此时之天热，不见此人之藏寒。天下唯格物能致知，诸君请退，毋溷乃公。明日厥不还，灸之不出，冷且益甚。则曰：如此热药，体尚不温，设更投凉，其冷何若？病家闻之，曰唯唯否否。卒未有能破其扃者。

《素问·六元正纪大论》曰：太阴所至，为中满，霍乱吐下。又曰：土郁之发，民病霍乱呕吐。《灵枢·经脉篇》曰：足太阴厥气上逆，则为霍乱。此不定其为寒为热者也。唯《气交变大论》，六己年，少宫运，岁土不及，民病飧泄霍乱，是为寒中。然值己巳、己亥，相火在泉，民即无病，则可见此证之属寒者少，而属热者多矣。至于《伤寒论》中所载霍乱，则有既吐且利，而大汗出，脉欲绝者；有吐利，汗出发热，恶寒，四肢拘急，手足厥冷者；有恶寒脉微，利止亡阴者；有下利清谷，汗出而厥，吐已下断，汗出而厥者。此必有吐有利，有汗有恶寒，方是理中汤、四逆汤、四逆加参、四逆加胆汁诸方，用以运行上下，通达内外，为寒邪直入厥阴之霍乱。若不然者，则仍暑湿热之三气为之，不可固执为寒，辄死于一口之生姜、红糖、米饮汤也。王孟英《随息居》于此证独有见地，余曾摭其胜而为之说。

暑疟暑痢论

疟痢之不治，多由于以实作虚。夫疟有虚疟，痢有虚痢，无不因乎病久而成。阴虚则宜补阴，阳虚则宜补阳，皆所以治疟痢也。若夏秋之交，感受暑湿热之疟痢，则是疟痢之实者，而亦作虚治。即不然，亦不敢作实治。则其疟其痢，势必久而不除，终则果变为虚。或成疟母，或成休息痢。虽已受累无穷，亦尚不为大害。然竟有淹缠而殒其生者，盖实本不死，而唯以实作虚，则竟无不死也。《周礼》秋时有疟寒疾，贾公彦疏：唯火沴金。盖以秋金为收令，而大火西流，蕴祟于内，遂病为疟。疟脉自弦，弦数多热，宜凉散；弦迟多寒，宜温散。无痰不作疟，宜导痰。疟不为汗衰，宜取汗。取汗之法，不外柴胡一味，用以和解少阳。仲景于少阳禁汗者，禁麻黄，非禁柴胡也，非禁柴胡之属也。如更挟暑，必用香薷。叶先生于暑不用香薷，于疟不用柴胡者，以先生重名人之以疟延治，必已过薷、柴之会。若他医当病之初，辄据此以为香薷、柴胡。叶先生所不用，而直认作不可用，则此意先昧然矣。痢者，古称滞下。下字，亥驾切，去声，读作自上下下句之第三字。盖谓滞而不下，非谓下之多也。凡里急腹痛，后重频并，虚坐努责，数至圊而不能便，皆以滞而不下之故。不可升提兜涩，不可滋腻温补，必用厚朴以泄满，枳实以导滞，槟榔以达下。重则须用生军。其挟暑者，必兼香薷饮、天水散诸方。此则治暑痢之要道也。彼四神丸、乌梅丸，则治五更泄泻，厥冷久利，与此时无涉。如其腹痛之甚，正是滞下之甚，当从痛则不通，通则不痛之说。不可误引痛者寒也，有寒故痛之文。倪涵初《疟痢三方》，虽未赅括，大段不差。诚以疟无截法，以发为截，痢无止法，以通为止，发正所以截之也，通正所以止之也。欲截欲止者，不可误也。夏秋疟痢，寻常之病耳。此种浅语，本不当说，乃病家于暑疟、暑痢，亦无不以虚寒为词，将腑病认作脏病，故亦不得不辨耳。余尝遇一月一作之疟，三年不愈之痢，其故何耶？始不过以实作虚而已矣。若夫疟之久，而果为虚疟，即用补中益气汤，仍恃升、柴；痢之久，而果为虚痢，即用七味白术散，仍赖葛根。其理可知已。总之，因虚而死者，其死也迟而难；以实作虚者，其死也速而易。非真一名为虚，即可立于无过之地也。病家而不知也，尚何望哉！

咳嗽论

经云：十二经皆有咳，非独肺也。但以肺为华盖，其位最高，为诸气出入之道路，故咳无不涉于肺耳。咳与嗽有别，其标皆因乎痰。有声有痰者谓之嗽，有声无痰者谓之咳。而痰与饮又有别，其本皆出于水。水之稠者为痰，水之稀者为饮。稠则嗽之即出，稀则非咳不出。且有咳而不出者，人遂谓为干咳。共目为肺之燥，而不知其为脾之湿，非独湿与干相反。且并水饮两字，从此亦不闻于世，而其所用药，无非滋润之品。饮证得之，愈润愈燥，遂成炎上之火。及其火既上炎，而煎熬津液，变为骨蒸。卧则喘作，动则汗出，痰气腥秽，喉破失音，变为痈痿劳怯之状，皆可预计。病至此，不可为矣。夫咳嗽初起，本为微疾，治之之法，皆在《金匮》篇中。《金匮》于咳嗽分作两门，一在肺痈肺痿门为第七，一在痰饮门为第十二。同一咳嗽也，其所以必两见者，岂无故哉？详玩两门方治，一主达表散壅，一主涤饮利气。独不于此时，一用滋补。乃时人一见咳嗽，绝不用达表利气法，而辄以兜铃、蛤壳、紫菀、款冬、阿胶、沙参、二冬、二地、龟板、鳖甲之属。凡与咳嗽为仇者，罔不毕集。猥云：伤风不醒，便成劳。未几而果成劳病，是其所以成劳者，药为之，非病为之也。及其既成，势无可救。孰知劳之为病，本不能救于已成之后，而必使之不成于未劳之先乎？其何以使之不成，则有表宜散，有壅宜达，有饮宜涤，有气宜利，及其有火，则宜泄宜降。咳嗽虽久，万无不止之理。即不然，而并不服药，咳嗽亦能自止。此正不令成劳之大作用也。况既曰伤风，何以使之不醒？即不醒矣，何以任其不醒？

即使久而失音，如古所谓金空则鸣，金实无声，金破碎亦无声者，亦当有别，仍不得但作破碎观也。然而难矣。

喘壅非即喘脱辨

天位乎上，地位乎下，人生其间，一气所包举而已。人在气中，犹之鱼在水中，鱼不自知其在水，人亦不自知其在气。气即是风，人之气息，顷刻离风即死。《内经》言：风气通于肝，是即生生不穷之气也。凡所为阴气、阳气、卫气、营气、中气、宗气、水谷之气，皆就吾身之气之正者言之。凡所为热气、冷气、陷下气、逆上气、升降不利之气，皆就吾身之气之病者言之。是气也，呼则出，吸则入，得天地之清宁，其数常，出三而入一。人唯不知身内之气，全赖有身外之气。故但知有身以内之气，不知有身以外之气耳。夫人一呼则气出，所出者，身以内之气也，一吸则气入，所入者，非身以外之气乎？无身以外之气，则身以内之气便不灵，而不相为用。故人死而气绝者，外之气不能入，内之气但有出，则气绝不续，理有固然。人当无病之时，内气外气，息息相通，时以新气换陈气，即以正气敌邪气。一遇外感内伤，则本气即为之郁。所谓郁者，内气不得通，则外气不得入，但去其气中之郁，则气之不入者自入，即气之不通者自通，而气复其常，何病之有？一经滋补，始但阻滞乖忤，继则周身壅闭，内气愈不通，外气愈不入，不通不入，其气乃绝。吾见喘壅一证，往往胸高膈满，掇肚抬肩。此时此际，有宜散表以通其气者，有宜疏里以通其气者，有宜清热逐寒以通其气者，有宜消食导痰、行淤解结以通其气者。不此之务，而将气为邪壅之喘，认作无气以续之喘，谓之上气不接下气，视同少阴息高之证，抑之遏之，降之纳之，转壅转补，转补转壅，旦夕之间，含补而死，良堪痛悯。故不惮作危苦之词，以告病家之欲明此理者。

《说文》：喘，疾息也。疾息也者，本书歂，口气引也。《广雅》：喘，息也。《释名》：喘，湍也。湍，疾也。气出入湍疾也。《史记·仓公传》：令人喘逆，不能食。《难经》：喘咳。张世贤注：肺主气，邪居肺，则气不顺而喘咳。此皆与《汉书·丙吉传》牛喘吐舌、《王莽传》匈喘肤汗，同为气逆不顺而已。至于虚脱之喘，则必与他不治之证同时并作，方可虑其致脱。奈何一见不顺之气，并无他不治证，而即以脱为言哉？

逸病解

自逸病之不讲，而世但知有劳病，不知有逸病。然而逸之为病，正不小也。刘河间《伤寒直格》列有八邪，稽其目曰：外有风寒暑湿，内有饥饱劳逸。逸，乃逸豫安逸，所生病，与劳相反。经云：劳者温之，逸者行之。行，谓使气运行也。则《内经》本有逸病，且有治法。乃后人引河间语，每作风寒暑湿，饥饱劳役。夫河间以内外八邪标题，既曰八邪，当有八病。故以饱与饥对，逸与劳对。若作劳役，则只有七邪矣。此《内经》所以谓劳则宜从温养，逸则利于运行，早将劳与逸截分两病也。张子和云：饥饱劳逸，人之四气。陈无择云：疟备三因，饥饱劳逸。二子并能言之，审其病之为逸，便须用行湿健脾，导滞理气之法。凡人闲暇则病，小劳转健，有事则病反却，即病亦若可忘者。又有食后反倦，卧起反疲者，皆逸病也。流水不腐，户枢不蠹，其故安在？华元化曰:人体欲得劳动,但不当使极耳。动则谷气易消,血脉流利,病不能生。否则,五禽之戏,熊经鸱顾,何以可求难老也。许鹤巢中翰,闻余言而韪之,且云枚乘《七发》,所以能愈楚太子者,其即此病也。夫语足解颐,而余亦因此益悟仲景理中之旨。夫逸之病,脾病也。脾为太阴,为阴中之至阴,中者阴也。故仲景之理中汤,即仲景之理阴法,以白术为君,干姜为臣,参、草为佐。此则真理阴也。自张介宾不识阴字,以阴为血,必用熟地理阴。一若重用熟地,多至八两,而血即可补足者,致灵胎有熟地入肚,立化为血之讥。其于仲景温药理阴之法,相去几何耶?王公大人以久逸之体,待漏入朝,亦若同于风霜劳顿,而多享上寿者,正赖有此小劳,以治其逸。况每日五更,独得乾坤清气为多哉?

因此又悟李东垣升阳散火之方,不用阳药,又不用阴药之妙,则以其人另是阳为阴遏之病,不是阳虚,亦不是阴虚也。此即河间逸病也,亦即经所谓:逸者当行也。逸病失传,而阳为阴遏之病亦失传,行之之法失传,而升之散之之法亦失传。余特为表而出之,作逸病解。

烟漏说

自张洁古有“古方今病不相能”之说,人遂谓今病非古方能治。然今人万病,皆古人所已言,未闻别有古人不知之病也。若今所有烟漏一证,则真是今病,而为古人所未知,即为古人所未言。向闻烟客多肠燥,往往大便干结为脾约,而何以有烟漏?盖所称烟漏者,即下利也,即滞下也,亦即俗所谓痢疾也。人于伤寒之下利,且以漏底为名。况今以肠燥之人而忽有利,得不称为漏乎?至一加以漏之名,则既名漏,自当塞乃愈,塞而愈漏者何也?以其本非漏也。以其本是滞下,故以塞者滞之而更滞也。或因伤于饮食,或以感夫暑热,或以湿多而成五泄,皆足以致滞下。其病多见于春夏秋之交。烟客病,即非烟客亦病,特烟客卧多行少,其气更易滞耳。或曰:然则烟漏一证,将何法以治之?余曰:此必不视为烟客,不名之为烟漏,仍从滞下正法,以通为止,则漏自止。人既曰漏,亦不必定以非漏争也。但须知此漏之必得通而止,则正所以治漏,亦即所以治烟漏也。吾见滞下之以名为漏底,而卒至不起者,皆害于不为之通,故并于此发之。

烟漏之所以然者如是,是当推本于烟,为烟客筹调理之法。人身脏为阴,腑为阳,一呼一吸,以奉生身。及其病也,在腑为轻,在脏为重。一脏受病为轻,五脏皆病为重。人固罕有一病而涉五脏者,有之,自烟客始。夫人咽喉二窍,喉主气息,即气管也;咽主饮食,即食管也。喉系通于肺,呼吸出入,下通心脾肝肾,为气息之道路;咽系通于胃,水谷皆由此入,为饮食之道路。饮食下咽,熟软生硬,皆能容受,而停留胃中,其精微上输脾肺,其糟粕下入大小肠。人之以饮食伤而为病者,在腑而不及脏。若气管清净之地,不能容受些许有形之物,而唯烟之入也,有气无形,随其人之本气,相为呼吸。其呼也,上出于心肺,其吸也,下入于肾肝,而位乎其中,以司呼吸之出入者,则于脾。人之有脾也,本藉胃中水谷气,以生以化。今烟气径达脾中,较之饮食之入,必由胃而后及脾者,其行倍速。是以烟才入喉,顷刻周流充达。对时不举,失烟气之充周,犹之过时不食,失谷气之荣养。

其体倦,脾为病也;涕,肺为病也;汗,心为病也;泪,肝为病也;肠燥,肾为病也。至其为引,必对时而作者,脾主信,脾之为病最先也。故五脏俱病,而脾尤甚焉。平时调理,自当以健脾为主,兼补兼行,旁及四脏。昔林文忠公方,深合乎仲景理阴之治,此即治烟良法,一建中而五脏俱安者也。至于病名烟漏,实即滞下,则仍是腑病,不是脏病,不可不治其腑。此病真是今病,真古人所未知,然而药则仍是古人之药也。

卷八　文八

真中风论附：痹痿厥

风、痹、痿、厥四病，《内经》各有专篇，而风之为病也尤多。《伤寒论》之中风，即今所谓伤风。如经言：风寒客于人，皮肤泄则洒然，寒闭则热而闷者是也。此与《金匮》风之为病，当半身不遂，脉微而数者不同。《金匮》之言中经、中腑、中脏者，则经所谓风气入通于肝，及所谓诸暴强直，皆属于风，诸风眩掉，皆属于肝。此则真中风也。善解此证，莫如河间。河间谓此多由热甚兼燥，而热为主，心火暴甚，肾不能制，则阳实而热郁，甚则心神昏冒，猝倒无知，皆以热甚故也。此河间主火之说也。至东垣则以气言，气因火郁也。丹溪则以痰言，痰因火结也。二子者，虽一主气，一主痰，实皆主火，而亦皆为通论。盖人身无内风，不招外风，无内火，不起内风，风由于火，火又生风，风火交煽，风为标，而火为本。苟得内火之降，则内风熄；苟得内风之定，则外风除。然则欲去风于外者，安得不先去火于内耶？缪仲醇曰：休治风，休治燥，治得火时风燥了。知其要矣。喻嘉言宗之，制祛风至宝膏，用药二十六味，炼蜜为丸，如弹子大，每服一丸。方以清火为主，佐以祛风。盖清火以治病本，而祛风以治其标。若阴已伤，加以和阴。陈修园载诸《金匮·中风门》注，极表章之，皆所以治真中风也。若夫《金匮·血痹虚劳门》中方，则专以治非风之证,断非可以治真中风者。自夫人以虚劳之病,概作中风,而不问张介宾之所谓非风。又因介宾有非风之说,而从其说者,又将真中风之病,概目之为非风。想当介宾时,必以非风为辨,而当今之世,则又必以非非风为辨。果遇非风,自当从非风治。若非非风,则仍当从风治。而治风之要,尤在清火。火之不降,风必不除。《洄溪医案》首章即是治风正轨。凡病皆有两端,焉得归于一致?而于此病,则既当辨其是非,尤当辨其非非。庶真中风者,不尽死于非风之说也。彼病之近于风者,又有痹。痹病亦多由于热。其风气胜,为行痹。风,阳邪也,本热也。湿气胜为着痹,湿上甚为热也;寒气胜为痛痹,寒闭而为热也。即喉痹,亦多热证,非虚证,皆非血痹门中之所谓虚劳者。至于痿,则更为热。经屡言肺热叶焦,而肝、心、脾、肾之热,皆能致之。非独骨痿之生于大热也。经又谓治痿独取阳明,石膏为阳明主药,言取阳明,则所取之为石膏,不待言矣。至于厥,则有寒厥,有热厥。其为寒厥固多,而热厥亦不少。余所见除一二虚劳外,无非热厥。治皆从仲景厥应下之之法。以余所值为燥火之运,故人病多属燥火。若在寒湿湿寒运中,当不如是。今之燥火,尚有四十年,以后值寒湿六十年,过此以往,又值风火火燥者百二十年。他时运气转移,自有明者应运而生,余则就今言今可矣。

释　饮

痰饮之名,始于仲景,详见《金匮·第十二篇》中,有二饮、四饮、五饮之别。二饮者,曰留饮,曰伏饮。仅以病之新久言之,留则留而不去,伏则伏而不出,无所关于治要也。四饮者,悬饮、溢饮、支饮、痰饮。悬谓悬于一处，每聚胁下，故胁痛。溢谓溢于四旁，每渍肌肤，故肤肿。支者，如木之有枝，或左或右，每易上逆，故胸膈喘满，而不得卧。分言之，则饮有三，合言之，则总为痰饮，而亦不外乎留、伏之理。但水之稀者为饮，稠者为痰。水得阴凝聚为饮，得阳煎熬成痰，此则治有殊矣。五饮者，水在肝，胁下支满，故嚏则引痛。水在心，筑筑然悸动，火与水为仇，故不欲饮。水在脾，脾恶湿，故身重。水在肺，吐涎沫，肺不得清肃，故渴欲饮。水在肾，肾本为水脏，正不胜邪，故脐下悸，欲作奔豚。此之谓五饮。久而不愈，而或悬或溢，或支之无定者，亦皆为留伏而已。今夫人身之所贵者，水耳。天一生水，有气以为之母，有胃以为之海。故饮入于胃，游溢精气，上输脾肺，下输膀胱，水精四布，五经并行，何病之有？及其水不通调，日积月累，转为淤浊，而水饮成焉。是故水饮之患，未有不起于胃上脘者。但有一毫阳气不到处，即为水之所伏留。盖阳得充足，则阴气化为津液，以资灌溉，而奉生身。阳失运行，则阴气即化为水而成病。从其初而言，则水停于胃，流于胁，泛于肌肤，逆于胸膈，此四饮所由来也。从其既而言，则水由胃而上入阳分，渐及于心肺，下入阴分，渐及于脾肝，至肾而剧，此五饮所由来也。病之初起，不外乎风寒外侵，肥甘内滞，气机因而不利，往往畏风畏寒，汗闭溲闭，咳逆倚息不得卧，甚则肤肿。水为阴邪，故时而头目眩晕。是水邪怫郁，阳气不上升，非痰火湿热之谓也。时而口干舌燥，是水邪阻遏，津液不上潮，非阴虚火旺之谓也。且水饮之脉必弦，或双弦，或单弦。其弦之见于右关者，象类数，亦非数，则为热也。其舌必光滑而不立苔。此则沮洳之地，其草不生，亦非阴虚内热之所谓，光如镜面者也。于此求治，或开鬼门，或洁净府，总宜以导痰涤饮为事，随证酌加他药，而不可遽补。虽在高年，亦必先通后补。即补，亦唯参、术、姜、附是宜。若洋参、石斛之养胃，生熟二地之滋阴，麦冬、阿胶之保肺，兜铃、蛤壳之清金，贝母、栝蒌辈之滑痰润燥，则皆宜于他人之火燥，适相反于此人之水寒。患者固不能以病凑也。总而言之，振胃阳以逐寒水，宜汗则汗，宜利则利，即使久咳肺虚，终是水寒在胃。故虽行补剂，亦唯壮气以通阳，不可益阴而助病。仲景小青龙汤及理中汤、真武汤辈，皆水饮正治之方也。今不言饮证，废此数方，而反有所谓阴虚痰饮者。夫痰饮为阴盛之病，乃以阴盛而谓为阴虚，则其用药为何如哉？

饮证平时服枳术丸法

《金匮》枳术汤，用枳实七枚，术二两。今从张洁古法，改汤为丸。将二味研末，搅令匀，另用锅巴焦、青荷叶煮汤糊丸，如桐子大。次第作为三料。第一料用枳四两、术二两；第二料用枳、术各三两；第三料用术四两、枳二两。每日食远后吞服三钱。冬月用淡姜汤，夏月用藿香汤送，久之自然有效。按：《金匮》君枳臣术，汤以荡之，枳多术少，以泻为主；易水君术臣枳，丸以缓之，术多枳少，以补为主。至于宜泻宜补，多寡久暂之间，则孰君孰臣，有此三料，病人可自为转换也。此方主治甚多，而治心下坚大，边如旋盘者尤验。

宿饮除根服控涎丹法

此陈无择三因法也。用甘遂、大戟、白芥子等分末之，糊丸如桐子大，临卧姜汤服五七丸至十丸。痰盛者，量加之。凡甘遂若干，用甘草四分之一，煎汤浸三日，汤黑去汤，再换清水。日浸日淘，每日换水数次。三日，后去心，再淘再浸，以盆中水无殊色为度。取出沥干，面裹如团，煨至面团色黄，去面晒干，大戟去旁枝，水浸透，去皮骨，切晒，白芥子微炒，共为末，成丸听用。按：甘遂能行经隧之水，大戟能泄脏腑之湿，白芥子能搜皮里膜外之痰，主治甚多，而背寒如掌大一块者，非此不能去之。

释　燥

《内经》病机十九条，独不言燥。喻嘉言作秋燥论，初谓十九条内，诸气膹郁，诸痿喘呕，皆指燥言。继又似乎十九条内，自有诸涩枯涸，干劲皴揭，皆属于燥十二字，则将于经文十九条去何条，而入此条乎？余初讥其杜撰，继乃知此十二字为刘河间《伤寒直格》中语。嘉言以其句似《素问》，故即以为是《内经》耳。燥之一证，有由风来者，则十九条内，诸暴强直，皆属于风是也；有由湿来者，则十九条内，诸痉项强，皆属于湿是也。风为阳邪，久必化燥；湿为阴邪，久亦化燥。并且寒亦化燥，热亦化燥，燥必由他病转属，非必有一起即燥之证。《内经》所以不言燥者，正令人于他证中求而得之。由是而证以经文，及《伤寒论》各病，则凡六经皆有燥证。嘉言所制清燥救肺汤一方，独指肺金而言，断不足以概之。如人病头项强直，项背强几几，脊强而厥，腰似折，腘如结，髀不可以屈，则太阳之燥证也。头面动摇，缺盆扭痛，卒口噤，龂齿，脚挛急，卧不着席，轻亦口干舌苦，则阳明之燥证也。口眼㖞斜，手足牵引，两肋拘急，半身不遂，则少阳之燥证也。又若腹痛吐利,胸内拘急者,则太阴之燥证。恶寒倦卧,尻以代踵,脊以代头,俯而不能仰者,则少阴之燥证。睾丸上升,宗筋下坠,少腹里急,阴中拘挛,膝胫逆冷者,则厥阴之燥证。燥必血虚而筋急,仲景谓之为痉。所以治风用葛根,不独以辛散祛风,发汗太过;治湿用栝蒌、茵陈蒿,不独以香燥逐湿,耗竭肝阴,意有在也。风湿之外,凡大筋软短,小筋驰长,以及身体烦疼,骨节掣痛不能转侧等证,多因于寒热之久,亦可在十九条内,属寒属热,各证求之。若以言乎六经之燥,则唯阳明一条最为重候。盖以肺固属金,而手、足阳明之胃大肠,正属燥金,为六气之一,而可独指肺金为燥哉?嘉言唯不识十九条之皆可以求燥证,故不知十九条之所以无燥证耳。至补出秋燥一层,自有卓见,不可没也。

清燥救肺汤,唯人参七分,石膏二钱五分,尚允。甘草一钱,桑叶三钱,太重。其麻仁一钱,杏仁七分,再加炒黄阿胶八分,枇杷叶一片,太轻。此亦误以徐之才轻可去实之轻字,为分两之轻耳。此方取以治肺家纤小之病正合,若燥之大者,及胃大肠燥金为病,亦用此方,其何济乎?

老年治法

《素问·五常政大论》:阴精所奉,其人寿;阳精所降,其人夭。盖以阳能发泄,阴能坚凝,阳固可贵,阴亦未可贱也。《上古天真论》:年半百而动作皆衰。《阴阳应象论》:年四十,而阴气自半也,起居衰矣。于此益知垂暮之年,阴易亏而阳易强。不知何时认作老年多阳虚,老年之药,宜补阳,而老人则自此危矣。

昔之言老年治法者,宋陈直有《养老奉亲书》、元邹铉有《寿亲养老新书》、明刘宇有《安老怀幼书》,皆不传于世,未知其意云何。国朝大医,则唯灵胎徐氏,最为善治老人。其言曰:能长年者,必有独盛之处。阳独盛当顾阴,阴独盛当扶阳。然阴盛者,十之一二;阳盛者,十之八九。阳太盛者,非独补阴,并当清火以保阴。乃世为老人立方,总以补阳为事。热甚者,必生风,是召疾也。若偶有外感,尤当使之速愈。老年气血不甚流利,岂堪补住其邪,以与气血为难?故治老人感证,总与壮年一例。或实见虚弱,量为补托,则当就其阴阳之偏胜,而损益使平。试察千年之木,往往无故自焚,阴尽火炎,万物一体。断勿以辛热助亢阳,竭阴气。当耆艾之年,而加以焚如之惨也。灵胎之论,悉合经旨,诚能体味其言,并会《内经》阳隔当泻之意,自不致如粗工之败事矣。唯所指老人阳证,如头热耳鸣,面赤目赤,肤燥便燥,其脉洪者,犹人所易见。余更推之,则凡昔肥今瘦,不耐烦劳,手足畏冷,腰脚痠软,筋络拘挛,健忘不寐,口流涎沫,泾溲频数,阳痿不举,其脉沉小者,皆阴竭而血不充,热甚而水易沸,阳蓄于内,不达于外。此正人所据以为阳虚者,尤不可不辨也。张文昌诗:老去相传补益方。以老年而商补法,鄙意以为,唯董文敏所传延寿丹一方,最为无弊。延寿丹者,思翁年登耄耋,服此神明不衰,须发白而复黑,精力耗而复强。梁茝林中丞云:我朝服此方者,亦不乏人,咸能臻上寿,享康强,黄发变元,腰脚转健,真延年却病之仙方也。又云:康熙朝,有人珍公手录是方,字带行草,断为晚年所书,其效尤为可睹。余就养以来,自处方剂,虽不全用此方,而取意必本于此。今年近七十矣,须发未见二毛,灯下能书细字,未始非不服阳药之功也。录方如下,并为各药注释焉。

延寿丹方

何首乌七十二两　豨莶草十六两　菟丝子十六两　杜仲八两　牛膝八两　女贞子八两　霜桑叶八两　忍冬藤四两　生地四两　桑葚膏一斤　黑芝麻膏一斤　金樱子膏一斤　旱莲草膏一斤　酌加炼熟白蜜捣丸。

药　解附

何首乌,白雄赤雌,两藤交互,夜合昼疏。故以开合为功,能治错杂之病。气味苦辛,冬至后采者良。用雌雄各半,米泔水浸三日,竹刀刮去皮,切为片。每一斤取淘净黑大豆二升,柳木甑上蒸之,豆熟取出,去豆晒干,换豆再蒸,如是九次,晒干为末。自第二次至九次,将后八味于未为末前,各拌蒸一次尤妙。豆则始终用之。

豨莶草,味苦辛,气臊。采于五月中者佳。感少阳生发之气,凡热淤生湿,腰脚瘘软者,此味有专功。温水洗净,九蒸九晒,用酒与蜜洒之。洒宜令匀,晒干捣为末。

菟丝子,味辛平。当春末夏初,丝萦蔓引,其实结于季夏,得金水之气。肾阳不足者,助阳味以化阴;肾阴不足者,助阴味以化阳。米泔水淘净,略晒,拣去稗子,酒浸一昼夜,乘潮研碎,微火焙干,再研极细。

杜仲,辛甘而苦,味厚,功专肾肝,温不助火,以其阳中有阴,故非偏于阳也。竹刀刮去粗皮,每斤用蜜三两涂炙,炙至蜜尽为度。或用青盐水浸一宿。所贵在丝,不可炒枯。新瓦上焙干为末。

牛膝,味苦气温。怀庆府产者,根极长大而柔润,能引诸药下行。凡四肢乏力者不可缺,以其善达木火于金水中也。亦用青盐拌之,晒干为末。

女贞子,气味甘温。亦名冬青实。子色黑者,真凡肾阴虚而有热者宜之。孤阳不生,得阴乃能有子,理之常也。蒸烂摊开,尽一日晒干,研末放地上,得地气。

桑叶,气味苦甘寒。经霜者佳。能以利血之功,获治风之效,下通命门,上合心包,以升阴中之阳,降阳中之阴。微火焙干,研末。

忍冬藤,味甘,气微寒。藤蔓左缠,亦名左缠藤。凌冬不凋,昼开夜合,花叶皆佳,而藤尤胜。能透经脉以息风,又通大肠结燥,乙庚相生之义也。照豨莶法研末。

生地黄,气味甘寒,禀天一之真阴,为和血之上品。故能疗水不济火诸病。此方只宜生地,熟则呆滞矣。温水洗净,加水煮至中心透黑。所贵在汁,不可滤去。

桑椹,气味甘寒,为益阴妙品。故使血气自通。血为水所化,益血遂以行水。风与血同脏,益血即以息风。

胡麻,气平味甘。一名巨胜,亦曰脂麻。治风先治血,血行风自息。故风药中不可少。又能益气力,耐寒暑。

金樱,味酸涩,气平涩,可治滑,故能治脾泄便溏,寝汗,入夜溲数。

旱莲,色黑入肾,气味甘酸平。折其苗,有汁如墨,故名墨汁。旱莲力能益阴,故治便血而通泾溲。

黑大豆,亦色黑入肾,肾之谷也。即肆中所用,以发大豆黄卷者。井花水洗,不可久浸,久则发芽,不可用矣。

是丹以赤白首乌七十二两为君,以豨、菟各十六两为臣,佐以杜、牛、女、桑,则半之,忍冬、地黄,又半之,亦合七十二两,而以桑、麻、樱、莲四膏各一斤为使。水用井华,火用桑柴,并忌铁器,合而成养阴退热之功。法实本于《生气通天论》阴平阳秘,精神乃治,阳强不能密,阴气乃绝之大旨。为此方者,真善读《内经》者也。

是方又经吾苏谢善人家刊入《良方集腋》中,并载白门陈逊斋解组归田后,二十余年,只服此一方。于壬子年七十五岁时,自八月朔起,至明年癸丑重九,登雨花台,先友人而上,非若向之需人扶掖,尚且气喘,心甚异之。自言不独向之不能步履者,今且行走如飞。且向已须发全白,今发全黑,而须黑其半矣。逊斋固知医者,所以尤信任焉。《集腋》于方后,再有加味,云阴虚加熟地,则此方本为阴虚设,已有生地,无庸再加熟地。况熟地本不治阴虚耶?又云阳虚加附子,更与方意不类。若果以阳虚多湿多痰,则此方全不可用。岂一加陈、半,即一变为逐阴乎?方中诸药,无非养下虚之元,清上盛之热,元、参等物,悉本方之所包,岂加味所能尽?此必后人无识,画蛇添足,删之可也。

妇科经带论

妇人百病与男子同,所异者胎产、经、带耳。胎产之治,见于阎氏《心法》、武氏《济阴纲目》,法已备矣。其经、带二者皆水也。人唯不知经之为水,故治之不得其道。夫经岂血之谓乎?乃天一之水耳。天一之水,出自坎宫,至阴之精而有至阳之气。其色赤,阴中阳也。古圣人所以立经水之名者,经,常也,谓常道也。以其为壬癸北方之水,故又曰天癸。世人沿袭之久,见其色赤类血,而即以血视之。倘果是血,则何不即名为血,而必曰水乎?且血岂可使之常出,而乃曰经乎?妇人一有娠,即以此水养胎,则不月矣。一有子,即以此水化乳,亦不月矣。乳湩之色白,胞衣中水亦白,故皆不可名血。年四十九,天癸绝,所绝者,癸水也。若是身中之血,则经尽而血何以不亏乎?女子二七,天癸至,七七而天癸竭;丈夫二八,天癸至,七八而天癸竭。男子亦有天癸,尚不知天癸非女子血乎,尚不知血之不可以为经乎?经水先期者,水中火旺也;经水后期者,火旺水亏也;先后无定期者,水与火之不调也。经欲行而先作痛者,水火交战之象也。能治火,乃能治水,能治水,乃能调经,而妇人水病,往往多见于带下。谓之带者,以带脉而名也。其经年累月,白沃下流者,为白带。其脾有湿热,土不治水,而色黄者,为黄带。有时而为青带也,肝之火郁,而真脏色见也。有时而为黑带也,肾之火炽,而火极似水,反见胜己之色也。此二者病不多见,独有带下色赤,似血非血,淋漓不断。此则尤为平时湿热流行带脉之间。人每谓是经血不止,断为血亏,罕有知其为赤带者。无他,既不知经本是水,又不知带亦是水,更不知此为带之水,非经之水。故不知宜于利水,宜于逐湿清热,而收之敛之,滋且腻之。迨补涩之久,并带不行,反以为不止之经,得以收摄,而自此遂成臌胀,或变为干血劳者,不知凡几。《金匮》水分血分之界,所以不可不严。否则,秦越人何以过邯郸而为带下医耶？必能治水，乃能治带，必能治带，乃能调经。莫谓经、带病微，无关生命也。

生化汤说

天曰大生，亦曰大化，生化汤所由名也。生化汤之用，莫神于傅征君青主。凡胎前产后，彻始彻终，总以佛手散芎、归二物，为女科要药。生化汤，亦佛手加味耳。方中炮姜只用四分，不过借以为行气之用，助芎、归、桃仁以逐淤生新，而甘草补之，寒固可消，热亦可去。丹溪谓产后宜大补气血，虽有他证，以末治之。非置他证于不问，只是调和气血为本，而他证第从其末耳。不善会丹溪大补两字，又不免以大补害人，而不知生化汤，即是大补。征君加减，各有至理。后人见方中有炮姜炭，遂援其例，而干姜、生姜、桂、附、丁、萸一概掺入，以为产后宜温。又将丹溪所言，认作黄芪、肉桂之十全大补而用之。且将川、芎、桃仁，疑前人之不通而去之。于是而生化汤，遂多变相，直谓生化汤不可用。不知所说之不可用者，即此变相之生化汤，非此但用四分炮姜之生化汤，亦非以芎、归、桃仁为治之生化汤也。灵胎言姜、桂、芍药不可用，亦是已变之生化汤，不可不辨。至于胎前之保产无忧散，临产之开交骨散，皆仗芎、归，皆与生化同功。潘伟如中丞所刻《产宝》一书，当与亟斋居士《达生篇》并传，其于胎产之道得焉矣。

小儿惊风说

小儿之惊风，小儿之伤寒也。甚则伤寒中之温病、热病也。急惊风是三阳证，慢惊风是三阴证。惊风之名，方中行、喻嘉言辟之于前,陈飞霞《幼幼集成》辟之于后。又有用庄在田《福幼编》之法,以辟之于今者,其书具在。然而愈辟愈坚,卒莫能去此惊风之名者,权在病家,而不操于医家也。余谓只要有方治得惊,不必问其惊之真不真。凡儿病延医,医来必先告医以惊,而医漫应之。既漫应之,则又必以是名何惊为问。而于是有天钓惊、看地惊、马蹄惊、蟹沫惊、虾蟆惊、乌鸦惊、弯弓惊、撒手惊等名,实即俯仰怵惕,躁扰诸证,只风动二字,热极风生四字,足以概之。而势有所不得已者,则以不如此说。病家即以是医为不识惊,并惊之名而不能举,于此而欲不言惊,不历历有以名其惊也。胡可得哉?前人辟之,不遗余力。然而正言之不如曲从之,力夺之不如婉导之。余思惊之一字,若起居如惊,狂言及惊,并惊骇、惊惕、惊悸之类,《内经》及《伤寒论》亦屡言之,何必定言其非?即风之既动,入阳明呕,入太阴泻,窜入筋中则挛急,流入脉络则反张,似与《内经》诸呕吐酸、暴注下迫,皆属于热,诸热瞀瘛,诸躁狂越,皆属于火者略同,亦何必定言其无,而徒与不识病之妇女家争此名哉?凡病不外寒热两途治,亦不越温清两法。其所谓急惊风者病之热,病之实也,宜用清法者也,即泻也。其所谓慢惊风者病之寒,病之虚也,宜用温法者也,即补也。其所谓急慢惊风者,则不定其为寒热、为虚实也,宜用温清合法者也。安知其不当补泻兼行也?再论方治,则有项背强几几者,仲景用葛根汤;有口噤龂齿,背反强,脚挛急,卧不着席者,仲景用承气汤,或用葛根芩连汤、白虎汤、栀子柏皮汤。此皆可以治急惊。其有泻利之久,为阳不内固者,仲景用真武汤;有真是厥冷,为阳不外卫者,仲景用四逆汤、白虎汤、通脉四逆汤、吴茱萸汤。此皆可以治慢惊。既名急惊，定须清法；既名慢惊，定须温法。陈飞霞之沆瀣一气汤，正是急惊时之良剂。若庄在田之逐寒荡惊汤，是欲救其病于已成惊之后。余之为是言也，更欲却其病于未成惊之先，只须认定小儿之惊即是伤寒，即是伤寒中之温病、热病，则仲景之方，俱是治惊之方，而惊且不成，即成亦尚可得生。夫病家岂有不乐其儿之生者，亦苦于习俗之相沿耳。则与其力辟惊字，必使医者共明之而难，何如姑作惊论，即令病家自明之而易乎？方中行谓惊即是痉，自是确论。而嘉言传至三阴，竭力攻之，其谬已极。飞霞误搐、类搐、非搐言，亦似是而非。其用在田法者，复误施诸未显里热，及外有假寒之际，则又在平时辨证之明也。若脑、麝、蛇、蝎、珠、黄金石之毒，及清宫、增液之大不利于病家者，亦何必赘言哉？

《说文》：痉，强急也。《玉篇》：痉，风强病也。以此释惊字最切，而有以痉为痕者，史游《急就章》：痿痹痕。颜注：痕，四体强急，难用屈伸。王氏补注谓痕，当作痉是也。有以痉为痹者。《易通卦验》：足太阳脉虚，人多病筋急痹痛是也。又有以痉为痓者。《六书故》：人中寒湿发热，恶寒，颈项强急，身反张，如中风状，或掣纵，口噤为痓是也。自此医家遂以仲景有汗之柔痉作柔痓，无汗之刚痉作刚痓矣。周鹤亭太史曰：《说文》无痓字。《广韵 · 六至》：痓，恶也。与《玉篇》同。痓，并训恶，无强急之义。总之，痉变为痓，形之误也。痉变为惊，声之讹也。莫谓形声训诂，无关于病，自小学之不讲，而医道亦几于息矣。

卷九　文九

论王叔和《伤寒序例》

晋皇甫士安《甲乙经》自序云：近代太医令王叔和，撰次仲景选论甚精。唐甘伯宗《名医传》曰：叔和性致沉静，博通经方，精意诊处。宋成无己、严器之并谓仲景《伤寒论》，得显用于世，而不坠于地者，叔和之力也。林亿谓仲景去今八百余年，唯叔和能学之。叔和一代名医，去古未远，其学当有所受。前人之言叔和者如此，则其《序例》一篇，自晋迄宋，绝无异议可知。乃首发难者，为方中行，则削而去之矣。窃方说为己说者，为喻嘉言，又存而驳之矣。兼袭方、喻两家，而视叔和如江湖卖药之流者，为程郊倩，则甚至戟手谩骂矣。《序例》之存亡，大有关于《伤寒论》之兴替。诸家未见原文，以为《伤寒论》坏自叔和，直谓黄岐一派，至叔和而斩绝。何叔和之为千古罪人，直如此其大乎？徐灵胎曾为之说曰：不有叔和，焉有此书。亦思诸家所集，果是仲景原本否耶？论极和平，而尚不知三家之意，所以挤排叔和者，实欲抹煞仲景，且欲抹煞仲景撰用《素问》热病之义。夫人病之初，每由于寒，及其既病，势必成热。仲景《伤寒论》所以自有热病，而《内经·热病论》所以首言伤寒，既不知仲景之《伤寒》，即《内经》之热病，故转以叔和之引来作证者为非。又不知仲景之有日数部，历引《内经·热病论》中语，故转将本知此理之叔和，竭力而诋毁之。即以叔和之不知有寒,衬出仲景之不知有热。谓自晋以后之谈医者皆伪统,遂谓叔和之《序例》为伪例。夫例则例矣,何伪之有？不过欲自以为道统耳。私心一起,变幻无穷。人人甘心于叔和,势必无礼于仲景。直若盲左所述,盗憎主人者。噫,异哉！三家中喻之才最大,其笔最利,其私心亦最重。所恐读书未遍之人,以三家之言为先入之见,遂若叔和真有应削、应驳、应受骂者,不有人焉起而正之,叔和不几为三家所灭耶？三家翕翕訾訾,本无足责,可笑者以黄坤载之自命为大医,既不识《伤寒论》本兼热病,又不思《热病论》本说伤寒,于其自著温病名义,特将《内经》凡病伤寒而成温者一句,暗暗抽去,以灭其迹。莫谓后之览者,无一明眼人也。夫叔和之于《伤寒》,犹二徐之于《说文》,大徐新附,小徐系传,亦多有被人指摘者。然《说文》为李阳冰所乱,赖二徐修治以传,而必曰二徐为汶长之罪人,许学至二徐而斩绝,试问治《说文》者,其能首肯也夫？

论叔和《序例》及平脉法辨脉法

《千金翼》卷第九、第十,既为《伤寒论》最前之本。《外台秘要》第一卷,又引诸论伤寒者八家,自《阴阳大论》起,至此则时行之气也止,为仲景原文。林亿等注,谓巢氏《病源》、陈延之《小品》、孙思邈《千金方》并同。以下接王叔和曰,逐日浅深,以施方治,迄于发表以桂枝,温里以四逆一段,则叔和之言也。此外又递引华元化辈六家之论,合之仲景、叔和,为首尾八家。然则阴阳大论,至王叔和曰以上,辨明时行非时行者,不即是仲景之论而何,不即是叔和所采仲景旧论而何？三家者,目为叔和伪例,以为尽可痛诋,却不料其出于仲景者,尚有《病源》《小品》《千金》皆可取证。《外台》又引仲景日数,并方二十一首。林亿先于卷首桂枝汤下注曰;出仲景日数部,桂枝五味者是。于承气汤下注曰:出仲景日数部,大黄三味者是。则此日数部所引《素问·热病篇》中语,亦出自仲景,而非叔和伪例,更无可疑。乃三家未见两书,或且佯为不见,而削之,而驳之,而痛骂之,尚非削仲景,驳仲景,骂仲景乎?且不得谓其阳尊仲景矣。余不为仲景汇萃群书而一正之,谁复能知《序例》中言,本多仲景之言哉?而事更有奇焉者,仲景《伤寒论》自序云:并平脉辨证,为《伤寒杂病论》,合十六卷。盖谓平其脉,辨其证,以成此十六卷之论,非于论外别有平脉辨证两篇。故《千金》《外台》亦无此两篇也。叔和则于《序例》之外,更有平脉法、辨脉法之作,绝不类仲景语。此则并诸可与不可篇,皆叔和所重集,为叔和所自言。喻氏欲取叔和辨脉法中,清邪浊邪数语,为瘟疫发端,而又碍于此言之出自叔和,即其深恶痛绝之人,乃作为仲景本有平、辨二篇,先从他处微微透露,以便下笔时全无干格,一若仲景于《伤寒论》外真有平脉法,又有辨脉法者。岂知仲景自序,明言辨证,本不是辨脉乎?彼于《序例》,则以仲景之言,派作叔和,于此则又以叔和之言,指为仲景,逞心而道,旁若无人,岂有并《千金》《外台》尚未之见,而可谩骂古圣贤,若此其甚者乎?嗟乎!《千金》《外台》非僻书也。欲论仲景者,应请先购此两书读之。

论叔和诸可与不可篇

《千金》《外台》,或竟为三家所未见,或见之而佯为不见,皆未可知。至于叔和诸可与不可篇,则嘉言见之,郊倩亦见之矣。乃郊倩于叔和自道其重集者,明明见之,而偏要说是仲景语。谓仲景所以将汗吐下法,分隶于春夏秋三时,而独不言冬者,明乎伤寒非止冬令之病,《伤寒论》非止为冬令伤寒设。夫其不止为冬令伤寒设者,谓其并春之温,夏之热,而皆在论中也。叔和特于此下春夏秋三时数语,叔和之工于发明仲景者何如?余独怪郊倩之于叔和,固诋毁之不遗余力,恨不坠诸渊,而又下石焉者,而特于此抉出精义,乃反为叔和表章,亦若不遗余力,如此不转幸其偏说是仲景之言,而叔和之不可磨灭者,乃因此而益显乎?叔和而有知也,当亦哑然笑矣。

论刘河间治温全用仲景伤寒方

世谓仲景但知有伤寒,至守真始知有温病。故疑仲景但用辛温,守真始用苦寒。治伤寒则用仲景之桂、麻,治温病则用守真之膏、黄。一若仲景方但有桂、麻,而膏、黄则始于守真者,其言悖甚,然亦有所本也。王安道《溯洄集》:伤寒者,表有寒邪,非辛温不足以散之。此仲景桂枝麻黄汤之所以必用也。温病、热病无寒在表,非辛凉苦寒,或酸苦之物,不足以解之。此仲景桂枝麻黄汤所以不可用,而后人所制防风通圣散之类,所以可用也。异哉!安道其谓治寒用辛甘温,治温用辛凉苦寒酸苦者,下药绝不少混,其说自可为经。然于辛甘温,则曰仲景,而于辛寒酸苦,则不曰仲景,必曰后人,是岂仲景之葛根,非辛凉乎?仲景之芩也连也,膏、黄、芍药也,非寒凉酸苦乎?此真余所谓但见论中有桂、麻、姜、附,不见论中有芩、连、膏、黄者,不意其即始于安道也。夫其所指为后人而有防风通圣方者,非守真乎？后人中唯守真为能用仲景法,所以守真之升麻葛根汤,即仲景之葛根也,三已效方,即仲景之石膏也,三一承气,即仲景之大黄也,天水凉膈,即仲景之泻心猪苓也。若人参石膏一方,更与仲景人参白虎异名同法。唯其欲明温热,所以畅论伤寒。不然者,《河间六书》世皆知其舍寒而论温矣。而何以论温之书,莫不称《伤寒直格》《伤寒医鉴》《伤寒标本》？书中论温,亦莫不曰伤寒烦躁,伤寒发狂,伤寒表里俱热。而凡所以治温之方,皆从《伤寒论》脱化来耶？后人但说仲景有桂、麻法,其能知仲景有膏、黄法者,独一守真耳。异哉！安道胡绝不见守真所用,无一非伤寒方耶？种种迷罔,总由误会伤寒二字而起,而前人之本知温热是伤寒者,又不能逆料后人之不解而预防之。所以于前人之论伤寒,不知其亦兼论温。于前人之论温,又不知其本称伤寒。无怪其看得《伤寒论》中绝无一治温之方矣。至守真《医鉴》一册,借刻于马元素者,则因朱奉议《活人书》将寒热二字,释作三阳是热,三阴是寒,谓病一到三阴,皆为寒证。故特申仲景用寒之法,以辟翼中用温之非。盖守真固知仲景之能用温,亦能用寒也,而岂与仲景有异同哉？谓余不信,盍取河间书一读之。

《临证指南》暑病门杨姓案云:仲景伤寒先分六经,河间温热须究三焦。夫河间治法,亦唯六经是言,而三焦两字,始终不见于《六书》。初不解《指南》之何以有是语,久之而悟《指南》于西昌之论瘟,认作河间之论温。约略记得河间之书,人皆说是异于仲景者,故即不妨托之河间耳。观此先分、须究等字,亦全不成句法,乃因托名大医,人尽耳食,遂开吴鞠通上焦之弊,置六经于不问。不知《伤寒论》六经提纲，本不独为伤寒设。废《伤寒论》，则六经失传，废六经，则百病失传。莫谓《指南》所言，无关大局也。

论喻嘉言温证三篇

喻氏《医门法律》颇为后学可读之书，即《疫论》亦称高绝。盖以此一篇，固是论瘟，不是论温也。至其《尚论后篇》之论温，欲以所定之三例，敌仲景之六经。此则纯乎私心，不可为训。嘉言以仲景为详于治寒，略于治温，而又误解《内经》冬不藏精，春必病温，藏于精者，春不病温两言，以谓寒病伤人者少，温病伤人者多。适因治愈《金鉴》一病，载之《寓意草》中。此一病也，即其据以作温证中篇为一大例者，而不自知其错中错也。原其致错之由，乃以不识《内经》精字，统指人身津液而言，辄认作男女交媾，阳施阴受之精。如康成之解，亦既媾止。遂谓肾精不藏，由于劳肾生风，即《内经》劳风之证，定属少阴。然后以仲景书中，太阳病，发热而渴，不恶寒者，为温病，若发汗已，身灼热者，名曰风温，风温为病，脉阴阳俱浮，自汗出，身重，多眠睡，鼻息必鼾，语言难出五十一字，先截去太阳至温病十四字，而下句若发汗之若字，则联属上文者也，乃并此若字去之，但引发汗下，至语言难出三十六字，以便减去三阳痕迹，将自汗各证一齐牵入少阴。绝不自顾其所引少阴病，无非脉沉，脉紧，脉微欲绝，厥逆无脉，又脉阴阳俱紧，句句与三阳证之阴阳俱浮者相反。且不顾阴病无发热，阴不得有汗两层。又不顾仲景尚有三阳合病两条，与此条诸证互相发明。乃独于《金鉴》案中秘不言脉，以为掩著之计。无如藏头则露尾，顾此则失彼。《金鉴》之病而果愈于麻、辛，则其脉必沉，必见微细，必不阴阳俱浮，自是少阴之伤寒，本无涉于阳明之温热。而徒割裂补缀，煞费心机，演成温证三篇，欲人于春夏秋之温病，尽用麻、辛、附之温药。先从别处说，仲景治温，凡用表药，皆用桂枝。夫曰凡用，曰皆用，则仲景之于温病，必用桂枝，而且用不一用矣。不过欲便私图，直可指鹿为马，居心之险诈，未有甚于此人者。谓为误解《内经》，尚是曲恕之辞耳。试观《千金方》温风之证，脉阴阳俱浮，汗出，体重，其息必喘，其形状不仁，嘿嘿但欲寐一段，《千金》之所谓温风，非即仲景此条之风温乎？《千金》用石膏三两，设使嘉言见之，亦必曰一一皆显少阴经证，而不用石膏，且用姜、附矣。再观《千金》所载腑脏温病，共有六方，皆用石膏，则虽肾脏有温，亦以石膏为治。盖以温病之少阴，固从火化为热，非从水化为寒也。陈延之《小品》，亦以葳蕤汤之石膏治冬温。是皆可取以证嘉言温病用温药之谬。而温病之必用石膏者，亦可信矣。

论嘉言温病属少阴之误

六经之治，有标本中气之分，以其病之或生于本，或生于标，或生于中气也。然唯阳明、厥阴，有生于中气之病。故有必从中气之治。若少阳、太阴，则从本治，而不从乎中。少阴、太阳，则或从本治，或从标治，而亦不从乎中。少阴固为太阳之中气，若病在太阳，则非中气为病，安得谓太阳病当治少阴乎？至于伤寒之病，而传为温，则病之阳盛为之也。太阳经在皮毛，感冒风寒，皮毛闭塞，荣卫之气郁不得宣，甚则内传胸膈，气聚于胃。故太阳病不传则已,传则必在阳明。况温病不必尽始于太阳,且有一起即在阳明者。而唯喻氏独不肯一言阳明。喻谓:渴不恶寒之温病,其脉阴阳俱浮,其身重而多眠睡,其鼻息鼾,而语言难出,一一皆显少阴经证。吾试以《伤寒论》阳明经证,亦一一显言之。如阳明病,不恶寒,其体必重,一也;阳明病,不恶寒,偏恶热,其身体重,二也;阳明病,鼻干,不得汗,其人嗜卧,三也;阳明病,汗出多而渴,四也;阳明病,渴饮水浆,五也;阳明病,其人复不恶寒而渴者,六也;阳明中风,脉浮大,嗜卧,七也;阳明病,脉浮而紧,咽燥口苦,腹满而喘,发热汗出,不恶寒,反恶热,身重,八也;再有三阳合病,腹满身重,难以转侧,口不仁而面垢,九也;三阳合病,脉浮大,上关上,目合则汗,十也;三阳合病,脉洪大,但欲眠睡,十一也;三阳合病,渴欲饮水,口干舌燥者,十二也。凡《伤寒论》所载阳明病,一一可与此条互证者如此。而所谓鼻干者,非即鼻息之必鼾乎?所谓口不仁者,非即语言之难出乎?嘉言既借此一条以为据,则此一条,即不得不与之辨。其所言一一皆显少阴经证者,处处聱牙。余所言一一皆显阳明经证者,句句吻合。惜嘉言当日无援成注阳明也三字,与之辨论者。如其口燥咽干,果为肾水枯竭之象,即非少阴本气君火之病,亦是少阴溜腑,可从下法之病。岂即宜用姜、附之少阴哉?稍缓须臾,瓮干杯罄,即嘉言所自言栀子豉汤,身重四端,皆阳明见证,亦嘉言所自言矛盾若此,抑独何耶?

论嘉言误解《内经》精字

《金匮真言论》曰:夫精者,身之本也。故藏于精者,春不病温。所谓精者，指一身津液，由于水谷所化。水谷之精气，和调于五脏，洒陈于六腑，为后天生身之本。其下遂以精与汗互言之。吾试以经解经，此即经言食气入胃，散精于肝，淫精于脉，输精于皮毛之数精字也。亦即经言饮入于胃，游溢精气，上输于脾，脾气散精，上归于肺，水精四布，五经并行之数精字也。又岐伯论温病曰：人所以汗出者，汗生于谷，谷生于精，邪气之得汗者，邪却而精胜也。又曰：汗者，精气也。则精即是汗，何有异说？如嘉言者，亦可谓善读《内经》者矣。何至《内经》一精字，尚不了了？味其所言，举此三例，以论温。然后与仲景三阳三阴，先后同符。是其意，实欲以三例者，与仲景六经，为域中两大。既作创论，安排《内经》，复以《伤寒论》渴不恶寒之温病，谓仲景言冬伤于寒之温，以发汗已，身灼热之风温，谓仲景言冬不藏精之温。仲景何尝有此意？乃以一节劈成两橛，请来作如意珠，遂将发自阳明，一用凉解清泄，无不立愈之病，肆用反面之姜、附、桂枝。适以助后人夹阴伤寒之说，而寒凉泄降之药，概从摈弃。吾不能不归咎于始作俑者之嘉言也。

论程郊倩生地麦冬为骨蒸劳热源头

嘉言治温，用姜、附之温热，人尚有能知其非者。郊倩治温，用麦、地之清滋，则言巧似是，人更无能发其覆矣。郊倩所有《条辨》，卷首数十页，纯学金圣叹。既为医中魔道，而其足以害人者，尤在第四卷论温数页中。夫用温药以治温者，其弊显，用滋药以治温者，其弊隐。自古隐害之中人，更甚于显然之为害。郊倩切切教人以麦、地治温，且以活人甚多为证，而下文便接此即骨蒸、劳热等病之源头。然则问其于麦、地之后，作何治验？则皆为骨蒸矣，皆为劳热矣。病而既为骨蒸，为劳热，则当其骨蒸、劳热时，却未死也。未死而不可谓之活乎？及其久而仍死，则曰是乃死于骨蒸也，死于劳热也。若前此之温病，则我早以麦、地活之，于是直可以一言断之曰：余以此活人多矣。此为郊倩所自言，为郊倩自己所告人者，非我逆料其用麦、地后，必变骨蒸、劳热等病也。以后如《温证论治》之望其转疟，竟得不死，则尤为活之明证，而远胜于骨蒸、劳热之必死者矣。嘉言之以温治温，死于旬日；郊倩之以滋治温，死于年余，皆可预言其必然，以夸眼力。余在里门时，多有以十成劳病，就余问药者。每述其前一年，曾作温病，幸而获愈。而问其今病之始，则固在前病之末。若告以今病之种种不堪，即由前病之种种耽误，则必坚称其前年之温，确为麦、地所愈，特不解何故，久不复原，而又为此诸病耳。至有以疟久不止，已成疟母，来求治者，其言亦然。甚矣！病者之愚，医者之幸也。黄坤载亦用麦、地，而或加膏、黄于内，以其本是膏、黄之病，当即有愈于膏、黄者。若吴鞠通之增液、清宫，则液且立见其涸，宫亦万不得清，无怪其吸烁真阴，肌肤甲错，亦同于郊倩之骨蒸、劳热，可预定于清宫、增液时，而所言之皆验也。

论李士材《医宗必读》以诸血证尽入虚劳门

阴与阳为对待，血与气为对待，谁不云然。不知血也者，阴气之所化也。人身之阴阳，皆以气言。阴根于阳者，谓阴气根于阳气也。血生于气者，谓阴血生于阴气也。补气之阳，唯附子足以当之。若人参、黄芪，则皆补气之阴。试观人参养营汤，用人参而以养营为名，当归补血汤，欲补血而以黄芪为主，其义不从可知乎？故张路玉曰：四物为阴血受病之方，非调补真阴之治。柯韵伯曰：四物乃肝经调血之剂，非心经生血之方。明乎此，而所以治血之虚者，安得不注意于阴气乎？更有一等，大吐大崩，去血过多则血脱者，必益气，并不仅在阴气，而在阳气矣。此则非参、附大剂，壮阳固阴以收效于顷刻，万无他法可施，本不徒恃参、芪也。若夫暴来暴下之忽见血者，且有蓄血之为血证而不见血者，则非血之虚，而为血之病。病则似与四物无不宜矣。然四物并用，则动者嫌动，滞者嫌滞。此又当知行气开郁、除湿润燥、泻火撤热之皆所以治血而去瘀，以生其新。瘀去而新乃生者，尤为补血之大也。乃《医宗必读》先论虚劳一大篇，首列传尸劳一证，而即继以吐血、咯血、咳嗽血三种。世之乐得其捷径者，一见有血，便归入虚劳门中，将行气开郁、除湿润燥、泻火撤热、逐瘀生新等法，谓皆不宜于虚劳，而尽付诸一勾。此所以血证之浅深次第，竟无下手处也。凡人以吐咯见红，及咳嗽之或已见红，或未见红者，欲其不入怯途。若不先明士材之失，其将何以为治？余哀夫世之为士材所愚也，有不忍嘿尔而息者。

余于《医宗必读》治血之失，言之有素矣。近得《古今图书集成》，于《艺术典·医部汇考》一门遍读之，中有载李中梓语一条云：予于诸血证之始，率以桃仁、大黄行血破瘀之剂，折其锐气，而后区别治之。虽获中病，然犹不得其所以然也。后遇四明故人苏伊举，论诸家之术。伊举曰：吾乡有善医者，每治失血畜妄，必先以快药下之。或问：失血复下，虚何以当？则曰：血既妄行,迷失故道,若不去蓄利瘀,则以妄为常。曷以御之?且去者自去,生者自生,何虚之有?予闻之愕然,曰:名言也。昔者之疑,今释然矣。观此一条,则似乎士材平日本非尽以血证为虚劳。故伊举之言,亦为其所信服,而《医宗必读》何以尽入诸虚劳门中也?向疑士材身享大名,本不应一误至此。意者《医宗必读》,亦非出自士材之手乎?血之为病最多,其治法亦甚不一。今得此论,窃为病血者幸。特其言必先用快药下之,则独宜于蓄血,而他血证,未必尽然。姑录于此,以见《必读》一书,亦未必定出于士材也。

论秦皇士《伤寒大白》

夙闻松江秦皇士有《伤寒大白》一书,以谓《伤寒论》之难白者,得此可以尽白,而惜无由求白于皇士也。取而读之,乃知其意。盖谓仲景所用桂、麻,乃治河北长沙北方冬月之病,江浙东南为南离巳午地,患此绝少。故以春夏秋冬,分隶南北。谓清里同,而发表异。教人以桂、麻二方,只可施诸北方冬月,不治春夏秋三时南方之病。篇中不厌重复,一则曰冬月北方,再则曰北方冬月,一则曰三时南方,再则曰南方三时。夫桂、麻二方,诚有不宜于三时者,即北方亦何尝不然?若南方而感风寒,未成温热,即三时亦未必定无桂、麻证。而其一再言之,直若北方独有冬月,南方只有三时,何其悖也!况既凿分南北,则其于南北方位,当必有厘然不爽者。乃问其所谓北方者何?则长沙也。长沙,即今湖南长沙府,以方舆计之,正与江浙毗连处,东西相望,且略迤南。乃以湖南改作河北,则似长沙不在洞庭之南,而在大河之北矣。问其所指为南方者何？则江浙也。江浙之地，但可曰东，不可曰南。乃以震巽之间，直移诸南离巳午，则似江浙不在大江之左，而在岭表之南矣。不特此也，仲景南阳人，长沙乃其所历之官。当其守长沙也，宗族五六十人，未必皆死于长沙。则论仲景者，自当就南阳言之。南阳即今河南南阳府南阳县，于汉时为涅阳。以方舆计之，亦与江南宝应一带，东西相望。况其所据以为北方者，且不在南阳，而为长沙乎？凡论地理，当就天下之中，以定南北，而分东西。长沙、江浙，就天下之大论之，实亦相去不远，非真南北迢迢，东西亘亘，有万里之隔也。而人之于病，病之于药，亦何至有于此者，必不有于彼，宜于彼者，必不宜于此哉？乃将千古以来，一定不易之地舆，信手改南作北，指东为南，而江浙之地，遂自此无桂、麻证。大凡人谓仲景方不可用，每为病家所乐从，于是南人无伤寒之说，遂盛行于江浙间。今乃知始作俑者，即不识南北，不辨东西之秦皇士，而《伤寒论》于是乎大不白于天下矣。

卷十　文十

黄坤载书总论

昌邑黄氏坤载，著撰宏富，洵是医门大宗。其所立言，于伤寒则有阳盛入腑，阴盛入脏八字，于杂病则有木火宜升，金水宜降八字。此十六字，自能高出于不知阴阳，不识升降者之上。然凡读《内经》，通仲景书者，代不乏人，安见黄氏而外，必无能言此理者哉？而其自负为古今无双者，则在“阳贵阴贱”一语。夫阴根于阳，阳根于阴，阴无阳不长，阳无阴不生，天地之道，不能有阳而无阴。犹之五行之端，不能有火而无水，四时之序，不能有夏而无冬。即以病论，其于群阴凝聚，微阳几为所灭者，自当扶阳而抑阴。若夫病在阳明，热甚劫津，阳邪不去，阴即大伤之会，则少火已成壮火，是亢阳之为害也。而仍执此贵阳贱阴之说，鲜不殆者。黄氏于阳明阳盛之病，终其身无理会，职是故也。而无双之誉，则又在自制数方，数方之药，则仅有浮萍一味，浮萍之外，则仍仲景之葛根、石膏、大黄也。其所以能去病者，本赖膏、黄之大力。若浮萍之用，同于葛根。既有葛，即不必复有萍。岂得以多于仲景者，不过一浮萍，而直可前无古人乎？况夏月以浮萍发汗，有甚于冬月之麻黄者，葛根无弊，浮萍且未必无弊乎？乃以有此浮萍一物，自造方名曰元霜，曰素雪，曰红雨，曰白英，曰黄酥，曰紫玉，曰苍霖，与病全无干涉，适以呈其陋劣。然此尚不过马牛其风，自贻笑柄已耳。至于天魂也，地魄也，仙也，灵也，以此方名，施诸有病之家，其言实不祥，几何不掩耳而走乎？然此尚不过厥口诅祝，令人恶闻已耳。若其《伤寒说意》一编，分证列方，自定分两，则教今人治今病者也。古今权量全无考订，而于桂枝汤用桂枝、生姜各一两，甘草七钱；麻黄汤用麻黄一两，桂、甘各七钱；大青龙汤麻黄用二两，桂、甘亦各七钱，生姜亦用一两；白虎汤石膏用五两；承气汤大黄用一两四钱。彼意以为轻于汉代者，已三分之二，亦知其重于汉代者且十倍而强乎？其麻黄二两，桂枝一两，病者万不能受，旁人即未能知。而其一两之生姜，辣且何如，七钱之甘草，甜且何如，则胡弗依其方法，煎取三杯，温服一杯，而试一尝之乎？其方如是，而其于病也，乃至疫之温者云无内热，疫之寒者，反用膏、黄。六元之本气不病，而先有方。且以少阴之君火而用少阴之椒、附，以阳明之燥金而用肺金之麦、味。又谓小儿出痘，无关胎毒，当发其汗，汗透痘即不出，必无表解，而再出痘之理。甚至于承气之方，可加表药，滋润之品，可云泄邪，而曰泄阳明之燥，滋太阴之湿。于燥而可曰泄，于湿而反曰滋，只此泄燥滋湿四字，即在不知医者恐亦未能首肯也。顾其自制药方，自下论断，不曰《四圣心源》，即曰《四圣悬枢》，则孔子继伏羲、文、周而系《易》，胡不闻以三圣名十翼之辞，孟子承大禹、周、孔以拒杨、墨，胡不闻以三圣名七篇之作？乃一己之书，动称四圣，遂并庐医而亦奉以圣之名。此则太史公传方术时所不料也。其《素灵微蕴》二十六篇，在十篇以前，摘录《素》《灵》原文，略焉而弗详，然其称名也犹正。及读至十一二篇，忽有赵彦威、钱叔玉其人者，初讶其为黄帝时人也，不意其为黄氏时人也。自纪其所治验，而皆谓之《素》《灵》之蕴，则凡士人谈道，砥砺半生，晚有所得，勒成一书，以自道其惬心快意之处。胡亦不闻以一己之著述，为论孟之微蕴者。《内经》之论狂也，曰自高明，自贤智人，即病狂，亦何至僭妄若此？不较张景岳之《伤寒典》《杂证谟》，而更有甚焉者乎？夫狂亦圣人所许，果其志意高远，力能进取，此腹容得卿辈数百人，亦足以豪。乃其自序者八，则又无一篇不是健羡荣华，嗟叹贫老，若终身之蒙难。呼先哲以群儿，遂目仲阳为悖谬，东垣为昏蒙，守真、丹溪为罪孽深重，宜乎《四库》不收其书，以其善骂，视作伧父，而仅入之《存目》中也。至其《悬枢》自序曰：相而不良其罪小，医而不良其罪大。相顾可不良乎，医顾大于相乎？又答尹公问：以门乏好奇之客为憾。夫好奇邪者，岂是正道？非独不可以谈医，即论事亦为失言。昔裴晋公与李习之论文曰：世有见人之违道者，耻与之同形貌，共衣服，遂思倒置眉目，反易冠带，以示异也，而不自觉其倒之反之之非也。陈同甫与朱文公书曰：因吾眼之偶开，自以为得不传之秘，尽绝一世之人于门外，而谓二千年之君子，皆盲眼不可点洗，二千年之天地日月，若有若无，亦太过矣。此两说也，不知为何人发？一若为黄氏发者。抑又怪近之信其人，而用其言，辄以三钱、五钱之桂枝，死其亲属于七八月间之痢疾，四五月间之温病。既蒙其毒，犹诩诩然，自谓能读黄氏书，独得其贵阳贱阴之秘，为愕然者久之。

论黄氏改经

启元子注《素问》，其为篇次，本非全元起之旧。黄氏《素问悬解》,复有移易。此或如宋人之谈错简,尚可言也。乃不独移易,且有删削,已令熟读《内经》者,见而骇然。况更改经之字,以遂其私?既失本义,且足变乱治法,则其误人为何如耶?世以老年人多阳衰,老年人用药宜温热,由来已久,自奉黄氏以为圭臬,而此风若尤甚焉。今始知其贵阳贱阴之说,乃改经以成之也。记有之五十始衰,注家但言衰弱,不言阴衰阳衰,即《素问·上古天真论》:年半百,而动作皆衰,亦不言衰者,是阴是阳。至《阴阳应象论》明言年四十,而阴气自半也,起居衰矣,正与《灵枢》人生四十,腠理始疏,荣华颓落之语,互相发明。年五十,体重,耳目不聪明矣。年六十,阴痿,气大衰,九窍不利,下虚上实,涕泣俱出矣。则皆明说阴衰,不说阳衰。以阴阳有二气,气本非独说阳也。乃黄氏于气大衰之气字,改作阳字,意盖必欲贵阳而贱阴。故先于此处点窜经字以实之。不知前人浑言气字,每兼阴阳二气而言。若独言阳则言阳,独言阴则言阴,若兼言阴阳,则又必根上文语意而来。此处上下文都说阴气,则此句气字,亦说阴气无疑。黄氏又若未尝不知,故必改作阳字,而后注之。遂谓年五十,阳气渐虚,阴气渐盛,年六十,阴气痿弱,阳气大衰,无非为贵阳贱阴,预留地步,示人以说本经典。夫以我注经,而改经就我,彼自以为巧矣。不执原文以正之,人不将据其所改之经,反谓黄说之有所本哉?黄氏《周易悬象》,且多删改经文,直以孔子之十翼为稿本,而笔削之,尚何有于《内经》?然而医司命者也,阴阳之交,出入尤大。此之改气为阳,更不能无损于天下之老者。故不容不以未改之经,为天下告,亦不能不以乱名改作为贤者讳也。

黄氏既改气字为阳,而于本文阴痿二字,又非所解。人身九窍，上窍七，下窍二。耳目鼻口为上窍，二阴为下窍。肾开窍于二阴。二阴者，前阴后阴也。年六十阴痿，此阴字，即前阴之阴。谓人年老而阳道不举。如《史记·五宗世家》，胶西王端阴痿，注谓不能御妇人者是也。黄氏不解，乃谓此阴字，为阴气痿弱，则彼方言阳气渐虚，阴气渐盛，何以渐盛者，忽而痿弱？痿弱者，既在阴气，何以大衰者，忽在阳气？《内经》于痿有专篇，皆言热证。如所云肺痿，为肺热叶焦。骨痿生于大热，治痿独取阳明。又云肝心脾肾之热，皆能致痿。此处阴痿，明即肾气之热。肾热之甚，则阴气大衰，正与经文阴气自半，起居衰矣之说，彼此相符。黄氏欲说阳衰，不得不将此义抹煞，而语意遂不贯串矣。

论黄氏窃书

窃人之书，以为己有，自昔已然。若郭象之于向秀，主父偃之于仲舒，上官大夫之于屈原，以及齐邱《化书》、《孟德新书》，皆其著者也。元明以降，此风尤甚。其历见于陆定圃书中者，亦彰彰耳目间矣。至医家之言，竞相撏袭，则其事愈隐，人罕言之。如张景岳之《新方八阵》，全录方壶道人《壶天八法》，而截去卷尾数方者也。其《类经》亦罗谦甫承其师命，所称三脱稿而三毁之，三年而后成者。元刘因《静修集》，有谦甫《内经类编·序》，即此书也。喻嘉言努力著书，其暗袭方氏处，为林北海抉而出之。杨栗山《寒温条辨》之二、三两卷，为三原陈素中未刻稿。吴仪洛之《成方切用》，即汪讱庵《医方集解》。其《本草从新》，亦即讱庵《本草备要》，改头换面，又是一书，尤不足道。然或诵习之久，不觉用为己语，尚是文人常事。若黄氏，则自负无双者也。既自以为无双,则他人之物,皆当为其唾余,而无足拾者。乃其《四圣悬枢》中六经诸论,及元霜七方,取用青萍,则全是诸城刘松峰《说疫》之书,何哉?松峰于《说疫》一书,自言瘟疫之需汗亟矣。思能发瘟疫之汗,当无过于浮萍。其性凉散入肺,经达皮肤,发汗甚于麻黄,取以治瘟疫辄效。后又质诸北海老友黄玉楸,颇与余意合,始敢笔之于书。然则六经之论,松峰之论也;七方之制,松峰之方也;浮萍一味,松峰之药也。松峰《说疫》刻于乾隆五十年,当黄氏作《悬枢》时,尚为松峰未成之书。其或松峰有心得而漏之玉楸,其或撰自玉楸,而松峰袭之,皆未可知然。松峰道及玉楸,而玉楸无一字及松峰。盖欲说汉以后无一人,自不容同时有二人。袭其美者,必掩其名。他人犹可,黄氏大医而亦同于郭象翼庄之类也,是不能为贤者讳也。

论黄氏贵阳贱阴

阳贵阴贱之说,自古为昭。黄氏著书,本此立论。揆诸大易消长之机,君人者齐治平之道,其谁曰不然?然而以之论病,则有宜有不宜也。病有以阳虚而致阴盛者,贵扶阳以抑阴;病有以阴盛而致阳虚者,贵壮阳以配阴,是皆宜于贵阳贱阴之法。然阳虚则阳可贵,阴虚则阴即未可贱也;阴盛则阴可贱,阳盛则阳即不为贵也。贵阳则阳不虚,是为宜;贵阳则阴不盛,亦为宜。若贵阳而阴益虚,且贵阳而阳愈盛,则大不宜。阴盛之病,既不可以治阴虚者统治之,则阳盛之病,亦岂可以治阳虚者混言之哉?《素问》唯《灵兰秘典》主明则下安,主不明,则十二官危数语,有贵阳贱阴之意。此外则云百病之生,久则传化,而阳气当隔,隔者当泻。故阳畜积病当死。又云阴阳之要,阳密乃固。阳强不能密,阴气乃绝。此其不甚贵阳之意,言下显然,而更有意在言外,令人默喻得之者。如所云天气清净,光明者也。天明则日月不明。此谓大明见则小明掩,故且欲其阳之藏也,不贵也。又云:苍天之气清净,则志意治,顺之则阳气固。此谓阳不顺降,即不固密,故并惧其阳之逆也,不贵也。又云阳气者,烦劳则张,精绝。此更谓阳若侈张,阴即因以竭绝也,不贵也。又云阳气者,精则养神,柔则养筋。此又欲其阳之柔,而不欲其阳之刚且强也,不贵也。余读《内经》,觉阳之足以病人者,皆不为经所贵。所以遍检《素问》八十一篇,欲求一贵阳之说不可得,而于此数处,且若预恐来世有以阳为口实者,而人多忽之。他人不足责,黄氏非善解《内经》者乎?天下之病,有阴虚,有阳虚,而唯《伤寒论》则只论阴盛阳盛,否则论阴亡阳亡。独不论阴虚阳虚,病入少、厥,阴盛而阳欲亡,所以贵阳;病入阳明,阳盛而阴欲亡,所以不贵阳而贵阴。仲景于少、厥阴盛,用姜、附以回阳,贵阳也;于阳明阳盛,用膏、黄以救阴,不贵阳而贵阴也;于少、厥之热厥热利,仍为阳盛,即仍用膏、黄以固阴收阳者,贵阳,而此时之阳不贵也。非是,则少、厥之阳贵,阳明之阳不贵,少、厥之阴贱,阳明之阴不贱。不明乎此,自不能说仲景之意。他人不足责,黄氏非善解《伤寒》者乎?抑黄氏既作贵阳贱阴之说,而其言又有自相矛盾者,何也?凡仲景于阳明,用芩、连、膏、黄时,皆为阳盛,不为阳虚。黄氏又自忘其曾言阳盛入腑,而变为阳败。阳败者,阳虚也。以仲景之见为阳盛者,至黄氏而见为阳虚,或竟是仲景不及黄氏处。然既认定阳虚,则竟用补阳之药以补阳,仲景固不与争也。乃于仲景膏、黄方中,忽加二冬、元参、生地、苁蓉之阴药以补阴,则又不是阳虚而为阴虚矣。阳所由盛,黄氏既终身不解,而于阳盛之病,则认作阳虚之病。又于认作阳虚之病,教人尽用阴虚之药,是岂病之阳盛阳虚,必力与古人辩,而药之所以治阳虚阴虚者,不必为今人分乎?嗟乎!阳明之病非他,生死出入之会也。若以证之于经,则亦阳强阳蓄积之会也。人病求医,人岂奈此阳虚阴虚可以通治之医何?此无他,总以阳贵阴贱四字,独不得施诸阳明一经,所以处处触喉棘舌,万说不去,而强言之。异哉!黄氏一代之大医也。余以病人之故,亦不能为贤者讳也。

论黄氏不识阳明病

伤寒之病,阳明为多;伤寒之治,阳明为要。治之得失,生死系焉。故唯能治阳明者,使其病即愈于阳明,而不更传变,活人亦为最易。盖以此时之阳明,只是邪陷之阳明,尚非土败之阳明也。黄氏乃以陷里之实邪,认作阳虚之土败,则其于《内经》所谓气盛热壮之阳明,仲景所谓土为万物所归,无所复传之阳明,直是不会识得。遂以天下最多之病,罔知所措。于何见之?见之于所为阳明病解。而其于葛根芩连一证,则尤大失仲景之意者也。《伤寒论》:太阳病,桂枝证,医反下之,利遂不止,脉促者,表未解也。喘而汗出者,葛根黄芩黄连汤主之。黄氏于《伤寒悬解》解之曰:桂枝证,医反下之,败其中气,表阳乘里虚内陷,虽内有四逆证,外有桂枝证,而热在胸膈,二方俱不能受。宜葛根达阳明之郁,芩、连清君相之火,然后中下之寒,徐可议温。又于《伤寒说意》为之说曰:桂枝证,医反下之,败其中气,以致下后里空，里宜四逆，表宜桂枝。而膈热壅阻，二方难用，宜葛根、芩、连达胃郁而清上热，然后议温未晚。岂知仲景之意不尔也。此条之下利，不如是讲也。仲景此条盖谓本太阳病一经误下，遂将太阳表证陷入阳明，即为阳明里证。所陷者实热也，即阳邪也。是当专以芩、连，直清阳明之里。然其脉促，其证喘而汗出，则不全是阳明之里，而尚有阳明之表。故一面清之以芩、连，即一面达之以葛根。条首之必冠以太阳者，明乎此时之病，已从太阳入阳明，不得仍从太阳治。所以不复为桂枝证，而为葛根证，所以不复用有桂、麻之葛根汤，而用有芩、连之葛根汤。《本经》：葛根能起阴气。此既为脉促喘汗之利，则阳盛而阴欲伤矣。阳再盛，阴必亡。且将继以白虎、承气，适与脉迟倦卧之利，当以四逆回阳者相反。脉促宜清，则脉促之利即宜清；喘汗宜清，则喘汗之利亦宜清。内外本属一贯，虚实绝无两歧。黄氏意中，乃只有当用四逆温之之利，曾未识阳邪成实，陷入阳明，尚有宜用葛根芩连，兼表兼清之利。所以一则曰议温，再则曰议温，其意直欲便用姜、附，而又无奈仲景之芩、连，叠用虽字而字，多所转折，接用宜字，一落千丈，不得不姑就原方，顺文强解。夫利之为病，虚寒则竟宜温，实热则竟宜清。岂有本当用温，暂且用清，暂且用清，终当用温之理？仲景于少、厥阳盛之利，尚用白头翁汤之连、柏，其在三阴且然，而况两阳，其在脏病且然，而况腑病？乃《悬解》于阳明七章之首，自言太阳病将入阳明腑，用葛根矣，而又以此分作太阳病，入太阴脏，于《说意》第七条亦同。然则仲景此条，毕竟是阳明乎，是太阴乎，是腑证乎，是脏证乎？乃忽曰脾阴虚，忽曰胃气逆，又曰葛根芩连达胃郁，是仍非太阴脾，仍是阳明胃矣。脾,脏也。胃,腑也。一阴一阳,一虚一实之分也。虚实温清,相反如是,是于阳明之实,太阴之虚,胸中全未了彻。故其忽而欲清,忽而欲温,手下全无把握。况此时之利,既不是里虚里空之利;此方之清火,亦不是清君相之火。此人之中下,亦何尝是有寒之中下?且何以必要用四逆、桂枝汤,而又觉两方之难用?又何以必谓其有四逆、桂枝证,而又疑二方之不能受?既不能受,自不当用。若果当用,有何难用?若既难用,何必议用?其称伤寒方难用者,群儿之声口。自负无双者,不应如是也。乃阳明一经,全不解仲景意,动曰土败,曰气败,曰阳败,曰中气败,曰肾阳亦败。一若下利一证,舍土败无他说,舍温无他法者。夫既土败阳败矣,中气败肾阳亦败矣,而仲景乃用芩、连于中阳已败之余,再用膏、黄于肾阳亦败之后。黄氏既经见到,而于葛根芩连之方,何以仍可迁就乎?揆其所以然,总因贵阳贱阴之见,横亘于中,而于阳明病,阳盛入腑之际,仍认作可贵之阳,于仲景用芩、连、膏、黄,尽力救阴之会,仍认作可贱之阴,则其所以说仲景之意者,果安在哉?然而阳明一经,为伤寒中最多之病,即为伤寒中最要之治。苟阳明之不能治,又何有于他经?灵胎谓《伤寒论》是学者下手功夫。余谓阳明证,尤伤寒下手功夫也。黄氏之不识阳明,更不能为贤者讳也。

黄氏于葛根芩连方,既一误至此,而其解白虎、承气,亦大失仲景意。仲景之石膏,所以退阳,佐甘草,即可保阴。盖不退阳,则阴即不保也。乃必于白虎汤另用元参、麦冬、生地,谓为养阴,则于仲景用石膏之意,全不解矣。仲景之大黄,所以存阴,佐朴枳,所以急下。盖不急下,则阴即不存也。乃必于承气汤,另用天冬、地黄、苁蓉，谓为滋阴，则于仲景用大黄之意，既非所解，而于朴枳之用且相反矣。相反之故，病家岂所能知？然即此朴、枳、苁蓉，滋之与燥，燥之与润，并作一方。滋而是，则燥非，燥而是，则润非，即在不谈医者，亦何妨于此一穷诘耶？仲景用朴枳之燥，正在舌黑、齿焦、唇裂时。以此时诚如黄氏所见，热在胸膈，膈热壅阻，不荡涤则阳不退，阳不退则阴将亡。阴之亡也，为阳盛，非为阴虚，所以断不用滋润药也。乃黄氏必曰：承气之法，能亡阳盛之微阴。又曰：变承气之荡涤，泄之以滋润之品。直若纵有承气证，必不可用承气汤。遂云即使确有下证，必加天地苁蓉，然后虽用攻下，不至亡阴。夫仲景之下法，为确有下证设也。若确有下证，而定不用下法，则下法将始终无用处，而直可废此法矣。其意大不满于仲景，岂仅目汉以后人为群儿哉？世之不识阳明者，原不独一黄氏。然他人之不识阳明，皆不及黄氏之显，反若无从说起。今得借黄氏，畅发此论，使阳明得还仲景治法，则黄氏亦大有功于病者。古人讲学，以明道为归，即如朱、陆异同，亦非门户之见。黄氏著作等身，人所不及，除此不经，尽堪节取。惜无有拣金于沙，拾珊瑚于大海者。

论王清任《医林改错》

王清任者，直隶玉田人，自称鸦鸿桥勋臣。其所指医林之错，而必当改者，则黄帝之《素问》、越人之《难经》、仲景之《伤寒论》也。其所由识其错，而可据以改者，则俘获之逆酋、凌迟之犯妇、暴露犬食之残骸剩骨也。其言曰：前人创造医书，脏腑错误，恨无可证。乃于嘉庆二年四月，游滦州之稻地镇。其时彼处小儿，正染瘟疫，十死八九，多用代席裹埋。代席者，代棺之席也。彼处乡风，更不深埋，意在犬食，利于下胎不死。故破腹露脏之儿，日有百数。初未尝不掩鼻，后念古人所以错论脏腑，皆由未经亲见。遂不避污秽，每日清晨，就视犬食之余，有肠胃者多，有心肝者少。十中看全，不过二三。连视十日，看全三十余人。始知医书所绘脏腑，即件数多寡，亦不相合。尚有膈膜一片，其薄如纸，皆因破坏，未得明验。四年六月，有辽阳州一妇，杀其夫与翁，解省拟剐。跟至西关，忽悟彼非男子，不忍近视。及行刑者，提其心肝肺从面前过，始得细看。二十五年，有打死其母之剐犯，行刑于崇文门，却得近前，而膈膜已破。道光八年五月十四，剐犯张格尔，又不能近看。自思一篑未成，不甘中止。九年，遇江宁布政使恒公，言曾镇守哈密，领兵于喀什噶尔，所见诛戮甚多。细说膈膜形状，始得知之的确。因思黄帝下问岐伯，何得不知妄对？秦越人《难经》以无凭之谈，做欺人之事。张仲景之《伤寒论》，方虽有效，而经络皆错。于是以《内经》脏腑绘图于前，以彼亲见各囚犯、各死婴之尸身脏腑绘图于后。有左气门、右气门、卫总管、营总管、津管、珑管、鸡冠油、水铃铛、出水道等图，为黄帝所未知。再证以随喂随杀之畜，三四日不喂而杀之畜，与人相比，为越人、仲景所未识。要后医遇机会，细心查看，是教人于胔骼堆中、杀人场上学医道矣。试思人之已死，瘪者瘪矣，倒者倒矣，气已断，何由知是气门？水已走，何由知为水道？犬食之尸，刑余之人，何由知其件数之多寡？心肝肺一把抓在手中，何由知其部位之高低？彼纵能就死尸之身首，一一检之，势不能再剥活人之皮肉，一一比之。且于死尸，转若有气，于活人偏说无气。又谓凡斗殴之以破伤风死者,凶手拟抵。若早明乎气散气亡之义,即用黄芪半斤,大补其气,救一个,岂不是救两个?乃今知其治中风之人,每服用芪四两。其于治病之芪,较之救凶之芪,尚轻一半也,尚短五成也。于是而都下,遂盛传其补阳还五一方。

论补阳还五汤

近日都门有风行之方,曰补阳还五,以治中风诸病,及老年人一切虚证,方出《医林改错》中。初不解其方之何以名还五也。取而视之,乃知其所谓五者,谓人身十成元气,亏二成,剩八成,每半身仍有四成气,则无病。若亏五成,剩五成,每半身只剩二成半,右半身二成半,归并于左,则右半身无气,左半身二成半归并于右,则左半身无气。受病之半身,向不病之半身流动,比水流波浪之声尤甚。于是思得一方,以息其波浪声,而还其五成亏。乃分左、右各二成半而并之,则曰五;合左、右各二成半之亏而还之,则曰还。还、五两字,于是乎心领神会,而得其解矣。然于其所以为方者,则尚未能明其意也。观其方,用黄芪四两,归尾二钱,赤芍钱半,川芎、桃仁、红花各一钱,加地龙亦一钱,主治半身不遂。方以黄芪为君,当归为臣。若例以古法,当归补血汤,黄芪五倍于当归,则二钱之归,宜君以一两之芪,若四两之芪,即当臣以八钱之归。今则芪且二十倍于归矣。大约欲以还五成之亏,有必需乎四两之多者。若照古方,用芪一两,则只还得一成零二分五之气。其无气之三成七分半,久假不归,逋负尚多,方即不验。于是乎每服四两之黄芪,亦心领神会,而得其解矣。然其方之所以名补阳者,则又何也?盖以当归为补血,血为阴;以黄芪为补气,气为阳。故以黄芪为可补无气之半身,即可补无阳之半身,于是而补阳两字,亦复心领神会,而得其解矣。然而黄芪补气,不补阳气,而补阴气者也。正不得以补阴气者,谓补阳气,而即用其补阴之药,换作补阳之名。阴阳二气之在身,阴气盛则阳气不能与之敌。若以补阴气之药,误作补阳气,而恣啖之,则阴气日以长,阳气日以消,阴阳消长之机,固非王清任所能喻。独所谓合左右身各二成半,而为五成者,则清任独知之,而他人所不能知。即所谓甚于波浪声者,亦清任独闻之,而他人所不能闻。此其所以独有是方,而方独可以是名也。都中人语云:此方可一二百服。准以四两一服,四服即得一斤,百服则二十五斤矣,二百服则五十斤矣。其于真是半身不遂病,果在《金匮》血痹虚劳门者。方名虽曰补阳,方药适以补阴,或能以病就药,药虽过度,尚无大害。然真要在六个月零二十日内服完黄芪五十斤,恐亦无此理也。若夫中风、中气,或且为痰中、食中,而亦曰此方可以通治,则中风当祛风,中气当利气,痰中、食中尤当消食豁痰以疏通之。此则半身皆可不遂,而病则不是虚劳。若亦服四两之芪,病即不起,罹祸之家,主名且有属矣。至其言人病之虚,防有瘀血,方故取用桃、红,此意未尝不是。然凡消瘀之法。因于寒者,逐其寒;因于热者,退其热;因于气之郁结者,尤必达其郁,解其结,而瘀始消,正不徒恃桃、红为也。且病之利于桃、红者,必其大不利于黄芪者也。且未闻方之用桃红者,而可名为补阳者也。奇哉方乎!不奇于鸦鸿桥之有是方,正奇在服是方者,信其为真有是理,而方真可有是名也。安得不述此奇谈,为未受愚之病家告哉?

卷十一　文十一

论叶天士《临证指南》伤寒门方

叶先生《临证指南·卷五》，以风、寒分门，而寒门所有者六方，并非伤寒大证，即在太阳一经，亦仅言其至小。此书行后，遂不闻以《伤寒论》治病。今之置寒水六气于不讲者，大抵即由于此，而《伤寒论》中之细微曲折，亦更无能道其片语者矣。乃有门人华玉堂者，于此一门后，大放厥辞。谓人但拘仲景之法，皆为见闻不广，胶柱鼓瑟，不知变通，以明仲景之不足法，而以此六方为治伤寒一大宗。徐灵胎曰：此即俗名着寒之病，偶尔小恙，不入经络者也。何必牵引伤寒大证，发诸议论？及细阅此编，竟无伤寒之门，即此为伤寒之法，不禁失笑。夫医者之学问，全在明伤寒之理，则万病皆通。故伤寒为病中第一证，而学医者之第一功夫也。此编独缺此一门，则平日所习何书，所治何病？此非此老之过，抑编此书者，胸中茫无定见耶？灵胎说如此，尚不知此案与此药亦未必定出自先生也。昔梁茝林中丞《浪迹丛谈》，载叶先生轶事一则，为龙虎山张真人，在吴于万年桥停舆，让桥下天医星过去，而是日是时，不先不后，天士小舟适从桥下摇橹行来。中丞于此，不溢一词，而其下即引纪文达语，谓天士不事著述，今所有《医案》十卷，为门人取其治验，附以论断，非天士本意也。石琢堂殿撰，亦谓先生少所著作。《指南》一编，冗杂不足以传,乃先生弃世后,门下学者荟萃而成。其方不尽出先生之手。然则此书明是及门假托,为一时渔利之物,奇在所作医案,每以不了语气,及上下文不联属,又每以也字易矣字,谓是其师汉魏文章,然犹无害于病者。若此伤寒一门,则俗医正怕读伤寒书,正谓伤寒方难用,遂若照此六方,法已大备,更不必问途于仲景。而又因此作江南无伤寒之说,非皆不辨真赝而徒震其名之害耶?呜呼!自有李士材《医宗必读》,而世不知有血证,自有此《临证指南》,而世不知有伤寒。叶先生为吾苏大医,享盛名于雍乾时,必不至此。彼华玉堂、邵新甫辈,造此大孽,且坏先生身后名誉,安得不为先生一雪此愤哉!

丹溪之言曰《格致余论》,戴人之言曰《儒门事亲》,宁陵吕氏之言曰:人子不可以不知医。修谓有父母者,不知医,不得为孝子,即有儿孙者,不知医,亦不得为慈父。当今之世,诚何恃而不恐?正不徒一物不知,儒者之耻已也。

论《临证指南》温热门席姓七案

席(姓)脉左数右缓弱(此为温热病脉),阳根未固(温热与阳根无涉),阴液渐涸(阳邪之甚),舌赤微渴(亦阳邪也),喘促自利溲数(三焦大热)。晡刻自热,神烦呓语(日晡所,阳明王时也。初诊只有晡刻神烦)。夫温邪久伏少阴(此沿喻氏之说,其误即始于此),古人立法,全以育阴祛热(古人治温,决不育阴,全以下语气未了)。但今见证,阴分固有伏邪(阳伏于胃,病在阳分),真阳亦不肯收纳(乃阳邪之充斥,非真阳之不纳)。议仿河间浊药轻投(河间从无此法),不为上焦热阻(独此未用一药),下焦根柢自立

(与下焦根柢无关),冀其烦躁热蒸渐缓(不去其热,热何由缓?)。

熟地炭　茯苓　淡苁蓉　远志炭　川断　五味(方谬)

又(再诊)晚诊,阴中伏邪(阳伏于胃),晡时而升(的是阳明),目赤羞明(睛不和也),舌绛而渴(渴为温病),与育阴清邪法(以阳邪而育阴,阴愈育,阳邪愈固,而云法乎?)。

生地炭(生熟地之所贵,在滋膏,而炒为炭,则无用,亦断无先熟后生之理)　元参心　川斛　炒麦冬(麦冬无炒用者)　犀角　石菖蒲(二味并开心窍,送邪入心)

又(三诊)脉左数右软(此时脉尚未变),舌干苔白,小溲淋漓(腻涩之效),吸气喘促(呼气促是脱,吸气促乃是闭),烦汗(的是阳明),乃肾阴不承(非也),心神热灼蒙闭(一去胃热,蒙闭即开)。议以三才汤滋水制热(岂阴虚而火炎耶?此时之邪热,非滋水所能制),用三才加茯神、黄柏、金箔(邪必益锢)。晚进周少川牛黄清心丸一服(助犀角,送邪入内)。

又(四诊)昨黄昏后诊脉,较之早上,左手数疾顿减(脉象陡变),唯尺中垂而仍动(阳邪内陷矣),呓语不已,若有妄见(胃热蒸心益甚矣)。因思肾热乘心(胃热而非肾热),膻中微闭,神明为蒙,自属(二字何解?)昏乱(全不识阳明病)。随进周少川牛黄丸(领邪入心),一服,俾迷漫无质之热(热本无所为质)暂可泄降(并未一用泄降之药),服后颇安(并不能烦躁矣)。辰刻诊脉濡小(脉又变矣),形质大衰(生熟地炭既立根柢,何至形质大衰?),舌边色淡,下利稀水(邪下陷矣)。夫救阴是要旨(撤热是要旨),读仲景少阴下利篇(太阳、阳明,亦有下利),上下交征(此句如何接得上?),关闸尽撤,必以堵塞阳明为治(昨日犀角,昨晚牛黄,尽开诸窍，一变而为堵塞。况阳明无堵塞之理），以阳明司合（阳明之合，不如是讲），有开无合，下焦之阴仍从走泄矣（生熟地炭之功何在？）。议用桃花汤。

人参　赤石脂　干姜　粳米（此方补涩而温，适与清泄苦降相反。）

又（五诊）晚服照方，加茯苓（此时病已垂危，药之出入，必不在一味茯苓）。

又（六诊）脉左沉数，右小数（堵塞后，脉又变矣），暮热微汗，时烦。辰刻神清（只有辰刻神清矣），虚邪仍留阴分（实邪仍留阳分）。议用清补（当用寒泻）。

人参　茯苓　川斛　炙草　黑穞豆衣（何用？）　糯稻根须（何用？）　《金匮》麦门冬汤（全与温病无涉）

温热门，再有张姓一案，初仅形象畏冷，用复脉汤去参、桂，加甘蔗汁。及三诊，阴液尽涸，阴气欲绝（复脉汤有麦地，何以阴涸阴绝？）。

再有顾姓一案，初尚能饮酒纳谷，用犀角、生地。再诊，目瞑舌缩，神昏如醉（心开窍于舌，犀角送邪入心，故舌缩）。

再有陈姓一案，初不过夜烦无寐，不嗜汤饮，亦用犀角、生地。及三诊，阳升风动（用生地，阳当不升，用犀角，风当不动，何又升动若此？）。

凡此所用药后，种种变相，皆《指南》所自言。何以用其法者，皆不一问其药之取效，固有如是者乎？

《指南》温热门，共四十余案。其于席姓复诊者七。初诊左数右缓弱，为温热病应有之脉。邪在阳明，是为时气，非阴虚火炎，骨蒸劳热之病，亦非上盛下虚，阳光飞越之病。与阳根未固，真阳不肯收纳，有何干涉？乃必曰：久伏少阴，而欲育阴以立根柢，此在劳怯病中，尚为下乘。岂可以之论温热时邪哉？及复诊者，再而吸气喘促，心神蒙闭，非熟地、生地炭，腻膈留邪，犀角、石菖蒲送邪入内之效耶？再与天冬、地黄、人参之三才，加以牛黄协犀角之力，脉之数疾顿减，一变而为濡小，或并外热之不见，病于是乎内陷矣。牛黄之服后颇安者，并烦躁之不能也。所以形质大衰，而即下利稀水，温病不撤阳邪，种种变相已露，尚曰：救阴是要旨。而一任其阳邪之伤阴，以致关闸尽撤，有开无合，即用桃花汤以堵塞之。此在痢疾门中，尚是末传之治，而始之仅为晡刻神烦者，至此而仅有辰刻神清矣。其人之终日昏沉，内风扇动，粒米不进，举室惊惶，已可想见。六诊、七诊，只剩得稻根、穞豆，敷衍成方，而终之以一服麦门冬。嗟乎！此病之初，人迎数盛，气口濡弱，伤寒成温之的候也。此时一用仲景之葛根芩连汤，辛凉解散，病即外达，一汗而解，热退身凉，神清脉静矣。即不然，而须专清里，则仲景之白虎汤、栀子豉汤，辛寒泄热，里气一清，外邪自解，亦无不热退身凉，神清脉静矣。余为治三十年，凡遇温热病，无人不如此，无时不如此，无地不如此，无不于十日内贻之以安。唯尚未能起床出门，往往受人促迫耳。今观此案，初诊之议，邈若山河，及四诊而一路之病，随药变者，败坏至此，事已不可为矣。独有下利一证，或尚是热结旁流，为挟热之利，非燥屎即胶闭。若一投仲景之大小承气，尚能起死回生。乃华玉堂从未梦见，反谓见闻甚广，不肯胶柱鼓瑟，辄投石脂、干姜，温之涩之。病到如此不堪地步，一味人参，聊以塞责。此外则穞豆之衣也，糯稻根之须也。一筹莫展，剩有麦门冬一方。如不欲战于此，而云此病尚有活理，谁其信之？温热治法，从此失传，可恨哉！

今之抱一册为市医捷径者，名曰叶派。余初不解温病之十有九治者，何至于百无一生？及观此案之始终本末，而知编此一册者，正利其日后必然之状，已预定于始初，立案之时，以为先见之明，言无不中，而病家即以其言无不中，果服其先见之明。孰能知其人之本非此病，而移病凑药，使之病随药变耶？此所以人愈死而名愈高也。则此一案之在病家，尚可安于不问哉？（吴子音《三家医案》，伪薛洁皤三诊，其害亦同于此。）

合论顾景文《温证论治》、吴鞠通《温病条辨》

《温证论治》在华、邵辈所编《临证指南》之外，乃顾景文者假托叶先生之语，而刻于唐笠三《吴医汇讲》者也。唐刻有小引云：先生游于洞庭山，门人顾景文随之舟中，以当时所语，信笔录记，一时未经修饰，是以辞多佶屈，语亦稍乱，读者未免眩目。不揣冒昧，窃以语句稍为条达，前后少为移掇，唯使晦者明之，而先生立论之要旨，未敢稍更一字也。据此，则所刻云云，已经唐氏加以删润，尚且如此不堪。然则顾景文之原本，当更何如？不意托名大医，便能行世。贮春仙馆刻之，拜石山房刻之，种福堂又刻之，而其贻祸于病人者，直如此其大也。顾所记，名曰《温证论治》，而章虚谷乐为之注，改其名为《外感温热》。王孟英又乐取之，谓仲景所论温热是伏气，叶氏所论温热是外感。故以温邪上受，首先犯肺，逆传心包十二字，揭之篇首，以自别异。果如其说，则所称温热者，不过小小感冒，即俗所谓小风热、小风温。如目赤颐肿、喉梗牙疼之类，却只须辛凉轻剂，其病立愈。然何以不出数日，遽入心包，为一场大病，以至于死？若不数日，而病即入心，既可死者，则必非如其所说只须轻剂之辛凉。且何以如其所言，不即愈于辛凉之轻剂耶？夫其所谓热人心包者，不可谓世无其病也。然总不在仅称外感，仅病及肺，仅用此无名轻剂之时。是故古之人不轻言热入心包也。而顾其姓者，确凿言之，若此迹其所以有是作者，似欲以所用轻剂愈人之病也，似又欲以所用犀角愈人之病也。乃用其所谓轻剂，而病不解，渐欲入营，血液受劫，心神不安，斑点隐隐，即随其所用，不言何物之轻剂，次第而来。然则用轻剂而液受劫者，轻剂不可用矣。用其所谓犀角而斑出，热不解，胃津告亡，肤冷至一昼夜，仅仅未成脱证，亦即随其视同花露之犀角，次第而来。然则用犀角而津告亡者，犀角又不可用矣。此皆顾景文自己所说，皆顾景文自己所告人。夫病之教人以必用此药，教人以必不可用他药者，不过恐以他药使病增重，不过欲以此药使病速愈，不过期其后此之种种恶候，一用此药，尽消弥于无形。故必谆谆告诫，不惮烦言，饷遗来学，而人之生其后者，有心济世，乐为之反复引申，一刻再刻，使其愈病之法，昭然若发聋振聩，而唯恐其弗传。断无因其用此法，则液受劫，用此法，则津告亡，而谓此劫液亡津之法，有未可任其不传者，然而后之人则必用其法矣。一用其法，则所说液劫津亡者，即于初用轻剂，接用犀角时，预言之而无不准，若有先见者。然并恐不用其法，则血液未定受劫，胃津未定告亡，而所谓先见者，便不十分稳足，何由取信于病家？此所以生其后者，万不肯不用其法也。人心愈幻,其法愈巧。后数十年,而又有吴鞠通者。鞠通,即本顾景文温邪上受,首先犯肺,逆传心包之十二字,而为《温病条辨》。自条自辨,可发一笑者也。开卷捏造温病,以桂枝汤主之,为仲景原文;继复承《指南》之讹,以喻西昌治瘟之法,谓是刘河间之所以治温,两失已不待言。乃以温病之本在中焦者,先移之于上焦,谓切不可用中焦药,痛戒中焦之芩、连。而其下即云:热邪久羁,吸铄真阴,邪热久羁,肌肤甲错,皆鞠通所自言,皆鞠通自己所告人者。先是自制银翘、桑菊两方,即顾景文之辛凉轻剂,不名一药,而鞠通为之引申者也。嗣是方名清宫,用犀角、牛黄;方名增液,用元参、麦冬。以及一甲、二甲、三甲之复脉汤,小定风珠,大定风珠,无非滋腻伤阴,引邪内陷,病至此,不可为矣。而因其中焦篇,抑或有偶用芩、连、膏、黄时。凡温病之一用芩、连、膏、黄,无不可去邪撤热者,鞠通又若未尝不知。然苟非布置上焦,则热邪未必久羁,真阴即未定劫铄;苟非诃斥芩、连,则邪热未必久羁,肌肤又未定甲错。顾景文延之数日,鞠通再加缓缓两字,何以必缓缓也,不可解而实可解也。此所以后乎鞠通者,亦万不肯不用其法也。以滋腻留邪之药,缓缓延之,热邪方盛之时,阴无不伤,病无不死。陶节庵之《一提金》《杀车槌》《截江网》,书名之恶极者也。此之一甲、二甲、三甲、定风珠,方名之恶极者也。病何等事,医何等人,顾可儿戏若斯乎?

再论温邪上受首先犯肺逆传心包十二字

此十二字者,《温证论治》之所以发凡而起例者也。初不言邪之何以独伤肺,肺之何以遽传心,但云若论治法,宜用辛凉轻剂，延之数日。夫人病之热，唯胃为甚。胃热之甚，神为之昏。从来神昏之病，悉属胃家。即使热果入心，亦必先病及胃。病苟仅在于肺，则断无神昏之事，即断无入心之理。乃于病之明明有神昏者，特将神昏二字始终不提。又明知神昏不属于肺，即暗将神昏移入于心。其曰上受，曰先犯，曰逆传者，皆所以抹煞胃病之故。再加未入心包，邪专在肺二句，说成此时之病，不心则肺，一肺即心。若绝无与于阳明胃者，而不可用胃药之语。适在此种种胃病之时，欲成一家之言，翻尽千古之局，锻炼周内，病者不能呼冤也。其时病者，或为太阳、阳明两经递病，或为太阳、阳明两经合病。太阳行身之后，由背贯胸，阳明行身之前；由胸彻背，肺为华盖，位在胸背之上。而胸为近胃，为五脏六腑之海，其清气上注于肺。注者，射也。太阳之邪射肺，阳明之邪亦射肺，而阳明为近。故必阳明胃之热降，而在上之肺气始安。所病本只在胃、肺，仅为病所累，于此而必曰肺病，势必徒用肺药，转将胃之支脉络于心，胃热之最易蒸心者，一任其逼近心包，日逼日近，而神昏益甚。又以为此即心病，此即肺病之传心，轻剂之后，即用犀角，将胃中之药，非特搁置弗道，并且禁绝勿用，遂领胃中射肺之邪直攻心脏，是其所以逆传者，全赖此药以为之也。夫胃者，腑也；肺与心，脏也。本是腑病，而偏要说成脏病，遂乃舍腑治脏。夫岂有脏腑而亦可以不分者？人病腑为轻，而脏为重。此时一治其腑，病无不除，亦何至领邪入脏，死于非命哉？独无如兔园册子，只有顾景文之《温证论治》、吴鞠通之《温病条辨》等物，以为道在是矣。宜乎今日盛名之下，并脏腑之不言也。

再论胃病有神昏肺病无神昏之理

世间原有一种肺病，其小者如咳呛、喷嚏、颐肿、喉梗之类，其大者如哮喘、咯血、肺痈、肺痿之类，皆不闻有神昏，而至谵妄者。既曰肺病，断不能有神昏；既曰神昏，断不仅为肺病。既不神昏，断不病及心包；既不病心，断不需用犀角。是皆可以理断，而不必尽通乎医道者也。鞠通所谓上焦病者，即景文所言之肺；鞠通所谓不可用中焦药者，即景文所不言之胃。乃于景文延之数日上，再加缓缓两字，胃不及待，酿成大热。或亦一用膏、黄，似乎已胜顾说。而随即以清宫、增液者，使胃病仍归不治。夫人之所病者胃，而医之所言者肺；神之所以能昏者在胃，而医之所以治神昏者在心。类皆善用移字诀，而此之所移，又为移字诀中最大之祸。明明一部《伤寒论》，长留天地间。其于急去热邪，阴始可保。如仲景之白虎、承气汤，小之而一去其热，阴即不伤；如仲景之葛根芩连诸方，辛从甘以化阳，苦从甘以化阴，阴阳和而时雨降，顷刻间有嘘枯振槁之能者，概从摒弃，且若恶闻，岂无意乎？风寒温热，寻常病耳。似此惝恍迷离，既令人于伤寒方视若畏途，并以一二肯用伤寒方者，目为怪物，登仁寿而免夭札，只看《伤寒论》之兴替何如。余既合论两家，而并畅发此论，所望病家之曾受此害者，一权于肺胃之间，而恍然有悟也。

论杨栗山《伤寒瘟疫条辨》

乾隆中，杨栗山作《伤寒瘟疫条辨》，于四十九年甲辰自序之。其所制一十五方，无不暗暗用伤寒方，而又切切诫人以不可用伤寒方，此其意竟不可解。既而思之，或者杨氏以世人久饮狂药，锢疾已深，若再正言厉色教人取法仲景，人既不信，即其道亦不行，而足以活人之《伤寒论》，势必仍归于废弃。因而设此诡计，特将僵蚕、蝉蜕之不担重任者，加入芩、连、膏、黄方内，使人人看似杨氏新方，而不知不觉已暗将伤寒方愈人。故于卷三之末，托为畏斋之言，称其于温病另辟手眼，却不于长沙论旁溢一词，后有作者，不为冥索旁趋，得以随施辄效一段，或即是其全书点睛处欤？若果如此，则是杨氏设法度世，不惜身冒不韪，愿受明者指摘，而能使昧者潜移默夺，不必医家明其意，但求病家蒙其福，功归实在，何必争名？余故于杨氏之书，犹有取焉。此书本为三原陈素中名尧道者，所著《伤寒辨证》，于康熙戊午有自序一首，至嘉庆十一年丙寅，始为刘镜浦观察付刊。其在乾隆时，尚为素中未刻稿。书中谬作刘河间称为杂病，妄引喻嘉言三焦解毒，误入吴又可大头瘟六证。且于阳盛格阴，但言手足温暖，指爪红活，而不及热厥之证。有手足冷，而指头寒者，为素中之陋。而杨氏承之，亦不能有所改正，则反为素中累矣论。

论章虚谷《外感温热》

叶天士先生，一代盛名，既为其门下华、邵辈所毁，而顾景文之温证，又为章虚谷取而注之，改作《外感温热》。其所以改作外感者，想亦嫌其不类论温，故谓其与仲景伏气之温不同。是则天士之温，本非仲景之温，而虚谷之温，又非天士之温矣。然而换一衣冠，不能使其人之性情面貌因之而皆变也。况果如其外感之说，而竟出于天士之意，则天士于《临证指南》既以小风寒，抵作伤寒一大法门，天士于温证论治，又以小风热，抵作温热一大法门，所以伤寒一证，至天士而失传，温热一证，亦至天士而失传。而孰知皆非天士之书耶？此之般流，直若傀儡登场，沐猴牵线，不使仲景圣道尽归澌灭不止。而王孟英《温热经纬》，尽罗而致之，皆不肯为病者计。呜呼！此中之劫运，其何日已耶？

坊间再有《医效秘传》，亦云是叶先生语，为吴子音所刻。《秘传》已极不堪，至于叶、薛、缪三家医案，非特用药之谬，彼此相似，即词句间亦多有雷同，明是一副笔墨，不问可知。其伪志称薛与叶，积不相能，尝自署所居，曰扫叶山庄，则岂有薛而肯从叶派者乎？缪则我之自出，不闻其有此方案。偏是此种赝言，最易动听，不托于两先生置之可耳。乃假借大医，使人信从，以售其欺，害斯大矣。末附陆秋山《温热赘言》，则即王孟英所收陈平伯祖恭语，及章虚谷所指薛氏《湿热条辨》者，一字不易，但改祖恭为余，自称拙著，不值一笑。

附：《条辨》辨

雍乾之间，吾吴薛生白，与叶天士两先生齐名。天士不著书，并华、邵辈亦言之。若一瓢薛先生，则著作才也。乃亦传有《湿热条辨》一册，自条自辨，其语句药物，与《温证论治》大略相同。岂薛先生而有此不合体裁之作耶？夫所谓条辨者，始于方中行之前条辨，程郊倩之后条辨，原是条列仲景原文于前，而作者逐条辨之于后。以其条之或有错简，或有剩义，或有疑字，而为之辨其疑似，辨其是非。虽其强题就我，各自为说，已属无谓。然犹不失为笺疏体也。从未有自为条，而自为辨者。以其所条，高一格书之，更有袭取仲景句法，彼意希图传之既久，人人看得高一格处，如仲景原文。我意正恐传之既久，竟有人看得高一格处，如仲景原文，大可以伪乱真，足以欺世之并《伤寒论》而不读者。薛先生之亦有条辨，安知非即颐与吴一流人，假托名贤，使为嚆矢，以见自条自辨之不自我始，而藉以自文其陋。且恐后之人，尚有仿其体而为之者，将谰语无稽，皆得冒作经传之体，思之大可寒心。嗟乎！拨乱反正，黜伪存真，非吾人之责乎！欲医理之复明，必自正文体始。

近有《理瀹骈文》者，欲以膏药尽废煎药，而曰：今人遇病，动辄即云服药，众口一词，牢不可破。有虽欲不服而不能者。夫薄贴以治外，汤液以治内，外治内治，因病而施。汤液始于伊尹，而岐伯先有汤液，汤液亦云古矣。一旦欲尽废之，是犹劝人吃面，未尝不可，而必曰今人腹枵，动辄煮饭，牢不可破。通乎？否乎？丸散膏丹，病家不能自制，且假手于何人？在法之初，自有真意。然恐后之乐用其法者，法又将有一大变也。

卷十二　文十二

《续苏谈》防其说

甚矣哉！医道之坏也。人谓坏自医家，吾谓坏自病家；人谓当责医家，吾谓当责病家。盖医有不得不然之势焉，实病家迫之使然也。一或不然，则必见拒于病家，即不能苟容于同列，即如天下设防之举。盖唯恐其如此，而欲其不如此。故贵乎有是防，而使防其如此者，必不如此耳。从未有防其东而东，防其西而西，防其来者自来，防其去者竟去，而曰吾以是为防也，则弗如其无防矣。往闻吾苏于嘉道年间，有所谓防其之医，而窃有异焉。客有仿杨君谦松寿堂笔意，作《续苏谈》者，纪嘉道间事一则。云假如人得寒热病，一二三日，未必遽命医也。至四五日，而不能不药矣。医来，病家先以一虚字箝其口。若唯恐其不以为虚者，药用大豆卷、淡豆豉，防其留恋增重也。此数日间，绝不用些微辛散，防其虚也。不如是，不合病家意。五六日，用生地，用石斛，立案书，防其昏谵，不如是，而欲以苦寒者去病，病家不乐闻也。越日而昏沉谵妄矣。六七日，用犀角、羚羊角，案则书曰：防其肝风动，防其热入心包。不如是，而欲以攻下者去病，病家所大畏也。逾时而妄言妄见，手肢掣动矣。如是者，谓之一候。一候既过，病势已成。然后珠黄散、苏合香丸，及至宝丹、紫雪丹贵重之物于焉毕集。病则舌强言謇，目光散乱，囊缩遗尿，手足厥冷,种种恶候相随而至。于是他无可防,而独防其脱矣。此等病状,皆在七日以外,十三四日之内。病家一味防虚,十分忙乱。亲友满堂,或说阳宅不吉,或疑阴宅有凶,或则召巫,或则保福,一面按日开方,所防皆验。甲乃拉乙,乙仍拉甲,甲乙复拉丙丁,方人人同防,亦人人同病。至此,即有真医,安能将真方真药,希图挽救于不可必得之数,而适陷坎中,亦唯有与时俯仰而已。是亦病家迫之而使之然。韦君绣《蕊珠居集》亦痛切言之,洵乎其为砭时救俗之书也。而其所以然者,则半由于有所为,半由于有所不知。其有所为者,尽在道不谈道四字中;其有所不知者,则师以传弟,弟又作师,师师非度,亦由阅历而来。然而病家之愚,且有牢不可破者,其明日必至之状,皆其昨日预防所及。一若此病本有是天然之节奏者,病家皆耳熟焉,而不知病本可以不若是也。薛鹤山曰:病家不咎其手法之疏,转赞其眼力之高。徐洄溪曰:病家方服其眼力之高,不知即死于其所用之药。然则康乾中已如此,且不起于嘉道之年,幸其后有任斯道之君子,出而维持之,此风得少息矣。

《续苏谈》又曰:人于其时病经三四日,延过一二人,越日更医,到即问病几日矣,延几人矣。即知豆豉、石斛辈,皆用过矣。及其更医者再问,亦如前而告以病也何如,虚也何如。即知犀角辈,亦皆用过,而病所未剧者,口尚能言,则知珠粉、牛黄尚未用也。于是一用牛黄而口遂噤,一用珠粉而并不能狂,药之诸恶物全,病之诸恶候亦全。所剩者生脉散去五味,复脉汤去姜、桂。悉照叶派开方,防其虚脱,病家更无他望。如是者,群相告曰:时邪好手。此岂医所愿哉?亦迫于不得已耳。

《续苏谈》又曰：病以七日为一候，十四日为两候。药而如此，则以一候愈；药而如彼，则以两候死。试将死于两候，与愈于一候者比，当其在一候之前，病不大相悬也。而一则用药如彼，一则用药如此，截然不同，不可相形而见乎？然凡愈于一候之人，必不知病机病势，与延至两候而死者，当其在一候时，大略相同，而其渐渐不同者，每在一候以外。况一候而其人既愈也，亦断不知不用此药，则一候外之病机病势，即此愈于一候者。如其不愈，亦皆得而有之。故虽一室两榻，一愈一死，亦不过曰一人甚虚故死，一人不甚虚故愈。至于用药之绝不相同，则一室之亲人，满堂之戚友，竟无人一问及之者。所愿此后之病家，察其死于两候间者，一路用何等药，察其愈于一候间者，一路用何等药，勿认作一候之病轻故愈，两候之病重故死也。其所由死，只死于一虚字，箝医之口，迫之而使出于一途，互相迁就。此其权实在病家，不在医家。使病家而肯不以实作虚也，则医自能于病实处曲折求之，而何必以一虚字了之哉？余故曰：所以成此一道同风者，毋徒责医为也。

论过桥麻黄

吾苏有所谓过桥麻黄者，于淡豆豉之旁，书麻黄三分，同捣，云是避重就轻之法。往者吾苏老医马元仪，以方书麻黄，每为病家疑惧。维时病家恒向医家取药，故元仪得预用麻黄汤，浸豆发芽。凡遇伤寒无汗，应用麻黄者，即以汤浸之豆卷畀之。殆其后，则取药于肆，更无麻黄汤浸之豆卷矣。豆卷治湿痹证，仅一见于《金匮》薯蓣汤，入之气血并补方中，用以宣肾，初不闻其发表也。若豆卷而能发表,则以黄豆芽作盘中飧者,不且一顿饭而汗出如浴乎? 或又曰:唯其豆卷未必发表,所以改用豆豉。又因江西豆豉,虽称麻黄蒸窨,正恐未必果然,所以再用麻黄同捣,书于其旁,使人不觉,亦犹是元仪之意,而美其名曰过桥。过桥者,吴门市上有过桥面,方名即仿乎此。夫麻黄为一方君药,而君药之麻黄,本不过三分之数,即依仲景之法,亦不过七分而止。岂一经旁写,便不是君药乎? 遇无汗之伤寒,则不论正写、旁写,皆为对证。若有汗之中风,汗多之温热,则麻黄正在禁例,不因旁写而减成也。药虽旁写,下咽则同。今之用麻黄于应用葛根时,本与元仪之治伤寒无汗者相反,岂在过桥不过桥哉? 奇在病家果以旁写之故,更不问病之可发汗不可发汗,直认作过桥面而大啖之也。葛根之不敢用,而独敢用麻黄耶?

论假石膏

吾苏又有所谓假石膏者。夫石膏而何以云假也? 药有寒热温凉,温与热异,初非当用温者,可概用热药也;凉与寒殊,亦非当用寒者,可但用凉药也。所以甘寒之品,不可以代辛寒,更不可以代苦寒。辛则能散能润,苦则能泄能降,甘则缓而且满,中唯石膏具辛甘寒之性。用石膏者,用其辛,亦用其寒,且用其淡。石膏之甘,谓其淡也。岂与凡为甘者之甜同其用哉? 今乃以宜用石膏之病,辄以不足发表之豆豉,与滋腻阴寒之生地,二味同捣,名曰黑膏。即于二味外,再加石斛一味。其意盖因豆豉之与生地,本有膏名,而石斛又有一石字在上,遂美其名曰假石膏。是亦明知此时之当用石膏矣。奈病家畏真而喜假,于是乎假石膏行,而真石膏遂废。不知石斛但有甘而无辛,专补虚劳羸瘦,与温热病全无干涉。石之名同,石之用异也。此时再禁芩、连,则又失其苦寒泄降之道。寒虽同,而甘与苦相反,岂有相反者而可谓之相同哉?况此时唯有苦寒,足以去病,而甘寒适以留病,一去一留,病亦于是乎相反。夫病之去留,即人之所由以生死。岂有生与死之相反,而亦可谓之相同者?此所以必用真石膏,不得用假石膏,真则生,而假则死。试问石膏之用,宜真乎,宜假乎?合之所禁芩、连,凡可以苦寒生者,亦莫不以甘寒死。唯病家未识异同之故,有如是之不可通融者,故似不妨以假为真耳。然则生地、石斛,将始终不可用乎?则又非也。当夫芩、连、石膏两三剂后,热退身凉,神清脉静,得此八字佳境,已出死关。而津亏液伤,元阴尚难遽复,稀粥烂饭,胃纳始得微开,即以生地养阴,石斛养胃,徐徐而作善后之图,亦为要药。只是迟早先后间,则有确乎其不可易者。且夫病家之喜甘寒而恶苦寒何哉?盖习闻苦寒伐胃,甘寒益肾故也。然而《内经》所言久而增气,乃指久服黄连,反兼火化者言,非指一二剂治病之黄连也。此时热邪在胃,正赖苦寒之能伐胃者,安其胃即以坚其肾,所以经又曰:肾欲坚,急食苦以坚之。又曰:水位之下,其补以苦。苦亦补也,苦岂独主泻乎?乃今之补,唯有甘寒,一若甘寒外,皆泻药。则经又曰:少阴之主,其泻以甘。少阴之客,以甘泻之。彼以甘补少阴,乃正用少阴之泻药,使其少阴而真有待于补者,则反因其误以为补,而日从事于泻矣。明者但曰愈补愈虚,而不明言其故。然不若将此义昌言之,庶几愈补愈虚之理,俾病家咸得晓然也。

既而假石膏外,又有假黑膏矣。以豆豉与生地同捣,为真黑膏；以豆豉与石斛同捣，为假黑膏。石斛之用，提早一日，而所防之变，亦早一日。其所以要早一日者，买药回家时，可将二味一较量之，看其异在何处，即得之矣。

论黑膏不全方

吾苏方药之有黑膏，亦已久矣。黑膏之始，共为五物，以猪肤与生地、豆豉同捣，载在《外台秘要》，以治阳毒发斑者也。夫病至发斑，而为阳毒，则津枯液涸，阴无以化，毒炽而斑不消，危殆已极。故必君猪肤、生地汁以滋阴而润肤，臣豆豉蒸发而达邪，佐雄黄、麝香消斑而解毒。此方之所以必有五物也，乃因《医宗必读》正书豆豉二物，而以猪肤三物，列入制度中，低一格书之，人遂但见正书之二物不见，并列之三物，仍名之曰黑膏。初不问原膏之名，特为猪肤而设，以救温热未传之病。今乃用之于病初起时，此时发表清里为法，正多病亦未甚危笃。其去阳毒发斑，安危远甚，亦何取于此义而为之乎？余谓药本借病以为功，唯其无是病而用是药，必不应，所以非是病而用是药，亦不灵，所以有是病而无是药，且不生。今病之死于诸药者，非诸药之即能死人也。且当其用诸药时，亦未始不以为能愈人也。然病家但见诸药之不曾愈病，安知此病之本不用此药乎？故当病随药变。人谓其死于所用之药，我谓其死于所不用之药。昨日之豆豉、生地，昨日不曾用药也。今日之生地、石斛，今日不曾用药也。豆豉、生地、石斛之日，正是急于用药之日。温热之病，不是可以勿药之病。是日之急急延医者，非欲是日之急急用药乎？乃昨日无药，今日无药，病则不及待也。如之何其不昏谵，不厥不脱，而凡所防之皆验哉？自此更医至再，皆出一途，汇所不可用之药，排日而进，而独于必当用之药，一味不曾到口。于此欲病家知病所由死，不死于所用之药，而死于所不用之药者，有几人哉？其实所不用之十余味，亦寻常手头药耳。乃所用者，不过彼十余味，而百无一生；所不用者，不过此十余味，而十有九治。一彼一此，一转移间事耳，而生死之判如此。华佗有言：治疗不明，因循至大，本从微起，浸成巨候，种种多状，莫有达者。故使愚俗，束手受毙，仁者见此，岂不伤哉？元化此言，亦贾生长太息之意也夫！

合论珠黄散、苏合香丸、至宝丹、紫雪丹

余于假石膏、假黑膏之别，既言之详矣。而吾苏于温热病七日以后，又用珠粉、牛黄二味，此即珠黄散，为外科药也，不知何时掺入内科中？遂若真是内科药者，吾乡外科，以王洪绪《全生集》为通行本。观所载梅花点舌丹用珠黄，则治疮疖红肿者也；圣愈丹用珠黄，则治杨梅结毒及诸广疮者也。犀黄丸与当门子同用，则治横痃、乳岩等证者也；嵥峒丸之犀、黄与阿魏同用，则治跌仆损伤肿毒危重者也。观诸方柄，便知与内科无涉。况珠性极重，力能下死胎胞衣，当阳明病神昏气窒之时，正是热阻胸膈，急须疏达解散之时，而可用此重坠之物，压住其欲疏欲达之气乎？或曰：石膏之性亦重，何以不虞其坠？不思石膏用煎，仅服其气；珠粉用研，并服其质。且病家以为物价之昂者，必能起死回生，一厘也少不得，必使无纤屑之或遗。姑无论其性若何，即此质重而坠之一端，已与欲疏欲达之病机，大相背戾。况此时

起死回生,正有必需之药,且不索重价乎？每当珠粉下咽,即噤口不言,并狂谵之不作,而脉之数疾顿微,反喜其狂止而人静。嗟乎！狂则自此止矣,人则自此静矣,即或此病不死,亦多成痴呆不慧之人。此正与犀角入肚,表邪一陷,外反不见有热,病家且喜其表热之解,同一机括也。至于牛黄,原载《本经》,自有对病之用,而东垣之言曰:牛黄入肝治筋。凡中风入脏者,用以入骨追风,固可拔毒向外。若中经中腑而即用之,反能引风入骨,如油入面,莫之能出。然则阳明经腑之温热,亦若中风之尚未入脏也。何苦引之入脏,使之动风？而案必先书防其风动,亦若胃邪并未入心,而药用犀角,送邪入心,案亦先防其热入心包耶？向闻高丽牛黄丸,为牵牛、大黄,以彼中人喜食牛肉,肠胃多厚,非此不能消导,故日日服之。濮生云依,问而得实,其力能日服者,可决其非贵重之牛黄也。此则大可取用于当行承气之日,正恐无人肯用耳。若夫《局方》之苏合香丸,所以治传尸鬼气,《局方》之至宝丹、紫雪丹,所以救钟乳五毒,试问阳明经腑之病,岂与传尸劳、金石毒等乎？汇录三方于下,不必置议,见者自明。

苏合香丸　疗传尸骨蒸,殗殜疰忤,鬼气瘴疟,痃癖丁肿,小儿惊痫,大人狐狸。

苏合香油　安息香　丁香　木香　沉香　檀香　熏陆香　香附　乌犀　荜拨　诃子　朱砂　冰片　麝香(苏合香即狮子粪,熏陆香即零陵香。)

至宝丹　疗难产闷乳,胎死腹中,胞衣不下,中恶气绝,中诸毒,中风不语,卒中客忤。

生乌犀尖　生玳瑁屑　牛黄　雄黄　朱砂　安息香　龙脑

当门子　金箔　银箔

紫雪丹　疗五尸五疰，口中生疮，狂易叫走，并解蛊毒鬼魅，瘴疫卒死。

黄金一百两　寒水石　磁石　滑石　硝石　朴硝　石膏　羚羊角　犀角　木香　丁香　沉香　麝香　朱砂　升麻　元参　甘草

三方主治何等病，特因病家不见方柄，即不知其所治。如彼而认作贵重之品，必能愈病耳。表而出之，俾病家见而知之。若见之而仍若不知，则终无知之之望矣。医为病家所迫，不得已而用之，岂可不责病家，徒责医家哉？

阴虚说

吾不解吾苏之人，何阴虚者如此其多，药之宜于滋阴者，如此之繁也。凡人以病延医，未有不先道其阴虚者，而医亦不得不说阴虚，于是滋阴之弊，遂固结不可解。及问其何者为阴，何者为阴虚，则病者不知也，医亦不知也。夫病之果是阴虚者，自当从阴虚治。此外则有阴虚，即有阳虚，有阴虚，即有阴盛，有阴虚，且有阳实。阴阳虚实四字，明明当有四病，岂可举其一而置三者于不问乎？其以阳虚作阴虚，以阴盛作阴虚，犹或迟之久，而方即于危。若伤寒温热，而为阳实之病，则阴与阳反，实与虚反，其四字之尽相反者，且不浃旬而死矣。盖人所病者，寒也，温也，热也，在表宜汗，在经宜清，入腑宜下。当清者再汗则伤，应下者徒清无益，仲景法不外乎此。如法治之只去其寒与温与热，其人而阴本不虚者，无恙也；即其人而本属阴虚者，亦无恙也。

乃不防阳盛伤阴，而独防阴虚邪恋，于是防其劫津，防其发疹，防其风动，防其热入心包，至末而防其脱。夫既曰劫曰发，曰动曰入，则自有劫之，发之，动之，入之之物在，不去其劫之，发之，动之，入之之物，而药反留邪以劫津，引邪以发疹，助邪以动风，领邪以入心包，而同归于脱，防云何哉？乃于老人则曰气血两亏，于小儿则曰小船重载，于妇女则曰素体娇弱。一若无人不虚，无病不虚，而于阳之方盛，徒曰存阴。阴既不能以些微之药而存，而三五日间，阳邪之足以伤阴者，方且势如奔马，涸液枯津，是其阴之伤于药后者，不更甚乎？夫人有病邪，则无论强人弱人，壮人羸人，皆谓之实。经曰：邪气盛则实。邪者阳也，盛即实也。正谓邪之盛者，不死于虚，死于实也。且死于虚者少，而死于实者多也。嗟乎！病为阳实，药则阴虚，药与病反，其祸立见。为此说者，岂不以病家不明虚实，故可总名之曰虚；病家更不知阴阳，故可总名之曰阴虚。况阴虚之说，已为病家所习闻，即为病家所乐道哉？此外则如疟之作阴虚治而成痞，痢之作阴虚治而成臌，咳嗽之作阴虚治而成瘘，痰饮之作阴虚治而成肿，吐血泄精之作阴虚治而成劳，湿阻食滞之作阴虚治而成格。凡杂证中，或阳虚，或阴盛，一归诸阴虚之途，而终无不虚者，病家之所由深信也。若以药论，则经言寒热温凉，随其攸利，亦明明有四种。如小寒之气调之以温，小热之气调之以凉，即经言微者调之也；大寒之气平之以热，大热之气平之以寒，即经言其次平之也。病不独是阴虚，药岂独尚滋阴？总之，使病速去，阴始不伤；去病不速，阴即难保。用药滋阴，适以助阳。阳得药助，伤阴更甚。欲保其阴，必速去病。去病之药，十余味耳。亦甚平常，并非险峻。

有历验者，非空言也。

孙蕴苓中翰承鉴曰：凡木器得漆则坚固。树非木比，若亦连枝带叶而漆之，行见青青之枝叶，未有不因一漆而枯者。尚以为木之即树，木既因漆而坚，树亦当以漆而固也，不亦颠乎？

夹阴伤寒说

夹阴之说，天下同之，而吾苏为甚。试问阴而曰夹，通乎不通？天下岂有不可通之说，而谓生死系之者。此所谓阴，其为阴经之阴乎，其为阴证之阴乎？抑竟以男为阳，女为阴乎？自夫人唯虚是尚，而无奈病者是男，其年正壮，其形体又充盛，则所说气血两亏、小船重载、素体娇弱之三虚字，皆不得出诸口。而潜窥其人，或当新昏，或蓄少艾，一有寒热外感，即无不以夹阴为辞。不幸病者，偏有太阳病之恶寒脉浮弱，伤暑脉之弦细芤迟，足胫冷，洒洒然毛耸，厥阴证之热深厥深，而脉沉伏等象，为之凑泊于其间，适足以实其夹阴之言，而病家亦不敢不信。或其父兄问之，而对曰无之，则云不问可也。即问，亦不肯说，吾于脉自有凭。盖即借此数种之脉与证言之耳。黠者又遁而之他，改作病前夺精之说，则夺字既足耸听。且有梦遗、梦泄，或并本人亦未惊心，而其言更无扞格。此所以可作三虚外一条出路也。否则，如年壮气盛何？徐灵胎曰：阴证无发热之理，药亦无补寒之法。乃有以温热之邪，派作阴证，又以梦泄房劳之后，而得外感，谓为阴证，更属奇谈。吴又可曰：即使房事后得病，病适至行房，亦不过比人略重，到底终是阳证，即四逆亦为阳厥。刘松峰曰：世间原有一种寒疫，其人必不发热也。或因过服寒凉所致，到其时亦必无身热。周扬俊曰:房劳亦有属阳证者。若因曾犯房劳便用温药,杀人多矣。合数说观之,唯有发热不是阴证,唯有阴证必不发热,则世间夹阴伤寒一说,直可削而去之,以救天下之馆甥,以全少年之伉俪。乃津津乐道者,只用桂枝三分,谓得夹阴秘法。而三分之桂枝,尚不见十分之坏象。因即以未见坏象之桂枝为据,而一切赖以撤热,赖以救阴之要药,悉付一勾,转以箝不言夹阴之口,而病家始不以门外目之。及其表不解,而成为壮热,仍用犀角之凉。邪既陷而发为阳厥,又用鹿角之温。凡及收日,所谓寒热温凉,皆用过者,即此夹阴之说阶之厉也。而其时病者之妇,有因此而贻笑于戚党者矣,有因此而失欢于舅姑者矣。且有因此而直以身殉者矣。无其事,不容置辩,即有其事,亦不知病之本不因此。如灵胎诸人之言者,而病家一闻夹阴,方且引为己咎,一若本是不起之证,非医药所能为。哀哉!病家其能知太阳证有恶寒脉弱,伤暑证有足冷脉芤迟,厥阴证有厥逆而脉沉者,皆为外感病应有之事,且皆是阳证,不是阴证,而果为阴证,又必无发热者哉?夫病家焉能识病?然此数种常见之脉证,而一作夹阴,则动关生死。他即未能悉知,此则不可不理会也。况其人而果荒淫无度,以至于病,自当如经所言,醉而使内,及入房太甚,发为筋痿白淫。《金匮》所言卧不时动摇,当得血痹虚劳之证者,而必不作发热宜汗之病也。又况其所谓夹阴病不可救者,但指一次入房而言。夫岂有一次之房事,而直可以此殒命者?信斯言也,父母爱之而愿为之有室,则足以杀其躯而已矣。其然岂其然乎?

脉有力无力说

脉之有力无力，为实为虚，至无定矣。凡有力无力，而出于医之手，无可疑；有力无力，而出于医之口，未可信也。自陶节庵以有力无力为言，而景岳因之，且曰：不问其脉之浮沉大小，但指下无力，重按全无，便是阴证。又曰：脉之妙，全在有力无力上分。有力者为阳，为实为热；无力者为阴，为虚为寒。节庵言之，景岳喜之，后人便之，遂无有一审其是非者。夫从有力无力上分阴阳犹之可也，从有力无力上分寒热则不可也。微独热者不定有力，寒者不定无力，而且热之甚者亦可无力，寒之甚者亦可有力。乃以有力即为实，无力即为虚，统观一部《景岳全书》，无不斤斤于此。自此说行，而欲说是实，即云有力，欲说是虚，即云无力。病家于实病言虚，或尚有未能尽信者，至以脉之有力为无力，则万不能知，即万不能辨。于是有以暑证之脉虚身热，为无力者矣；有以湿病之脉迟而细，为无力者矣。且以桂枝证，阳浮而阴弱，本当无力者，谓阴证之无力者矣。而于阳明实热，脉之浮大而濡，谓为无力，尤极相似。其可不问浮沉大小，而谓之重按全无哉？夫脉之既沉，必浮按而全无，则脉之既浮，亦必沉按而全无，理也。即令病家自将浮脉，重按至骨，亦未有不真似全无者。况并无此能自按脉之病家耶？望闻问切，切居其末。岂可论脉而不论证耶？里门某姓一独子，年才冠，新婚，病伤寒中之温证，表热不退，里热已成，阳明之脉浮大而促，葛根芩连证也。热再盛，则白虎承气证也。医执病在上焦，不在中焦之见，用辛凉轻剂，药不及病。越日更医，方且防其劫津，用滋润之元参、麦、地，谓是养阴退阳。或又防其昏厥，用疡科之脑、麝、珠、黄，谓是清宫、增液，药不中病，病不待也。未几，大医来，诊其脉，出语人曰：迟矣，迟矣！脉无力而重按全无，明日即防脱矣，尚作何等病观耶？病家习闻夹阴之说，病适留恋增重，悉如所言。意本以虚为疑，乃大叹服。参、芪并进，手写熟地炭、生地炭，口中则议投姜、附。临行诵盲左之言曰：虽鞭之长，不及马腹。而明日果然。

卷十三　文十三

重订《傅征君女科》序

经生家言：每以辟去常解，独标新义，为杰出冠时之作。至于医之为道，因病施治，随证立方，宜若无所为常，亦无所为新矣。然而一病也，有阴阳，有寒热，有表里，有虚实，且有真假。其病若相同，其所以为病则大异。世医狃于习俗，乐于浅尝，人云亦云，但就病名为治，不进求病本之何在者，比比然也。先生此书，每论一病，必先列常解于前，而后自解之，非故求新，不囿于常，则自成为新耳。书凡《女科》二卷，《产后编》二卷。《女科》已列有产后一门，而《产后编》中各病又与女科卷末，似一似二，或重见而叠出，或此有而彼无，先生本属两书，读者反觉赘见。因揣先生于产后治法，若专为钱氏化生汤发明，因即易其名曰《生化编》，以避两书重复，而仍不失原书本旨，当犹是先生之志也。尝谓先生力求其新，适得其常，固非炫异矜奇者比，修之服膺是书有年矣。始从吴江静安宗老处，得见钞本，继又得海山仙馆本，校读数过。惜其语句丛杂，体例舛错，且《产后编》中所列类伤寒证，以阳明腑之胃家实，属之三阴，此其贻害非小，疑非出自先生之手。祝崖祁氏不云乎，此书晋省钞本甚夥，然多秘而不宣，彼此参考，多不相符，则雅乐之为郑声所乱多矣。而于阳明混作三阴，似乎病至于阴经，始有下法，则大背南洋之旨，犹有不可不更正者。因为移易篇次，改定体例，以《女科》八门，厘为八卷，另附《生化》一编，繁者汰之，冗者节之，杂者一之。经营咸丰年，断手同治初，悉心雠校，乃成完书。诚欲求得庐山真面目，庶读者开卷了然，而非敢有涂改点窜之意也。凡先生之亮节高行，散见于马文甬《义士传》、李子玉《儒林传》，及《觚剩》《鹤征录》《亭林文集》《小长芦诗集》中者，当再搜罗成帙，以光益是书，俾承学之士，如见先生焉。岂但为医家言哉！录成，叙其颠末如上。

重定绮石《理虚元鉴》序

绮石《理虚元鉴》一书，传于其门下士赵宗田，而刻自慈溪柯君德修者也。惜赵不言绮石姓氏，唯于原序中，约略知为胜国时人，其少子躬罹世变，家国沧桑，未经授梓。可见德修以前，世无传本，而德修实得利于是书。故不忍听其沉埋剥蚀，而以梨枣寿之。其用心之厚，诚有如晋亭陈氏所言者，而德修所刊本，亦未盛行于世，故世不多见。此本余自友人处借钞得之，服其治虚之法，于阴虚主清金，于阳虚主建中，归本肺脾，超出乎专事肾家者，徒以桂、附益火，知、柏滋阴之上，可与吾苏葛可久养道丹房十药并传。惜余所见钞本体例混淆，先后凌躐，所载方，或举药名，或为歌诀，均未尽善，原本不可得见，无从雠校。乃为第其先后，一其体例，分为五卷。以理虚总论为第一，罗列病证为第二，治病余论为第三，用药宜忌为第四，脉法列方为第五，而于非弱诸证，复引申一二条以尽之。删繁补漏，久之亦不记是谁语，总以令人不成虚劳，斯为治虚良法。若已为人引入怯门，则吾见其入,而不见其出也。呜呼！理虚之道微矣。

重订吴又可《瘟疫论》序

疫有两种,曰温,曰寒。以其病为大小相同,长幼相似,如役使,如徭役,故古人谓之役,后人称为疫。至宋以后又称为瘟,瘟即疫也。温与寒,则疫中之两证也。若必以温、瘟为一字,则岂疫之温者,可名温温,而疫之寒者,亦可名寒温乎？即此已说不去矣。又可之所谓疫,即宋以后之所谓瘟。故言疫不当再言瘟,言瘟不当再言疫。而味其所论,则实论疫中之温者,不论疫中之寒者。且只言疫中之温者,不言不疫之温者。以其所遇崇正辛巳之疫,固是温疫,不是寒疫。然则其为书也,自当名之曰《温疫论》。乃人云亦云,漫不加察,书之意不错,而书之名则错。读者不知其书名之错,而转谓其立论之非,则又错中错矣。吕榇村曰:若以又可此书治湿温证,方合。此言正不尽然。盖湿温而在无疫之年,则仅为湿温之病,湿温而为有疫之年,则便是湿温之疫。又可所遇,既为沿门阖户,病状相似,则竟是疫。疫之状类湿温,则竟是湿温之疫,必谓其不当言疫可乎？书中传变一节,谓有表而再表,里而再里者,有先里后表,但里不表者。及挟热痢一节,谓有热结旁流者,有胶闭而非燥结者。皆为又可特识,能言前人所未言,厥功伟矣。但其书名,则定应改正,而于书中之混杂不清者,亦一一厘定之。诚以此书实有至理,足为寒疫外之温疫,垂一治法,而正未可执不疫之温,自乱其例矣。

重订戴北山《温热论》序

北山此书，以温热与伤寒辨，条分缕晰，诸病疏明，伤寒之治，不混于温热，温热之治，不混于伤寒。诚于秦越人四曰热病，五曰温病之异于二曰伤寒者，分疆划界，不得飞越一步矣。然其书明是温热，而其书名，则曰《广瘟疫》。推其命名之意，固本于吴又可《瘟疫论》，而欲有以广之。故篇中或称疫疠，或称时疫，或单称疫，一若自忘其为论温热者。是伤寒之与温热，北山能辨之，而温热之与瘟疫，北山亦混之矣。余始不解其故，久之而始恍然悟曰：吴氏书名《瘟疫》，而不自知其所论，但为温疫。戴氏专论温热，而不自知其书之不可以名瘟疫。更合两家观之，在吴氏自论疫中之温，而仍不免纠缠不疫之温，在戴氏则专论不疫之温。恐人于阳明温热之病，误用太阳风寒之法，特于书成时，未加检点，仍沿俗说，以瘟疫之名，名温热之病。只与删去论中尸气、腐气等语，及后幅大青龙一方。此外，则绝无掺入瘟疫之处，亦无夹杂伤寒之处。余爱其论之精，而惜其名之误，乃于凡所称时行疫疠者，悉改之曰温邪。其开首云：世之治伤寒者，每误以温热治之，治温热者，又误以伤寒治之四语，则余所缀也。有此一提，而所以作书之意，乃先于卷端揭清，即为之改题曰《温热论》，则此书实足为温热病正法眼藏矣。

徐刻庄在田《遂生》《福幼》两编序

世有云小儿为纯阳之体者，妄也。而于儿科痘、惊两证，率以脑、麝散其元气，蛇、蝎增其恶毒，金石坠其真阳，沿讹习谬，为小儿厄,固不待言。即于痘主清热解毒,于惊主泻火开痰。其在痘之初发,果有实热,惊之初起,果有痰火者,何尝不是正治之法?而凡阴寒之体,败坏之证,病已至于末传,而仍执此初传之法,亦未有不偾事者。徐少山署正慨之,思唯毗陵庄在田《遂生》《福幼》两编,最为善本。爰属柳孝廉质卿,重校付梓,以广流传,而索余序。夫痘异于疡,其误在以治疡者治痘,张仲贞《痘疹慈航引》可证也。惊即是痉,其误在不以治痉者治惊,方中行《痉书》一册,喻嘉言《寓意草》沙宅一案可证也。以痘而论,在田之法,异于费建中,同于聂久吾,而正未可概以久吾时之治,治建中时之病。于惊亦然。盖病在初传,或聂非而费是;病到末传,则费非而聂是。初与末之不同,而治亦大异。余治小儿,悉本此数家。然以应无穷之变,则庄法犹为得力。少山是刻,亦遂生之德也,福幼之慈也。所愿阅是编者,凡遇痘、惊末传之病,勿复执清热泻火初传之法,则少山之泽及天下婴孩者,岂浅显哉!

余友上虞郑子铎贰尹子澄铣病剧,余以庄法遥治之得活。然同里有戚友,则又曾以庄法夭其一子,不可不记。

莫枚叔《研经言》序

归安沈子彦模,余快婿也。初来谒,即盛称其师莫枚叔先生之为医,有不可一世之概。余心识之,谨以拙著初藁,介沈子求正于先生,而先生亦邮寄所撰《研经言》两册嘱校,并索为序。岁晚鲜暇,及春乃卒业,而后叹先生之学之博,识之邃,深造而自得者,有如此也。于是乎作而言曰:今之世,一有病无药之世也,一有病无方之世也,一有病无医之世也。徐灵胎尝云:医非人人可为。夫《本经》《灵》《素》上古之书,即非蓬心人所易领会,而如南阳一脉,下及《脉经》《病源》《千金》《外台》之所言,则皆随时随地,寻常习见之病,而皆视为鸟篆虫书,不可测识,曾不能用其一方一药,尚何医之足云哉?君举于乡,不乐仕进,枕经葄史,邃于小学,出其绪余,以读医家言,为之审音义,详训诂,以经解经,以方合病,遂乃病无遁状,方无虚设。此王叔和所以云:对病自有真方。而知世所称古方今病不相能,与夫南方无真中风,江浙之地无伤寒者,盖先不能知古方之意,故不能得古方之用。不然,夫岂不知今之病,固不异于古所云哉?如君之学,若漫誉以高出时辈,则是诬君而已。岂是能知君者?君所著尚多未成之书,然当请以此册先付手民,俾自今以后之病家,幸得遇识字之医,而免夭札也。里居戢影,韩陵片石外,无可语者。春深矣,将鼓枻来游苕霅间,登君之堂,以所学相质证,然亦匆匆耳。沈子何幸,而得立雪君门也。是为序。

李冠仙《仿寓意草》序

读书而不临证,不可以为医;临证而不读书,亦不可以为医。苏长公有言:药虽进于医手,方多传于古人。故唯读书多,乃能辨证,亦唯多读书,始能用方。彼之不用古方者,非弃古方也,非真以古方为不可用也,直未尝见一古方耳。善用方者,且读无方之书,不执方以治病,而方自与病合,而方亦自与古合。余持此论以临人病久矣。今读京江李冠仙先生书,而叹其能读书以临证也。喻嘉言《寓意草》未议药,先议病,自是良法。先生本之,以作此书,纪其生平治验若干篇,使人心追手樵,有可取法,而又矜平躁释，决不以盛气凌人。此尤其高出西昌之上者也。中翰汪君药阶，自京江来，携以示余，属为之序。余校读数过，讹者正之。先生有子，盍即梓以行世，俾世人知临证者，必多读书而后能辨证，亦必读书多而后能用方。今病既皆为古人所言，不即知古方亦可为今病而用耶？余于临证，亦多心得，惜不及就正于先生，而昔在京江，侧闻先生重游泮水事，中年教授乡里，其门下士多有登科第者，则先生固以文名，而不徒以医传也。是为序。

书柯韵伯《伤寒论翼》后

仲景自序《伤寒杂病论合十六卷》，则伤寒杂病皆在论中，非论外别有杂病可知。故《伤寒论》六经提纲，言六经之为病，不第为伤寒一证立法也。慈溪柯韵伯深明之，于所著《来苏集》外，复作《伤寒论翼》。谓仲景杂病，即在《伤寒论》中，而伤寒中，亦最多杂病，参错而见。故仲景之六经，为百病立法，伤寒又为百病之首，伤寒杂病，治无二理，总归六经之变。见人于治伤寒时，但拘伤寒，不究六经中有杂病之理，治杂病时，又以《伤寒论》之六经，为专论伤寒，绝无关于杂病。韵伯可谓善识时弊者矣。嗟乎！伤寒而外，皆杂病，病不离乎六经。自不读《伤寒论》，既不知伤寒所重在六经，又不知六经即兼言杂病，而六经之分，则唯《伤寒论》有之。故凡不能治伤寒者，亦必不能治杂病。人孰知杂病之茫无治法，即由于《伤寒论》之废而不读耶。余之治伤寒也，即从《来苏集》入手。故能不以病名病，而以证名病，亦能不以药求病，而以病求药，即治杂病，亦能以六经分之，是皆先生之教也。执柯伐柯，取则不远，其敢忘得力之所在乎？历年既久,眉评遂多。其《论翼》之序,不知为何人作,似乎韵伯之意,谓风寒之邪,往往乘肾气素亏之人而伤之。韵伯何尝有此说?特以太阳为即心主,此其所蔽也。

书陈修园《〈伤寒论〉〈金匮要略〉浅注》后

《伤寒论》三百九十七法,既不见于仲景原文,又不见于叔和序例,岂圣法而真有是琐屑焉者?乃自林亿创其言,成无己踵其说,而元泰定间,又有程德斋者,作《伤寒钤法》,言之凿凿。累及王安道,信以为真,左算不合,右算不合,更觉无谓。即使不差秒忽,亦何补于古人,亦何益于来者?徒令后之人见此钜数,望而生畏,愈觉《伤寒论》之深不可测,则有之耳。修园《〈伤寒论〉浅注》本,张隐庵、张令韶二家言,撇去叔和重集诸篇,但就六经分解,适得三百九十七节。谓一节便是一法,即此为三百九十七法,割却千载葛藤,而《伤寒论》从此为康庄大路矣。仲景《金匮》原文,本只二十二篇,其二十三篇以下,前贤皆谓是宋人所续。故修园作《〈金匮〉读》四卷删之。其为《浅注》时,亦不加诠释。朱紫之混,自此始得一清。名曰《浅注》,盖示人浅近易从,总欲令读者无涉海问津之叹,嘉惠固非浅也。或曰:读此可由浅而见深。余谓读此可由深以见浅,庶几圣道中庸,尽人可到,此则修园之志耳。修园可议处亦多,而两书《浅注》,则皆可读之书也。

书徐灵胎《慎疾刍言》后

探河源者,必穷星宿之海;观日出者,必登泰岱之巅。学医而不通《灵》《素》，后世百家，言人人殊，其将何道之从欤？洄溪先生为吴江望族，博通经史，复肆力于医学，而其得力处，尤在潜心《灵》《素》。世所传《徐氏六种》，久已泽及海内矣。《慎疾刍言》最为晚出，以其在《六种》之外，几于湮没不彰。余初仅藏有钞本，继得陆秋丞观察，于皖江刻之，今费芸舫太史，视学中州，又刻之，而此书遂以大显。书仅十余叶耳，而历叙所言。如“延医”一章，谓人不可以耳为目，而不考其实学何如，治效何如。此即《内经》病为本，医为标，必使标本相得者是也。其《补剂》一章，谓伤风则防风、荆芥，伤寒则苏叶、葱头，皆历圣相传之定法，千古不能易者。此即《内经》邪之新客，未有定处，推之则前，引之则止者是也。其《阴证》一章，谓阴证无发热之理，而亦无补寒之法，以发热之病，目为阴证，全用温补，直是以药试病。此即《内经》谨熟阴阳，勿与众谋者是也。其《老人》一章，谓治老人勿用热药，如其阳之太甚，且当清火以保其阴。即《内经》年四十而阴气自半，及所谓其阳当隔，隔则当泻者是也。其《中暑》一章，谓暑字名义，与寒字相反，乃天行热毒之病，当以香薷饮、藿香正气散主之。此即《内经》后夏至日为病暑，暑当与汗皆出勿止者是也。至所谓内外十三因，试问何一因是当补者？病去则虚者亦生，病留则实者亦死。此更如《内经》所云：身汗得后利，则实者活。味其所言，无一语不本于《内经》。其于《兰台轨范》，尚不过罗列《内经》于前，此则更撷经义以教人，非第引经以起例也。先生著书，时在乾隆丁亥，去今垂一百年，而俗尚又一变矣。先生当日所深恶而痛绝者，为温补药。今则温补之弊仍在，而又动辄谓人阴虚，即病家习闻此语，亦无不自谓阴虚者，是不独温补之弊，而又为清滋之弊矣。温清似乎不同，而滋之与补其误一也。且以清滋而加病者，其弊隐，更坏于温补，而变病者，其弊显也。凡新出医书多矣，其立意每不肯教病家。先生之书，则专教病家者也。此其所以可贵也。余生也晚，不获亲炙先生，以求进于至道，而恨不能使病家皆知治病之理，则犹是先生之意也。先生虽往，其亦许为私淑之人矣乎？

书尤在泾《伤寒贯珠集》后

《伤寒论》之废而不读也，久矣。不读《伤寒论》，自不能用伤寒方。读《伤寒论》而不得《伤寒论》之读法，则亦不能用伤寒方。此吾吴饲鹤山人《贯珠集》之所为作也。先生于伤寒六经正治法外，又于太阳有权变法、斡旋法、救逆法、类病法，于阳明有明辨法、杂治法，于少阳亦有权变法，于太阴有脏病、经病法，经脏俱病法，于少、厥两经，各有清法、温法。凡病机之进退微甚，亦各有法以为辨，使读《伤寒论》者先得其读法以读之，庶几不难读《伤寒论》。《伤寒论》即不难，读伤寒方自不难用，于是而《伤寒论》乃不至于终废，是则先生之志也。伤寒自朱奉议以三阴三阳释作寒热，谓人病在三阳，皆为热，皆用寒药，则凡太阳之宜温散者，其病必大。又谓人病到三阴，皆为寒，皆用温药，则凡少、厥之宜寒泻者，安得更有活理？赖刘守真申明仲景用寒之法，以正其用温之失。乃后人泥于《伤寒论》之寒字，总说仲景但知治寒，不知治温，皆由不识《伤寒论》自有温、清两法故耳。先生于各经分证，已极明晰，而于少、厥温、清之辨，尤足破世人之愚。余乃就先生意，推之六经，知六经中各有温法、清法，且有温、清合法。俾但见论中有温法，不见论中有清法者，自此而识仲景固非但知秋冬，不知春夏，则宜用清法之温热病，不即可于《伤寒论》求之哉？先生于少阴篇曰，传经之病，以阴气之存亡为生死，直中之病，以阳气之消长为生死。于厥阴篇曰，阴受病而厥者，势必转而为热，阳受病而热者，甚则亦变为厥。其厥也，非真寒也，阳陷于中，而阴见于外也。此即先生所以明温、清之原，而余意实本于先生，则先生之饷余者非浅矣。先生《金匮心典》久行于世，独此未经锓版，仅得二然。朱氏名陶性者，于嘉庆中以活字板印之，故世不多见。朱亦不自言何地人，兵燹以后，想活字板亦必不存。施生子程购得钞本，畀余观之，命傔录出。今又得朱氏本，校勘一过，因为之说，亦可藉以明《伤寒论》自有清法云尔。

书曾文正公论史迁《扁鹊仓公传》后

曾文正公，一代伟人，其功载旂常，其言垂金石。夫岂有失言于人哉？然而夫妇可以与知者，虽圣人亦有所不知，不知无伤也。必强其所不知以为知，则即有贻害于苍生，而贻祸于后世者。余于公所论史迁之传仓、扁，而有异焉。公之言曰：执一技以事上，名一能以济人，此小人事也。大人者，德足以育物，智足以役众。彼诚有所择，不宜于此津津焉。若迁实通方术，而藉以自见其才能，斯亦浅者徒也。公意谓仓、扁细民，迁之繁称累牍为非法。昔公在蜀道中病疟，寒热耳聋，少阳枢病也。不早治，致经旬不进粒米。医以一剂愈之，不以为德以为罪，于西征诗中，目为庸医，有恶莠虽已锄，良苗亦失稼之句，颇以除莠伤苗为憾，则公并农夫之务去草而不之信矣。疟之为病，而能愈之以一剂者，是必深合乎仲景和解之法，公所遇良医也，公自不识耳。儒有君子儒，有小人儒，儒且有二，而况于医？本当有所区别。若医而可概目为小人，则儒亦可概目为小人矣。医之为道也，本于伏羲画卦，后稷教稼并重，岂曰小道乎哉？医之可以寄死生者，亦无殊于托孤寄命之君子，岂曰贱役乎哉？医而明，亦能及物，医而名，亦足动众，士果抱道在躬，登仁寿而免夭札，正可以佐朝廷康济斯民之治。何肯不自重，而执技以事上官，下同于吮痈舐痔者流，出乡而不与士齿哉？吾闻狄梁公功在社稷，而有脑后下针，鼻端疣落之术。范文正公先忧后乐，而有不为良，相即为良医之愿。我祖宣公，称内相于朝，而谪宦忠州，亦有集录古今方之事。此三公者，皆大人而皆能医，而皆谓之小人可乎？《周官》之于疾医何等郑重？自后世史官，列之方技，于是学士大夫羞为之，以此事委诸市井，而此中亦遂无人。然儒有君子，儒医亦岂无君子人欤！为荐绅先生者，宜何如作养之，顾惜之，引之使进于道，而堪受此鄙夷乎哉？龙门作史，自古为昭，而谓其自借仓、扁以自显其才能，亦浅之乎？测子长矣，公为一代伟人，言必世为天下则，故愈不可以无辞。

再论公病疟，而往来寒热，耳且聋，至旬日不进粒米，则必更有膈满胁痛可知。经云：少阳之脉循胁，络于耳，故胸胁痛而耳聋。仲景本之，特立小柴胡一方，为少阳和解之法。医以少阳方，治公之少阳病，病得愈，愈且速。先是以十日不能食，则病去而元未遽复，势使然也。病之既除，调以甘药，或以饮食消息之，无后患矣。味公诗意，颇以不事滋补为嫌，乃即以去病为罪。然则病为疟，必不可用去疟法，是何异于黄坤载之纵有承气证，必不可用承气汤，叶天士之火热之甚，必不可用寒凉者哉？不去病而先补，则病不去。病不去，则无不虚。虚则再补，补则病益不去。其后何如，所不待言，此人情也。故医之近人情者，非其至者也。近闻俞曲圆有《废医论》，不知是何作意，当求得一读之。

卷十四　文十四

答沈沃之问邪之所凑其气必虚书

辱手教，以《内经·评热论》邪之所凑，其气必虚，惩今人之好言虚者，每援此为口实，谬以仆为今之戴侍中，责其以经解经，一破时扃，仆则何敢当也。请以素所诵习者，为大君子陈之。经文此二句下，尚有阴虚者，阳必凑之，故少气时热而汗出也二语。合而观之，明即今之偶有感冒，身发表热，一汗而愈之病，盖即《玉机真藏论》风寒客于人，使人毫毛毕直，皮肤闭而为热。当是之时，可汗而发者是也。亦即《八正神明论》凡邪新客，溶溶未有定处，推之则前，引之则止者是也。《经脉别论》勇者气行则已，怯者，则着而为病。怯即虚之谓也。着，即凑之谓也。此即气虚邪凑之说也。《九宫八风论》风雨寒暑，不得虚，邪不能独伤人，必因虚邪之风，与其身形，两虚相得，此亦气虚邪凑之说也。凡风从冲后来者，亦谓从虚乡来，即名虚风。若一见虚字，便云当补，则虚乡之风，且当先补其风乎？《岁露论》：月郭满，则海水西盛，人血气积；月郭空，则海水东盛，人血气虚。故《八正篇》又曰：以身之虚，逢天之虚，是为两虚。《至真要大论》亦谓乘年之虚，失时之和，遇月之空，是为三虚。空，亦虚也。若见一虚字，便云当补，则天之虚，亦当先补天，月之虚，亦当先补月乎？此可见邪因虚凑，不过为一时之邪，着而为病，怯者不如勇者之气行而即已。有必待推之引之,发其汗而邪始去耳。按《刺志论》曰:气虚形虚,此其常也,反此者病;谷虚气虚,此其常也,反此者病;脉虚血虚,此其常也,反此者病。三言以虚为常,不可见虚之不为病乎?三言反此则病,不更见不虚之即为病乎?又按《通评虚实论》曰:邪气盛则实,精气夺则虚。而结之曰:虚则可治,实则死。盖病以邪盛为实,实之不去,最足至虚。其曰夺者,明乎精气之非自为虚,必有夺之使虚者,而始虚也。否则,盛与衰对,若非因夺而虚,则何以不曰盛则实,衰则虚,而必曰夺则虚乎?且何以不曰实则可治,虚则死,而必曰实则死乎?人本虚也,有盛焉者则实;人本不虚也,有夺之者则虚。两则字当作如是解,而凡经所言实则泻之,及无实实之训,皆可明矣。许叔微于此段经文,尝下一转语曰:邪之所凑,其气必虚。留而不去,其病则实。乡先辈灵胎徐氏解此句曰:其气之虚,固宜补矣。所凑之邪,不当去耶?亦斯意也。至柯韵伯《伤寒论翼》序,不著撰人名氏,妄谓邪凑之为气虚者,谓邪乘肾气之素虚而伤之,则沿伤寒偏打下虚人之谬,且足为谈夹阴者树其帜,此必非韵伯意也。纵言至于斯,未知与足下诂经之意有合焉否?恨生之晚,不及奉教于停云楼中也。

答陆曦叔问经月不寐书

曦叔足下,不寐者经月矣。岂小病耶?嘱拟接服方,并询以不寐证,共有几种。其最浅者,为胃不和,则卧不安。其最大者,则心肾不交,而不成寐。子松深于《易》者也,宜其以天地交、天地不交、水在火上、火在水上之辞,为否、泰、既、未济,作通卦验。

而所检用之磁朱丸，独遗神曲，则心为婴儿，肾为姹女，而不得入脾之黄婆为之媒合，即婴姹亦终不和。此交通之媒，所以全在神曲一味。若以为克脾而舍之，将并胃亦不得而和矣。何以使卧之能安也。《灵枢·邪客篇》：卫气昼日行于阳，夜半行于阴。行于阳，则阳气盛。阳气盛，则阳跻陷，不得入于阴，则阴气虚。阴虚，故目不瞑。治之以半夏秫米汤，覆杯即卧，此以阴阳一通，其卧立至。半夏、秫米，亦不过和其胃而已。然此数味，服之已多，何以卧仍不安？即可见病之不仅在是矣。此外则有胆虚不眠，胆热亦不眠者。利叔检得之酸枣仁，只治胆虚，未足以清胆热。固知堆书满案，按图刻舟，于病未必尽合也。仆则独以为胆之热者，以近日肝火旺盛，素不作疾言遽色，而今乃多怒若此，谓非乙木之不戢，即甲木之不清乎？肝与胆相表里，卧则魂舍于肝。今之不寐，而神魂若颠倒者，魂不归于肝也。鄙意仿许学士珍珠丸法，用珍珠母一两，臣以龙齿、犀角，各如其数之半，佐以参、茯、归、地、枣、柏、二仁，又递减之，使以沉香、薄荷各少许，作为汤液。珍珠母为凉肝要药，龙齿与肝同类，可以安魂，犀角兼清心热，赖以安神，而沉香以降逆上之气，薄荷亦养育心神之品。治相火以安君火，正与交通心肾之说不甚相悬。木平则不侮土，亦何尝不可以和胃耶？贡愚如此，唯足下图之。

寻闻其服此方，而神大倦，及三服后，一卧三日，病遂以愈。不诚如经所云：一剂知，二剂已耶？卧几及三日者，久不游黑甜乡，乐而忘返也。近有知医者，亦以不寐，商投桂、附。余以芩、连、柏、栀，兼进石膏而愈。尚能见信，幸哉！

与叶丈调生论刘悉阶温热病书

损书及诗，赐题拙著，花近楼小，草推许过，当窃滋愧矣。悉阶自五保河来游沪上，舍于夫己氏之以医名者，车马喧阗，其门若市。而悉阶一室洒然，笔床研匣，仍得闭户，著书致足乐也。唯常有小病，夫己氏为之处方，已与病情不甚合。及今得温热病，乃伤寒中之阳明病也。脉得浮大，为葛根芩连证。夫己氏认以为太阳病，而用桂枝。以其在夫己氏也，未便过而问焉，但劝其少服药耳。初六日，丈亲临敝寓，挟以偕行。因感丈意之深，复切友朋之念，不肯不往。往而为处白虎加味，以其脉之滑数，为阳盛故也。服此病当解。未服，而反以阴虚为辞。药则元参、麦冬、生地、石斛。于是热益壮，神渐昏。至初八日，又迫丈命，再往诊之，则潮热已作，手肢习习风动，疑其病已入腑。按其腹坚满实硬，具询其仆，已十日不更衣，而脉见沉数，尚非燥屎而何？治之以承气汤，或尚可转危为安。乃夫己氏归，以其神昏，遂投犀角。且曰：伯仁由我死可矣，何必有人相助耶！自是闻暹犀外，再加珠、黄二物。及初十日，遣怦往省，则神益昏，口遂噤，表热转微，风动反静，而知其不能生矣。嗟乎！仲景之法亡，而温病无生理。谁知其舍馆之定，即伏死机哉？其实此等病，不过失用苦寒药耳。病在阳明，利用苦寒，不利甘寒者也。苦寒为清，甘寒为滋。自世人以麦、地辈之滋法，认作清法，而宜清之治于是乎失传矣。悉阶精于六书之学，又长于诗，拙稿亦承评泊。前月上瀚，会得其赠诗一律，有故山西北雁云边之句。今雁云尚杳，人琴已亡，有太息不置已尔。今岁暑气早来，唯餐卫珍重是祷。

修于是年之夏，以葛根芩连、白虎、承气，活不相识者十余人，而故友如悉阶，曾不得进一匙，命矣夫！

答郑仲协问《内经·刺法》《本病》二篇论疫

《素问·刺法论》《本病论》二篇，原在《六元正纪篇》后，专为《内经》论疫之文，不知何代为人窃出私传，不入正本。此明马氏仲化之说。故林亿等校正王氏本，及所见全元起本，皆无之。而疫之一字，反不见于《内经》遂令后之人不识何病是疫，而辄以伤寒中之温热当之，其误实基于此也。汉刘成国《释名》一书，分为二十七门，其第八卷两门，一为释疾病所载，疾病甚夥，而独以疫、疠二者，列于第一卷，"释天"并不纂入疾病门内。盖以疫为天行时气，人病不必为时行，唯疫则必为时行，所以仲景之论伤寒，首将时行与非时行两两相比，以明其于一岁之中，长幼之病多相似者，乃谓之疫。可见东汉以前，皆不以疫为疾病之常。故专属诸时行之气，且必归之于天，而不仅言之于人病中也。是气也，唐以前谓之疫，宋以后谓之瘟，至明而通称瘟疫，且以温热病通作瘟疫，自此而并温与瘟之字，亦不复能辨矣。《内经》无瘟字，但有温字，然其字则一，其病则异。如《生气通天论》：冬伤于寒，春必病温。《金匮真言论》：冬不藏精，春必病温。此两温字，与《评热论》有病温者，《热病论》凡病伤寒而成温者，皆言温热之温。至《六元正纪大论》：辰戌纪，初之气，民乃厉，温病乃作；卯酉纪，二之气，厉大至；终之气，其病温；寅申纪，初之气，温病乃起；丑未纪，二之气，其病温厉盛行，远近咸若；子午纪，五之气，其病温；巳亥纪，终之气，其病温厉。则厉即疠字，温即瘟字，而其病则为疫。《说文解字》：疫，民皆病也。《一切经音义》：人病相注曰疫。此不可见民不皆病，病不相注者，即不是天行之瘟疫，而但为寻常温热病乎？自后世大著作家，皆于伤寒外动称瘟疫，皆不识何病是温热，实皆不识何病是瘟疫，则欲其识得温热病，必先令其识得瘟疫病。今考此二篇所说，五疫之至，皆相染易，无问大小，病状相似，正与《六元纪》之远近咸若，仲景之长幼多相似者，一一可以互证，使人知如是者，方是疫。乃可以知不如是，即不是疫。然后温病、热病，必当求诸《伤寒论》中者，益于此而可见，此《内经》遗篇，《刺法》《本病》二论，所以亦不可废也。斯二者，马仲化取而注之，高士宗亦为之注，吴鹤皋则弃而不取。吴意以为近于诞也，而不知疫之为病，所不同于寻常温热者，正赖有此二篇以明之也。足下以疫为问，而意实在于欲明温热，故谨复如此。

与徐丈冶伯论种子书

丈以七十生儿，作诗志喜。适文孙先举一雄遂得，曾孙让乳乳叔祖句，夸示同人。诗为佳句，事亦佳话也。前年坎离丸之献丈，曾以不事温肾为嫌。今果以此毓麟，则其效居然可睹，不当为丈细剖之，并为世之求子而信服辛热者告乎？世传种子方多矣，类皆汇集大辛大热，佐以固涩之品作助阳说者。不知釜底添薪，适以煎熬津液，即有子，亦多不寿。此丹溪所以有秦桂之诫也。凡求子者，每在中年以后，而《内经》明言人年四十，而阴气自半也，起居衰矣，则其衰也，明在阴而不在阳，以阴之衰而助其阳,阳得助者阴益衰矣。试问中年后人当补阴乎,当补阳乎?而况其在老人乎?经又云:人年老而无子者,何也?岐伯曰:丈夫二八肾气盛,天癸至,故有子;七八肾气衰,天癸竭,故无子。经又云:年已老而有子者,何也?岐伯曰:此其气脉常通,肾气又有余,故身年寿而能有子。由此观之,天癸者,壬癸之水,天一之真水也。肾者主水,肾气之盛,肾水之不亏也。水亏,则气脉不流利。然则年老而无子者,将补水乎,抑补火乎?而年七十之居然生子,不即可推而知乎?丈右手常颤,右脉长垂尺泽。凡六部之脉,以左尺之水生左关木,左关之木生左寸火,即以左寸回应。右尺之火生右关土,右关之土生右寸金,而金又下生左尺之水,循环无端,生生不已。丈之右尺,脉其大倍于左尺,非火有余而水不足乎?是不当壮水之主,以制阳光,如王太仆之所言乎?曾记上年服药逾月,复诊得两尺均调,是即水火之既济也。只论老年治法,亦不当如是耶?坎离丸者,山右阎诚斋观察取作种子第一方,最易最简,最为无弊。若《尊生八笺》云云,皆道家言,正无足取。袁了凡曰:天地生物,必有氤氲之时;万物化生,必有乐育之候。此《易》理所以通于医也。《枫江渔父图册》,勉成《七古》一章,适儿子润庠,自郡来省,命其缮写,并大著《粤游草》奉还。汤饼之会,期在何日,当一诣南溪草堂,饫领麈教也。

坎离丸为红枣、黑豆等分。红枣色赤入心,取其肉厚者蒸熟,去皮核。黑豆色黑入肾,即大黑豆,非马料豆也。不落水,手搓之,令皮亮,用桑葚汁浸透亦于饭,锅蒸之,蒸熟再浸,再蒸。二味合捣数千杵,令如泥糊为丸,或印成饼,随宜服食。亦能乌须发,壮筋骨。以此种玉,其胎自固,而子亦多寿。壬午夏,曾以此方贡于徐侍郎颂阁，入之便见验方中。世之专事补阳，而用硫、附辈者，慎不可从。如果阳道不举，不能坚久，精薄无子，还是鹿茸尚为血肉有情之品。然亦须同二冬、二地，及黄柏一味，大补其阴，则男妇皆可服也。此亦诚斋之说也。

七 答

客问于余曰：子言阳明定为实热，然《伤寒论》有曰胃中虚冷者，攻其热必哕，则阳明亦有虚热，且有虚冷，虚之与实，冷之与热，明明相反，其有说乎？余曰：此尤氏在泾尝言之矣。阳明以有燥屎为实热，故以无燥屎为虚热。虚，盖指屎之未定成硬言。此热本不可攻，攻之必殆，本句当重读攻字也。伤寒者寒水之邪，故《内经》热病，必曰伤寒。盖从其病变言之，则曰热；从其病本言之，则曰寒。凡《伤寒论》中寒字，有时须作热字看，冷字亦然。故曰：表有热，里有寒。里有寒者，里有热也。又曰：胸有寒。胸有寒者，胸有热也。阳明之为病，胃家实也。宋本作胃家寒。《千金》于病到阳明，不曰胃家实，而曰中有寒。中有寒者，中有热也。寒邪至阳明而成热，故于阳明言寒，即是言热。否则，仲景胡为而主以白虎耶？后人于表有热，里有寒，白虎汤主之句，必改之曰：表有热，里有热。或又改之曰：表有寒，里有热。以就白虎之治。是皆未明斯义者也，其实不必改也。凡阳明之就寒水言者，即是伤寒成温之始，尚在胃，未成实之前。仲景特于此申明，屎未硬，不可攻。故曰攻其热必哕，所以然者，胃中虚冷故也，是明言冷即热也。又曰：胃中虚冷，而饮之水，即哕。是明言冷即水也。岂真胃中有与实对待之虚，胃中有与热对待之冷乎？余始亦疑之，读书十年，乃悟此理。

客问于余曰：病之有结，其在成注太阳病脉证并治法第七篇，言之最详。不知何以结之一字，至今日而寂无闻焉。不几疑病之本，无所谓结乎？余曰：此正因乎时，尚以为无病不虚，虚宜补，结宜解。解、结之药，适与补反，有大不利于所谓虚者。故欲潜废其解之法，遂若恶闻此结之名。而凡《伤寒论》中所有心下支结，心中结痛，少腹急结，热结在里，热结膀胱，热入血室，其血必结。又有阳微结，阴微结，脏结无阳证，冷结在膀胱关元。而且言结胸者，如胸胁满微结，水结在胸胁，寒实结胸，小结胸正在心下，利止必作结胸，与夫如结胸状，不结胸，反不结胸者，皆置弗道。岂知结之为病，所关甚大，病之为满为闷、为痞为闭、为热淤、为寒凝者，总以解结为治，而与补涩滋腻适相背，而更相远。盖以结为病之实，非病之虚。当夫病之未去，直无一不涉于结者。奈何令病家绝不知病之有结，且不知结之宜解，遂不知结一解，而病无不去，而徒畏虚喜补，使邪气之盛者卒至于精气之夺也。至于《内经》之言结，曰：结阳者肿，结阴者便血。又曰：二阳结谓之消，三阳结谓之隔，三阴结谓之水，一阴一阳结谓之喉痹。此更结之大者，寻常病中，或不多见耳。

客问于余曰：病之有衄，是去病乎，是加病乎？仲景何以不出方也？阳明病，口燥，但欲漱水，不欲咽，此必衄。口既欲漱水矣，何以又不欲咽？不欲咽者，水耳。何以知其必衄？余曰：《伤寒论》此一条，与金匮《同》，旧注均无的解。夫漱之与咽，相去几何？能漱而不能咽，必有其故。且以其口之不欲咽，即知其鼻之将有衄，又必有故。余以为人于口鼻两窍，有不能一时俱闭者，初之欲漱为口燥也，继之不欲咽为窍闭也。漱未必闭其口，而咽则口必闭。人之将衄，其血已壅于鼻，若咽，则水又将壅其口。此必其鼻之先有所壅，而致其口之不能再壅。因即其口之不能再壅，而知其鼻之先有所壅。此时也，口之燥，在欲漱上看出；但欲漱，在不欲咽上看出；鼻之衄，即在口燥上看出。而唯能预料其将衄者，乃能知其但欲漱，而又不欲咽，故曰此必衄也。热盛于经，必动其血，血见于衄，其热随解，仲景之意微矣。而病家见衄，必责医家温散之非；医者见衄，亦不知正是温散之效。不读仲景书，不知仲景有衄乃解三字，而且以为病变也，是可笑也。

客问于余曰：汗法宜麻黄，下法宜大黄，二法俱峻。宜用汗下者，固不可少，而汗多可以亡阳，下多可以亡阴，此仲景所以有误汗、误下之大禁乎？余曰：仲景时之误汗，非麻黄也；仲景时之误下，非大黄也。叔和序例曰：神丹胡可以妄发？甘遂胡可以妄攻？《外台》原注云：神丹者，崔氏六味丸，用朱砂、乌、附、半夏、参、苓蜜丸，姜汤下。甘遂者，水导饮也。用甘遂、白芷，捣筛水服。大抵彼时习用之物，三日内必皆发，便用神丹，三日外必皆攻，便用甘遂。谓神丹以治虚寒，甘遂以治实热也。按《伤寒论》中，一则曰医以丸药下之，再则曰医以丸药大下之。刘河间曰：古所称伤寒热病，用银粉、巴豆下之。许学士曰：丸药是巴豆小丸子，强迫溏粪而下。王朴庄公亦曰：如深师豆豉丸之类，皆用甘遂、巴豆等药，所谓大下也。况更有烧针，令其汗，及以火熏之，以水潠之灌之，其误多端。仲景之用芩、连、石膏也，所以救乌附之误也；仲景之用栀子、柏皮也，所以救巴豆之误也。故知误汗非麻黄，误下非大黄，而麻黄、大黄用失其当，亦为误。特未可恐其误而废麻黄，恐其误而废大黄。如今日之失汗而又失下耳。夫失汗、失下弊亦同于误汗、误下，且或有甚于误汗、误下者。病家安能知病之既作，舍此汗、下两法，别无可以去病者哉？又焉知病之不去，只此失汗、失下，直可以此殒其生哉？

客问于余曰：仲景于汗下外，又有吐法。汗下之不可失固已。若病而欲使之吐，恐更有难焉者。故吐法久废，吐其可终废乎？余曰：仲景之吐，亦非今之所谓吐也。今以欲令人吐，认作欲令人呕，宜其难矣。不知仲景吐法，是吐痰也。当时谓痰为饮，而饮之原出于水；饮之名亦为寒，且谓之冷。仲景吐法，一则瓜蒂，再则栀豉。于瓜蒂证，谓胸有寒者，当吐之，以痰在膈上也；于栀豉证，谓病人旧微溏者，不可与，以痰在膈下也。已在下，则不可复令上越也。论中凡言心下有水气，水结在胸胁，水渍入胃，必作利冷，结在膀胱、关元者，皆言饮，即皆言痰。此意唯喻嘉言知之。惜嘉言但说痰，不说水，遂来汪苓友之讥。盖苓友又不识痰之即为水耳。夫痰结于中，既不在表，故不宜汗；又不在腑，故不宜下。然则痰唯贵吐，仲景吐法，谓非吐痰而何？后人既不知言寒者即是水，言水者即是痰，而又误以古之言吐，谓为欲令人呕，此吐法之所由终废也。知此而痰之既不在表，又不在腑者，舍吐其何法乎？吐之法，不属之痰，而谁属乎？余故知仲景之半夏、生姜、茯苓，皆吐法也，吐不定在瓜蒂也。即后世之莱菔子、白芥子辈，亦吐法也，吐法实未尝废也。

客问于余曰：吐不必定为瓜蒂，则汗亦不必定为桂、麻。此外表药，正复不少，而何以失表者如此其多也？余曰：世无所谓表药也，药借病用者也。有表证，而凡可用以解表者，皆得称为表药。荆芥、防风，以其能散风寒也，而谓之表药；羌活、独活，以其能追游风，搜伏风，且能以风胜湿也，而谓之表药；升麻、柴葛，以其能升清阳，起阴气也，藁本、蔓荆，以巅顶之上唯风可到也，而谓之表药；他若香薷清暑气，藿香逐秽气，白芷除眉棱骨痛，川芎、秦艽能入血而活络，与夫紫苏叶之祛寒，薄荷、桑叶之泄热，是皆可以解表，故皆名为表药。岂得以不可发汗一语，而废麻黄者，因而尽废之哉？况以芩、连、石膏，涤经热而表解，大黄，芒硝，撤腑热而表解，则白虎、承气，即是表药。更有阳虚不能解表，而以人参、附子作其汗；阴虚不能解表，而以人参、归、地化其汗，则参、附、归、地，亦皆解表药矣。此即余所谓药借病用之说。所以麻黄发表，而入之定喘方中，即不汗；柴胡达表，而入之疏肝调经剂中，即与表分无涉，皆此理也。人唯于荆、防以下，皆谓为表药，而于无表证者不敢用，且于有表证者，亦不敢用，病其庸有豸乎？

客问于余曰：世以养正邪自除，邪去正乃安二句，谓是养其正，则其邪去，而其正安。然则凡有邪者，养正顾不重欤？余曰：句中一自字，一乃字，非虚设也。夫病岂有纯虚无邪者？因其正之虚，而邪干之。如所见之邪，果由正虚不达，则宜清金，宜建中，宜安神，宜滋水涵木，宜壮水之主，益火之源。唯此补之一法，彻乎始终。喘亦补，胀亦补，满亦补，多痰亦补，食不化亦补，五脏六腑十二经，无往而不用其补者，何也？补其正，始足以敌其邪。凡在正虚而邪不达者，若再用逐邪之药，则邪不除而正益伤。唯不事逐邪，而专力于补，补力既足，邪自然去。故曰养正，邪自除也。此乃虚不达邪之证,反是则不名为虚,而名为实。实者,邪也。是为当去之邪。何谓当去?盖以有邪不去,即未有不伤其正者。故宜消则消,宜散则散,宜攻则攻,宜伐则伐。以消、散、攻、伐者,去其邪,始足以保其虚。若既有邪在,而徒畏虚喜补,补虚则不足,留邪则有余,即不议补。而当消散不消散,当攻伐不攻伐,邪一日不去,则正一日不安。故曰邪去,正乃安也。自字宜轻读,乃字宜重读也。斯二者,如霄渊之相隔,若冰炭之悬殊。夫岂得于邪方盛时,辄以养正为言哉?

余于朋旧周谘,诸生问难,时有裁答,久不省为谁发,而与青浦胡生紫瑜、嘉定印生雪鸿,言者居多。胡生从游于梨川,印生同客于汉上,相处最长,其质难亦不仅止于是。会稽沈生少牧,录余旧论亦最多,汇此七章,聊记一时晤对云尔。

卷十五　文十五

答袁生上池问外感六因

余既为袁生说六经为标、六气为本之理，而生又以外感六因问。生之意谓风暑湿燥寒，自是外因，而火之所以为外因者何在？故以为疑。则以前人于火之一因，久置弗道，故几不知六因之有火耳。《内经》两言寒暑燥湿风，此论天时，不论人病，故不及于火而为五。至其言百病之生，皆生于风寒暑湿燥火，则始以病之变化言，故并及于火而为六。人身三阴三阳，上奉天之五气，以加临地之五行。天之五气，暑分为火，则为六；地之五行，火分君相，亦为六。此所以共为六因，而气交之病，未有不因此六者。韩飞霞所谓五脏皆有火，平则治，病则乱者，即此火也。人则以为四时之邪，无不感受于外，火则从何感受，而亦若自外来耶？夫言四时之序，春为风，夏为暑，长夏为湿，秋为燥，冬为寒，皆有外因，火则本非外因。然以风暑湿燥寒感之于外，火未有不应之于内者，则在内之火，即此在外之五者，有以致之。盖此火为人身自有之元阳，不病则为熟腐水谷之火，一日不可无之火也。经云：风以动之，暑以蒸之，湿以润之，燥以干之，寒以坚之，而火以温之者是也。病则为劫夺津液之火，一日不可有之火也。经云：风胜则地动，暑胜则地湿，湿胜则地泥，燥胜则地干，寒胜则地裂，而火胜则地固者是也。不可无者此火，不可有者亦此火。经故无不以六者并言之，而及其论病，则独言风寒在外，燥热在上，湿气居中，而火但曰游行其间。且但言风胜则动，寒胜则浮，燥胜则干，热胜则肿，而并不及于火。盖以五行之常，不为大病，火则病大而后有之。偶感风寒，随即消散，火未及病，病不因于火也。不消散，而游行之火，至此而胜病，即因于火矣。经言：风寒客于人，使人毫毛毕直，皮肤闭而为热。此热即因于火，轻为表热，重为里热。轻则渍形以为汗，而曰当是之时，可汗而发；重则少火之气壮，而曰火淫于内，治以咸冷。言火之淫于内，自非火之感于外矣。然既因感而为火，因火而为病，则火虽病于内，而火之所以病，则由于外。此所以言病之因，必当并火计之而为六。且以见消散之而不愈者，其病必因于火。故六因所重，正在此一因也。人唯略此一因，遂于五因外之因火而病者，不知所以为治。嗟乎！火之一因，仲景知之矣。病在太、少，火之未病，仅为中风、伤寒；病至阳明，火之既病，即为湿温、温热。所以《伤寒论》阳明经病，多属于火，阳明经方，皆以治火。奈何泥此伤寒两字，于仲景书所用清法，凡足以治火之因者，皆若未之见也。此温病、热病，所以皆失其治，而即无以辨风寒、温热之所由分也。彼以阳明实热，认作土败者，直并外感六因之未解耳。

答施王二生问阳明湿温之治

施生子程、王生艺耕，同侍坐于世补斋，教以湿温之病，必从阳明论治。二子惑焉，谓阳明主燥，太阴主湿，夫子乃以湿属阳明，何也？且阳明之燥，而何以有湿也？余曰：此阳明中气之病，不求诸《内经》所言本标中见者,不能知其然矣。《内经·六微旨大论》以火燥寒风热湿为本,本者,六元本始之气也。以少阳太厥少太为标,标者,六经标著之气也。以上本下标之中见者为中气,中气者,人身脏腑表里互相为络之气也。经之言气,则曰有从本者,有从标本者,有不从标本者。经之言病,则曰有生于本者,有生于标者,有生于中气者。经之言治,则曰少阳、太阴从本,少阴、太阳从本从标,阳明、厥阴不从标本,从乎中也。启元子解之曰:少阳本火,太阴本湿,标本同,故从本。少阴本热,标阴,太阳本寒,标阳,标本异,故或从本,或从标。阳明之中太阴,厥阴之中相火,标本与中不同,故不从标本,而从乎中。其言标本,固所易晓,而于从中之治,则仍言其所当然,尚未言其所以然也。余谓六经既各有中气,何不可从中治?阳明、厥阴,既各有标本,亦岂无从标本治者?胡独于阳明、厥阴,必从中治耶?盖经既言病言治,则治必因病而施。彼四经之病,不生于中气,则治不必从乎中。唯此阳明、厥阴两经,则有生于中气之病,故有必从中气之治。试就各经论之:少阳相火,火为其本;太阴湿土,湿为其本。火,阳也,而少阳之经亦阳;湿,阴也,而太阴之经亦阴。既有火与湿之本在,则标从本化,而中之木为火母,中之金为土子,则中气亦从本化。故从本治,不从标治,亦不必从中治也。少阴、太阳,一为本热,一为本寒。本之热同中阳,中之寒又同标阴;本之寒同中阴,中之热又同标阳。中与本同,而标与本则异;中与标同,而本与标则异。故或从本治,或从标治,而亦不必从中治也。独至阳明则本燥标阳,而中为湿;厥阴则本风标阴,而中为火。本与标之不同,理易明也。而中之火,何以见于厥阴？中之湿，何以见于阳明？则人皆忽之，而不知病既生于中气，治即不从标本，故有必从乎中治者。若火但见于少阳，则治少阳之本，湿但见于太阴，则治太阴之本，以其病生于本也。若厥阴而以中之火病，则必治中气之火，阳明而以中之湿病，则必治中气之湿，以其病生于中气也。不讲《内经》中见之旨，何由知厥阴风病之有火，而阳明温病之有湿哉？余于风寒温热，多所发明，而于湿温之论犹有缺焉。二子曰：然则湿而见为寒湿，则治太阴；湿而见为湿温，必治阳明。其为方也，当是苍术、白虎之类乎？余曰：得之矣。

答云依问《内经》诸治法

濮生云依，以内外反正逆从诸治法为问，是皆在《内经·至真要大论》中所云：外者外治，内者内治。正者正治，反者反治。逆者正治，从者反治。微者逆之，甚者从之。逆，正顺也，若顺，逆也者，当即以经解经，为吾子一一明之。如阳虚则外寒，阴虚则内热，阳盛则外热，阴盛则内寒，此病之内外，有异同之分者也。从外之内者治其外，从内之外者调其内。从内之外而盛于外者，先调其内，后治其外；从外之内而盛于内者，先治其外，后调其内。此治之内外，有标本之异者也。如阳胜则热，阴胜则寒，是为正病。治寒以热，治热以寒，是为正治。重寒必热，重热必寒，是为反病。诸寒之而热者，取之阴；诸热之而寒者，取诸阳，是为反治。此正者正治，反者反治之说也。如阳病治阴，阴病治阳，药似与病相逆，却是正治之法。通因通用，塞因塞用，药似与病相从，却是反治之法。此逆者正治，从者反治之说也。病之微者，发表不远热，攻里不远寒，其病尚微，逆之即愈，逆即正治也。病之甚者，奇之不去则偶之，偶之不去，则反佐以取之，其病既甚，从之始愈，从则反治也。此微者从之，甚者逆之之说也。如重阳必阴，治当以寒；重阴必阳，治当以热。外虽若逆，而中则顺。逆之，正所以为顺也。寒极生热，而再治以热；热极生寒，而再治以寒。则外虽若顺，而中则逆。顺之，则未有不逆者，故曰逆正，顺也，若顺，逆也。是即可见，逆为正治，而顺为反治也。凡此诸法，《内经》且屡言之。如有邪者，渍形以为汗，其在皮者，汗而发之，邪之新客，逢而泻之，此外治也。其高者，因而越之，其下者，引而竭之，中满者，泻之于内，此内治也。发腠理，致津液，通气，开鬼门，洁净府，与夫身汗得后利则实者活，此内外交治者也。是皆为正治、逆治之法。其曰治热以寒，温而行之，治寒以热，凉而行之，治温以清，冷而行之，治清以温，热而行之，是亦反治、从治之法。唯病可正治者，真形易见，人所共晓。病须反治者，假象难明，人都莫辨，则于寒热虚实之真假两途，知之为尤要矣。先以寒热言之，真寒则其脉沉，或微弱而迟，所见之病，无非寒象；真热则其脉浮，或滑大而数，所见之病，无非热象。此为真病，逆而治之，固无可疑。独至阳证似阴，火极似水，乃热极反兼寒化，而脉亦沉伏者，则真热假寒，即阳盛格阴也。阴证似阳，水极似火，乃寒极反兼热化，而脉且浮散者，则真寒假热，即阴盛格阳也。此寒热之真假，宜于反治者也。再以虚实言之，则至虚有盛候，反泻则殆，如除胀满之当用人参者是；大实有羸状，误补益困，如止泻利之宜用大黄者是。此虚实之真假，宜于反治者也。故经又曰：伏其所主，而先其所因。先其所因者，求病之由；伏其所主者，知病之本也。《素问》所垂治法多矣，人皆谓是无方之书，我知其为有方之始。唯自《天元纪》以下七篇，后人以其皆论运气，遂若与治法无关，弃置焉而弗道。岂知治病之法，尽在此七篇中，而《至真要大论》，尤有大关乎治要者乎？由是以求仲景，所以撰用《素问》者，于桂、麻、膏、黄之治有内外；于陷胸、承气之治有微甚；于泻心之用芩、连，而佐以干姜，白通之用姜、附而佐以胆汁者有反正；于乌梅丸、复脉汤之寒热并用，诸加参、草方之虚实兼到者有逆从。仲景之圣，亦唯取法于《内经》而已，则苟欲治病，《内经》固不可不读，而苟得其解，则《内经》正不难读也。岐伯曰：知其要者，一言而终，不知其要，流散无穷。意在斯乎，意在斯乎！

答坤吾问伤寒传经为热直中为寒

坤吾比部，来游吾门，而秋曹政繁，未暇旁及，余亦虑无以为坤吾益也。日者以人称伤寒之病，在三阳为传经，在三阴为直中。传经为热，直中为寒，则是三阳皆热证，三阴皆寒证矣。贻误来学，岂细故哉？原以一言为请，余乃为之说曰：凡病自太阳来者，即至三阴皆为传。凡初起即见其经证，不始太阳者，虽在三阳，亦为中。考之于经，无不可晓。后之模糊影响，皆坐不熟经文故耳。《素问・热病论》：伤寒一日，太阳受之，至六日，厥阴受之。熟玩受之两字，知是病及其经，不是其经自病。凡所谓逆经传，循经传，越经传，亦有首尾传者，皆传经也。《灵枢・病形篇》：邪之中人也，无有常，中阴则溜于腑，中阳则溜于经。所以经又云：或中于阳，或中于阴。而尚不知三阳之亦得云中乎？

况经又分言之，而曰中于项，则下太阳，中于面，则下阳明，中于颊，则下少阳，其中于膺背两胁，亦下其经。中于阴者，常从臂䯒始。盖以太阳行身之背，阳明行身之前，少阳行身之侧，而太阴则主四肢，少、厥又从太阴而入故也。是以《伤寒论》太阳之头项强痛，项背强几几，为中项中背之别；阳明之舌干鼻燥，胸中有热，为中面中膺之殊；少阳之两耳无闻，胁下硬满，为中颊中胁之异；太阴之四肢烦疼，手足自温，少阴之手足寒，厥阴之诸四逆厥者，为中臂中䯒之分。中，即伤也。太阳伤风，何以亦名中风？岂不亦为直中，乃以邪入三阴，遂若定为寒证。如朱肱《活人书》云云者，是未明乎三阴三阳乃经也，非证也。证则三阳亦有寒证，三阴仅多热证也。不然，而《伤寒论》于太阴亦有大黄证，于少、厥亦有白虎、承气证者，果胡为者耶？且于太阳即用真武汤，于阳明有用四逆汤者，又胡为者耶？明乎六经之皆有传经，皆有直中，则为热为寒，岂可论经而不论证哉？然此尚不过人云亦云已尔。余则以为六经之传变，本是六经之气化，本不是手足之六经。如太阳，阳也，而太阳之气化为寒水，则太阳本不是热；少阴，阴也，而少阴之气化为君火，则少阴本不是寒。自气化之说亡，而传足传手之论起，六经传变，寒热遂淆，今日之六经，全非先民之六经矣。吾子此问，吾道之幸也。

《灵枢》云：邪虽入于阴经，而脏气犹实，实而不能客，则还入于腑。此即中阴溜腑之义也。此义亦久亡矣。

再与云依论中阴溜腑

前以传经、直中，与坤吾言之既详，而中阴溜腑之义，尚未有所阐发,今再与吾子剖之。人之但知中阴者,既若三阴证皆当温,人之不知溜腑者,又若三阴证皆可下,则以彼于脏腑之腑,表里之里,皆异于古所云,亦不同于吾所闻耳。赵养葵《医贯》言伤寒邪热,入于胃腑,若以六味地黄丸大剂与之,何至传入少阴,为燥实坚之证。六味丸之谬,人所共知。且反说成中腑而溜于阴,显背岐伯之训。而于仲景所谓阳明居中土也,万物所归,无所复传者,亦全无理会。夫岂能知,病苟入胃,得为下证,即无死证,而自阴溜腑之更为可贵也哉?若傅青主书,亦以胃实一证,属之三阴,必非出自征君之手,而为晋人钞本,沿赵之讹妄,加以乱真,未可知也。其有不知腑,独言胃,里独言腑,而反说成三阴为里,里始当下者,成无已也。成云:三阳受邪,为病在表,法当汗;三阴受邪,为病在里,法当下。则竟以里属三阴,而唯三阴为可下矣。又有不解《内经》未满三日可汗,满三日可泄之义。本只三日,并非六日,而反说成三日为阳,三日为阴者,刘河间也。刘云:伤寒热病,前三日,太阳、阳明、少阳受之,热壮于表,汗之愈;后三日,太阴、少阴、厥阴受之,热传于里,下之愈。则以三日为六日,而满三日即为三阴矣。于是马宗素遂有三阴证者,其热在脏,脏为里,里为阴,阴当下之说。并有喻嘉言病至三阴,则舍大门,近寝室,便当大开后门,使从大便出之说。此皆不问溜腑与否,直若伤寒热病,唯三阴有下证,且非三阴无下法者。夫仲景下法皆为腑证,皆谓为里。盖与表对举,则曰里,与汗对举,则为下。下法固独为阳明热病设也。洵如诸家之说,何又与彼所谓三阴皆寒,三阴皆当温者,不自顾其矛盾耶?此无他,一误于脏腑之不分,再误于表里之无别。先以脏腑言之,《内经》于六腑，亦称脏，如十二脏相使，十一脏皆取决于胆。又曰：三阳经络受病，未入于脏，可汗。又曰：治之各通其脏脉者。其言脏也，盖言腑也。此则脏腑之腑也。膀胱为太阳腑，胃为阳明腑，胆、三焦为少阳腑。凡本经之表，以本经之里为腑。此则经腑之腑，而非脏腑之腑也。《内经》之于胃，又但称腑。其曰邪虽入于阴经，脏气犹实，邪不能客，还之于腑。腑者，胃也。王安道热郁不得外泄，遂还里而成可攻之证。里，亦腑也，即胃也。此则中阴溜腑，而为胃腑之腑也。若夫表里之里，则更处处不同。其腑为表，脏为里者，言五脏六腑相表里也。三阳为表，三阴为里者，言手足十二经相表里也。就阳明指太阳为表，就太阳指阳明为里者，言太阳、阳明两经相表里也。太阳以阳明为里，而阳明之经又以阳明腑为里者，言阳明一经之经腑相表里也。其不同处，皆跟各处上文而来。腑字之不辨，遂并里字而亦昧之。于斯二者，既明下法，自然不误。仲景所谓坚满燥实，于阳明三言急下者，为太阳径入阳明腑之证；所谓诸四逆，厥不可下之者，为三阴未入阳明腑之证；所谓厥应下之，且于少阴，亦三言急下者，为少阴已入阳明腑之证。盖以六经固皆称腑，三阳各自有腑，而胃为六腑总司，又独得以腑称也。是知岐伯之言，中阴则溜于腑者，即此独得称腑之腑，即此独有下法之腑。正可由此以明中阴而不溜于腑者，则为脏寒，而必用温法之阴，非即脏实而可用下法之阴。奈何诸大家皆不解腑之为胃，直将三阴可温之里，视同阳明可下之里，不待三阴之溜腑，辄谓三阴之可下哉？唯解得三阴非当下之里，解得胃腑为里之当下，则下也，腑也，里也，皆于是乎可明，而所恃者则唯《灵枢》中“阴溜腑”一语。初不料凡属大家竟无能道此四字者，而仅有一慈溪柯氏，独于《论翼》中，引此一段经文也。烦吾子以余言告坤吾，庶后有疑及下证，何以属三阴三阴，何以有下证者，得余言而知脏腑表里之必先分晓也。至别有自号大家而云：纵有下证，切不可用下法，独言之于阳明腑证者，则非余所知矣。

阴阳偏胜治法不同示云依

人身之阴阳，得其平则不病，偏胜则病。故有阴虚之病，其甚者，火且旺；有阳虚之病，其甚者，水且泛；有阴盛之病，其甚者，且格阳；有阳盛之病，其甚者，且格阴。人之言曰：阴虚者，补阴而阴不虚；阳虚者，补阳而阳不虚；阴盛者，补阳而阴不盛；阳盛者，补阴而阳不盛。阴阳有对待之观，治阴阳者，自当作平列之势。余则以为阴虚而致火旺，阳虚而致水泛，自应平列其治。独至阴盛、阳盛两证，则其势有不能平列者。盖阴盛之病，阴不自为病也。凡阴所见病之处，必其阳所不到之处。故阴盛无消阴之法，而但有补阳以破阴之法，补其阳始足以敌其阴也。若于阳盛之病，则有不能补阴以敌阳者矣。盖阳而伤阴，必先令阳退而阴乃保。凡在补阴之药，无不腻滞而满中，滋阴则不足，助阳则有余。故阳盛无补阴之法，而但有伐阳以保阴之法，伐其阳始足以存其阴也。于何征之？征之于仲景方而已。仲景之治阴盛也，有真武、四逆之姜、附焉；仲景之治阳盛也，有白虎、承气之膏、黄焉。试观一百十三方，何绝无养阴以退阳者？乃即以仲景之不养阴以退阳，而别制仲景法外之剂。岂知仲景于少、厥之阳盛，尚有承气、白虎之法，而况其为阳明之阳盛乎？推原其故，则以世之目为阳盛者，乃阴盛而格阳，看似阳盛，实是阴盛。又其所谓补阴而阳不盛者，乃阴虚而阳亢，看似阳盛，实是阴虚。至以阴盛、阴虚两证，皆目之为阳盛，而遇真是阳盛之病，遂皆作阴盛、阴虚观，且置阴盛不言，而但作阴虚观矣。故欲明阳盛之治，必先将阴虚阳亢、阴盛格阳之近似乎阳盛者，别而出之，然后阳盛之真面目乃见。见得阳盛之真面目，而尚疑阳盛之亦可补阴，养阴之亦可退阳者，未之有也。阴阳偏胜，其治法之不同，有如此者。

再以阴虚阳亢、阴盛格阳两证观之，而歧之中又有歧焉。阳之亢，阳之格，从其外而观之，不知者方以为皆是阳病，其知者亦仅谓皆是阴病。然其病也，一由阴虚而来，一由阴盛而来。阴虽同，而阴之虚盛则相反。故凡阴盛格阳之病，仍作阴虚阳亢治之。不补阳而反补阴，鲜不殆者。若更以阴虚作阳盛，更以阴盛作阳盛，尚足与论阴阳哉？况复指阴作血，不识阴阳，皆以气言，所以补阴之药大半，皆补血之药。因更以补血之药，认作可以退阳之药，口中言阴，意中实是血也。医者言血病者，实是气也。如之何？如之何？至于何等药是养阴，何等药可以退阳，何等病可讲养阴，何等病必先退阳者，则唯问诸仲景可耳。

实火虚火阴火总论示云依

伤寒病中，阳明实热，张介宾所谓果有火证、火脉者也。人于此证独名之为实火，人于此证而外，凡有火证，则皆名为虚火。余则以为阳明之热，固是实火，而论火之实，则杂证中自有实火之病。正当除此阳明热，而分火之虚实，甚非可以杂证之火，概目之为虚火也。病机十九条,凡明言属火者五,而其言属于热者,亦火也,即其言属肝与心者,亦火也。凡此皆杂证,皆为实火。治此火者,仍当取用芩、连、栀、柏、膏、黄、犀、羚、龙胆之属。自夫人概作虚火论,而杂证中实火治法,遂因之而废矣。除此实火之外,则有虚火。如经云一水不胜二火,二火者,君相之火也。一水不胜五火,五火者,五志之火也。即经所云少水不能灭盛火,而阳独治。阳独治者,不能生养之火,此火即由阴虚而来者也。凡此则非实火,而为虚火。治此火者,方可用二冬、二地、二胡,及元参、石斛、丛蓉、龟板、鳖甲之属。自夫人以此等药入之阳明热证中,而于阳明实火治法,亦因之而废矣。伤寒有实火,绝无虚火;杂证有虚火,亦有实火。人唯不知伤寒无虚火,又不知杂证之有实火,而治之皆失其道耳。火者何?人之元气也,即少火之气也。无病则少火之能升能降者,化为津液;病则气郁而升降失其常,非唯不化津液,而且劫夺其津液。则少火变为壮火,壮火即为实火矣。久之而实火之不去者,又变为虚火矣。此则实火、虚火之所由来也。若夫虚火、实火之外,别有一种阴火者,则不予人以易见,故即为人所罕言。此为龙雷之火,不燔草木,得雨而炽,即阴盛格阳之火,亦即阴极似阳之火。经曰:重阴必阳。火之最大者也。阴火之为物也,见于木华《海赋》,所谓阳冰不冶,阴火潜然者。今人言海中遇阴晦,波如然火,以物击之,迸散如星,当即是此火,而如洱海水面,火高十余丈。吴杨隆演时稽东塘杨林江水中出火,可以燃物,此皆以水生火,并足为阴火之证。而于大兵之后,野有青燐,其为阴火也,不更为身经燹火者,曾经目击者乎?此则既非实火,又非虚火,而独为阴盛之火。其于病也,虽见种种火象,如面赤戴阳,除中能食,手足躁扰,欲入泥水中坐,而用药则唯大辛大热之剂,一剂可以回阳。自夫人仍作虚火治,或反作实火治,而杂证中之阴火,独宜从辛热法者,又因之而废矣。所以然者,一误于实火之始,辄作虚火治,而曰滋阴降火;再误于虚火之末,忽作阴火治,而曰引火归元;终误于阴火之潜然者。又不知有北方玄武,坐镇水邪,迎阳破阴,导龙归海之法,三者之火,直无一而可矣。洞若观火,谁则能之?

阳为阴遏阴虚阳亢两病合论示子范

余既成实火虚火阴火总论,女夫沈子子范,读而问曰:昔之善用升、柴以散火者,莫如东垣;善用知、柏以降火者,莫如丹溪,而人皆非之。其非之者是欤?抑非之者之亦非欤?沈子固心识是非者,而必欲得余一言以定是非,则余正有不得不言者矣。东垣之用升、柴及羌、独辈也,所以治阳为阴遏之一病也。或寒湿久淹,阳气下陷入阴,或过食生冷,抑遏阳气于脾土中,阳不得舒,则治宜升阳,东垣之意诚是也。而汪讱庵于升阳散火汤,存其肌热表热,骨髓中热,热如火燎,扪之烙手,多因血虚得之之柄。此则宜降之火,岂是宜升之火?于是而东垣之升、柴非矣。丹溪之用知、柏及龟版等也,所以治阴虚阳亢之一病也。或以阴易亏难成,故阳常有余,阴常不足。或以阴虚生内热,故坎中真阳飞越于上。阴之既虚,则治宜补阴,丹溪之意诚是也。而戴九灵为丹溪立传,谓其有雷非伏、龙非蛰、海不附于地则动之说。此则阴盛之火,岂是阴虚之火?于是而丹溪之知柏、非矣。血虚生热，原非东垣升阳之治，而后人乃以东垣之升、柴治血虚，则是后人之非，非东垣之非也。人以讱庵方柄，疑必是东垣手订之书，则直非东垣而已。阴盛格阳，原非丹溪补阴之治，而后人乃以丹溪之知、柏治阴盛，则是后人之非，非丹溪之非也。人以九灵立传，疑必是丹溪心得之语，则直非丹溪而已。夫阳为阴遏之病，只见有阴，不见有阳者也。东垣而后无能道之者矣。而动称滋阴降火者，反于此竟用阴药，非东垣所及料也。阴虚阳亢之病，只见有阳，不见有阴者也。丹溪而后，人尽能言之矣。而忽称引火归元者，偏于此欲用阳药，非丹溪所及料也。阴阳两端，混淆无别，如此病人不能自言也。不能自言而尚可安于不知乎？若以火势燎原，扪之烙手之说，移作丹溪滋阴降火之治，则正相合。若以龙雷升腾，阴霾四合之说，认作丹溪滋阴降火之治，则正相反。此所以阴阳虚实四字，必当知有四证，而可独剩阴虚一证乎哉？东垣之《十书》，王宇泰、吴勉学多取他人书，杂于其内，本不是东垣原本。丹溪之《心法》，杨楚玉、王季桓多取他人方，附于其间，亦未必尽丹溪原本也。东垣为易水高弟，丹溪得太无真传，自应各有至理。今所传李、朱诸书，其是耶？其非耶？余不得而知之矣。

人于时邪病，不分伤寒、温热、瘟疫。于杂证，不辨虚火、实火、阴火。故时邪无治法，杂证亦无治法。以所传古人医书，半为后人妄增妄改，末由取法耳。纪文达公尝谓庸妄书贾，取盈卷帙，往往假托有医名者之言，流传于后，最足误世。即如东垣、丹溪之书，其可疑者正多得此洗刷，庶见庐山真面，俾读李、朱书者，亦知所抉择焉。（彦模谨识）

卷十六　文十六

下工语

医之为道，莫要于不使病大。不使病大，莫要于先分虚实。虚实之不分，则一错到底。

凡为医者，必先论其见地之明昧，然后可论其手法之高下。果能于病有见到处，则动手自有准，对即使当时尚未极高明，他日必为良医。

临病人于俄顷，便处汤剂，何敏捷乃尔？要唯有定识于平时，乃克有定力于片刻。

医是讲学，不是市道。故商贾贸迁之术，无一书之传，而医家言则汗牛充栋。

谚云：十个医，十个法。此言不然。病者只有一个病，自当只有一个法。

案者断也，必能断，乃可云案。方者法也，必有法，乃可云方。若非步武前贤，安得有此学术？

书本不载接方，以接方之无定也。然医则全在接方上见本领。

学医从《伤寒论》入手，始而难，既而易。从后世分类书入手，初若甚易，继则大难矣。

六经之病以证分，于读书时先明何经作何证，则于临证时，方知何证为何经。病者不告以我病在何经也，故必先读书而后临证，乃能明体达用。

六经要分看，又要合看。总以胸中先有六经之病，然后手下乃有六经之治。

病有必待问而知之者，安得以不问为高？即如脉以合病，而病者之于医，但令切脉。夫寒热表里，此可以脉得之。然一脉关数证，得此脉矣，所病之证，仍不能以脉知也。故医者不可以不问，病者不可以不说。

病有本不是一剂药可愈者，用药亦不必重。病有必赖一剂药建功者，用药则不可轻。轻则药不及病，而反滋惑。

石膏不可煅，煅则如石灰，不可用矣。非生者重，煅者轻也。

大黄生者走后阴，熟者但走前阴，亦非生者重，而熟者轻也。承气法加芒硝以助之，是欲其举重若轻。

重病以领出死关，引入生路为事。病在关内，朝夕可以有变。出得此关，病虽未愈，无死机矣。岂以复旧为愈哉？

《内经》无论真不真，总是秦汉间书，得其片语，即是治法。《伤寒论》无问全不全，苟能用其法以治今人病，即此亦已足矣。后学能识病，全赖此数书。彼以此委诸伪书之列者，自矜博雅，不自知其与病人为仇也。

《伤寒论》注以成无己为最先，《金匮》注以赵以德为最先。赵氏名良仁，元末长洲人，从丹溪学，渊源有自，皆必读之书。

注《伤寒论》者，明时已有五十余家，今则百余家矣。其篇次各不同，欲得《伤寒论》原次，必要读《千金翼》。

张、刘、李、朱，金元四大家也。张谓戴人，自李士材以张为仲景，而仲景于是卑矣。

运气之学，坏于马元素之徒。至以某年生人，于某日得某病，当用某药为言，丹溪所以诃之。再有程德斋者，作《伤寒钤法》，以得病日之干支用药。自有此等人，而明其大义者，转不肯以此为言，此学由是失坠。

阴阳五行，俱主岁运言之。凡在气交之病，即不能无干涉。角、徵、宫、商、羽，五太为阳，五少为阴；十干甲、丙、戊、庚、壬为阳年，乙、丁、己、辛、癸为阴年，非泛言阴阳也。甲己合而化土，乙庚合而化金，丙辛合而化水，丁壬合而化木，戊癸合而化火，非泛言五行也。不此之务，则六元之病本，凡自寒水以至风木者，即无自而明。

古人言阳气为阳，而于阳邪亦曰阳，言阴气为阴而于阴，邪亦曰阴。读书时，安得不于上下文求之。

周慎斋曰：阳气足，则阴气皆化为血；阳气不及，则阴气即化为火。味其言，可以明火之所由来。余谓阴气足，则阳气皆化为液；阴气太过，则阳气即化为水。亦可识水之所由来。

阴阳离决谓之脱。而阴盛者阳亦脱，非必阳虚而脱也。阳盛者，阴亦脱，不是阴虚而脱也。治阴治阳，此际大有出入。

桂枝证之脉，有阳浮而阴弱者，阳谓寸脉，阴谓尺脉也。言病在上不在下也。不可以阴弱指为阴虚。

凡宜升之阳，与宜补之阳异；凡宜补之阴，与宜滋之阴异。故岐伯曰：谨熟阴阳，无与众谋。可知当日众口之阴阳，已非岐伯所见之阴阳矣。凡寒热表里虚实皆然。

《内经》曰：言热未已，寒病复始。句下有言寒未已，热病复起之意在不独说一面也。喜热恶凉者，不得援为口实。

仲景于热之在表，曰翕翕发热；于热之在里，曰蒸蒸发热。翕翕、蒸蒸，为表热里热之分，即宜汗、宜清之别。白虎汤解阳明内蒸之热，不是解阳明外见之热。故表热虽甚，而未成里热者，便不是石膏证。

太阳病，误下，成热实结胸；太阴病，误下，成寒实结胸。盖误下则邪内陷，陷则成实。但云误下，足以致虚者，正不尽然。

仲景法，主于存津液，夫人而知之矣。然其所以存津液者，汗、吐、下、和、寒、温之六法，皆是也。六法中，尤以急下存阴，为刻不容缓。其用滋阴之剂，以为可存津液者，适与六法俱反，故百病无一治。

阳明主津液所生病，病至阳明，未有不伤津液者。汗多亡阳，下多亡阴，皆谓亡津液。而欲保津液，仍在汗下之得其当。

病之自汗出者，是为有汗之病，仍须解肌得汗，方为去病之汗。且必得其去病之汗，其汗乃止。

汗为人身之宝，夏日一闭汗即病。故经曰：暑当与汗皆出，勿止。凡中暑者，无传变，不愈，即死。霍乱亦然。

病之用柴胡而汗出者，上焦得通，津液得下，胃气因和。故汗自作耳，非柴胡发其汗也。升、葛亦然，即荆、防亦然。

未经汗下而燥者，为阳盛致燥之阳明，以撤热为治；已经汗下而燥者，为夺血致燥之阳明，以滋阴为治。凡阳明病中滋阴药之先后宜否，以此为准。

未汗而恶寒者，邪盛而表实也；已汗而恶寒者，邪退而表虚也。汗出之后，大邪既散，不当复有恶寒矣。汗后恶寒，谓非阳虚而何？参、附之用，即在其时。

阳虚则自汗，阴虚则盗汗。然当阳明实热时，正有自汗、盗汗者，去其蒸热则汗止。

正虚邪实，邪与正争，则发战汗出而解。正不虚，邪不甚，邪不与正争，则不战汗出而解。邪正俱衰，阴阳自和，则不战不汗出而解。汗之有战、有不战者以此。

服桂枝汤，必当先烦乃汗出而解。服柴胡汤，必蒸蒸而振，却发热汗出而解。此烦此振，亦战汗也。

阳明病，奄然发狂，濈濈然汗出而解，亦是战汗。战而汗出，病必解；战而不汗，病即加。

数脉有二，非热盛即虚极。迟脉亦有二，寒者固迟，而阳之郁者亦迟，非真迟也。气之不利，似乎迟耳。

舌为心之外候，其色当赤。而有时白如积粉者，白为肺金之色，反加心火之上，是为侮其所胜，当知有火为金郁者。概以苔白为寒，一遇火郁之病，何以为辨？

虚寒之寒，亦非概言冷也。如曰家寒，曰寒素，又如胆寒，如寒心者，岂尽冷之谓乎？病有因虚而寒者，故亦因热而实。

药之能起死回生者，唯有石膏、大黄、附子、人参。有此四药之病，一剂可以回春。舍此之外，则不能。

病有初、中、末三传之分。同一证也，见诸末传则危，见诸初传则微。非可以初传所见者，便指为末传之危证。

医家言病每曰邪在何经。病家一闻邪字，则便以为祟也，乃舍医而就觋。有时而祟果凭之。晦淫惑疾，此之谓欤！

病之内陷，谓邪陷于内，药不能从外达，其病深矣。非谓内陷为虚。

外感内伤，莫不以内伤为不足矣。然劳倦伤有不足者，若饮食伤则有余者多，所以云内伤者，明其不因于外感耳。非以外感为实，内伤为虚也。

世间郁病最多，达、发、夺、泄、折，皆治郁法也。故凡郁无虚证。

张戴人曰：郁之未成，其初甚微，可呼吸按导而去之。若强补而留之，留而不去，遂成五积。此谓病成即难去矣。

戴人又曰：养生之与去病，本自不同。今人欲以补剂去病，宜乎不效。

《难经》：手三阳之脉受风寒，伏留而不去，名厥头痛。非厥阴头痛之谓，病不定在一阴也。

真头痛，手足青至节。古人青、清通用。谓手足清冷也。真心痛，手足青至节，亦谓手足冷。

头汗出，乃阳郁于表，非阳虚于上也。饮酒而头汗出者，多由血郁。头汗出而额上偏多者，心血之郁也。皆属血热。

青腿牙疳，牙龈肿腐，齿不痛自落，两腿枯瘦，青紫皮脱，片片如飞，日服白马乳，一月效。此与喉痹，皆属火燥。

茯苓一味，为治痰主药。痰之本水也，茯苓可以行水。痰之动湿也，茯苓又可行湿。

附子为北方玄武，坐镇水邪，力能行水。内有久寒者，必用附子。此所谓寒，盖谓水也。故小青龙治阳水，真武治阴水。

目风眼寒，见于《内经》。有迎风而下泪者，责其有火，即心热则汗，肾热则溲之理。盖风中于目，皮毛敛闭，郁其经阳，遂生里热。久之则阳并于上,安得不热蒸泪出乎?怕日羞明,拳毛倒睫,亦皆火郁。独用风药,不兼清火,则风益不去。

世俗所谓伤风者,不发热,但有咳嗽清涕,鼻塞声重而已,非《伤寒论》之中风也。不发热,故无传变。

《伤寒论》之往来寒热,与疟相似而不同。疟当病来之前,汗出之后,动作饮啖如平人,有寒热之往来者不能也。

《周礼》:秋时有疟寒疾。贾疏:唯火沴金。此语即是治法。

太阴为三阴,其作三阴疟者,太阴病也。当宗补中益气法图治。丹溪以发于寅、申、巳、亥日者为厥阴疟,发于子、午、卯、酉日者为少阴疟,发于辰、戌、丑、未日者为太阴疟,恐不尽然。

有病疟而一日重,一日轻者,余谓轻日是重病内伏也,重日是轻病外达也。必至两日并重,乃得逐日递轻。

同一呕也,发热,仍恶寒而呕者,属太阳;寒热往来而呕者,属少阳;不恶寒,但恶热而呕者,属阳明。当分三阳而治之。其无寒不热之呕,则专取诸中焦。

渴甚而呕者,必以饮水多之故。呕甚而渴者,必以津液伤之故。先渴后呕,先呕后渴,病异而治不同。

同一烦躁也,太阳之烦躁用青龙,阳明之烦躁用白虎,少阴之烦躁用真武。故所贵乎分经者,知其异,尤在知其同也。

《伤寒论》背微恶寒,一用石膏,一用附子,以口燥渴,口中和为辨。故病相同者,必求其同中之异。

《内经》言解㑊者五。解音懈,㑊音亦,皆倦怠病也。江应宿以此为即俗名发痧之证,故杭堇浦宗伯力辨之。余疑《金匮》所载百合病,庶几近似。

杭氏又言,《内经·风论》怢傈二字,全元起本作失味,皇甫谧《甲乙经》亦作解㑊。余疑经言食㑊,亦为能食反倦之义。若史载之所言,肺叶焦热,谓之食挂者,以此得名,则经无此语,岂史所见者,别有古本欤?若《史记正义》所引支兰藏,亦无他据。

水湿之病,多见于太阴脾,水流湿也;火燥之病,多见于阳明胃,火就燥也。故曰万病能将火湿分,劈开轩岐无缝锁。

酸麻之证,臂不能举,亦有因于湿者,与木不同。血虚则木必多火,气虚则麻必多湿。不独为治风先治血一证。

胁痛、胃脘痛、吞酸、吐酸,及作疝瘕者,皆肝病也。亦有因于燥者,人每用香燥药,初服小效,久则致虚,以其耗竭肝阴也。魏玉横作一贯煎,治得其要,方见《冷庐杂识》。

类乎中风者,有痰中,有食中。痰聚于胃,则食亦滞。甚则喉闭,亦因痰塞为多。此皆宜于吐法。

食填太阴,名曰食厥。下部有脉,上部无脉,不吐即死。肠腹绞痛者,尤不可不下。此赵养葵之言也。赵固以六味丸通治百病者,尚作此说,益可见治之不独尚补矣。

《内经》劳风一证,张介宾谓但以外感之法治之,自无不愈。见于咳嗽条下。以景岳之喜补者,而作是语,则喻嘉言之以劳风为夹阴,不必再辨。

泄泻有开手即宜温中者,与痢不同。

膀胱不利为癃。经曰:有癃者,一日数十溲。此与滞下证,数登圊而不能便,其理一也。故皆无止涩之理。淋浊亦然。

《伤寒论》清谷之清,与清便之清,皆作圊字解。《说文》:厕,清也。大徐曰:厕,古谓之清,言污秽当清除也。则清字仍如字读。

有因小便不利,而用升提者,以为若酒注然,上窍开则下窍自通耳。今有以此法用之于大便闭结者,抑何可笑。

《伤寒论》用白散法,不利,进热粥一杯,利不止,进冷粥一杯。此指巴豆温下言也。今则移此言于大黄方矣。试思果以大黄寒下之误,而至利不止,尚可食冷粥乎?

昔人所谓破气药者,谓导其气之滞也。所谓破血药者,谓解其血之结也。气血一结滞,百病丛生。故必破之,使复流通之常。岂谓一用此药,即尽其人之气血而破之乎?

苦寒伐胃之说,为久服苦寒必伤胃阳者言也。若胸膈热阻,恐伤胃阴,则苦寒即为保胃要药。

甘有淡义,非徒以甜为甘也。《礼记》:甘受和。若甜则不受和矣。《书》:稼穑作甘。亦言淡。故石膏之甘,不同于麦、地。

东坡云:我有病状,必尽情告医,使其胸中了然,则疑似不能以惑。我求愈病耳,岂以困医为事哉?

尝见一书云:我最不喜用热药。夫治热,自当用寒;治寒,自当用热。用热用寒,自有病在,岂有视乎医家之爱憎者?乃至补泻温凉,病家亦有爱憎,皆所不可。

春温夏热,岂独药之异于治寒哉?每见人家于温热病,亦用重裀复帐,病者则闷极不可耐,此大忌也。余每勘定是温热,必先令撤其帷幔。

病以汗解,药到自然得之,即冬月正伤寒亦然。乃以春夏之病,亦欲以温覆取汗,则大不可。

病即有宜用寒凉药者,仍禁恣食生冷,而如梨汁、藕汁、西瓜汁，又为温热病所或需。其于甘蔗、荸荠辈，即有可商。

俗云：老年人知节气。谓其逢节每发病也。此实以每交大节，皆为寒热燥湿交替之时。此时投药，即当因所见之何病，顺以去之。若一进补剂，则适留其所病，病转因此而甚。故唯有逢节发病，必非议补之时。

老年人于供膳，宜食专味，杂则不受其益。

经云：圣人避风，如避矢石。少壮时不觉也，年老而后信之。若外无感受，内无停滞，年虽高病必少。

按摩一科，不讲久矣。而病有宜之者，下至刮痧，亦简便法。病在皮里膜外，药力所难及者宜之。景岳书有刮痧新按。

小而至于以草取嚏，似不足道矣。然此法出自《内经》。

姜、枣具安内攘外之功，故桂枝汤重之。即单用二物，亦为正治。医以其不取诸药肆，故另书以图便，而人遂仅目为加头药，则非也。

《伤寒论》风池、风府，皆有刺法。否则，以三指密排在脑后，入发际，横擦之，至两耳旁，令皮肤微热，亦足去风。

喉闭无门下药，以一手横撮其颈皮，一手灌药，即能渗入。盖颈皮从横里紧，喉皮即从竖里宽。此法余有所授，曾一再试之。信例以脑后下针，其亦古法之遗欤！

问疾，礼也，而最累病人，甚者不可令至病榻之前。

病加于小愈，故病后之谨慎，当十倍于病前。胃纳始有展意，切忌多食。经曰：病热初愈，食肉则复。仲景曰：损谷则愈。

宋时有窦士材者，自称第三扁鹊，赞仲景方，用之屡效。又极诋仲景，但能愈小病。窦书不足述。余谓此真能识仲景者，可见人苟能用仲景法,定可使病不大也。

余于读书临证时,有所得,辄记之,累千百条。其已纂入文内者去之,又汰其语意有重复者,录存什一如上。

述 先

昔我宣公,尝集录古今方,吾家世守厥绪,于读书有成后,皆兼通医学。高曾以前,事不可知。及曾大母韩太君,于余大父少游赠公年九岁时,伤寒斑不出。太君亲检方书,得药与证合。询诸医,医穷于术,漫应之。卒以此愈。事见顾南雅通政所为墓志中。少游公以理学名世,亦精于医。尝客游河洛,所至以医学见知于当道钜公。及道光二年壬午,家居,值天行时疫,曾制一方以活人。其证吐泻腹痛,脚麻转筋,一泻之后,大肉暴脱,毙者不可胜数。唯时我苏大医,如徐炳南、曹仁伯诸公,佥谓脾主四肢,司肌肉,今病脚麻肉脱,显然脾病,法当补土,而参、术并投,迄无一效。先祖曰:此属土败,补土是矣然。土之败也,木贼之,木之旺也,风动之。《洪范》云:木曰曲直。《左氏传》云:风淫末疾。肢麻为末疾之征,转筋即曲直之象。本岁木运太过,风气流行,而后脾土受邪。故欲补土,必先平肝;欲平肝,必先定风。风定而后以脾药继之,庶可及救。若专补土,无近功,非救急法。然定风之药,如钩藤、天麻辈,亦未必能奏效。乃取《金匮》方中蜘蛛散一法,以蜘蛛、肉桂二物,锉为散。盖谓蜘蛛临风结网,长于定风。炙焦则微变其寒性而为温,有开散之力。佐以肉桂,木得桂而枯,使风先息,而木自平。然后以本年运气应用之药,另制汤液。此方一出,投无不利。徐、曹二公奇之,登门索方,畀之而去。由此风行，全获无算。及我先人方山府君，以经学词章名于时，于大父医学，尤得心传。大旨不狃于习俗之病名以为治，而于阴阳、寒热、表里、虚实、真假辨而得之，于药则先后缓急以其时施之。故同一刀圭也，而治效独神。东临某患时邪，厥冷已半日许，唯心口尚温。灌之以石膏一物，厥回汗大出复生。有友唐君春龄，盛夏畏冷，以麻黄三分、附子三分、甘草一分强之服。唐曰：七分药未必能毒我也。一服解一裘，两服而重裘皆弛矣。沈鼎甫侍郎之外姑刘，病伤寒，热象上浮。医进苦寒转剧。独府君曰：此面赤戴阳也。投以真武汤，热退，然后清之乃愈。余师海门袁雪斋先生，故府君之门弟子也。其儿困于痘，医方杂进犀黄、紫雪，将殆矣。府君施以肉桂一指撮得苏。师乃以桂生名其儿。府君所治类如此。此第就余所记忆者言之。桐城张子畏观察传府君，谓府君有经世才，未为世用，儒而医，亦以学问行之，即为心术救世之一端，洵不诬也。余自中年遘难，先代藏书尽散，独所藏医家言，有先人手泽者，皆携出。何敢谓能读父书，而亦不敢薄斯道为技术。诚以一匕之投，动关生命，非他语言文字，仅为一己之得失者比也。昔我远祖士衡，既述祖德，又作《述先》一赋。余故谨叙如上，以寄凿楹捧砚之感云尔。

自记治验两则

余自幼体弱，长老恒以未必永年为虑。余诗有云：爷惜形尪羸，娘怜骨瘦削。盖纪实也。而以不事滋补，故得无恙。即有感受停滞，总不畏虚留病，亦唯达表通里，使病速去，以保其虚，而虚亦不为余害。唯自咸丰辛壬间，罹难居乡，不耐风寒薄中，时有目疾。始也红肿羞明，继而迎风下泪。每以金为火沴，至于八月有凶，此身有如《临卦》。经云：风入系头，则为目风眼寒。又云：目得血而能视。始以祛风，继以养血，迄无成效。而频发不已，驯至翳障起星，看花雾里，见异书而眼不明，心窃忧之。最后得朴硝、桑叶之法，择光明日，如法熏洗，果渐入云水光中。于是小变其法，自岁首以至年尾，每晨盥漱时，独用元明粉一物，撮于左掌心，用水调化，而以右手指蘸其清者，用擦左右眦，不使间断。两年后，非特前证绝不复作，并能于灯下观书，红纸写字。如是者，盖有年矣。其故盖以风之为患，必由于火，无火必不召风。元明粉味咸微寒，能降火，且能涤秽，眼之所以能清也。此方纪载甚多，而梁茝林《归田琐记》，以朴硝误作厚朴，则一润一燥，大误病人，不可不正。且元明粉为朴硝之已升清者，用之尤为洁净。终年无间，则光明日，包在其中，亦省切记。此余以元明粉取效之一也。

又其一则。余自庚辰，就养入都，大约以余体不耐北地之燥，每旬日不更衣，亦无所苦。此不近于脾约证乎？然以麻仁丸治之，效而不速。经云：燥胜则地干，火胜则地固。今地道不通如此，非独燥胜，直是火胜矣。非独干之谓，直是固之谓矣。所以润药虽行，其坚如故。且以大肠回薄间，阻隔水道，则并泾溲不行，而腹部之胀满不可耐，甚至不能饮食，此则脾家实。腐秽当去而不去，为害滋大。爰仿硝蜜法，蜜一两，硝半之。而蜜之甘，又不利于脾之实，遂亦独用元明粉一味，不用大黄，且不用槟、枳，亦得无坚不破，无积不摧。服此越两时许，宿垢尽化而下。此一日中，必有一餐饭不如常，仅以糜粥养之。至第二餐，则饮食倍进,精神顿爽。此即速去病实,不使体虚之要道也。若迁延坐待,真气一衰,则不可为矣。由是以思经言,水谷入口,则胃实而肠虚,食下则肠实而胃虚,肠胃互为其虚实,仅当留水谷三斗五升。故平人日再后则不病。盖以魄门为五脏,使传导失职,则使道闭塞而不通。不通则肠实,肠实则胃不得虚,不虚则不能受食,不益可见人身有以虚为贵者乎?上年火燥司天,病此者多,不独余也。今年已转湿寒,此证遂少,而以之治燥,则其足以软坚者,正不必为司天囿也。余于元明粉两得其力,是不可以不记。(癸未夏日)

再,余于癸亥仲夏,在沪上患温热,诸恶具备,不省人事者,几半月余。子润庠求治已遍,思唯大承气一服,或有生机,然持而未敢决也。赖吾友胡君渭滨,赞成之,始获愈,而方中有元明粉。上年壬午九月十五日,车行道上,忽为邪风中伤,右手食指越日痛作甚剧,臂不得举。自用喻嘉言祛风至宝膏,减小其制,而方中亦有元明粉,接服四剂,始渐向愈。然且一两月不能握管。若依陈修园一用黄芪五物,以血脾虚劳之治,治真中风,则病当何如?余于元明粉,颇有缘也,不足为外人道也。

自题《张机补传论》后

医也者,以仁存心者也。焉有医而可心乎利者?余读《后汉书·方术传》,论汉世之所谓名士者,其风流可知矣。依倚道艺,以就其声价,非所能通物,方宏时务也。迹其所谓声价者,非即仲景之言,孜孜汲汲,唯名利之是务欤?其为名心也,不即以利动欤?然则人必不求利者,始可以为医乎?夫人不求利,胡为乎为医？故医难得有不求利者。必得不求利之人以为医，旷世不逢矣。虽然，医于治生之计不能无，医于盐利之心不可有。许鲁斋有言，学者以治生为急，此其间固自有区别也。贾公彦谓：医为仁术。余故为范书，补仲景传，复集句为论，表其仁而特重乎释利两言。

客谓所集《汉书》中语，当注出处，以便省览。因补缀于此。

凡言四句（邳彤传论）

汉自句（韩钟陈列传论）

太官句（桓荣传论）

异端句（郑元传论）

泥滞二句（左张王列传论）

取诸句（樊宏传论）

以别句（卢植传论）

高志二句（张楷传论）

言之四句（陈元传论）

岂几二句（冯异传论）

夫利四句（马援传论）

诚能句（鲍永传论）

使生二句（杜乔传论）

不亦句（邓禹传论）

孔子四句（杨震传论）

左邱三句（寒朗传论）

此盖二句（郎生传论）

撰著句（杨李列传论）

辞甚二句(崔骃传论)

原其句(马援传论)

蠲去句(李法传论)

亦足句(张范列传论)

传称二句(王刘列传论)

语云三句(延笃传论)

信哉句(章帝八王传论)

《世补斋医书》自序

《世补斋医书》,江左下工为医学辨误作也。下工之从事刀圭者,三十年于兹矣。知一病有一病当用之药,即有一病不当用之药,用所当用,不过不误而已。若用所不当用,则岂仅误焉已哉?凡人有病,但能不误于前,则后此之渐即于危者,本皆可以不作。反是,则一误再误,变幻无极,不旬日间,驯至于不可救。而能知病之本,不若是者其谁也?即如风寒温热等治,所昭揭于仲景书中者,非皆今病所当用之药乎?乃一不用当用药,而身热不退矣,然犹未至于斑疹也。再不用当用药,而斑疹不达矣,然犹未至于昏谵也。再不用当用药,而昏沉而谵妄,而狂而厥,无不计日可待,而后此则不可问矣。当夫表热初起,里热渐壮,一路由轻而重,由重而危,药与病反,病随药变者,无他,用所不当用之药。正如救人之饥,解衣衣之,而饥者不生;救人之寒,推食食之,而寒者仍死。明明有当用药在,人人可赖以生者,乃必用此不当用之药,而预决其死。及其既死于不当用之药,而必仍用此药以治他人,一若舍此,别无可用之药也者,此固何为者耶?

下工治之,于其表热初萌,有当用药,而斑疹可不作也;于其斑疹已酿,有当用药,而昏谵可不作也;于其神昏谵妄,有当用药,而后此之入阳则狂,入阴则厥者,尚可以不作也。此无他,用所当用之药,亦唯知其饥也而推食食之,知其寒也而解衣衣之。有此病,即有此药,亦非此药,不去此病。既针芥之相投,自毫厘之不爽。其轻者可安常而处顺,其重者亦转危而为安。夫是之谓,药与病投,病与药值。苟能是,是亦足矣。此外如疟之寒热往来,痢之里急后重,咳逆痰饮之本非怯证,而势必成怯,吐血失精之本非劳病,而势必成劳。又若因壅而喘,一补立危;因滞之胀,非攻必殆。以及妇科胎、产两门,儿科惊、疳两证,病病有必当用之药,即病病有必不当用之药,略举数端,以概其余,无非误、不误两途而已。嗟乎!父母之为子也,子之为父母也,兄若弟之各相为也,夫之为妇,妇之为夫也,床有病人,急而求药,病家之属望于医者何如。此王权和所以录对病真方而防世急也夫!

补《后汉书·张机传》论书后

自娲皇抟土,氤氲之化。启神农尝药,理瀹之功彰。然五行递乘,六沴并伏。阿衡之《汤液》失传,岐伯之问难尚晦。秘典弗阐,师承末由。周秦以来,不绝如线。仲景胚胎玉函,囊括绿帙。以上手之神,为医中之圣。法乳所溉,瓣香至今。实不废之江河,代明之日月。顾当汉之世,前有仓公,详甄于迁史;后有元化,并录于范、陈。而圣如仲景,独从盖阙者何哉?龙门好奇,每事夸饰。方技一流,尤矜神异。史家因之,竞相附会。咽塞则吐蛇,脚痛则剖蛤。舐药之犬戾天而飞,生疽之龙穿井而报。言之色喜，闻者忘倦。仲景索隐钩沉，课虚责实。文简而义奥，旨缛而理稠。不啻金石之陆离，堂室之杳寱，蔚宗丁、宋之禅。去汉已远，虽无承祚斛米之私，不免孟坚目睫之论。爰有漏略，亦固其所。独念吾家祭酒，驳辨异义。功在群经，受诏掖门。显于身后，足以比肩高密，抗衡侍中。而《儒林传》所载寥寥数语，仅免遗佚。仲景利济生民，师表后学。三百九十有七法，阐轩帝之微。正如九千三百五十文，发仓史之秘。并资津逮，独致淪芜。掩卷思之，不能无憾。此姚之骃所以《补逸》，李濂《医史》，亟亟焉有补传之作也。然濂之为书，但求赅备，靡有订正。不足示向往之专，纠时俗之缪。九芝先生，学必稽古，志在活人。痛抱薪救火之非，探先河后海之本。既据《伤寒论》，反复申辨。爰网罗散佚，条举件繁。为《补传》一篇，后附论断。即集范书断句，连缀成文。述而不作，博且益精。稚川之论名医，本于良史。贞白之撰《别录》，有功本草。方之古人，殆不多让。由是以思，毁誉听之他人，论撰俟之异日。烬简犹在，如接先型。碎金可融，不啻完璧。自有此传，背道者息喙，索途者知归。昔人谓孟子承三圣，功不在禹下。先生之于医学，亦曷可少哉！古人往矣，来者代兴。其有守真抱朴，锻岁炼年，抗希于作者之林，贬抑于伧夫之手者，夫亦可不恨矣。

光绪癸未仲夏同郡许玉球谨识

跋

昔者邓禹有子十三人，令各执一艺，此治家良法也。慈闻之庭训如此，故诸昆季于儒业外，凡杂家者流，皆以余力及之。而慈独学轩岐术，性所近也。旧藏有黄坤载、叶天士诸家书，大略观之，以为道在是矣。家君曰：不得良师，恐有歧误。遂命从游于吾师之门。师不以其愚而弃之，首示以青龙、白虎两大法，而凡伤寒与温热异同之旨，亦因之而有悟。慈始愧向之徒为墨守也。家君适于壬午夏病热，喜立日中，且恶凉饮，脉则皆伏。群医咸谓为三阴证。慈未之敢信也，质于师。师惊曰：此温热之大证，阳极似阴者也。误用辛热，必殆。乃迭进芩、连、膏、黄辈十余剂，而热象大显。石膏用至斤许，病乃渐退。窃思此疾，当畏寒脉伏时，谁则知其为大热者？若非家君早令习医，受吾师至教，鲜克济矣。今吾师《世补斋》书成，读之而知向所服膺者，不得其门，适所以滋害也。书中如六气之司天，五种之伤寒，三法之温清，尤发前人所未发，实有益于来学。有志斯道者，先将此数处反复细读，再观诸论，庶于阴阳、寒热、表里、虚实，皆无所淆，方得如桶底脱。否则，震于黄、叶之名者，安能悉吾师补救之心也。子舆氏有言，不直则道不见。有以夫，有以夫！书凡十六卷，计垂十二万言。时家君方以比部郎出守南阳，命慈任剞劂之事，亦亟欲得此书行世，俾读者于此咸知以仲景为归也。慈不才，不能于师道有所发明，而重违提命，谨述大旨，以附篇末，并敢述所闻于庭训者，还以质之吾师。

光绪九年癸未季冬之月受业濮贤慈谨跋

《伤寒论》阳明病释

[清]陆懋修 撰

《伤寒论》阳明病释小引

余释伤寒病，独取阳明。或问余曰：伤寒六经并重，而子独以阳明为言，何也？余曰：正以今日之病家，独不闻阳明之治法，以致治之有法者，直至于无法可治。故不得不独言阳明，使人知仲景治阳明之法，固至今存也。凡伤寒有五，而传入阳明，遂成温病。其生其死不过浃辰之间，即日用对病真方，尚恐无及，而可药不中病，溷此中焦危急之候乎？唯病家不知，病在阳明一日，而病不减，即是加，有加而无减，即不生。乃仅视同他病，亦可缓缓延之，而病即有不及待者。所愿病家之于阳明，知其治独急于中焦，而生之亦无难也。余之从事于医者三十年，每出疗一病，归必纪之于册，以自镜其所学。而于阳明，尤加谨焉。所用皆仲景方，即不尽然，而终不外仲景法。以册稽之，曾无一不治之阳明者，外可问世，内可问心，始敢为此《阳明病释》，而告于人曰：阳明无死证。凡勘病，必先能治伤寒。凡勘伤寒病，必先能治阳明。苟阳明之能治，岂不可推以治六经哉？

江左下工自记

卷　一

阳明经病释(四十二条)

(经,为六经、十二经之总称。此则与腑对举之经也,故曰经病。)

阳明之为病,胃家实也。(按《千金翼》于此句胃家实,作胃中寒。影宋本《伤寒论》自注云:实,一作寒。)

此仲景阳明提纲,为伤寒成温之候也。阳明属胃,故曰胃家。胃家者,中焦也。实者,邪也。太阳寒水之邪,至此而从阳明燥化,则邪到胃经,是为阳明经病。前人乃谓阳明以腑病提纲,何也?夫既曰六经之纲,自当皆以经言,胡独于阳明而以腑言?盖不知邪之所到,即谓之实,而必以坚满燥实之当下者,方谓之实。故实字之不解,误即自此而起。且阳明不见有经病,而经病之清法,亦自此废矣。

问曰:阳明病,外证云何?答曰:身热汗自出,不恶寒,反恶热也。

此阳明经病之始也。阳明有经、腑之分,外者对里而言,腑为里,则经为外。不言经而言外者,所以别于六经之经也。身热汗出,为太阳、阳明公共证。唯恶热、不恶寒,为阳明所独。寒水之邪,当恶寒,今不恶寒而恶热,故曰反。病既反,则治亦反。应用辛凉者,不得仍用辛温矣。身热,表热也;恶热,里热也。其人到此，而表里皆热也。

问曰：病有得之一日，不发热而恶寒者，何也？答曰：虽得之一日，恶寒将自罢，即自汗出而恶热也（《千金》于发热上无不字）。

此言恶寒、恶热，为太阳、阳明分际之的然者。唯其在太阳时，恶寒之甚，即可知其时将有大热而病阳明矣。

问曰：恶寒何故自罢？答曰：阳明居中土也，万物所归，无所复传。始虽恶寒，二日自止，此为阳明病也。

此言恶寒罢，而又恶热，则病不从太阳解也。自罢，谓不曾解肌发表，而始之恶寒者，至此自不恶寒。此可见其欲传阳明矣。土为万物所归，无所复传，治苟如法，病无不愈。此即阳明无死证之理。凡六经病，皆当以《素问·热病论》参看。

伤寒二三日，阳明、少阳证不见者，为不传也（《千金》作其二阳证不见，为不传）。

此言病即从太阳解，而不传阳明，亦不传少阳也。太阳为三阳，阳明为二阳，少阳为一阳。

伤寒一日，太阳受之，脉若静者，为不传。颇欲吐，若躁烦，脉数急者，为传也。

此言病不从太阳解，则必传阳明也。脉数急，与太阳脉之浮缓、浮紧亦相反。一日字，不必泥，犹曰始初云尔。

伤寒三日，阳明脉大。

此言病在太阳，脉虽浮而不大。今一日恶寒，二日不恶寒，三日且恶热，脉又浮中见大，则太阳之邪，不从少阳枢转，而阳明之病势已定。三日，少阳经气也。大，即数急之象。经曰：足阳明，五脏六腑之海也。其脉大血多，气盛热壮。

本太阳，初得病时，发其汗，汗先出不彻，因转属阳明也。

伤寒，发热无汗，呕不能食，而反汗出，濈濈然者，是转属阳明。

此皆中阳溜经之病。凡勘阳明证，首当察其汗。如汗出不通达，及始无汗，而继濈然者，皆非解病之汗，而为加病之汗也。濈濈，汗之微者。汗不通达，所出又微，则阳热内燔矣。仲景于太阳阳明分际，一再言之如此。

阳明病，脉浮而紧者，必潮热，发作有时。但浮者，必盗汗出。

此言脉不紧而但浮，则邪犹向外。其阳虽盛，而卫气行阴，则阳便得和，故目合，即能有汗，名曰盗汗，非虚汗也。阳明于日晡所，必发热，如潮有信，故曰潮。此条重在末句，脉但浮，为经病。

阳明病，法多汗，反无汗，其身如虫行皮中状，此以久虚故也。

此以其人素有寒饮，汗又不从元府出，而渍于肌肤，则邪不自达，如虫在皮中行者，不能作汗，身必痒也。

阳明病，脉迟，汗出多，微恶寒者，表未解也，可发汗，宜桂枝汤。

此言病虽及胃，而尚未离太阳也。恶寒，为太阳主证。表未解，指恶寒一证言。就太阳，指阳明为里；就阳明，指太阳为表。非谓身有热，为表未解也。阳明之病，身无不热者也。因其汗出脉迟，而仍恶寒，故知为太阳未罢之桂枝证。

阳明病，脉浮，无汗而喘，发汗则愈，宜麻黄汤。

太阳与阳明合病，喘而胸满者，不可下，宜麻黄汤。

此亦病及胃，而未离太阳者。无汗，为麻黄汤主证。喘，即因于无汗。若一有汗，即不喘矣。因其无汗而喘，脉必兼紧，亦必恶寒。故知为太阳未罢之麻黄证。凡病有此二证时，皆不得早用辛凉。

食谷欲呕，属阳明也，吴茱萸汤主之。得汤反剧者，属上焦也。

此言茱萸汤，原可治中焦胃寒之呕，而太阳病之甚于上焦者，即防化热，则不是胃寒，故得之反剧。

若脉浮迟，表热里寒，下利清谷者，四逆汤主之。

此水寒在胃，未成实热之阳明也。邪到胃家必热，而亦有不即热者。未热仍为寒水，而水之寒，唯附子足以制之。阳明病中所谓虚寒虚冷，皆指寒水在胃言。水者饮也，饮即痰也。凡病有此二证时，皆不得误用苦寒。

阳明病，若能食，名中风；不能食，名中寒。

此以能食、不能食，为风寒之分。初病阳明时，宜有此辨别。

脉浮发热，口干鼻燥，能食者则衄。

此言能食为中风。风为阳邪，故口鼻干燥，必动营而致衄。

若胃中虚冷，其人不能食者，饮水则哕。（时有以水潠之灌之等法，皆所谓与水也）

阳明病，不能食，攻其热必哕。所以然者，胃中虚冷故也。以其人本虚，故攻其热必哕。（《巢氏病源》于条首六字之下，再有下之不解，其人不能食九字。《千金》同。）

此言不能食为中寒，冷即寒水也。阳明以有燥屎为实热，故以无燥屎为虚冷。凡病之宜于攻者，必其病之已有实热者也。若无实热，即为虚冷。其人本虚者，谓本无燥屎之实，非谓其有当补之虚也，但教人以不可攻耳。此所谓哕，皆是冷哕。

阳明病，初欲食，小便反不利，大便自调，其人骨节疼，翕翕如有热状，奄然发狂，濈然汗出而解者，此水不胜谷气，与汗共并，脉紧则愈。（《千金》于此条末句作坚者即愈。）

此有小小战汗意。奄，忽也。欲食则谷气尚能与水敌，故水气不能胜谷，而得忽然化汗。其时转以便坚为幸，水负则土胜矣。土宜令胜，故戒妄攻。

阳明中风，口苦咽干，腹满微喘，发热恶寒，脉浮而紧，若下之，则腹满，小便难也。

此亦因中风而病及胃者。脾与胃以膜相连，腹满为太阴主证。误下，则太阴脾失转运之权，而少阳三焦，亦失决渎之司。

阳明病，若中寒不能食，小便不利，手足濈然汗出，此欲作固瘕，必大便初硬后溏。所以然者，胃中冷，水谷不别故也。（《千金》于硬字，皆作坚固瘕，亦作坚瘕。）

此则因中寒，而病及胃者，亦以其病尚属寒水，故水气与谷气不能分别，即不定为燥屎，而但作坚瘕。

阳明病，脉迟，食难用饱，饱则微烦，头眩者，必小便难，此欲作谷疸，虽下之，腹满如故。所以然者，脉迟故也。

此言脉迟而不大不数急，知其有寒水在胃，即太阳证有未罢也。此二条亦戒妄攻。以上皆胃有寒水，或太阳、阳明合病，或太阳证有未罢，皆非阳明正病也。故宜温剂，不宜寒药。此后则皆伤寒成温之证矣。阳明经病之实者为火，阳明经病之虚者为水，此秘余独得之。

阳明病，反无汗，而小便利，二三日，呕而咳，手足厥者，必苦头痛。若不呕不咳，手足不厥者，头不痛。

阳明病，但头眩，不恶寒，故能食而咳，其人必咽痛。若不咳者，咽不痛。（此二条《千金》于条首阳明上，皆特出冬字，疑上条之反无汗，下条之不恶寒，既属阳明，应即谓冬温病也。）

此言头中之病，皆水气上逆而不降也。水得热助，则上下行，而寒饮即化痰热。二三日前，水气向下，则小便利。二三日后，水气向上，则呕而咳。其咽之痛，即因于咳，故不咳则不痛。其头之痛，即因于热，故不厥则不痛。厥，谓手足冷厥，则热不外达。不恶寒而反无汗，则热不外越。此时里热已甚，渐有成温之势矣。

太阳病，发热而渴，不恶寒者，为温病。若发汗已，身灼热者，名曰风温。风温为病，脉阴阳俱浮，自汗出，身重，多眠睡，鼻息必鼾，语言难出。若被下者，小便不利，直视失溲。若被火者，微发黄色，剧则如惊骇，时瘈疭。若火熏之，一逆尚引日，再逆促命期。（时有以火劫发汗，烧针令其汗等法，皆所谓被火也。今之用滋阴药误者，与水同；用辛热药误者，与火同。）

此言风温病为辛温药所误，故特以渴不恶寒，另为温病提纲。病在太阳不渴，病在太阳必恶寒，故渴不恶寒四字，定是阳明主证。而下文之昏沉谵妄，亦一一皆显阳明经证也。仲景于温病一条，如是之详且尽，而谓仲景不知春夏可乎？汗下火皆误，所少者清法耳。仲景所以不出方者，以清法轻重不一，非可泥定一方故也。凡人因风病热，即是风温，因湿病热，即是湿温，以证言也。冬月病热，即曰冬温，春月病热，即曰春温，以时言也。春为风，风温在春为多，而原其始，无不本于伤寒。故《伤寒论》中，自有温热、湿温病也。

太阳病，桂枝证，医反下之，利遂不止，脉促者，表未解也。喘而汗出者，葛根黄芩黄连汤主之。

此言本太阳病之宜于辛温者，一经误下，则邪陷阳明之里，而又脉促喘汗，则尚有阳明之表，必以此汤两和其表里也。邪陷是实，不是虚。所谓实者，即邪热也。故即当以辛凉解之。此汤乃仲景治温病之辛凉轻剂，可取以作阳明主方。

太阳与阳明合病，必自下利，葛根汤主之。

太阳与阳明合病，不下利，但呕者，葛根加半夏汤主之。（《千金》于此二条，自注用葛根汤，一云葛根黄芩黄连汤。）

此不言合病为何证，而但以下利言之，则病偏于阳明矣。

阳明病，脉浮而紧，咽燥口苦，腹满而喘，发热汗出，不恶寒，反恶热，身重。若发汗则躁，心愦愦，反谵语，加温针，必怵惕烦躁不得眠。若下之，则胃中空虚，客气动膈，心中懊憹，舌上苔者，栀子豉汤主之。（时汗法，以附子、乌头；下法，以巴豆小丸子；再有烧针、火劫等法，实皆非法也。故以此救之。）

此言其人，阳明证具，即当用清以去其热。而当时治法所少者，独在清耳。仲景出而有清法，于是阳明无死证。故芩、连、膏、知、栀子、黄柏，皆为经病所不可少。心中懊憹者三句语意，当在汗、下、温针之上。

阳明病，下之，其外有热，手足温，不结胸，心中懊憹，饥不能

食，但头汗出者，栀子豉汤主之。

此申说懊侬一证，以见热之不独在外也。懊侬，即谵语之渐。饥不能食，即躁烦之征。

三阳合病，腹满身重，难以转侧，口不仁而面垢，谵语，遗尿，发汗则谵语甚，下之则额上生汗，手足厥冷，白虎汤主之。（《巢氏病源》讝俱作譀，《千金方》讝语俱作谵语。）

此仲景特出谵语两字，举阳明之重证言也。病至此，阳盛而阴必虚矣。白虎之治，所以防阴之将虚。唯用清法，可使液自不减。盖欲阴之不虚，必撤其阳实。不用白虎，则实之不去，虚即难保，可惧哉！白虎汤主之，语意在汗下之上。

三阳合病，脉浮大，上关上，但欲眠睡，目合则汗。

此言关上为少阳部分，其脉弦大可知。

若渴欲饮水，口干舌燥者，白虎汤主之。

此又以渴欲饮水，为温病的据，且必于口舌验之。

伤寒，脉浮滑，此表有热，里有寒，白虎汤主之。

此言表有热，为外热，里有寒，即里热也。表之寒已化为热，而里之水仍得云寒。故寒即是热。于何知之？于浮滑脉之见于气口者知之也。滑者，痰热之脉也。就表指胃为里。

伤寒，脉滑而厥者，里有热也，白虎汤主之。

此为热厥，而非寒厥。阳盛于内，格阴于外也。于何知之？即于既厥而脉仍滑者知之也。里有热、里有寒，皆主白虎，可知言寒之即言热矣。此厥阴之危证。里亦指胃言。

伤寒，脉浮，发热无汗，其表不解者，不可与白虎汤。渴欲饮水，无表证，白虎汤主之。（《千金》人参白虎汤，即系此条下。）

此白虎汤禁也。仲景每用一方,必言一方之禁者,欲得一方之利,必绝一方之弊,六经皆然。表不解,义见前。

伤寒,无大热,口燥渴,心烦,背微恶寒者,白虎加人参汤主之。

此言肌表无大热,背且微恶寒,则热全入里,而外几不见有热矣。里热之甚者,其表热必转微,而口燥心烦则甚。

服桂枝汤,大汗出后,大烦渴不解,脉洪大者,白虎加人参汤主之。

服柴胡汤已,渴者属阳明也,以法治之。

此言发表之后,大烦大渴,脉又洪大,则阴之被劫甚矣。故非用白虎清之不可也。以法治之者,亦不外乎清耳。

伤寒,若吐若下后,七八日不解,热结在里,表里俱热,时时恶风,大渴,舌上干燥而烦,欲饮水数升者,白虎加人参汤主之。

此又因吐、下之误,而阴之被劫者益甚也。此时舍白虎之清,无救阴之法。使其早用白虎,亦何尝必见此危证耶?烦渴是白虎证确据。热极则生风,此之恶风,直欲引动内风,而将见痉厥矣。

若脉浮发热,渴欲饮水,小便不利者,猪苓汤主之。

此与五苓散同。法皆以饮水多,而为水逆者用之也。五苓于利水中兼发表,此汤于利水中兼顾阴,然必溲少者乃可用。

阳明病,汗出多而渴者,不可与猪苓汤,以汗多,胃中燥,猪苓汤复利其小便故也。

此言阳明主津液,所生病水从汗出,即不可再由溲去。故如猪苓之利水,即宜慎之。

阳明中风，不得汗，其人嗜卧，一身及面目悉黄，小便难。

阳明病，无汗，小便不利，心中懊憹者，身必发黄。

阳明病，被火，额上微汗出，小便不利者，身必发黄。

伤寒，瘀热在里，身必发黄，麻黄连轺赤小豆汤主之。（连轺，是连翘根。）

伤寒，身黄发热者，栀子柏皮汤主之。（柏皮，谓黄柏连皮用。）

此以上皆言发黄者，必无汗。若有汗，即不能发黄。亦犹有汗之即不喘耳。无汗而喘，必发其汗。无汗而黄，必去其热，一理也。小便之有无，亦同若黄、汗，则别为一证。

伤寒，发汗已，身目为黄，所以然者，以寒湿在里故也。以为不可下也，于寒湿中求之。

此言黄有阴阳之别。凡阳黄色鲜明，阴黄色淤晦。若是寒湿，即为阴黄。此仲景教人辨证之法。

阳明病，口燥，但欲嗽水，不欲咽者，此必衄。

此言热甚致衄，而病亦有可解之机也。血之与汗，异名同类。不得汗而得衄，郁热一清，病亦可解。仲景所以有衄乃解之训也。凡病之有斑疹者，未始不因不衄之故。

阳明病，欲解时，从申至戌上。

此以申酉，即日晡所，是为阳明王时，病气得经气之助乃解。然此唯经病能之，若一入腑，则当其王时，正狂谵益甚时矣。所以治阳明者，必使在经得解，不至入腑，乃为上手。若果于此去病，不见此后危证，愿病家勿但谓其能愈小病而忽之。

卷 二

阳明腑病释(三十六条)

(六腑皆称为腑,三阳各自有腑,而胃为六腑总司,又独得以腑称也。故曰腑病。)

问曰:病有太阳阳明,有正阳阳明,有少阳阳明,何谓也?答曰:太阳阳明者,脾约是也;正阳阳明者,胃家实是也;少阳阳明者,发汗,利小便已,胃中燥烦实,大便难是也。(《千金》少阳作微阳。)

此言其人未病时,因津液之素亏,而阳王者为巨阳。因病中发汗,利小便,亏其津液,而致阳王者为微阳。若其津液既非素亏,又非误治所亏,而病邪入胃,以致胃燥者,为正阳。故所谓太阳者,巨阳也;所谓少阳者,微阳也,非三阳经之太阳、少阳也。

问曰:何缘得阳明病?答曰:太阳病,发汗,若下、若利小便,此亡津液,胃中干燥,因转属阳明。不更衣,内实,大便难者,此名阳明也。

此言病自太阳经传来,而有此巨阳、正阳、微阳之三种也。其不更衣者,即巨阳阳明之脾约者是。其内实者,即正阳阳明之胃家实者是。其大便难者,即微阳阳明之大便难者是。知三者之皆自太阳来,则知太阳之非曰太阳经,即《千金》之所以不曰少阳经者,亦可明矣。

太阳病，寸缓关浮尺弱，其人发热汗出，复恶寒，不呕，但心下痞者，此以医下之故也。如其不下，病人不恶寒而渴者，此转属阳明也。小便数者，大便必硬，不更衣十日，无所苦也。

此言本太阳病脉证，皆属桂枝。一误下而恶寒不渴者，即一变而为渴不恶寒矣。不下，谓下之而无所下，即是素来之脾约。虽不更衣，非承气证，故即至十日，亦无所苦。

病人烦热，汗出则解，又如疟状，日晡所发热者，属阳明也。

此言汗出后，病已解，而又往来寒热，如疟状，发于日晡所者，则是阳明王时，故知其已属阳明矣。如疟本太阳病，柴胡亦太阳方。

趺阳脉浮而涩，浮则胃气强，涩则小便数，浮涩相搏，大便则硬，其脾为约，麻仁丸主之。

此言脾不为胃行津液，故大便坚，而脉亦为之涩也。溲数则肠本燥，而为巨阳阳明也。趺阳为胃脉，在足跗上动脉应手处。

阳明病，发潮热，大便溏，小便自可，胸胁满不去者，小柴胡汤主之。

阳明病，胁下硬满，不大便而呕，舌上白苔者，可与小柴胡汤。上焦得通，津液得下，胃气因和，身濈而汗出解也。

此其病亦当有如疟状，而为微阳阳明也。苔白则病微，大便或溏或否，则病亦微。且不溏而呕，则其病在上，不在下，故但须和解即得汗愈。

阳明病，本自汗出，医更重发汗，病已瘥，尚微烦不了了者，此大便必硬故也。以亡津液，胃中干燥，故令大便硬。当问其小便日几行，若本小便日三四行，今日再行，故知大便不久出。今

为小便数(如字)**少，以津液当还入胃中，故知不久必大便也。**

此言欲用下法时，设有一不必下之证，即不必轻言下也。

脉阳微而汗出少者，为自和也。汗出多者，为太过。阳脉实，因发其汗，出多者，亦为太过。太过，为阳绝于里，亡津液，大便因硬也。

脉浮而芤，浮为阳，芤为阴。浮芤相搏，胃气生热，其阳则绝。

此皆言阳之盛者，甚而欲绝也。明乎大便之硬，总由津液之伤，而津液之伤，总由阳盛之故。则欲保津液者，不当使阳不盛乎？脉阳微，即阳未盛，为微阳，故得自和，非阳虚之谓。至芤脉之如葱，所谓中央空，两边实者。谓浮按其表一边，沉按其里一边，两边俱实，正谓表里俱实，意亦不重在中空也。不然，何以脉芤而阳盛如此耶？

病人不大便五六日，绕脐痛，烦躁，发作有时者，此有燥屎，故使不大便也。

此仲景特出燥屎二字，令千万世有治法也。五六日不大便，而痛绕脐，烦且躁，即不是十日无所苦之不大便矣。病家于此，须知燥屎为胃腑主证。凡潮热谵语，一步紧一步，如后逐条云云者，皆此燥屎为患，为病人可生可死之关，即当为病人求出死入生之路。病在阳明之经，虽大不大，一用芩连膏，知即能化大为小；病到阳明之腑，不危亦危，非用硝、黄、枳、朴，不能转危为安。病应下，下之安，乃为稳当。勿转认不敢下，而致危者，为稳当也。

伤寒四五日，脉沉而喘满，沉为在里，而反发其汗，津液越

出，大便为难，表虚里实，久则谵语。

此言脉沉，本以里实之故。发汗徒虚其表，而其里实则如故也。实之既久，安得不谵语耶？谵语，为燥屎确据也。

太阳病三日，发汗不解，蒸蒸发热者，属胃也，调胃承气汤主之。

此言里热不同于表热也。表热之热，曰翕翕；里热之热，曰蒸蒸。热蒸于内，已在汗后，非发汗所能解矣，故宜调其胃。

阳明病，不吐不下，心烦者，可与调胃承气汤。伤寒吐后，腹满者，与调胃承气汤。

此言心烦腹满，皆为胃不和。故无论吐不吐，并宜调胃。

太阳病，若吐若下，若发汗后，微烦，小便数，大便因硬者，与小承气汤，和之则愈。

阳明病，其人多汗，以津液外出，胃中燥，大便必硬，硬则谵语，小承气汤主之。若一服谵语止，更莫复服。

此言汗吐下，多致胃燥。胃燥者，多作谵语。若谵语止，则胃已得和，而大便将行矣。故不必再服。

下利谵语者，有燥屎也，宜小承气汤。

此可见下利者，仍有燥屎，即仍为当下之证，勿疑。

阳明病，谵语，有潮热，反不能食者，胃中必有燥屎五六枚也。若能食者，但硬耳，宜大承气汤下之。

此又以潮热为燥屎确据也。五六枚，以大肠回薄间所容之地计之，只此五六枚之燥屎，已足令病即于危，则燥屎之为患，岂不大哉？必求若《阳明脉解》，所称弃衣登高，逾垣上屋，所上之处，皆非其素所能也者，而后下之，则所失已多矣。宜大承气，语意当在能食句上。

二阳并病，太阳证罢，但发潮热，手足漐漐汗出，大便难而谵语者，下之则愈，宜大承气汤。

此言汗在四肢，而身无汗也。漐漐，汗小而又不辍之貌。是为里热所蒸，故仍潮热谵语，为承气证。

汗出谵语者，以有燥屎在胃中，此为风也。须下之，过经乃可下之，下之若早，语言必乱，以表虚里实故也。下之则愈，宜大承气汤。

此言下必审其迟早也。早则尚在表虚时，至过经，则必为里实矣。仲景曰：若欲作再经者，针足阳明，使经不传则愈。即谓过经则宜治胃也。病至此，阳盛矣。叔和序例曰：阳盛阴虚，汗之则死，下之则愈。盖谓阳实则阴被劫，不撤其热，则阴日虚。故此之所谓阴虚者，乃下之则愈之虚，不是不可下之之虚也。苟非苦寒胜热，将何以泻亢甚之阳，而救垂绝之阴乎？胃风一证，病家亦久无闻矣。

病人小便不利，大便乍难乍易，时有微热，喘冒不能卧者，有燥屎也，宜大承气汤。

此言大便虽有易时，而喘冒至卧不安，则胃大不和，故知其仍有燥屎也。然在病家，见有易时，即不知其尚有燥屎。虽有明者，其能为病家言，仍当用承气乎？此时一误，势将无及。故在温热病中，凡协热而利，与夫热结旁流，且更有胶闭而不为燥屎者，皆不可不使病家知也。

大下后，六七日不大便，烦不解，腹满痛者，有燥屎也。所以然者，本有宿食故也，宜大承气汤。

此言未病时，本有宿食，宜先消导。乃不消导而遽下之，则宿食仍不随利减，过六七日，当复结，所以烦满亦不除也。

阳明少阳合病，必下利。其脉不负者，顺也；负者，失也。互相克贼，名为负也。脉滑而数者，有宿食也。当下之，宜大承气汤。

此亦请以战喻之意，故以胜负为言。胃气有权则胜，少阳负，则木不克土矣。亦犹少阴负趺阳为顺，少阴负则土能制水矣。脉得滑数，即阳明不负之象，且可为宿食之征，故不治木而治土。

腹满不减，减不足言，当下之，宜大承气汤。

此言已下而腹尚满，必其下之不尽故也，当更下之勿疑。

伤寒，若吐若下后，不解，不大便五六日，上至十余日，日晡所发潮热，不恶寒，独语如见鬼状。若剧者，发则不识人，循衣摸床，惕而不安，微喘直视，脉滑者生，涩者死。微者但发热谵语者，大承气汤主之。若一服利，止后服。（脉滑之滑字，遵《医宗金鉴》改。）

此言下证悉具，而有危殆之势也。不识人，如见鬼，则神明内乱矣。然一服承气，尚可得生，故此时非承气不为功。止后服，非仅止之而已，接方之宜用何药，不赖有定识耶？

阳明病，发热汗多者，急下之，宜大承气汤。

发汗不解，腹满痛者，急下之，宜大承气汤。

伤寒六七日，目中不了了，睛不和，无表里证，大便难，身微热者，此为实也，急下之，宜大承气汤。

此总言阳明腑之宜下证也。有此数证，即有急不可待之势，非于逐条所言外，另有此三条之为急也。无表里证，岂真无表里证哉？病至目睛不和，则神昏如醉，几无一证之可以指名矣。经曰：热病，目不明，热不已者，死。危哉！

少阴病，二三日不大便，口燥咽干者，急下之，宜大承气汤。

少阴病，六七日，腹胀不大便者，急下之，宜大承气汤。

少阴病，自利清水，色纯青，心下必痛，口干舌燥者，急下之，宜大承气汤。

此皆少阴溜腑之宜下者也。燥屎为下证，而自利清水，其为色青，青即黑也，亦为下证。如见有少阴病之脉微欲寐，而又口干舌燥，则肾水有立涸之势。病至此，下之则愈，不下则危。迟则虽下亦危，不下必危矣。下法之当急如此。

热利下重者，白头翁汤主之。下利欲饮水者，以有热故也，白头翁汤主之。

此厥阴溜腑之宜下者也。凡后重，必苦里急，亦当下之。而下其实，与下其燥，下法又各不同。

伤寒哕而腹满，视其前后，知何部不利，利之则愈。

此太阴溜腑之宜下者也。腹满不利则哕，为热哕，而非冷哕。前指小便言，后指大便言。如其不利在后，亦宜下之。

伤寒脉浮而缓，手足温，是为系在太阴。太阴者，身当发黄。若小便自利者，不能发黄。至七八日大便硬，为阳明病也。伤寒转系阳明者，其人濈然微汗出也。

此亦太阴溜腑之宜下者也。下之宜茵陈汤之类。经云：脉诸缓者，多热。

阳明病，发热汗出，此为热越，不能发黄也。但头汗出，身无汗，剂颈而还，小便不利，渴引水浆者，此为淤热在里，身必发黄，

茵陈蒿汤主之。

伤寒七八日，身黄如橘子色，小便不利，腹微满者，茵陈蒿汤主之。

此言发黄之为病，无论阳黄阴黄，皆不外乎茵陈。而阳黄宜大黄、山栀，阴黄即宜附子、干姜，正不可误。

伤寒六七日，结胸热实，脉沉而紧，心下痛，按之如石硬者，大陷胸汤主之。小结胸，正在心下，按之则痛，脉浮滑者，小陷胸汤主之。

此言结胸有大小之别。其大者，亦下证也。阳明之脉，在经多浮，在腑多沉，其紧亦不是寒。太阳下早，热入而作结胸者，即此证。

阳明病，其人喜忘者，必有蓄血。所以然者，本有久瘀血，故令喜忘。屎虽硬，大便反易，其色必黑，宜抵当汤下之。

此言蓄血者，亦为下证也。太阳所云善忘如狂，血证谛也者，即此证。诸血见血，蓄血不见血。蓄，止也，犹止水也。

阳明病，下血谵语者，此为热入血室。但头汗出者，刺期门，随其实而泻之，濈然汗出则愈。

此即协热而便脓血也。热入血室，不独是蓄血一证。

妇人中风，发热恶寒，经水适来，七八日热除，而脉迟身凉，胸胁下满，如结胸状，此为热入血室，当刺期门。

妇人中风，七八日续得寒热，发作有时，经水适断，此为热入血室，其血必结，故使如疟状，发作有时，小柴胡汤主之。

妇人伤寒发热，经水适来，昼日明了，暮则谵语，如见鬼状者，此为热入血室，无犯胃气及上二焦，必自愈。

此言谵语之来路有不同也。热入血室，亦能谵语，而病则不在胃家，即非承气之证，故曰无犯胃气。然则《外台》所引《小品》犀角地黄汤，正是对病之方矣。仲景于热在血室，必曰无犯胃气，则仲景于热在胃气，亦必曰无犯血室可知。此余所以有犀角、膏、黄之辨也。冲为血海，心经为血室，主肝藏血，亦名血室。期门穴，肝之募也。男妇皆有此证，而妇人尤易。

夫实则谵语，虚则郑声。郑声，重语也。直视谵语，喘满者死。下利者，亦死。

此条以邪未实之虚，衬出邪气盛之实，不是谓体虚之虚也。谵语、郑声，其为热证，无甚分别。病至此，不可谓不重矣。特未至于直视，则其为谵语也，尚不过呻吟之声，而不至于死。故此节所重，专在直视一证。前人于实字，既云坚满燥实，可下之邪，则亦未始不以实字作邪字解矣。实既非体实之实，则虚即非体虚之虚，而亦非待补之虚可知。仲景于此特出郑声二字，而又申之曰郑声，重语也者，以见如梦如呓之郑声，仅为合目下垂之状，不比妄言妄见之谵语，必有张目上窜之形。所以下文两死字，不接在郑声下，仍接在谵语下。岂不曰病不必以郑声死，且未必以谵语死，而唯直视者之谵语则死，谵语而又喘满则死，直视喘满而又为下利之谵语则亦死。此《内经》所以言虚则可治，实则死也。喘为阳上脱，利为阴下脱。胃居中土，热结于中，不早清之，任其劫津殆尽，致阴阳交脱于上下，直至无法可治，使能早用清法，何至于此？

发汗多，若重发汗者，亡其阳。谵语，脉短者，死。脉自和者，不死。

此又以脉之短不短，为谵语者决死生也。亡阳，即亡津液之谓。汗而又汗，以致脉短，则津液已涸，不可治矣。若脉不短，虽至谵语，尚可生也。安得不于脉未短时，早为计乎？

得病二三日，脉弱，无太阳柴胡证，烦躁，心下硬。至四五日，虽能食，以小承气汤，少少与，微和之，令小安。至六日，与承气汤一升，若不大便六七日，小便少者，虽不能食，但初头硬，后必溏，未定成硬，攻之必溏。须小便利，屎定硬，乃可攻之，宜大承气汤。

阳明病，脉迟，虽汗出，不恶寒者，其身必重，短气，腹满而喘，有潮热者，此外欲解，可攻里也。手足濈然汗出者，此大便已硬也，大承气汤主之。若汗多，微发热，恶寒者，外未解也，其热不潮，未可与承气汤。若腹大满不通者，可与小承气汤，微和胃气，勿令大泄下。

阳明病，潮热，大便微硬者，可与大承气汤。不硬者，勿与之。若不大便六七日，恐有燥屎，欲知之(句)**，法少与小承气汤，汤入**(句)**，腹中转矢气者，此有燥屎，乃可攻之。若不转矢气者，此但初头硬，后必溏，不可攻之，攻之必胀满，不能食也。欲饮水者，与水则哕，其后发热者，必大便复硬而少也，以小承气汤和之。不转矢气者，慎不可攻也。**(一本失皆作矢。)

阳明病，谵语，发潮热，脉滑而疾者，小承气汤主之。因与承气汤一升，腹中转矢气者，更服一升。若不转矢气者，勿更与之。明日不大便，脉微涩者，里虚也，为难治，不可更与承气汤。

此数条许多斟酌，总是教人用承气，既必于外之解否为辨，而又必以不可更服为戒。盖既不得于燥屎之未结，而遽用之，又必及其津液之未涸，而即用之。若至津液已罄，真气果虚，则承气有不可再用者矣。余尝谓但有一毫恶寒，即不得施用下法，此即外未解之说也。又尝谓病到此时，并不得施用下法，此即不可更与之说也。

伤寒呕多，虽有阳明证，不可攻之。

阳明病，面合赤色，不可攻之。攻之必发热色黄，小便不利。

阳明病，心下硬满者，不可攻之。攻之利遂不止者死，利止者愈。

阳明病，下之，心中懊憹而烦，胃中有燥屎者，可攻。腹微满，初头硬，后必溏，不可攻之。

阳明病，自汗出，若发汗，小便自利，此为津液内竭，大便虽硬，不可攻之。当须自欲大便，宜蜜煎导而通之。若土瓜根，及与大猪胆汁，皆可为导。

此数条于可攻之外，又垂不可攻之训，总是教人于彼一面，认得清楚，则于此一面，自识得坚决。此数条之所谓不可攻者，正谓苟其不然，则攻即不可缓耳。阳明经腑之病，苟能用仲景之法，虽濒于危，尚有得生者。况治之于早，不使病大，本不定即于危耶？余故曰：阳明无死证。

仲景《伤寒论》，见《隋书·经籍志》。隋时必有定本，惜无可考。今按成无己，于原文坚字，皆作硬；且于欲作坚瘕句，改为欲作固瘕；于坚者即愈句，改为脉紧则愈。疑皆避隋文帝讳，如曹宪之避炀帝讳，而改《广雅》为《博雅》也。以故晋王叔和《脉经》用坚，而唐孙思邈《千金翼》仍作坚，亦若《博雅》之返为《广雅》也。可见聊摄所据，尚是隋时原本，是可贵矣。

卷　三

阳明经病集释(一百四十三条)

(余释阳明病既竟，更发架上书，就阳明经腑之说，谨汇而著于篇，以见古人有先我言之者，得力之原，不敢忘也。惜征引不广，尚恨所见之少尔。)

胃者，人之根本。胃气壮，五脏六腑之气皆壮也。足阳明是其经也。《中藏经》

右手关上脉阳实者，足阳明经也。《脉经》

胃家者，上脘至中脘两穴处。王朴庄

燥气为阳明本气。燥气盛于上，则胃气实于中。故阳明燥气之为病，为胃家实。张令韶

胃家实，见邪到本经，遂入胃，而成胃实之证。不然，阳明病，其胃不实者多矣。于义安取乎？喻嘉言

胃家，只举病根在胃，勿得即以为可下之证。柯韵伯

病之初传阳明者，但归经而不归腑，不可谓舍下法无他法。魏荔彤

阳明之为病，由太阳传于其经，则为阳明外证。《医宗金鉴》

虽得阳明病，未可便作里实，必审看脉色，以别内外。成无己

太阳以皮毛为表，阳明以肌肉为表。而阳明之表，又有二：

有外邪初传之表，有内热达外之表。柯韵伯

太阳主表，病情当以表辨。阳明主里，病情虽仍在表，而即当以里辨。同上

太阳经病，为三阳之表。阳明经病，为三阳之里。张介宾

太阳发热，自表而入里之热也。阳明发热，自里而出表之热也。魏荔彤

太阳中风，以汗出恶寒为正病。太阳伤寒，以无汗恶寒为正病。若传入阳明，则以汗出恶热为正病矣。同上

太阳有恶风恶寒，传阳明，则变为恶热。此太阳阳明之大关键也。太阳之络，近阳明，故表初变热，即犯阳明之经。同上

阳明病，有仍带太阳者，若去太阳渐远，则成阳明渐多。同上

身热汗自出，不恶寒，反恶热，则病已去太阳入阳明。吴人驹

凡称阳明病者，皆身热汗出，不恶寒而恶热者也。王安道

表邪已解，故不恶寒。里热已甚，故反恶热。陈修园

寒邪何故反为热，又何以而能热？盖即本身中之火，为寒所郁，而不得泄。不泄，则纯热而无寒矣。赵养葵

余于冬月正伤寒，作寒郁治。其不恶寒者，皆作火郁治。同上

恶寒自罢，汗出而热，仍不解，即转属阳明之候。当此之时，无论风寒暑湿，所感不同，而同归火化。吕㮓村

阴阳之邪，皆归胃土，无论三阳传来之邪，从而化热，即自三阴转属者，亦变为热。故曰万物所归，无所复传。程郊倩

中土为万物所归，凡表热里热之邪，无所不传，无所不化，即与燥气混为一家。陈修园

热病，烦已而汗，脉当静。《脉经》

数脉，去来促急。同上

伤寒，一日太阳，二日阳明，三日少阳，乃传经之次第，其实不以日拘。喻嘉言

伤寒二日，阳明为病。阳明者，胃之经也。《病源》

经曰：尺寸俱长者，阳明受病也，当二三日发。阳明气血俱多，邪并于经，是以脉大。成无己

三日，阳明脉大，是为阳明邪实之正脉。沈明宗

经云：阳明之至，短而涩。此指秋金司令之时脉言也。又曰：阳明脉象大浮者。此指两阳合明之病脉言也。戴原礼

三阴无再传太阳之理，但转属阳明耳。故病七日以上，行其经尽。若欲作再经者，针足阳明，不预针太阳也。闵芝庆

阳明之气主表，而外合太阳，主里而内生津液。张令韶

汗者，阳明之津液也。汗出不彻，则阳明燥热之气，不得随汗而泄，太阳之标热，反内合其燥气。柯韵伯

阴气外溢则得汗，阴气内濡则便通。薛立斋

呕者，火气炎上之象也。故胃热甚则呕。刘守真

呕因胃热，颇欲吐，而见于受寒之一日，此时呕逆之机已伏。庞安常

不能食者，是胃气实，但邪未入腑，不作郁热耳。汪苓友

紧脉，数如切绳状。《脉经》

盗汗，睡而汗出也。阳明病，表热者自汗，里热者盗汗。成

无己

盗汗者，睡中汗出。睡则卫气行里，表中阳气不致，故津液得出。觉则气行于表，而汗止。王安道

杂病盗汗，责其阴虚。伤寒盗汗，由邪气在半表里使然也。若邪气在表，则又谓之自汗矣。楼英

阳明主津液所生病，故阳明法多汗者，胃燥之因也。柯韵伯

虫行皮肤中者，即太阳证，言身痒是也。赵嗣真

久虚者，以表气不足，津液不充于皮肤，使腠理枯涩，汗难出也。若谓虚则当补，毕竟是阳明受邪，为病未可忘也。同上

言久虚者，明所以不能达出肌表之故也。程郊倩

邪热欲出表作汗，而正气不能达，所以胃亦不能实。言久虚者，所以明欲其热之达表，必令其汗之透表也。魏荔彤

迟脉，呼吸三至，去来极迟。《脉经》

阳明病，桂、麻二证，乃风寒初中阳明之证，而比太阳稍深。故中风之脉，不浮而迟；伤寒之脉，不紧而浮。以风寒之气，已入肌肉之分，则不仅为固闭，而为壅郁故也。而治法，则与太阳无少异。尤在泾

桂、麻二方，全为表邪而设。见麻黄证，即用麻黄汤；见桂枝证，即用桂枝汤，不必问其为太阳阳明也。若恶寒一罢，则二方在所必禁矣。陈修园

外邪初入阳明，用桂枝汤解肌，则风邪仍从卫分出；用麻黄汤发汗，则寒邪仍从营分出。喻嘉言

呕有太阳，亦有阳明。食谷欲呕，则属胃寒，与太阳之恶寒呕逆，原为热证者相远。正恐误以寒药治寒呕也。服茱萸汤转

剧者,仍属太阳热邪,而非胃寒明矣。喻嘉言

下利清谷者,其所利之谷,食色不变,气不臭,即完谷不化也。此为里寒,故当与四逆汤。汪苓友

少阴癸水,不能上合阳明戊土,而下焦生阳之气不升。故用四逆汤,以启下焦生阳。张令韶

阳明以胃实为病根,当更以胃寒为深虑。柯韵伯

风为阳邪,阳能杀谷,故中风者能食;寒为阴邪,阴不能杀谷,故中寒者不能食。成无己

阳明气血俱多,中热甚迫,血妄行必作衄。成无己

伏热在胃,令人胸满,胸满则气逆,气逆则哕。《病源》

通观经论,并无呃证。论中凡言哕者,俱作呃解。张隐庵

诸经既有哕而无呃,则凡经论,言哕俱作呃解无疑。高士宗

杂病,虚为不欲食,实为欲食;伤寒,则胃中实热者不能食,虚热者能食,此为异也。《病源》

伤寒,热毒在胃,并于心脏,使神不安,志不定,遂发狂。张兼善

经云:太阴所至,为中满。脾乃阴中之太阴,司湿土之化。脾湿有余,故腹满,食不化。凡始受热中,末传寒中,皆由脾胃之气,不能运化精微,而制水谷,聚而不散,遂成胀满也。李明之

阳明病中风,阳明病,若中寒,皆是本经自受风寒之证,非自太阳传来者。尤在泾

阳明病,若中寒之中字,当作平声,言阳明中见太阴之气化,而为寒湿也。张隐庵

固瘕者，寒气结积也。胃中寒，津液不通行，大便必硬。成无己

固瘕，即初硬后溏者。肛门虽固结，而肠中不全干也。柯韵伯

《金匮》云：谷气不消，胃中苦浊，浊气下流，小便不通，身体尽黄，名曰谷疸。柯韵伯

疸者，黄也。以其发于谷气之热，故名谷疸。成无己

邪热客于肺上焦，有热其人必饮水，水停心下，则肺为之浮。肺主于咳，水气乘之，故咳嗽。《病源》

须知阳明亦有手足厥者，以胃主四肢故也。然头必苦痛而咳，自与阴寒但厥者异。林澜

胃气上通于肺，咽为胃腑之门，此时咽痛非少阴证。程郊倩

冬阳明潮热，当行黄芩汤。朱肱

发热而渴，不恶寒者，阳明也。成无己

伤寒，发汗已，则身凉。若发汗已，而灼热者，为风温。同上

温风之病，脉阴阳俱浮，汗出体重，其息必鼾，其形状不仁，嘿嘿但欲眠。《千金方》

凡感温气而病者，皆可名为温病，不必各立名色。只要知其病原之所以不同，而辛温辛凉之所以异治，则生矣。庞安常

唯风伤卫，唯温伤气，唯辛凉解表为佳。许知可

麻黄、桂枝，为即病之伤寒设，无与温热。赵养葵

温病无阴阳之分，故病必有阳而无阴，药必用寒而远热。周禹载

凡病伤寒而成温者，虽由于冬时之伤寒，而根实种于其人之

郁火。柯韵伯

肝胆为发温之源，阳明为成温之薮。同上

温病虽异伤寒，然热虽甚不死，以其病即伤寒中传之病，而温病以之为初传。程郊倩

风寒之邪，始中太阳者十八九；温病之邪，直行中道，而起阳明者，十八九。陈素中、杨粟山同

伤寒自表传里，里证皆表证侵入于内也；温病由里达表，表证皆里证浮越于外也。同上

伤寒以发表为先，温病以清里为主。同上

温病之脉，多在肌肉之分，而不甚浮。且右手反大于左手者，由怫郁在内故也。同上

温病与伤寒，虽曰不同，而或清或攻，后一节治法，原无大异。唯初病散表前一节治法，则有天渊之别。同上

温病发在春夏，误用辛温解表，是为抱薪救火。唯用辛凉开其里热，里热除，则表热自解。同上

伤寒一发汗，而外邪即解；温病一发汗，而里邪愈炽。麻、桂、青龙，用治伤寒，未有不生者，用治温病，未有不死者。同上

仲景两条治法，于伤寒则用温散，于温病则用泻热。同上

表间有邪，故身体重，是阳明之带表者。当从胸部达之，以胸为阳明里中之表也。王朴庄

太阳、少阳、少阴，皆有身重，然非三经主证，故专列于阳明。沈芊绿

自汗出而身重，异于无汗而体痛。多眠睡，则热胜而神昏；息鼾语言难，则气壅而凑肺。是当以辛散风，以凉胜温。尤在泾

太阳病，桂枝证，宜以桂枝解肌。而反下之，利遂不止，是误下而协表热陷入于里也。《医宗金鉴》

促脉，来去数，时一止，复来。《脉经》

促为阳盛之脉，知表未解，此表乃阳明经病也。喘汗为里热气逆，已见腑病。故当解阳明之表邪，清胃腑之里热。汪苓友

喘汗脉促属热。方中行

下利不止，脉促有力，喘而汗出，表虽未解，而不恶寒，是热已陷阳明，当从葛根黄芩黄连汤主治。《医宗金鉴》

风邪初中，病为在表，一入于里，则变为热。治表必以葛根之辛，治里必以芩、连之苦。盖其病为表里并受之病，故其法亦表里两解之法。尤在泾

病有汗出而喘者，谓因汗而有喘，是邪热外盛所致。若喘而汗出，谓因喘而有汗，是里热气逆所致。成无己

误下虚其阳，胃为热所乘，遂利不止。此非肠胃虚证，乃胃有邪热，下通于肠而作泻也。汪苓友

太阳之邪，虽已陷内，亦可乘机而施。升发，即经所谓"内者外之，陷者举之"之妙。使由外而入者，仍可由内而出。陈修园

《金匮》治诸呕吐谷不下，小半夏汤、小半夏加茯苓汤、小半夏加橘皮汤，皆可选用。王朴庄

汗出、不恶寒、反热、身重，四者皆阳明之见证。喻嘉言

心中懊侬，即是阳气内陷。成无己

懊侬者，郁闷不舒之貌。黄仲理

凡邪气在表，舌则无苔，及其传里，而舌苔生。邪之未深，其苔不黑不涩。若阳邪传里，则其苔不滑而涩。至舌上苔黄，且焦

黑者，胃腑有邪热也。甚则黑苔而生芒刺，热更深矣。张介宾

头者，诸阳之会。邪搏诸阳，津液上凑，则汗见于头。刘守真

身无汗，则热不得越，而上蒸阳分，故但头汗出。张介宾

病仍带表者，既不可下；病已入里者，又不可汗。故栀豉汤为表里兼治。魏荔彤

阳明栀豉汤，犹太阳桂枝汤，既可驱邪，亦可救误。吴绶

三阳合病，是阳明热证在经者，以三阳统于阳明也。徐洄溪

三阳合病，腹满者，阳明经病于前也。身重者，太阳经病合于后也。难以转侧者，少阳经病合于侧也。陈修园

三阳合病，证虽属于三阳，而热则聚于胃，故当从阳明证治。白虎汤大清胃热，急救津液以存其阴也。《医宗金鉴》

邪气在表，发热者，外热里不热也，宜温散之；邪气在里，发热者，里热甚而达于外也，宜清之。张介宾

寒中之药，所以清火，何以亦能解表？盖阳亢阴衰者，即火盛而水涸，何能作汗？譬之干锅赤烈，润自何来？故必以水济火，而用寒凉，则始能解表也。同上

大热之气，得辛凉而解，犹之暑暍之气，得金风而爽。故清凉之剂，以白虎名之。程知

白虎汤，专治阳明内蒸之热，非治阳明外见之热。张路玉

经曰：壮火食气。白虎汤所以泻火，即所以生气也。徐洄溪

白虎一法，乃仲景专于滋养肺胃之阴气，以复津液。同上

承气苦寒，逐热荡实，为热而且实者设；白虎甘寒，逐热生津，为热而未实者设。尤在泾

有里热炽盛，而外反恶风者，必直撤其热，使表里俱，和而恶风乃止。此非解表所能愈。吕�澄村

白虎所治，皆阳明燥证，故当揭为阳明主方。加人参者，泻胃火而扶元阴，全不涉汗吐下三法。柯韵伯

白虎证，即将来之大承气证，而里热未实；从前之大青龙证，而表寒已解者也。表寒已解，故不用麻、桂；里热未实，故不用硝、黄。黄坤载

谵妄之证，轻者睡中有言，重者不睡亦语言错乱，且有独语者，有其言必乱者，有语言不休者，因热有轻重故也。寇宗奭

凡热盛烦呕，呻吟错语，不得眠，皆当服黄连解毒汤。此直解热毒，除酷热。传语诸人，用之极效。《外台秘要》

凡得时气病五六日，渴欲饮水，七八日，大渴欲饮水，而忽然汗出者，愈也。《千金方》

渴欲饮水者，中焦热也。成无己

渴欲饮水，邪不在上而在中，故必以白虎清胃热，滋胃阴。经所谓热淫于内，治之以寒者是也。尤在泾

胃口津液枯竭，内火如焚，每欲饮水自救。徐洄溪

滑脉往来，前却流利，展转替替然，与数相似。《脉经》

经文寒字，当邪字解，亦热也。故里有寒，用白虎汤。王三阳

表有热，里有寒，谓表有标热，里有本寒。经所谓伤于寒，则为病热者是也。陈修园

伤寒之邪，本是寒，因里有寒，指热之所以然者言也。周禹载

脉微而厥，为寒厥；脉滑而厥，为热厥。柯韵伯

阳热在里，阴气被格，阳反在内，阴反在外，其热不除，其厥不已。故主白虎汤以清里而除热。尤在泾

邪热客于上焦，虚烦，与栀子豉汤。邪热不客于上焦，而客于中焦，干燥烦渴，与白虎汤。邪热客于下焦，为三焦俱热，与猪苓汤。成无己

麻黄连轺一法，虽曰在里，必因邪在表时，有失解散。故虽发黄，仍宜兼从汗解。林澜

身热发黄，设有无汗之表，宜用麻黄汗之；若有成实之里，宜用茵陈蒿汤下之。今外无可汗之表，内无可下之里，宜用栀子、黄柏清之。《医宗金鉴》

胃和则邪当还表而解，不解于卫，则解于营。汗出而解者，从卫解也；衄血而解者，从营解也。同上

六经病解，各从六气王时，可见经传不是病传。张隐庵

卷　四

阳明腑病集释(一百二十六条,附余论十八条)

正阳明腑病者,由表而传里,由经而入腑也。张介宾

太阳经病,多于腑病,阳明则腑病多于经病。以经邪不能久留,而腑邪常聚而不行也。尤在泾

脾约轻于大便难,大便难轻于胃家实。盖脾约便难,每因津液素亏,或施治失宜所致。若胃实,则其人阳气素盛,胃有宿食,即未经汗下,而亦入胃成实也。《医宗金鉴》

已经汗下者,为夺血致燥之阳明,以滋燥为主;未经汗下者,为热盛致燥之阳明,以攻热为急。同上

古人登厕必更衣,不更衣者,通为不大便。成无己

大便许攻,小便不许利,何也?攻大便则内热除,利小便则津液伤。王宇泰

十日不更衣,而不用攻伐,何也?以此非结热,虽不大便,而无潮热谵语。当须审慎,勿以日数久,而辄为攻下也。张兼善

转属阳明者,有内外之不同。太阳发汗不彻,而转属阳明,其病在外;不因发汗,反自汗出,而转属阳明,其病在内,则知阳明之转属,有内外表里之异。张隐庵

如疟者,发作有时,或日再发,或日二三发,邪气微也。成无己

涩脉细而迟，往来难且散，或一止复来。《脉经》

脾主为胃行津液者也。脾不能为胃行其津液，故约其食物，如一二弹丸。程知

潮热属阳明，必于日晡时发，乃为潮热。若日三五发者，则是发热，非潮热也。刘守真

申酉戌间独热，余时不热者，为潮热。方中行

舌者心之苗，本红而泽。伤寒三四日，舌上有膜，白滑如苔，甚者或燥或涩，或黄或黑，是数者热气浅深之谓也。成无己

邪在表者，舌尚无苔。热邪传里，津液搏结，则舌生苔矣。成无己

舌上白苔者，热未入胃也。若舌生黄苔，则热已入胃。甚则苔黑，或生芒刺，是肾水克心火，此热已极矣。张云岐

舌上苔黄，热气客于胃中；舌上苔白，热气客于胸中。同上

肺为水母而主气。肺燥则气之留于胃者少，输于膀胱者多。肺气浃于胃，则胃中津液还入于胃，而大便通矣。王朴庄

阳气绝于里，则津液竭，热结于内，故大便牢而不通。《病源》

阳绝于里者，胃中阳热亢甚，脾无阴气以和之，孤阳无偶，不至燔灼竭绝不止也。赵以德

表阳隔绝于里，不能外出，即太阳阳热之气，入于地中。故阴津消亡，而成便硬也。张隐庵

阳绝，即亡津液之互辞。故仲景于亡津液，悉名无阳。喻嘉言

芤脉浮大而软，按之中央空，两边实。《脉经》

病人不大便五六日，则热邪在里，绕脐痛者，入于胃，下近于大肠也。张隐庵

脐者，腹之中央，内居大肠。绕脐而痛，乃燥屎结于肠中，欲出不出之状。张令韶

躁者，烦之极，即卧不安之貌。阳明内实，亦令如是。不必泥定躁属少阴也。同上

阳明病，若发汗则躁，并此烦躁发作有时，皆不宜汗，而宜下者。吕槎村

烦者，懊憹不眠。躁，则扬手掷足。烦轻而躁重。黄仲理

燥屎者，胃中宿食，因胃热而肠结燥丸之屎也。魏荔彤

燥屎之为害滋大。同上

表虚里实，是外邪尽入于胃。方中行

表虚里实者，即表和里病之意。尤在泾

发汗是胃燥之因，便难是谵语之根。柯韵伯

蒸蒸发热者，言热自内腾达于外，犹炊蒸然。方中行

蒸蒸发热者，热聚于内，而气蒸于外，与太阳邪郁于外，而热盛于表者不同。故彼宜解外，而此宜清里。尤在泾

诸病皆因于气，秽物之不去，由气之不顺也。故攻坚之剂，必用气分之药，因以承气名汤。柯韵伯

葛根芩连汤，主阳明之表；三承气汤，主阳明之里。《医宗金鉴》

下法皆为救阴而设。程郊倩

大黄荡涤蕴热，伤寒中要药也。许知可

大烦者，邪在表也；微烦者，邪在里也。成无己

胃中糟粕，为邪所壅，留滞于内。其未成硬者，或时得下；其已成硬者，终不得出。所以有下利者，必知其仍有燥屎，而仍当下也。汪苓友

仲景书中，有单言潮热者，有单言谵语者，至潮热谵语并见，是热之极重者矣。是当另列一款，不仅与单言一款者同。沈芊绿

胃司纳，胃满则不能容谷；肠司输，肠满则不能化谷。若肠虽满，而胃尚虚，则又能食。张令韶

二阳并病者，太阳病气，俱已归并于阳明，无复有恶寒头痛之表证也。陈修园

四肢为诸阳之本。津液足而热蒸之，则周身汗出；津液不足而热蒸之，则手足濈然。成无已

四肢者，诸阳之本，热聚于胃，则津液溢于手足。陶节庵

胃实诸证，以手足汗出为可据，而观其潮热，尤为亲切，以其为阳明主时也。柯韵伯

表和里病，汗之则死，下之则愈；里和表病，下之则死，汗之则愈。《外台秘要》引王叔和语，《千金》作阳虚阴盛、阳盛阴虚意同。

阳明病，已离太阳八九，而尚有一二在，则犹当以下之太早为戒，而防结胸与痞也。沈芊绿

风木之邪，干于中土，风燥而非热燥。故须待风邪，尽归胃中，并于燥粪，乃可下之。张令韶

大便为燥所壅塞，其未坚结者，或有时而并出，故乍易。其极坚结者，终滞于大肠之中，故乍难。汪苓友

身大热者，表热也；身微热者，里热也。成无己

喘冒至不能卧，则有燥屎已的。林澜

被下后，六七日不大便，其烦不解，腹满而痛，此为胃内有干粪挟宿食故也。或先患寒癖，因有宿食，又感于寒，热气相搏，故宿食不消。《病源》

太阳少阳合病，下利，半表半里居多，故以黄芩汤和之。太阳阳明合病，下利，表证居多，故以葛根汤发之。阳明少阳合病，下利，里证居多，故以大承气攻之。《医宗金鉴》

凡合病，皆有下利，各从外证以为分别。张兼善

大承气证，非唯不大便者宜之，即下利之证，亦有宜从下夺者。此通因通用之法，不可不知。吕榇村

其脉不负者，阳明土金之脉，不为少阳木火所克。张隐庵

负者，土受木克，金被火刑也。若脉滑而数，内有宿食，则戊土有余。少阳初生之甲木，郁于土中，不得畅达。故当下之，以平土中之敦阜，而助初生之甲木。张令韶

翕奄沉，名曰滑。阴阳和合，故令脉滑。今脉滑而数，则非阴阳和合之比，必胃腑实热而有宿食也。张隐庵

阳明脉大，少阳脉弦。脉得大弦，是为本脉，宜黄芩汤。今脉不大不弦，而滑且数，则非木土之为害，而为宿食之热利也。故不用黄芩汤，而用大承气。张兼善

承气治脉滑数，有宿食一证，非并治上负、不负两证也。林澜

独语，如见鬼状，便是狂。沈芊绿

独语，如见鬼状，则心主之神气虚，而病合于少阴也。少阴

之神机枢转，时出时入，发则神气昏愦，而不识人。张隐庵

胃之支脉，上络于心，才有壅闭，即堵其神气出入之窍，故不识人。赵以德

试将颈间两人迎脉按住，气即壅遏，不识人。人迎者，胃脉也。故《金匮》云：邪入于腑，即不识人。徐忠可

病人循衣缝谵言者，不可治。掣衣掇空妄言者，死。《脉经》

不识人，循衣摸床，心欲绝也；动惕不安，肝欲绝也；微喘，肺欲绝也；直视，肾欲绝也。程知

脉滑者通，涩者塞。凡物理，皆以通为生，塞为死。赵嗣真

微者，无以上之剧证，而但发热谵语，则尚可救，故以大承气汤主之。止后服者，不必尽剂。盖用之当，则大承气可以养阴；用之不当，则大承气亦可亡阴也。可不慎欤？张令韶

汗多则津液外渗，加以发热，则津液尽随热势，蒸蒸腾达于外，更无他法以止其汗。唯有急下一法，引热从大肠出，庶津液不至尽越于外耳。喻嘉言

里热炽盛，蒸腾胃中津液尽越于外，非急夺其邪，将何以救津液于顷刻间耶？沈明宗

急下者，急引大热从大肠出，庶津液不致尽劫。王朴庄

发汗不解，知汗已误；腹仍满痛，知下已急。同上

凡病至危，必察两目。经云：视其目色，以知病之存亡也。同上

目中不了了者，乃悍热之气，循眼系而上走空窍，是空窍不虚，而热邪上实也。张令韶、张隐庵同

睛不和者，脑为髓海，髓之精为瞳子，悍热之气入络于脑故

也。张隐庵

无表里证，何故可下？以外不恶寒，内无谵语，而但七八日发热，烁其津液，正是阳盛阴虚之时。苟不攻之，其热不已而变生焉。张元素

三急下证，乃悍热之气，而非仅肠胃之燥实。后人谓痞、满、燥、实坚悉具，然后可下。嗟嗟！当急下者，病在气分，譬如救火，缓则焚矣。何可与痞满燥实坚之证，同类而语耶？高士宗

邪至三阴，二三日即口燥咽干者，必其入胃火素盛，肾水素亏，是当急泻胃火，以救肾水。若复迁延，时日一到，肾水告竭，虽下无及。《医宗金鉴》

此时少缓须臾，瓮干杯罄。喻嘉言

少阴邪热，已转属于腑，胃腑实热，消灼肾水，故口燥咽干。用大承气以泻腑，而实热自除。盖泻土乃所以救水也。成无己

水干则土燥，土燥则水愈干，所以急于下也。方中行

腹胀不大便者，阳气素盛，胃有宿食可知，所以复转阳明而成胃实。《医宗金鉴》

阳邪热结，口必干燥。设系阴邪，则口中和，而不干燥矣。故宜急下之以伐阳，即以救阴也。程知

自利清水，谓所下无糟粕也。色纯青，谓所下皆污水也。此属少阴实热，所以心下必痛，为少阴急下之证无疑。《医宗金鉴》

少阴急下三证，皆刻不容缓之时，与阳明急下三法，同源而异派。张路玉

少阴自利最多，如虚寒则下利清谷，虚热则下利脓血。温热病，则自利烦渴，及此传经热邪，则自利纯清水，并宜下夺清热。

盖其邪热转归阳明，而为胃实之证，乃挟热而下利，非完谷而不化者比也。同上

伤寒，热邪入里，因而作利者，谓之热利。盖热邪下注，虽利而不得出也。尤在泾

自利不渴者，为脏有寒，太阴自受之寒邪也。下利欲饮水者，为里有热，传经之邪，厥阴受之也。同上

哕而腹满者，原有伏热在胃，复为水寒相搏。陈延之所谓变成壮热大渴者，毋泥于胃中寒冷四字，专仗丁香柿蒂也。王朴庄

哕之一证，大抵皆因失下而生。便软，唯宜泻心汤；便硬，则宜大承气。王海藏

经曰：在下者，引而竭之。故当视其前后二阴，知其何部不利，而分利之，则病从下出，气不上逆，而腹满与哕俱除。尤在泾

胃土，万物所归，无所复传。自太少传入者，众所共知，而于三阴传入者，鲜或能识。唯能熟视其微，则知三阴急下之证，亦多矣。成无己

阳明病，湿热相顯，最易发黄。张令韶

身无汗，则热不得越；小便不利，则热不得降。韩祗和

头者，诸阳之会。邪搏诸阳，津液上凑，则汗见于头。刘守真

茵陈主治热结黄疸。茵陈蒿汤，先煮茵陈，则大黄从小便出。此是秘法，故仲景云：尿如皂角汁，色正赤，一宿腹满减，病从小便去也。徐洄溪

阳明之热与太阴之湿，相窨成黄，故如橘色之明亮。张隐庵

燥热，乃肠胃之实，故当从大便而出。湿热成黄，乃阳明中

见太阴之湿，故当从小便而出。同上

一腹之中，上下邪气俱盛，其脉常沉伏，不可生疑畏，唯下之而脉自渐出也。吴人驹

诸紧为痛。得之沉者，热入心。《中藏经》

结胸为阳邪内陷，而里未成实，既不得从汗外泄，亦不得从溺下出，势必夹痰杂食，固结不解。故燥粪在肠，必藉推荡之力，而须朴、枳。若水食在胃者，又必兼破饮之长，而用甘遂。同一大黄，而用法各异。尤在泾

小结胸，按之则痛，不似结胸之痛，不可近也。其脉浮滑，不似结胸之脉沉而紧也。是以黄连之下热，轻于大黄、半夏之破饮，缓于甘遂、瓜蒌之润利，减于芒硝。同上

汤有大小之别，证有轻重之殊。今人多以小陷胸汤，治大结胸证，皆致不救。张令韶

喜忘，即善忘，必兼有如狂之状。此当与太阳经所言参看。尤在泾

大便以褐色为重，深褐色者愈重，黑色者尤重。色之变也，以火燥也。如羊血在日中，须臾变褐色，久则渐变黑色。王进之

太阳蓄血在膀胱，故验其小便之利与不利。阳明蓄血在肠胃，故验其大便之黑与不黑。张隐庵

太阳经少血，阳明经多血。所以阳明蓄血，宜用抵当汤峻攻之。郑在辛

血菀于上而吐血者，谓之薄厥。血留于下而瘀积者，谓之蓄血。成无己

冲脉为血海，即血室也。男女皆有之。王宇泰

血室，肝也。肝之热者，必移其热于心，而不能作汗。故但头汗出，而不遍及于身也。朱彦修

血室二字，或主于冲，或主于肝。一就源头言之，一就藏聚处言之。两说虽异，其理则同。沈芊绿

热入血室，或阳明被火，及水结胸，皆但头汗出，俱是热郁于内，而不得越者。或吐或下，皆所以除其热耳。刘守真

妇人经水适来适断，表邪乘血之虚，入于血室。若昼日谵语，为邪客于腑，与阳争也。此昼日明了，暮则谵语，如见鬼状，是邪不入腑，而入于血室，与阴争也。成无己

血室有热，遂令谵语，非胃家实也。仲景恐人作胃实攻之，故曰无犯胃气。朱肱

芍药地黄汤，疗伤寒及温病，应发汗而不发汗之内有蓄血者，及鼻衄吐血不尽，内有瘀血，面黄大便黑者。此主消化淤血。《外台秘要》引陈延之《小品方》，即犀角、地黄、牡丹、芍药四味。

郑声即谵语之声，非谵语之外，别有一种郑声也。张令韶

郑声、谵语略同。胃热不实，则神明不至甚乱，而口语亦不甚糊涂。但说了又说，繁言絮语，失其常度耳。魏荔彤

大抵伤寒必先观两目，目中不了了，尚为可治之候。直视，则为不治之疾。成无己

喘满为气上脱，下利为气下脱，皆主死。成无己

脉来往短者死。《脉经》

三焦之气，和则内外和。《中藏经》

论中言先硬后溏者四，或言小便不利，或言小便少，知仲景测大便处，皆以小便觇之。许知可

今人但知不大便、大便难、大便硬者，为阳明病，亦知小便难、小便不利、小便数少，或不尿者，皆阳明病乎？柯韵伯

必有潮热，乃为里证已具。故其热不潮，便非必下之证。林澜

转矢气，则知肠胃燥热之甚。故气不外宣，待转而下。若不转矢气，则肠胃虽热，而渗孔未至于燥。汪苓友

胃中干燥，则欲饮水。水入胃中，虚寒相搏，气逆则哕。其后却发热者，则热气乘虚还复聚于胃中也。成无已

大便利后，脉微涩者，止为里虚，犹可治也。此不曾大便，脉反微涩，是正气内衰，为邪所胜，故云难治。同上

呕者，热在上焦，未全入腑，故不可下。同上

合，通也。阳明病，面色通赤者，热在经也，不可下之。同上

心下硬满，则邪气尚浅，未全入腑，不可便下。同上

下后，心中懊憹而烦者，虚烦也，可与栀子豉汤。若胃中有燥屎者，非虚烦也，可用大承气汤。其腹微满，初硬后溏，是无燥屎。此热不在胃，而在上，故不可攻。同上

小便不利者，湿热蒸淤而发黄，以胃中原无燥气也。小便自利者，胃干便硬而成实，以胃中本有燥气也。程郊倩

小便自利，津液内竭，不可攻之。当待津液还胃，自欲大便，燥屎已至直肠，难出肛门之时，则于诸引导法，择而用之可也。《医宗金鉴》

小便自利，津液未还入胃，内竭而硬，亦有自欲大便者，但苦不能出耳。若但有此光景时，方可但从外导法。程郊倩

附阳明余论

得病二三日，心胸烦闷，此为有痰实者，便宜取吐。《病源》

寒多热少，可吐者，此属痰多也。同上

仲景所谓胸有寒，当吐之者，寒者，痰也。内蕴之痰，壅塞膈间也。所谓病人有寒，胃中冷者，冷亦痰也。有形之痰，结于一处也。所谓邪结在胸中，当须吐之者，可见痰之结在胸也。合三条，总见痰证，可吐不可汗，宜遵《内经》高者越之之旨。余故于三阳经后，特立痰证一门。喻嘉言

伤寒病，证在表，或未发汗，或经发汗未解，或吐下后，热不除，此毒气盛故也。毒既未散，而表已虚，热毒乘虚，出于皮肤，所以发斑疮隐疹如锦也。重者，喉口身体皆成疮《病源》

热微者赤斑出，剧者黑斑出。赤斑出者，五死一生；黑斑出者，十死一生。病者过日不以时下之，热不得泄，胃烂斑出。《外台秘要》

热毒在外，未入于胃，而先下之，热乘虚入，即烂胃也。然热入胃，要须除下之，不可留于胃中，胃虚热入，亦烂胃。《千金方》

伤寒发斑，全由胃热。冬温夏热，发斑之类皆是。其形掀肿，如蚊蚤所啮，或成片如锦纹。加味升麻汤、升麻葛根汤、黄连解毒汤、人参白虎汤选用。烂胃，犀角解毒汤。沈芊绿

《金匮》云：背反张，卧不着席，脚挛急，必龂齿，卒口噤，此为燥，即痉也。亦阳明之所有事也。王朴庄

大便闭结、大肠胶闭、协热下利、热结旁流四者，总之邪在里也。其证不同，在乎通塞之间耳。吴又可

大便闭结者，温邪传里，内热壅郁，宿垢不行，蒸而为结，渐至坚硬。下之结粪一行，淤热自除，诸证悉去。同上

大肠胶闭者，其人平素大便不实，温邪传里，但蒸作极臭，如胶黏，至死不结，但愈蒸愈闭，以致胃气不能下行，温毒无路可出，不下即死。但得黏胶一去，下证自除，霍然而愈。同上

协热下利者，其人大便素不调，温邪忽乘于胃。宜小承气汤，撤其邪而利自止。二三日仍如前证，此伏邪未尽，复传到胃也。治法如前。同上

热结旁流者，温邪传里，将粪结住不下，只能于粪旁流出臭水，并所进汤药，全然无粪。宜大承气汤，得结粪而利自止。不得结粪，邪仍在也，病必不减，宜更下之。吴又可、刘松峰同

愈后，大便数日不行，别无他证，乃足三阴不足，大肠虚燥。此不可攻，饮食渐加，津液流通自能润下也。同上

大病瘥后，血气必虚。凡费心费力，过喜过怒，多言多动，皆可因劳而复病也。因劳而动，其既虚之血气，生其未尽之余热，热邪退而病瘥，热邪生而病复。凡病皆然。魏荔彤

病后虚羸少气，仍是为热所伤之阴，未能遽复，故仲景取用石膏。王朴庄

病后强食，则有遗热。经曰：食入于阴，长气于阳，故夺其食则已。仲景亦曰：损谷则愈。同上

凡病新瘥，只宜先进白稀粥，次进浓者，又次进糜粥，亦须少少与之，不得过吃肉食。庞安常

跋

昔人有言，十年读书，天下无不可治之病；十年治病，天下更无可读之书。此非治病多者不能道，亦非善读书者不敢道也。轸自通籍后，从事于斯有年所矣。泛览各家之书，非食古不化，即师心自用。迨持以临证，恒苦龃龉难合，几疑此事，已成绝学。既而从吾师游，得读《世补斋》书，知神明变化，不越轩岐仲景之言。每见吾师用药，必先分经辨证，而于阳明病，尤应手立效。常谓轸曰：阳明无死证。而不解世人之病，何以多死于阳明？既自作《阳明病释》二卷，又集前人之释阳明者亦二卷，益以见先路之导，重赖前贤。唯善读者，引申触类，则片义单词，具存妙用。特无人焉汇而辑之，则散见各书者，病家每苦于不知耳。夫医学自宋元以来，荒芜秽杂，人自为书，其书愈多，其道愈晦。得吾师起而廓清之，庶晓然于微言未绝，斯道大有传人。苏子瞻称昌黎文起八代之衰，轸于吾师之所以论医者亦云。

光绪十年岁次甲申仲夏望日，受业年愚侄方连轸谨跋

《内经》运气病释

附 《内经》遗篇病释

[清]陆懋修 撰

弁　言

吾友陆九芝封公，为凤石中盾尊人。凤石供奉内廷，君就养京邸，生平以著述自娱，而尤邃于医学。尝语余曰：《淮南子》有言，所以贵扁鹊者，知病之所从生也；所以贵圣人者，知乱之所由起也。此以治病喻已乱，与《内经》之以已乱喻治病者意别，而所以知病所从生，则尽在《天元纪》七篇阴阳五行中。自医者不读此七篇，而百病之始生，皆不知其所自。此余《内经》，病释所由独举此七篇而作也。夫病之生也，岂能外阴阳五行之理？故即《内经》他篇所言病，亦无不可由此以推。君所释虽止七篇，直不啻通一部《内经》而尽释之，厥功伟矣。若以为此七篇者，本言运气，即谓此书专为运气发，是岂君志哉？君与余同里闬，回首少年，名场角逐，忽忽若前日事。今者见君书之成，非第为病者幸，实当为斯道幸也。君书凡三十三卷，皆医学中不可少之作。此尤其蚤岁所独得，而今亦不肯终秘焉。因乞一言，以弁简端。时余奉命视学两浙，行有日矣。倚装书此，愿以告后之读君书者。

光绪十年甲申春三月，吴刘廷枚

《内经》运气病释自序

《素问》自《天元纪》以下七篇，皆言五运六气，天时民病，同异生化之原，正反逆从之治，而先于《六节脏象篇》发其端。凡在天人气交之病，非此不能知也。夫治病不外乎五行，五行又不外乎阴阳。而言五行者，不知言合化之五行；言阴阳者，又不知言过不及之阴阳，则阴阳非此阴阳，五行亦非此五行矣。况并阴阳五行之不言，乌知所谓气交者哉？爰就《内经》之言运气者，首列经文，民病于上，即以气交之旨，隐括而疏通之。并以宋人陈无择三因十六方、国朝江阴缪问芳远氏十六方解附焉。或有疑而诘之者曰：人病之来也，何有常？而子独以运气为言。岂能于人身之病，定相合耶？然而余之意，本不为是也。经曰：善言天者，必应于人；善言古者，必验于今。人身一小天地，天地之生长收藏，备于人身；人身之盛衰虚，实同于天地。论司天，固足以明天道，即不论司天，而人在气交之中，即因气交而为病，于古如是，于今如是。即仲景论伤寒，所以撰用《素问》者，亦无不如是。盖非是，则不知病之所以为治，并不知人之所以为病。乃自有马元素、程德斋之徒，索隐行怪，流入异端，而人不解《内经》大义，遂继之以不信于是。而凡六经之病之生于气交者，无人能道。曷怪其谓《内经》运气，若无与于六经病，而且谓仲景之论，亦无与于《内经》运气乎？故莫若揭此七篇病因治法，以求六经病所由来，而六经之何由而病，病之何由而治，即可以《内经》之言，明仲景之法，并可以知今人之病，无一不出于《内经》之言。此《天元纪》以下七篇，所以不可废也。岂必拘泥乎运气哉？是编也，余于同治乙丙岁，来往吴淞峰泖间所作，藏之箧衍二十年矣。今命子润庠重加编次，将以授诸梓人，乃自述其作书之意如此。

光绪十年甲申人日陆懋修书于邸舍之双娱堂

《内经》遗篇释小引

《素问》不见疫字，以《刺法》《本病》二篇之遗也。《六元正纪》，初终之气，有病温厉者，固即《内经》之论疫。然疫之一字，则独见于《刺法》《本病》论中。自二篇之遗，而疫字遂不见于《内经》，后之人不知何病是疫，且竟以温热病为疫者，盖即因此二篇之遗故耳。余于运气之病，既逐篇尽释之，而以此二篇所论五疫之大小相似，正与《六元纪》之远近咸若，互相发明，真是论疫之原，不可不并为之释。意固不仅为天地五星，呆诠升降，故不为之表，而但论存之，以贻世之欲明疫者非温热。即可以知温热之治，必当求诸仲景伤寒之论。是则余所望于后之君子矣。

《内经》运气病释一

六节脏象论篇释(六条)

天以六六之节,以成一岁。

此言日六竟而周甲,甲六复而终岁,三百六十日法也。

五日谓之候,三候谓之气,六气谓之时,四时谓之岁。

此言一岁之日,各从五行之气,而主治也。

五运相袭,而皆治之,终期之日,周而复始,时立气布,如环无端。故曰不知年之所加,气之盛衰虚实,不可以为工矣。

此言五运统岁,岁立四时,时布六气,工不可不知也。

太过不及,各有所胜。求其至也,皆归始春。

此言春为四时之长,故凡候气者,皆当始于立春日也。

未至而至,此为太过,则薄所不胜,而乘所胜也。至而不至,此为不及,则所胜妄行,而所生受病,所不胜薄之也。

此言民病之所由作也。

天食人以五气,地食人以五味。

此言治法之所由出也。

天元纪大论篇释(五条)

天有五行御五位,以生寒、暑、燥、湿、风;人有五脏化五气,以生喜、怒、思、忧、恐。

此言人之五脏，本于天之五行也。

神在天为风，在地为木；在天为热，在地为火；在天为湿，在地为土；在天为燥，在地为金；在天为寒，在地为水。

此言在天为气，即在地成形，上下相召，而损益彰也。

甲己之岁，土运统之；乙庚之岁，金运统之；丙辛之岁，水运统之；丁壬之岁，木运统之；戊癸之岁，火运统之。

此言天之十干，以合化而成五运也。

子午之岁，上见少阴；丑未之岁，上见太阴；寅申之岁，上见少阳；卯酉之岁，上见阳明；辰戌之岁，上见太阳；巳亥之岁，上见厥阴。

此言地之十二支，以正化对化，而成六气也。

厥阴之上，风气主之；少阴之上，热气主之；太阴之上，湿气主之；少阳之上，相火主之；阳明之上，燥气主之；太阳之上，寒气主之。

此言三阴三阳之本是为六元，亦即所谓天元也。

五运行大论篇释（一条）

气有余，则制己所胜而侮所不胜；其不及，则己所不胜侮而乘之，己所胜轻而侮之。侮反受邪，侮而受邪，寡于畏也。

此言己不务德，或所胜妄行，有胜必有复，复则己反受邪，亦民病所由作，而治法所从出也。

六微旨大论篇释（二条）

亢则害，承乃制，制则生化。

此言亢必受制，而亦非制不生也。病如是，治亦如是。

言天者，求之本；言地者，求之位；言人者，求之气交。气交之中，人之居也；气交之分，人气从之，万物由之。

此言民病在于气交，治亦当于气交求之，工不可不知也。

气交变大论篇释（五十八条）

岁土太过，雨湿流行，肾水受邪。

此言六甲阳年，太宫运，土胜水，水受克，水之子木来复也。

民病腹痛，清厥意不乐，体重烦冤。

此土邪伤肾，既脾志不舒，而心肾亦不交也。

甚则肌肉萎，足痿不收，行善瘈，脚下痛。

此土邪有余，脾经自病，发为痿痹也。脾司肌肉者也。

饮发，中满食减，四肢不举。

此土气太过，而水气不行也。饮，痰饮也。

腹满，溏泄，肠鸣。

此土盛水衰，水气伏而土气独行也。

反下甚。

此水为土克，而水之子木，以风气复之也。木复而土病，始则有余而侮，继则侮反受邪。故土自病，而利不止。

太谿绝者，不治。

此肾脉也。土亢则肾气绝，敦阜之纪有之。

岁土不及，风乃盛行，化气不令。

此言六己阴年，少宫运，土不及，木胜土，土之子金来复也。

民病飧泄，霍乱，体重，腹痛，筋骨繇复，肌肉瞤酸，善怒。

此土不及，而木乘之，皆脾弱肝强之病也。

咸病寒中。

此土气不及，寒水无畏，水气独行，而火土并衰也。唯己巳、己亥年，相火在泉，民得无病。

复则胸胁暴痛，下引少腹，善太息。

此土衰木亢，而土之子金以燥气复之，肝胆同病也。土不足不生金，金失荫亦来复。后凡不及之年，皆仿此。

气客于脾，食少失味。

此以土不及，则脾不磨谷，运化不速也。

土不及，其病内舍心腹，外在肌肉四肢。

此亦土衰之病，卑监之纪有之。

岁金不及，炎火乃行，生气乃用，长气专胜。

此言六乙阴年，少商运，金不及，火胜金，金之子水来复也。

民病肩背瞀重，鼽嚏，血便注下。

此金受火邪，而金之母土，亦病也。胜金之火为木火，金不及，则木寡于畏，所胜妄行也。木妄行，则土受其克，所生受病也。后皆仿此。

复则头脑户痛，延及脑顶，发热口疮，甚则心痛。

此金衰火亢，而金之子水以寒气复之也。寒甚于下，则格阳于上。

金不及，其病内舍膺胁肩背，外在皮毛。

此亦金衰之病，从革之纪有之。

岁金太过，燥气流行，肝木受邪。

此言六庚阳年，太商运，金胜木，木受克，木之子火来复也。

民病两胁下少腹痛，目赤痛，眦疡，耳无所闻，体重，胸病引背。

此金制其所胜之木，肝脏既伤，而胆腑亦病也。

甚则喘咳逆气，肩背痛，尻、阴、股、膝、髀、腨、胻、足皆病。

此金燥过甚，肺金自病，金不生水，而水脏亦病也。

反暴痛，胠胁不可反侧，咳逆甚而血溢。

此金盛伤肝，而木之子火以热气复之，金反自病也。

太冲绝者，不治。

此肝脉也。金亢则肝气绝，坚成之纪有之。

岁水太过，寒气流行，邪害心火。

此言六丙阳年，太羽运，水胜火，火受克，火之子土来复也。

民病身热，烦心躁悸，阴厥上下中寒，谵妄，心痛。

此水盛火衰，心脏受邪，而神气内虚也。上谓手，下谓足。

甚则腹大胫肿，喘咳，寝汗出，憎风。

此水邪有余，土不能制，水气妄行，肾脏自病也。于丙辰、丙戌天符之岁尤甚。

反腹满，肠鸣溏泄，食不化，渴而妄冒。

此水邪侮火，而火之子土以湿气复之，心气不舒也。

神门绝者，不治。

此心脉也。水亢则心气绝，流衍之纪有之。

岁水不及，湿乃盛行，长气反用。

此言六辛阴年，少羽运，水不及，土胜水，水之子木来复也。

民病腹满，身重濡泄，寒疡流水，腰股痛发，腘腨股膝不便，烦冤足痿，清厥，脚下痛，甚则跗肿。

此土邪伤肾,关节不利,火郁而湿亦不行也。

寒疾于下,甚则腹满浮肿。

此土湿太过,阳光不治,而大寒在下,肾气伤也。于辛丑、辛未寒水在泉之年尤甚。

复则面色时变,筋骨并,辟肉瞤瘈,目视䀮䀮,肌肉胗发,气并膈中,痛于心腹。

此水衰土亢,而水之子木以风气复之,中土亦病也。

水不及,其病内舍腰脊骨髓,外在谿谷踹膝。

此亦水衰之病,涸流之纪有之。

岁木不及,燥乃盛行,生气失应。

此言六丁阴年,少角运,木不及,金胜木,木之子火来复也。

民病中清,胠胁痛,少腹痛。

此金邪乘木,而肝虚之为病也。

肠鸣溏泄。

此清气在中,而木不生火,脾之寒也。于丁卯、丁酉两年,以金遇金尤甚。

复则病寒热,疮疡疿胗痈痤,咳而鼽。

此木衰土亢,而木之子火以热气复之,病在肺之合也。

木不及,其病内舍胠胁,外在关节。

此亦木衰之病,委和之纪有之。

岁木太过,风气流行,脾土受邪。

此言六壬阳年,太角运,木胜土,土受克,土之子金来复也。

民病飧泄,食减体重,烦冤肠鸣,腹支满。

此木郁土中,脾土受病,而水谷不化也。

甚则忽忽善怒，眩冒巅疾。

此木胜肝强，厥阴之脉，随督脉会于巅，而火上逆也。

反胁痛而吐甚。

此土为木克，而土之子金以燥气复之也。侮反受邪，故肝病而胆亦病。

冲阳绝者，不治。

此胃脉也。木亢则胃气绝，发生之纪有之。

岁火太过，炎暑流行，金肺受邪。

此言六戊阳年，太徵运，火胜金，金受克，金之子水来复也。

民病疟，少气咳喘，血溢血泄注下。

此火乘肺金，其性急速，而肺与大肠，又相表里，故逼血妄行于上下也。

嗌燥耳聋。

此水不上升，则少阳之火，又行身之侧也。

中热，肩背热。

此火不下降，而燔灼于中，且游行于上也。

甚则胸中痛，胁支满，两胁痛，膺背肩胛间痛，两臂内痛。

此皆手心主所行之处火盛，故包络代君受邪而为病也。

身热骨痛，而为浸淫。

此火气浮越于外，热伤皮络，而为浸淫疮也。于子午、寅申、六戊年，上临君相二火，其热尤甚。

反谵妄狂越，咳喘息鸣，下甚血溢泄不止。

此火盛金衰，而金之子水以寒气复之也。复则心反受邪，故诸病同于首条而加甚。

太渊绝者，不治。

此肺脉也。火亢则肺气绝，赫曦之纪有之。

岁火不及，寒乃盛行，长政不用。

此言六癸阴年少徵运，火不及，水胜火，火之子土来复也。

民病胸中痛，胁支满，两胁痛，膺背肩胛间，及两臂内痛。

此火不足，则阴邪盛，而心气伤也。六戊岁火太过，六癸岁火不及，其病相同，而一热一寒，即分于徵运之刚柔。

郁冒蒙昧，心痛暴瘖。

此水制其火，心气寒而不舒也。

胸腹大，胁下与腰背相引而痛，甚则屈不能伸，髋髀相别。

此火虚而水逆，阴寒凝滞，阳气不行也。

复则病鹜溏，腹满，食饮不下，寒中肠鸣，泄注腹痛。

此火衰水亢，而火之子土以湿气复之，反侵水脏，而水之为害益甚，病在内也。

暴挛痿痹，足不任身。

此土制其水，而水气不行，病在外也。

火不及，其病内舍膺胁，外在经络。

此亦火衰之病，伏明之纪有之。

凡此气交所变之病，以甲己、乙庚、丙辛、丁壬、戊癸年为序者，所以明合化之义，而中运五音之太少，亦因此而见也。

《内经》运气病释二

五常政大论篇释(四十一条)

敷和之纪,其病里急支满。

此言中运风木之平气,其病宜在筋也。肝主筋也。凡人当运气中,应有之证,得助得制即可无病,病亦不甚,故曰平气。后凡言平气者仿此。

升明之纪,其病瞤瘛。

此言中运二火之平气,其病宜在脉也。血脉生于心也。

备化之纪,其病否。

此言中运湿土之平气,其病宜在肉也。脾司肌肉者也。

审平之纪,其病咳。

此言中运燥金之平气,其病宜在皮毛也。皮毛,肺之合也。

静顺之纪,其病厥。

此言中运寒水之平气,其病宜在骨也。肾主骨也。

委和之纪,其病动摇注恐。又病肢废,痈肿疮疡。

此言中运木不及,而从金化,金又刑木,木生火也。

伏明之纪,其病昏惑悲忘。

此言中运火不及,而从水化,心阳为阴所遏也。

卑监之纪,其病留满否塞。又病飧泄。

此言中运土不及,而从木化,风又胜之,是为肠风也。

从革之纪，其病嚏咳鼽衄。

此言中运金不及，而从火化，肺家每有风热也。

涸流之纪，其病痿厥坚下。又病癃闭。

此言中运水不及，而从土化，土邪又归于肾也。

发生之纪，其病怒。又病吐利。

此言中运木太过，而又克土，故上吐下泻也。

赫曦之纪，其病笑疟，疮疡血流，狂妄目赤。又病痓（按：痓字，当作痉）。

此言中运火太过，而又克金，故病燥也。

敦阜之纪，其病腹满，四肢不举。

此言中运土太过，而本经自病，脾主四肢也。

坚成之纪，其病喘喝，胸凭仰息。又其病咳。

此言中运金太过，而本经自病，肺为诸气长，故病有声也。

流衍之纪，其病胀。

此言中运水太过，而长气不化，火不生土也。

厥阴司天，风气下临，脾气上从。

此以巳亥，岁半以上，风化于天，岁半以下，火行于地言也。

民病体重，肌肉萎，食减口爽。

此风气临下，土之所畏，故脾气从而病也。食减口爽，即损谷则愈之谓。

目转耳鸣。

此言肝胆同见风木之病。以上皆天气所生病也。

赤沃下。

此火行于地，而见尿血，为地气所生病也。

少阳在泉，其治苦酸。（按：此当云酸苦。）

是年上木则下火，风热交加。酸属木，以治其上；苦属火，以治其下。不兼间味者，与司天同也。义见后。

少阴司天，热气下临，肺气上从。

此以子午岁半以上，热化于天，岁半以下，燥行于地言也。

民病喘呕寒热，嚏鼽衄鼻窒，甚则疮疡燔灼。

此火气临下，金之所畏，故肺气从之而逆，天气所生病也。

胁痛善太息。

此燥行于地，甲木受伤，为地气所生病也。

阳明在泉，其治辛苦甘。（按：此当云苦辛甘。）

是年上火则下金，燥热交结。苦属火，以治其上；辛属金，以治其下。必兼甘者，火金之间味也。甘属土，为火之子，为金之母，故能调和于火金之间。

太阴司天，湿气下临，肾气上从。

此以丑未岁半以上，湿化于天，岁半以下，水行于地言也。

民病胸中不利，阴痿，气大衰。

此湿气临下，水之所畏，故肾气亦从，而不用也。

反腰脽痛，厥逆。

此以土王之时，肾病尤甚，转摇不便，皆天气所生病也。

心下否痛，少腹痛。

此水行于地，心火受制，火不生土，而时害于食，皆地气所生病也。

太阳在泉，其治淡咸。

是年上土则下水，寒湿内蕴。淡属土，即土之薄味，以治其上;咸属水,为水之正味,以治其下。水土既平,故不兼间味也。

少阳司天,火气下临,肺气上从。

此以寅申岁半以上,火化于天,岁半以下,木行于地言也。

民病咳嚏衄衄,鼻窒口疡,寒热胕肿。

此火气临下,金之所畏,故肺气亦从而上逆,与少阴司天略同,皆天气所生病也。

心痛,胃脘痛,厥逆,膈不通。

此风行于地,肝木自王,为地气所生病也。

厥阴在泉,其治酸苦。(按:此当云苦酸。)

是年上火则下木,风热为灾。苦属火,以治其上;酸属木,以治其下。木火合德,故不兼间味。

阳明司天,燥气下临,肝气上从。

此以卯酉岁半以上,燥化于天,岁半以下,火行于地言也。

民病胁痛,目赤,掉振鼓栗,筋痿不能久立。

此燥气临下,木之所畏,故肝气亦从而上逆也。肝窍在木,而主风主筋。已所胜者,轻而侮之,皆天气所生病也。

小便变,寒热如疟,甚则心痛。

此热行于地,而病肺心,火在阴分,郁而不伸,为地气所生病也。

少阴在泉,其治辛苦甘。

是年上金则下火,燥热交侵。辛属金,以治其上;苦属火,以治其下;甘味义见前。

太阳司天,寒气下临,心气上从。

此以辰戌岁半以上寒化于天,岁半以下土行于地言也。

民病心热烦，嗌干善渴，鼽嚏，喜悲数欠，善忘，甚则心痛。

此寒气临下，火之所畏，故心气从而上逆也。水胜为寒，火郁为热，热气妄行，寒又复之，皆天气所生病也。

水饮内蓄，中满不食，皮𤸷肉苛，筋脉不利，甚则胕肿，身后痈。

此湿行于地，病在肌肉，为地气所生病也。以其人𤸷痹久卧，故身后上背下臀为此痈疮。

太阴在泉，其治甘咸。（按：此当云咸甘。）

是年上水则下土，寒湿相合。咸属水，以治其上；甘属土，以治其下。（按：此六治者，前人亦以六气之化言之。然经文明言其治疑，当以治法为言，正与后文上取下取，内取外取，以求其过者合也。）

《内经》运气病释三

六元正纪大论篇释(一百一十条)

厥阴司天之政，气化运行后天。

此言巳亥十年，气后天时而至也。(按：经文先后之说，皆就正月朔日寅时言之。)

民热病行于下，风病行于上，风燥胜复形于中。

此以风甚，则燥胜而热复，故胜复更作，上下之气相形而见于中也。

初之气，民病寒于右之下。

此以燥金加于风木，初气为地，左间即天，右间之下也。上年太阳寒水或未退位，故寒病复见于此。

二之气，民病热于中。

此以寒水，加于君火，故热为寒郁，即伤寒成温之候也。

三之气，民病泣出，耳鸣掉眩。

此以三气，即司天风木用事，风火交煽，有风必有火也。

四之气，民病黄疸，而为胕肿，溽暑湿热相薄，争于左之上。

此以少阴暑热，与太阴湿土相争，而为湿热之病也。本年少阴君火，在天之左间。

五之气，寒气及体。

此以客湿，土主燥金，燥湿更胜，而为沉阴之病也。

终之气，其病温厉。

此以终气，即司地相火用事。相火者，畏火也。畏火司令，时寒气热，故病温厉，即冬温而民皆病者也。

岁宜以辛调上，以咸调下，畏火之气，无妄犯之。

此言辛从金化，以调上之风木；咸从水化，以调下之相火。然相火易虚易实，不比君火之有常，调之非易，故宜慎也。

少阴司天之政，气化运行先天。

此言子午十年，气先天时而至也。

民病咳喘，血溢血泄，鼽嚏，目赤眦疡，寒厥入胃，心痛腰痛，腹大，嗌干肿上。

此以上火下金，火热而金清，故热病见上，清病见下也。

初之气，民病关节禁固，腰脽痛，中外疮疡。

此寒水为病，而以二之气，炎暑将临，故又病热也。

二之气，民病淋，目瞑目赤，气郁于上而热。

此为木火相生，民气当和，而火郁亦不能不为病也。

三之气，民病气厥心痛，寒热更作，咳喘目赤。

此言三气，即司天君火用事，二火交煽，故病热也。

四之气，民病寒热嗌干，黄疸，鼽衄，饮发。

此以客主气皆湿土，而又承君相二火之后，故病湿热也。

五之气，民病温。

此以阳随收令，唯火沴金，时寒气热，阳邪之胜，为病正多也。

终之气，民病肿于上，咳喘，甚则血溢，病生皮腠，内舍于胁，下连少腹，而作寒中。

此以终气，即司地燥金用事。金性收，故五气之余火内格；金气清，故本气之新寒又作也。

岁宜咸以软之，而调其上。甚则以苦发之，以酸收之，而安其下。甚则以苦泄之。

此以咸从水化，故能调在上之君火。金以酸补，故能安在下之燥金。甚则以苦发之者，上热甚，则非用苦之阳，不能发越也。以苦泄之者，下热甚，则非用苦之阴不能涌泄也。同一苦味，而有从阳从阴之别，即有苦寒苦热之殊。余所以谓药借病用，即由此悟入耳。

太阴司天之政，气化运行后天。

此言丑未十年，气后天时而至也。

民病寒湿，腹满，身䐜愤胕肿，痞逆，寒厥，拘急。

此以阴凝于上，寒积于下，故所病皆寒湿也。

初之气，民病血溢，筋络拘强，关节不利，身重筋痿。

此以客主气皆风木，而太阴以湿土司天，风湿相搏，风病筋而湿病肉，血溢为木火之逆，而亦寒湿所郁也。

二之气，民病温厉盛行，远近咸若。

此以客主气皆君火，其气当和，而以湿热交蒸，故作温厉。

三之气，民病身重胕肿，胸腹满。

此以三气，即司天湿土用事，而主气又为畏火，故病湿热。

四之气，民病腠理热，血暴溢，疟，心腹满热，胪胀，甚则胕肿。

此以客火主湿，而热甚于湿，故病加甚。

五之气，民病皮腠。

此以客主气皆燥金,故病及肺金之合,同类相从也。

终之气,民病关节禁固,腰脽痛。

此以终气,即司地寒水用事,故病见于太阳所经之路。

岁宜以苦燥之温之,甚者发之泄之。

此言湿宜于燥,寒宜于温,味必用苦者,苦从火化,正用苦之阳也。而及其湿寒既化为热,又必有以发泄之。

少阳司天之政,气化运行先天。

此言寅申十年,气先天时而至也。

民病寒热,外发疮疡,内为泄满。

此火盛于外,而寒郁于中,故为外热内寒之证也。

往复之作,民病寒热,疟泄,聋瞑,呕吐,上怫肿色变。

此以木盛则阳明受伤,甲木之气陵犯胃土,故为诸病。

初之气,温病乃起,其病气怫于上,血溢目赤,咳逆头痛,血崩胁满,肤腠中疮。(按:经凡言皮腠疮疡者,即今人病中斑疹之类。)

此以君火用事,于相火司上之年,二火合气,故其病温也。

二之气,民病热郁于上,咳逆呕吐,疮发于中,胸嗌不利,头痛身热,昏愦脓疮。

此以湿土用事,于君火主气之时,故为湿热之病也。

三之气,民病热中,聋瞑血溢,脓疮咳呕,鼽衄,渴,嚏欠,喉痹目赤,善暴死。

此以三气,即司天相火用事,客主之火皆炽,故热甚也。

四之气,民病满,身重。

此以客燥主湿,燥胜而肺自病,湿胜而脾自病也。

五之气，民避寒邪。

此以水寒金冷，示民当知所避也。

终之气，民病关闭不禁，心痛，阳气不藏而咳。

此以终气，即司地风木用事，以风加寒，风为阳邪，而其气主乎动也。

岁宜咸，宜辛，宜酸，渗之泄之，渍之发之。

此言成从水化，能胜火也；辛从金化，能平木也；酸从木化，能顺木火之性。凡风火之相煽，尤赖酸以收之也。渗之是利小便，泄之是通大便，渍之发之是解肌出汗。经所谓洁净府，去菀陈莝，开发腠理，皆所以致津液而通气也。

阳明司天之政，气化运行后天。

此言卯酉十年，气后天时而至也。

民病咳，嗌塞，寒热，发暴振栗，癃闭。

此皆金燥火热之病，肺与小肠受之也。

初之气，民病中热胀，面目浮肿，善眠，鼽衄，嚏欠，呕，小便黄赤，甚则淋。

此以客气湿，主气风，风为阳邪，湿为阴邪，风湿相搏，脾肾交病也。

二之气，厉大至，民善暴死。

此以客相火，主君火，似乎二火合德，而以臣位君，则大逆也。

三之气，民病寒热。

此以三气，即司天燥金用事，以阳盛之时，而行大凉之气，故病在皮毛也。

四之气，民病暴仆，振栗谵妄，少气，嗌干引饮，及为心痛，痈肿疮疡，疟寒之疾，骨痿血便。

此以四气之后，为司地君火所主，而太阳以寒水临之，水火相逆，故心肾同病也。

五之气，民气和。

此以风木用事，而得司地君火之温故也。

终之气，民病温。

此以终气，即司地君火用事，以温加寒，民气当平，而温从火化，病则多热也。

岁宜以咸以苦以辛，汗之，清之，散之。

此以咸之从水化者，治司地之君火；苦之从火化者，治司天之燥金；辛之从金化者，治本气之不及，而火来乘之者，于上下求得其平也。岁半以下，气过于热，故宜清；岁半以上，气过于敛，故宜散。

太阳司天之政，气化运行先天。

此言辰戌十年，气先天时而至也。

民病寒湿，发肌肉萎，足痿不收，濡泻血溢。

此皆寒湿使然，而唯血溢为木火之郁，寒甚必化热也。

初之气，民乃厉，温病乃作，身热头痛，呕吐，肌腠疮疡。

此以上年终气君火，与本年初气相火，为二火之交，重以主气风木，又为风火相薄，故见诸病。

二之气，民病气郁中满。

此以清燥之气，固结于中，而阳郁也。阳郁，则必伤其阴也。

三之气，民病寒，反热中，痈疽注下，心热瞀闷，不治者死。

此以三气，即司天寒水用事，以寒化火，故病寒反热，所以太阳之寒传入阳明，即成温也。不戢，则燎原矣。

四之气，民病大热，少气，肌肉萎，足痿，注下赤白。

此为以客胜主，湿土受风木之制，而阳明反燥也。

五之气，民乃舒。

此以岁半之后，地气主之，以湿土而得君火之助故也。

终之气，民乃惨凄，反者孕乃死。

此以终气，即司地大阴用事，再加于寒水之位故也。

岁宜苦以燥之温之。

此言凡遇湿土、寒水之年，湿宜燥之，寒宜温之。味必用苦者，苦从火化，治寒以热，正用苦之阳也。太阴岁，宜与此略同。不言发泄者，义已见于前也。

凡此司天所生之病，以巳亥、子午、丑未、寅申、卯酉、辰戌年为序者，所以明厥、少、太、少、阳、太之六气，而于巳亥起厥之诀，亦可推而知也。

壬子、壬午，其病支满。（按：经文于《六元正纪》中，唯子午、寅申、辰戌载有民病，余三纪无之。）

此以中运太角，木太过而克土也。

戊子、戊午，其病上热血溢。

此以中运太徵，火太过而伤阴也。

甲子、甲午，其病中满身重。

此以中运太宫，土太过而脾自病也。

庚子、庚午，其病下清。

此以中运太商，金太过而致燥病也。

丙子、丙午，其病寒下。

此以中运太羽，水太过而见寒病也。

壬寅、壬申，其病掉眩，支胁惊骇。

此以中运太角，木太过而肝为病也。

戊寅、戊申，其病上热郁，血溢血泄，心痛。

此以中运太徵，火太过而心为病也。

甲寅、甲申，其病体重，胕肿痞饮。

此以中运太宫，土太过而脾为病也。

庚寅、庚申，其病肩背胸中。

此以中运太商，金太过而肺为病也。

丙寅、丙申，其病寒浮肿。

此以中运太羽，水太过而肾为病也。

壬辰、壬戌，其病眩掉目瞑。

此以中运太角，木太过而见风病也。

戊辰、戊戌，其病热郁。

此以中运太徵，火太过而见热病也。

甲辰、甲戌，其病湿下重。

此以中运太宫，土太过而见湿病也。

庚辰、庚戌，其病燥，背瞀胸满。

此以中运太商，金太过而见燥病也。

丙辰、丙戌，其病大寒，留于谿谷。

此以中运太羽，水太过而见寒病也。

厥阴所至，为里急，为支痛，为緛戾，为胁痛呕泄。

此巳亥十年，初终六气之病，为病之常也。（按：此以春夏秋冬四时为言。)

少阴所至,为疡疹身热,为惊惑恶寒,战栗谵妄,为悲妄衄蠛,为语笑。

此子午十年,初终六气之病,为病之常也。

太阴所至,为积饮否隔,为蓄满,为中满,霍乱吐下,为重胕肿。

此丑未十年,初终六气之病,为病之常也。

少阳所至,为嚏呕疮疡,为惊躁,瞀昧,暴病,为喉痹耳鸣,呕涌,为暴注瞤瘈,暴死。

此寅申十年,初终六气之病,为病之常也。

阳明所至,为浮虚,为鼽、尻、阴、股、膝、髀、腨、胻足病,为皴揭,为鼽嚏。

此卯酉十年,初终六气之病,为病之常也。

太阳所至,为屈伸不利,为腰痛,为寝汗痉,为流泄禁止。(按:此条寝汗痉,亦当作寝汗痓。)

此辰戌十年,初终六气之病,为病之常也。

木郁之发。

此言金胜制木,而木郁之待时而发也。

民病胃脘,当心而痛,上肢两胁,膈咽不通,食饮不下。

此木淫土虚之病也。

甚则耳鸣眩转,目不识人,善暴僵仆。

此风淫而本经自病也。

木之发,其气无常。

此言其发无常期也。风善行而数变,故发亦无定。经曰:木发无时。

木郁达之。

达，畅达也。木喜条达。凡在表者，当疏其经，在里者，当疏其脏，但使气得通行，皆谓之达。

火郁之发。

此言水胜制火，而火郁之待时而发也。

民病少气，疮疡痈肿，胁腹胸背，面首四肢，䐜愤胪胀，疡痱呕逆。

此火湿之上冲于肺胃也。

瘈瘲骨痛，节乃有动。

此火湿之内淫于筋骨也。

注下温疟，腹中暴痛，血溢流注，精液乃少。

此火湿下上流行，经络受伤，而动血耗精也。

目赤心热，甚则瞀闷懊侬，善暴死。

此肝心二经之火湿，并行于内，而其性急速也。

刻终大温，汗濡元府。

此即火欲发之征也。凡一气主六十日八十七刻半。火之发在四气，则三气刻数将终，即有大温之候。

火之发也，其气四。

四之气，为太阴火郁之发，独在湿土王时，故其气必兼乎湿也。

火郁发之。

发，发越也。凡火之所居，其有结聚敛伏者，不宜蔽遏。故当因其势而解散之，升扬之也。凡病于阳虚阳盛二者之外，另有阳为阴遏之证，皆当用升阳散火之法，即此之谓。

土郁之发。

此言木胜制土，而土郁之待时而发也。

民病心腹胀，肠鸣而为数后。

此湿行于上中下三焦，必治其中，而上下始安也。

甚则心痛胁䐜。

此心为湿乘，肝为侮也。

呕吐霍乱。

此湿上下行，而或呕或吐，或吐利交作，病每见于中也。

饮发注下，胕肿身重。

此水饮发而大便暴泄，脾伤而肌肉见病，皆土发湿邪之证也。

土之发也，以其四气。

四气为土之王时，故土之发也以四气。

土郁夺之。

夺，直取也。土畏滞。凡滞在上者可吐，滞在下者可泻，而皆不外直取其中，以安其上下也。

金郁之发。

此言火胜制金，而金郁之待时而发也。

民病咳逆嗌干，面尘色恶。

此燥气胜而肺病也。

心胁满引少腹，善暴痛，不可反侧。

此金气胜而伤肝也。

金之发也，其气五。

五气为阳明王时，故其发也以五气。

金郁泄之。

泄，疏利也。金郁之病，为咳为闭，为燥为寒。凡解表、利气、通便，皆谓之泄。

水郁之发。

此言土胜制水，而水郁之待时而发也。

民病寒客心痛，腰脽痛，大关节不利，屈伸不便。

此皆寒水为病，于太阳经行之路也。

善厥逆，痞坚腹满。

此阴胜而阳气不伸，遂成阳为阴遏之病也。

水之发也，其气二火前后。

君火为二之气，相火为三之气。君火之后，相火之前，六十日之内，乃水郁之所发也。水王于冬，而发于火令之时，阴乘阳也。经曰：水随火。

水郁折之。

折，抑制也。水郁之病，为寒为水，其性善流。而养肺金，实脾土，利膀胱，壮命火，皆谓之折。

民病犯寒，而不远寒，则寒至。寒至则坚否，腹满痛急，下利之病生矣。

此言应远寒药，而仍用寒，则病即因寒药之误而甚也。

民病犯热，而不远热，则热至。热至则身热，吐下霍乱，痈疽疮疡，瞀郁注下，瞤瘈肿胀，呕，鼽衄，头痛，骨节变，肉痛，血溢血泄，淋闭之病生矣。

此言应远热药，而仍用热，则病即因热药之误而甚也。

大积大聚，其可犯也。衰其大半而止，过者死。

此言积聚之病，必当攻之，使去而正，乃得安。特攻之不可过甚耳。此正教人以宜攻之病，不可畏虚而留病也。

妇人重身，毒之何如？有故无殒，亦无殒也。

此言病苟有当去者，虽在有娠之妇，亦不可畏虚而留病也。

《内经》运气病释四

至真要大论篇释(四十九条)

厥阴司天,风淫所胜。

此以巳亥岁半以上,风化于天而言也。

民病胃脘当心而痛,上肢两胁,膈咽不通,饮食不下,舌本强,食则呕,冷泄,腹胀溏泄,瘕水闭,病本于脾。

此以肝邪乘脾,故诸病皆见于己土也。

风淫所胜,平以辛凉,佐以苦甘,以甘缓之,以酸泻之。

此以风为木气,唯金能胜,故治以辛凉。辛从金化,凉为金气也。而过于辛,则反伤其气,故佐以苦甘。苦以温金,甘以益气也。经曰:肝苦急,急食甘以缓之。又曰:以酸泻之。

风化于天,清反胜之,治以酸温,佐以甘苦。

此以风木之化,而反为金之清气胜之也。酸为木之同气,温以制清也。甘以缓肝之急,苦以温金之清。

厥阴在泉,风淫所胜。

此言寅申岁半以下,风司于地,为火风之气也。

民病洒洒振寒,善呻数欠,心痛支满,两胁里急,饮食不下,膈咽不通,食则呕,腹胀善噫,得后与气,则快然如衰,身体皆重。

此以木邪淫胜,而脾胃受伤为病也。

风淫于内,治以辛凉,佐以苦甘,以甘缓之,以辛散之。

此以金能胜木，故治以辛凉。然辛胜恐伤其气，故必佐以苦甘。苦胜辛，甘益气也。经曰：肝苦急，急食甘以缓之。肝欲散，急食辛以散之。

风司于地，清反胜之，治以酸温，佐以苦甘，以辛平之。

此以木不胜土，而反为金气之清者胜之也。以酸之与木同气者，用温以制金之清，即以苦之从火而化者，佐甘以缓木之急。凡木之正味，其补以辛；金之正味，其泻以辛，故可两平之。

少阴司天，热淫所胜。

此以子午岁半以上，热化于天而言也。

民病胸中烦热，嗌干，右胠满，皮肤痛，寒热咳喘，唾血血泄，鼽衄嚏呕，溺色变，甚则疮疡胕肿，肩背臂臑及缺盆中痛，心痛，肺䐜，腹大满，膨膨而喘咳，病本于肺。

此以金受火伤，故诸病皆见于肺也。

热淫所胜，平以咸寒，佐以苦甘，以酸收之。

此以热为火气，唯水能胜，故治以咸寒，咸从水化也。其佐苦甘者，苦能泄热，甘能泻火也。热越不敛，故以酸收。经曰：心苦缓，急食酸以收之。

热化于天，寒反胜之，治以甘温，佐以苦酸辛。

此以君火之化，而反为水之寒气所胜也。甘能制水，热能制寒，故治以甘热。寒得苦而温，亦得辛而散，故佐以苦辛。火为水胜，则心苦缓，故宜酸以收之。

少阴在泉，热淫所胜。

此言卯酉岁半以下，热司于地为燥火之气也。

民病腹中常鸣，气上冲胸，喘，不能久立，寒热，皮肤痛，目瞑

齿痛，䪼肿，恶寒发热如疟，少腹中痛，腹大。

此火气奔动于中，乘肺及胃，金水受伤，阴阳争胜，而上中下三焦俱病也。

热淫于内，治以咸寒，佐以甘苦，以酸收之，以苦发之。

此以水能制火，故治以咸寒也。甘胜咸，所以防咸之过；苦能泄，所以去热之实也。热越而不能敛，则以酸收之；热郁而不能散，则以苦发之。

热司于地，寒反胜之，治以甘热，佐以苦辛，以咸平之。

此以火不胜金，而反为水气之寒者胜之也。甘胜水，热制寒，而又佐以苦辛，寒得苦而温，亦得辛而散也。火之正味，其补以咸，水之正味，其泻以咸，故可两平之。

太阴司天，湿淫所胜。

此以丑未岁半以上，湿化于天而言也。

民病胕肿，骨痛阴痹。阴痹者，按之不得，腰脊头项痛，时眩，大便难，阴气不用，饥不欲食，咳唾则有血，心如悬，病本于肾。

此以水为土克，故诸病皆见于肾也。

湿淫所胜，平以苦热，佐以酸辛，以苦燥之，以淡泄之。

此以湿为土气，唯燥能胜，故治以苦热。酸从木化，用以制土，而必酸辛并用者，辛胜酸，所以防酸之过也。苦从火化，火能助燥。经曰：脾苦湿，急食苦以燥之。淡渗者，利窍以去湿也。

湿上甚而热，治以苦温，佐以甘辛，以汗为故而止。

此湿郁于上，而成热也。治以苦温者，欲其燥。佐以甘辛者，取其汗，适复其故即止，戒过汗也。

湿化于天，热反胜之，治以苦寒，佐以苦酸。

此以湿土之化，而反为火之热气胜之也。苦寒以祛湿热，苦酸以泻木火。酸为木之正味，木位之主，其泻以酸，木平则热亦散矣。

太阴在泉，湿淫所胜。

此言辰戌岁半以下，湿司于地，为寒湿之气也。

民病饮积心痛，耳聋，浑浑焞焞，嗌肿喉痹，阴病血见，少腹痛肿，不得小便，病冲头痛，目似脱，项似拔，腰如折，髀不可以回，腘如结，腨如别。

此以寒湿乘心，又土邪淫胜克水，而三焦及肾膀胱，俱为水脏，故皆病也。

湿淫于内，治以苦热，佐以酸淡，以苦燥之，以淡泄之。

此以燥能胜湿，故治以苦热也。酸从木化，所以制土；淡与甘同，所以益土。故佐以酸淡，又必苦燥。淡泄者除湿，而使湿有去路也。

湿司于地，热反胜之，治以苦冷，佐以咸甘，以苦平之。

此以土不胜水，而反为火之热气胜之也。故以苦冷者抑木火之邪，而即佐咸以除已甚之热，甘以补已衰之土。平之以苦者，苦从火化，亦能温土，故可两平之。

少阳司天，火淫所胜。

此以寅申岁半以上，火化于天而言也。

民病头痛发热，恶寒而疟，热上皮肤痛，色变黄赤，传而为水，身面胕肿，腹满仰息，泄注赤白，疮疡，咳唾血，烦心，胸中热，甚则鼽衄，病本于肺。

此金受火邪，水不能制，故诸病皆见于肺也。当与子午年诸病参看。

火淫所胜，平以酸冷，佐以苦甘，以酸收之，以苦发之，以酸复之。

此以火即热气，唯水能胜，与热淫同，故平以酸冷。酸能收逆气，寒能胜热气也。其佐甘苦者，甘以缓火之急，苦以泻火之实也。火盛则越，以酸收之；火郁则伏，以苦发之。而又必以酸复之者，恐发之过而未免伤气也。上文热淫所胜，当参观之。

火化于天，寒反胜之，治以甘热，佐以苦辛。

此以相火之化，而反为水之寒气胜之也。治以甘热，甘能胜水，热能制寒也。佐以苦辛，寒得苦而温，亦得辛而散也。

少阳在泉，火淫所胜。

此言巳亥岁半以下，火司于地，为风火之气也。

民病注泄赤白，少腹痛，溺赤，甚则血便。

此以热在下焦，故气血两见伤也。余与少阴在泉同候。

火淫于内，治以咸冷，佐以苦辛，以酸收之，以苦发之。

此以水气制火，故治以咸冷，与热淫同。苦能泄火，辛能散火，故以为佐。酸收苦发者，热越则敛之，热郁则散之也。

火司于地，寒反胜之，治以甘热，佐以苦辛，以咸平之。

此以火不胜金，而反为水气之寒者胜之也。甘胜水，热胜寒，寒得苦而温，得辛而散。火之正味，其补以咸；水之正味，其泻以咸，故可两平之。

阳明司天，燥淫所胜。

此以卯酉岁半以上，燥化于天而言也。

民病左胠胁痛，寒清于中，感而疟，咳，腹中鸣，注泄鹜溏，心胁暴痛，不可反侧，嗌干，面尘腰痛，丈夫㿗疝，妇人少腹痛，目昧眦，疡疮痤痈，病本于肝。

此以木受金伤，故诸病皆见于肝也。

燥淫所胜，平以苦温，佐以酸辛，以苦下之。

此以燥为金气，唯火能胜，故平以苦温，苦从火化也。佐以酸辛者，以酸泻木而补金，即以辛泻金而补木也。苦下，专指肠胃燥结而言。

燥化于天，热反胜之，治以辛寒，佐以苦甘。

此以燥金之化，而反为火之热气胜之也。辛寒所以泄热，苦甘所以泻火。

阳明在泉，燥淫所胜。

此言子午岁半以下，燥司于地为火燥之气也。

民病喜呕，呕有苦，善太息，心胁痛，不能反侧，甚则嗌干面尘，身无膏泽，足外反热。

此以金邪淫胜，甲木受伤，故所见皆肝胆之病。

燥淫于内，治以苦温，佐以甘辛，以苦下之。

此以苦能降逆，故治以苦温。经曰：肺苦气上逆，急食苦以泄之是也。木受金伤，佐以甘缓辛，则木补金泻，两得之矣。肠胃燥急，非下不可。急下之法，非苦不可。

燥司于地，热反胜之，治以平寒，佐以苦甘，以酸平之，以和为利。

此以金不胜木，而反为火气之热者胜之也。燥金之性，恶热而畏寒，故用平寒者以泻火。而佐以苦，即佐以甘，以甘能除大热也。金衰，故用酸以补金位之弱，即用酸以收浮越之火，故可两平之。以和为利者，言不可过也。

太阳司天，寒淫所胜。

此以辰戌岁半以上，寒化于天而言也。

民病血变于中，发为痈疡，厥心痛，呕血血泄，鼽衄善悲，时眩仆，胸腹满，手热肘挛，腋肿，心澹澹大动，胸胁胃脘不宁，面赤目黄，善噫嗌干，甚则色炱，渴而欲饮，病本于心。

此寒水胜，而邪乘心火，受寒伤，故诸病皆见于心也。

寒淫所胜，平以辛热，佐以甘苦，以咸泻之。

此以寒为水气，唯热能胜，热从火化也。然阴病恶燥，故必兼以辛润。辛从金化，水之母也。经曰：肾苦燥，急食辛以润之。肾欲坚，急食苦以坚之。用苦补之，咸泻之。

寒化于天，热反胜之，治以咸冷，佐以苦辛。

此以寒水之化，而反为火之热气胜之也。咸冷以抑火，而又佐苦以泄火，辛以散火。

太阳在泉，寒淫所胜。

此言丑未岁半以下，寒司于地，为湿寒之气也。

民病少腹控睾，引腰脊，上冲心痛，血见，嗌痛颔肿。

此以寒淫于下，肾膀胱自伤其类，而水邪且上侮火府也。

寒淫于内，治以甘热，佐以苦辛，以咸泻之，以辛润之，以苦坚之。

此以土能胜水，热能胜寒，故治以甘热。甘从土化，热从火化也。经曰：肾苦燥，急食辛以润之。肾欲坚，急食苦以坚之。用苦补之，咸泻之。

寒司于地，热反胜之，治以咸冷，佐以甘辛，以苦平之。

此以水不胜火，而反为湿气之热者胜之也。咸冷以抑火，甘以泻火，辛以散火也。苦从火化，而又为水之正味，故可两平之。

《内经》运气病释五

至真要大论篇释(五十四条)

厥阴司天。

此以巳亥岁半以上,客主之气,有胜无复言也。

客胜则耳鸣掉眩,甚则咳。

此言客初气燥金胜,客二气寒水胜,客三气风木胜也。风胜则耳目病,燥胜寒胜,皆能致咳。

主胜则胸胁痛,舌难以言。

此言主时三气,木火胜客也。木胜则胸胁痛,肝与胆为表里也。火胜则舌难言,心开窍于舌也。

厥阴之客,以辛补之,以酸泻之,以甘缓之。

辛补酸泻,与主气同。甘缓者,经曰:肝苦急,急食甘以缓之也。

木位之主,其泻以酸,其补以辛。

木性升,酸则反其性而敛之,故曰泻。木喜达,辛则助其气而发之,故曰补。经曰:肝欲散,急食辛以散之。用辛补之,酸泻之。

厥阴在泉。

此以寅申岁半以下,客主之气,有胜无复言也。

客胜则大关节不利,内为痉强拘瘈,外为不便。

此言客四气燥金胜，客五气寒水胜，客终气风木胜也。寒胜则太阳经病，风燥胜则血不荣筋。

主胜则筋骨繇并，腰腹时痛。

此言主时土金水三气胜客也。金燥胜则木病，故风动而拘急。水寒胜则太阳经病，土湿胜则太阴经病。

厥阴之客。

辛补，酸泻，甘缓，治与巳亥厥阴司天同。

木位之主。

酸泻辛补，治亦同巳亥司天。

少阴司天。

此以子午岁半以上，客主之气，有胜无复言也。

客胜则鼽嚏，颈项强，肩背瞀热，头痛，少气发热，耳聋目瞑，甚则胕肿，血溢，疮疡咳喘。

此言客初气寒水胜，客二气风木胜，客三气君火热胜也。寒胜，则太阳所经之处皆病，而兼见咳喘；风胜，则聋瞑胕肿；热胜，则血溢疮疡。

主胜则心热烦躁，甚则胁痛支满。

此言主时三气，木火胜客也。火胜则烦躁，木胜则胁痛满。

少阴之客，以咸补之，以甘泻之，以酸收之。

咸补甘泻，与主气同。酸收者，经曰：心苦缓，急食酸以收之也。

火位之主，其泻以甘，其补以咸。

火性速，甘则反其性而缓之，故曰泻。火欲软，咸则顺其气而软之，故曰补。经曰：心欲软，急食咸以软之。用咸补之，甘泻之。

少阴在泉。

此以卯酉岁半以下，客主之气，有胜无复言也。

客胜则腰痛，尻、股、膝、髀、腨、骱足病，瞀热，以酸胕肿，不能久立，溲便变。

此言客四气寒水胜，客五气风木胜，客终气君火胜也。寒胜则太阳经病，木胜则筋酸胕肿，火胜则溲便为之变，以火居阴分也。

主胜，则厥气上行，心痛发热，膈中众痹皆作，发于胠胁，魄汗不藏，四逆而起。

此言土金水三气，胜客也。君火受制于群阴，故厥逆痛痹。阴汗肢冷，为阴气有余也。

少阴之客。

咸补，甘泻，酸收，治与子午少阴司天同。

火位之主。

甘泻咸补，治亦同子午司天。

太阴司天。

此以丑未岁半以上，客主之气，有胜无复言也。

客胜，则首面胕肿，呼吸气喘。

此言客初气风木胜，客二气火热胜，客三气湿土胜也，皆风湿热为病。

主胜，则胸腹满，食已而瞀。

此言主时三气，木火胜客也。主客初、二气相和，故唯三气湿土为病。

太阴之客，以甘补之，以苦泻之，以甘缓之。

甘补苦泻，与主气同。甘缓者，经曰：脾欲缓，急食甘以缓之。

土位之主，其泻以苦，其补以甘。

土性湿，苦则反其性而燥之，故曰泻。土欲缓，甘则顺其气而缓之，故曰补。经曰：脾欲缓，急食甘以缓之。用苦泻之，甘补之。

太阴在泉。

此以辰戌岁半以下，客主之气，有胜无复言也。

客胜则足痿下重，便溲不时，湿客下焦，发而濡泻，及为肿，隐曲之疾。

此言客四气风木胜，客五气君火胜，客终气湿土胜也。风湿热俱胜，故为诸病。

主胜则寒气逆满，食饮不下，甚则为疝。

此言主时土金水，三气胜客也。金寒水冷，客之木火，足以敌之。故唯见土湿之病。

太阴之客。

甘补，苦泻，甘缓，治与丑未厥阴司天同。

土位之主。

苦泻甘补，治亦同丑未司天。

少阳司天。

此以寅申岁半以上，客主之气，有胜无复言也。

客胜则丹疹外发，及为丹熛疮疡，呕逆喉痹，头痛嗌肿，耳聋血溢，内为瘈疭。

此言客初气君火胜，客二气湿土胜，客三气相火胜也。所见皆湿热病，而热甚于湿。

主胜则胸满咳仰息，甚而有血，手热。

此言主时三气，木火胜客也。风胜则气逆，热胜则营伤。

少阳之客，以咸补之，以甘泻之，以咸软之。

咸补甘泻，与子午少阴司天同。咸软者，经曰：心欲软，急食咸以软之。君相皆火，故其治同也。

火位之主。

甘泻咸补，治亦同子午司天。

少阳在泉。

此以巳亥岁半以下，客主之气，有胜无复言也。

客胜则腰腹痛，而反恶寒，甚则下白溺白。

此言客四气君火胜，客五气湿土胜，客终气相火胜也。火居阴分，湿亦化热，故诸见湿热之病。

主胜则热反上行，而客于心，心痛发热，格中而呕。少阴同候。

此言主时土金水，三气胜客也。此与少阴同为阴盛格阳。

少阳之客。

咸补甘泻，治与子午少阴司天同。咸软，治与寅申少阳司天同。

火位之主。

甘泻咸补，治亦同子午司天。

阳明司天。

此以卯酉岁半以上，客主之气，无胜无复言也。

清复内余，则咳衄嗌塞，心膈中热，咳不止，而白血出者，死。

此独不言客主之胜者，以燥金之客加于木火之主，金居火位，客不胜主，而清气郁极必发，益以木火，热邪充斥，肺津大伤。白涎、白液，皆为白血。营气衰而血不及化，故主死也。三气，即司天之位，故清气有余，与太阳之在泉同。

阳明在泉。

此以子午岁半以下，客主之气，有胜无复言也。

客胜则清气动，下少腹坚满，而数便泻。

此言客四气湿土胜，客五气相火胜，客终气燥金胜也。湿胜则便泄，火胜则便数，燥胜则腹坚满。终气在泉之位，故清气下动。

主胜则腰重腹痛，少腹生寒，下为骛溏，则寒厥于肠，上冲胸中，甚则喘，不能久立。

此言主时土金水三气胜客也。水湿胜，则腰重，腹痛便溏。金胜，则下病肠腑，上病肺经也。

阳明之客，以酸补之，以辛泻之，以苦泄之。

酸补辛泻，与主气同。苦泄者，经曰：肺苦气上逆，急食苦以泄之。肺本金脏，阳明为燥金，故治略同。

金位之主，其泻以辛，其补以酸。

金性收，辛则反其性而散之，故曰泻。金欲收，酸则顺其气而收之，故曰补。经曰：肺欲收，急食酸以收之。用酸补之，辛泻之。卯酉年，阳明司天，客主之气，无胜无复。故阳明之治，系于是年在泉条下。

太阳司天。

此以辰戌岁半以上，客主之气，有胜无复言也。

客胜则胸中不利，出清涕，感寒则咳。

此言客初气相火胜，客二气燥金胜，客三气寒水胜也。火胜则胸中不利，燥胜则鼻中不利，寒胜则喉中不利。

主胜则喉嗌中鸣。

此言主时木火三气胜客也。主客唯火同气，而火因寒覆，故阳气欲达，而喉嗌中作水声。

太阳之客，以苦补之，以咸泻之，以苦坚之，以辛润之。

苦补咸泻，与主气同。辛润者，经曰：肾苦燥，急食辛以润之。肾本水脏，太阳为寒水，故治略同。

水位之主，其泻以咸，其补以苦。

水性凝，咸则反其性而软之，故曰泻。水欲坚，苦则顺其气而坚之，故曰补。经曰：肾欲坚，急食苦以坚之。用苦补之，咸泻之。太阳在泉，无胜无复，故经无治法。

太阳在泉。

此以丑未岁半以下，客主之气，无胜无复言也。

寒复内余，则腰尻痛，屈伸不利，股胫足膝中痛。

此独不言客主之胜者，以水居水位，两不相胜也。然以寒水之客，而加于土金之主，重阴气盛，故寒气有余于内也。

《内经》运气病释六

至真要大论篇释(七十五条)

厥阴之胜。

此言风木气胜,而土受制也。

民病耳鸣头眩,愦愦欲吐,胃膈如寒。

此风木之动,木邪伤胃,胃虚如寒,非真寒也,乃水饮也。

胠胁气并,化而为热,小便黄赤。

此肝邪盛而化热,侵及小肠也。

胃脘当心而痛,上肢两胁,甚则呕吐,膈咽不通。

此木胜克土,而胃病也。

肠鸣飧泄,少腹痛,注下赤白。

此以胃、大肠,皆属阳明,足经病而手经亦病也。

厥阴之胜,治以甘清,佐以苦辛,以酸泻之。

甘为土味,清为金气,土金相生,则木有制,而土不受克矣。佐以苦辛,苦为火味以生土,辛为金味以制木,木性条达,反其性而敛之,故为泻。

厥阴之复。

此言木气先受金制,而既乃复也。

民病少腹坚满,里急暴痛。

此肝邪盛而气急也。

厥心痛，汗发。

此肝邪乘胃，上陵于心，而阳气泄也。

呕吐，饮食不入，入而复出，甚则入脾，食痹而吐。

此脾受肝伤，故食入不化，或入而气闭不通，吐出乃已也。

筋骨掉眩，清厥。

此风气盛而头目颤运，手足逆冷也。

厥阴之复，治以酸寒，佐以甘辛，以酸泻之，以甘缓之。

酸为木味，寒为水气。木之正味，其泻以酸。木火相生，宜清以寒也。佐以甘辛者，木盛土衰，以甘补土，辛从金化，以辛制木也。酸泻甘缓，皆木之正味，而为正治。

少阴之胜。

此言君火气胜，而金受制也。

民病心下热，善饥，脐下反动。

此以少阴之脉起心中，出属心系，下络小肠，而热乘之也。

气游三焦，呕逆躁烦，腹满痛，溏泄，传为赤沃。

此以热盛包络，包络之脉历络三焦，而上中下俱病也。赤沃，便血也。

少阴之胜，治以辛寒，佐以苦咸，以甘泻之。

辛为金味，寒为水气，金水相生，则火有制而金不伤。佐以苦咸，苦从火化，以助其辛，咸从水化，以助其寒也。火性急速，故以甘缓为泻。

少阴之复。

此言君火先受水制，而既乃复也。

民病燠热，内作烦躁，鼽嚏嗌燥，少腹绞痛，分注时止。

此火炎上而在喉，火陷下而居肾，大肠分小便之水津，而时止时作也。

气动于左，上行于右，咳暴瘖，皮肤痛。

此以肺主音声，外合皮毛，而受火之伤也。

心痛，郁冒不知人，乃洒淅恶寒，振栗谵妄。

此心邪自实，神明内乱，热极则生寒，非真寒也。

寒已而热，渴而欲饮，少气骨痿，隔肠不便，浮肿哕噫。

此寒已而复见真热也。谵妄甚，故少气；振栗甚，故骨痿。阴阳水火不交会于中土，故气阻而外内交病。

痱胗疮疡，痈疽痤痔，甚则入肺，咳而鼻渊。

此热甚伤肺，不外越于皮毛，即内入于肺经也。

少阴之复，治以咸寒，佐以苦辛，以甘泻之，以酸收之，辛苦发之，以咸软之。

咸为水味，寒为水气，制以其所不胜也。佐以苦辛，发不远热也。甘酸以泻火，而敛浮热，苦咸以散火，而解热结。

太阴之胜。

此言湿土气胜，而水受制也。

民病火气内郁，疮疡于中，流散于外。

此以寒湿外甚，则心火内郁，从中以达于皮肤之外也。

病在胠胁，甚则心痛。

此谓其疮疡在胠胁之皮肤，若不流散于外，则毒归于内，以心脉出于腋下，而起于心中也。

热格头痛，喉痹项强。

此谓热胜而格于上也。

独胜则湿气内郁，寒迫下焦，痛留顶，互引眉间，头重，腰脽重强。

此谓无热而湿独胜也。无热则为寒湿，而下与太阳寒水气合，故其所病，皆为太阳经脉所行之路。

胃满，少腹满，内不便，善注泻，足下温，足胫胕肿，饮发于中，胕肿于上。

此则寒湿合病，而滞于中下也。饮发则水又与湿合，而上行矣。

太阴之胜，治以咸热，佐以辛甘，以苦泻之。

咸为水味，热为火气。湿热则以咸化之，寒湿则以热治之。湿胜则土寒，辛能温土，甘能补土，故佐以辛甘。若湿胜而土实，则以苦泻之。土之正味，其泻以苦也。

太阴之复。

此言土气先受木制，而既乃复也。

民病体重中满，食饮不化。

此土邪盛而自伤同气也。

胸中不便，饮发于中，咳喘有声。

此阴气上逆，脾湿侵肺也。

头顶痛重，而掉瘛尤甚。

此湿在三阳，筋脉濡软也。

呕而密默，唾吐清液。

此寒湿内动也。

甚则入肾窍，泻无度。

此土邪传肾，肾开窍于二阴，而门户不要，水泉不藏也。

太阴之复，治以苦热，佐以酸辛，以苦泻之，燥之泄之。

苦为火味，热为火气，苦泻土，热燥湿也。佐以酸辛者，唯木生火，火不足，则佐以酸；唯金生水，火太过，则佐以辛也。土位之主，其泻以苦，泻以夺其实。燥以胜其湿，泄以利其水也。

少阳之胜。

此言相火气胜，而金受制也。

民病热客于胃，烦心，心痛，目赤欲呕，呕酸耳痛。

此客热行于上焦，故所见病多在上也。

善饥善惊，谵妄。

此客热行于中焦，而火盛伤阴也。

少腹痛，溺赤，下沃赤白。

此客热行于下焦也。赤白有气血之分，大便曰利，小便曰浊。

少阳之胜，治以辛寒，佐以甘咸，以甘泻之。

辛为金味，寒为水气，金水相生，则火有制而金不伤。佐以甘咸，甘能泻火，咸能泄热也。以甘泻之者，甘能除大热也。

少阳之复。

此言相火先受水制，而既乃复也。

民病惊瘛咳衄，心热烦躁，便数憎风。

此火乘心肺，表里交热也。

面如浮埃，目乃瞤瘛，上为口糜，呕逆，血溢血泄。

此厥气上行，火气内发，故形色变而逼血妄行也。

发而为疟，恶寒鼓栗，嗌络焦槁，渴引水浆，少气脉萎。

此风火相薄，阴阳相并，寒极而热，津液涸，气血伤也。

色变黄赤，化而为水，传为胕肿。

此气蒸热化，水道不通，故溺色变，而浮肿如泥也。

甚则入肺，咳而血泄。

此以火盛克金，而血溢于肺也。

少阳之复，治以咸冷，佐以苦辛，以咸软之，以酸收之，辛苦发之。

咸为水味，冷为水气，制以所不胜也。佐以苦辛，发散其热。苦从火化，火气虚，则佐以苦；辛从金化，火气盛，则佐以辛。而又必咸软以解热之结，酸收以敛热之浮。辛苦发之，所以申发不远热，毋犯寒凉之意也。当与少阴参看。

阳明之胜。

此言燥金气胜，而木受制也。

民病清发于中，左胠胁痛，溏泄。

此金盛木郁，而清邪陷于下也。

内为嗌塞，外发癫疝。

此肝木受病，而清气上下行也。

胸中不便，嗌塞而咳。

此以燥胜，则肺气敛，而失其治节也。胸中肺之所居。

阳明之胜，治以酸温，佐以辛甘，以苦泄之。

酸为木味，温为火气，木火相生，则金有制，而木不伤。阳明有燥金之气，有清金之气。燥气而有余，则辛以散之；清气而不足，则甘以滋之。苦从火化，能泄其燥邪也。

阳明之复。

此言金气先受火制，而既乃复也。

民病生胠胁，气归于左，善太息。

此金气盛而肝伤，则木为之郁。肝阳不升，胆亦病也。

甚则心痛否满，腹胀而泄，呕苦咳哕，烦心，病在膈中。

此清气太过，阳明气逆，心胃生寒，而皆病也。

头痛，甚则入肝，惊骇筋挛。

此金气乘肝也。厥阴肝脉上额，与督脉会于巅。

阳明之复，治以辛温，佐以苦甘，以苦泄之，以苦下之，以酸补之。

辛为金味，温为火气，泻金以辛，胜清以温也。苦以制金，甘以生金，故佐以苦甘。而又苦泄以开燥结，酸补以敛津液，下亦泄也。

太阳之胜。

此言寒水气胜，而心受制也。

民病痔、疟发。

此以太阳经脉贯臀，故痔发；以邪正分争，而寒热互作，故疟发，皆寒胜火郁之病也。

寒厥入胃，内生心痛。

此寒入胃，胃脘当心而痛。胃脘在心下，故曰心痛。

阴中乃疡，隐曲不利，互引阴股。

此以太阳之脉络，肾属膀胱故也。

筋肉拘苛，血脉凝泣，络满色变，或为血泄。

此筋肉血脉，得寒而痹，经虚则络满，血凝则下泄也。

皮肤否肿，腹满食减。

此水病之内外分见者也。

热反上行，头项囟顶脑户中痛，目如脱。寒入下焦，传为濡泻。

此水病之上下分见者也。

太阳之胜，治以甘热，佐以辛酸，以咸泻之。

甘为土味，热为火气，火土相生，则水有制而火不散。佐以辛酸，辛散寒邪之实，酸收心气之伤也。水之正味，其泻以咸。

太阳之复。

此言水气先受土制，而既乃复也。

民病心胃生寒，胸膈不利，心痛否满。

此寒在膈间，而上下之气，不得通利也。

头痛善悲，时眩仆，食减。

此寒并于上，而阳神虚，清阳失守，不能熟腐水谷也。

腰脽反痛，屈伸不便。

此寒归水脏，而太阳经脉自病也。

少腹控睾引腰脊，上冲心。

此寒客三阴，而上侵君火也。

唾出清水，及为哕噫。

此寒水侮土，胃脘无阳也。

甚则入心，善忘善悲。

此寒甚乘心，心藏神而神不足也。

太阳之复，治以咸热，佐以甘辛，以苦坚之。

咸为水味，热为火气，泻水以咸，治寒以热也。佐以甘辛，甘以制水，辛能散寒也。经曰：肾欲坚，急食苦以坚之。

《内经》运气病释七

至真要大论篇释(二十条)

诸风掉眩,皆属于肝。

此言肝之标为足厥阴,而其本风也。

诸暴强直,皆属于风。

此言足厥阴肝经之病,风气通于肝也。

诸痛痒疮,皆属于心。

此言心之标为手少阴,而其本热也。

诸热瞀瘛,皆属于火。

此言手少阴心经之病,热气通于心也。心,君火也。

诸湿肿满,皆属于脾。

此言脾之标为足太阴,而其本湿也。

诸胀腹大,皆属于热。

此言足太阴脾经之病,湿气通于脾,而化为热也。

诸气膹郁,皆属于肺。

此言肺之标为手太阴,而其本燥也。

诸病有声,鼓之如鼓,皆属于热。

此言手太阴肺经之病,诸气通于肺也。有声者,咳喘之类。

诸寒收引,皆属于肾。

此言肾之标为足少阴,而其本寒也。

诸病水液,澄澈清冷,皆属于寒。

此言足少阴肾经之病,寒气通于肾也。

诸痉项强,皆属于湿。

此言足太阳膀胱之病也。膀胱为水湿之腑,故属于湿。

诸躁狂越,皆属于火。

此言足阳明胃经腑之病也。胃经胃腑,皆为燥金,热甚则胃阴亡,故亦属火。

诸呕吐酸,暴注下迫,皆属于热。

此言足少阳胆经之病也。少阳为相火,故属于热。

诸转反戾,水液浑浊,皆属于热。

此言手太阳小肠之病也。太阳本寒而标则阳,故亦属热。

诸病胕肿,疼酸惊骇,皆属于火。

此言手阳明大肠之病也。大肠为胃腑,经热入腑,遂为火证,故属于火。

诸痿喘呕,皆属于上。

诸厥固泄,皆属于下。

此言手少阳三焦之病也。三焦之气,游行上下,而治必取诸中焦,中安而上下皆安也。痿属心肺,厥属肝肾。

诸禁鼓栗,如丧神守,皆属于火。

此亦三焦之火,独盛于中,即阳明所见真热之病,亦即厥阴所见假寒之病,所以口噤肢栗,似属于寒,而实皆属于火也。

诸逆冲上,皆属于火。

此言手厥阴心包络之病也。心包代君受邪,故亦属火。

故《大要》曰:谨守病机,各司其属。有者求之,无者求之,

盛者责之，虚者责之，必先五胜，疏其地气，令其调达，而致和平，此之谓也。

此引古经《大要》之言，以明十九条之病机，各有所属也。经何以言有者求之，无者求之？有无皆以证言。人但知有是证之为病，而不知无是证之为病，或隐伏也。故即于有者求之，尤当于无者求之也。经何以言盛者责之，虚者责之？盛谓邪已实，邪而实不可不知；虚谓邪未实，邪未实尤不可不知也。故既曰盛者责之，而又必曰虚者责之也。虚曰责之，不曰补之，谓必审其为实，而后可泻耳。

辛甘发散为阳，酸苦涌泄为阴，咸味涌泄为阴，淡味渗泄为阳。六者或收或散，或缓或急，或燥或润，或软或坚，以所利而行之，调其气使其平也。

此言十九条之病机，总以调之使平为治。凡宜发散，则用辛甘；宜涌泄，则用酸苦；宜涌泄，宜渗泄，则用咸与淡者，皆治也，皆所以疏其气，使调达而致和平也。以见不疏其气，即不调达而不和平也。治病之法，宜何从乎？而谓病机，可不审乎？

经何以于十九条内，独不言燥？以燥本属寒，而毗于寒则为寒，毗于火即为火，《易》所以谓“火就燥”也。况诸暴强直，风亦致燥，诸痉项强，湿亦化燥，燥无定也。则凡十九条皆可以求燥也。岂是独遗燥耶？

《内经》运气病释八

气交篇陈氏十方缪氏十方释(十条)

陈无择《三因方》附子山萸汤(病见前《气交篇》,今不再出。)

此以六甲年太宫运,岁土太过,雨湿流行,土胜木复,而民病焉,故宜以此方治之。

附子片(炮)　山茱萸　乌梅肉　木瓜　肉豆蔻　姜半夏　丁香　木香　生姜　大枣

缪问解此方曰:敦阜之纪,雨湿流行,肾中真气被遏,则火之为用,不宣脾土,转失温煦,此先后天交病之会也。经谓湿淫于内,治以苦热。故以附子大热纯阳之品,直达坎阳,以消阴翳,回厥逆而鼓少火,治肾而兼治脾。但附子性殊走窜,必赖维持之力,而用始神。有如真武汤之于白芍,地黄饮之于五味是也。此而不佐以萸肉之酸收,安必其入肾而无劫液之虑?不偕以乌梅之静镇,难必其归土而无烁肺之忧。得此佐治,非徒阳弱者赖以见功,即阴虚者亦投之中綮矣。然腹满溏泄,为风所复,土转受戕,则治肝亦宜急也。脏宜补,既有萸肉以培乙木;腑宜泻,更用木瓜以泄甲木。所以安甲乙者,即所以资戊己也。肉、果辛温助土,有止泻之功,兼散皮外络下诸气,治肉痿所必需。再复以半夏之利湿,丁、木香之治胃,木瓜、乌梅之疗痿,生姜、大枣之和中,眼光四射矣。风气来复,有味酸群药,补之、泻之,尚何顾虑之有哉？

陈无择《三因方》白术厚朴汤

此以六己年少宫运，岁土不及，风乃盛行，木胜金复，而民病焉，故宜以此方治之。

白术　厚朴　桂心　青皮　甘草（炙）　藿香　干姜（炮）　半夏

缪问解此方曰：岁土不及，寒水无畏，风乃大行，民病飧泄霍乱等证，皆土虚所见端。但土虚则木必乘之，是补太阴，必兼泄厥阴也。夫脾为阴土，所恶者湿，所畏者肝，其取资则本于胃。古人治脾，必及胃者，恐胃气不得下降，则脾气不得上升，胃不能游溢精气，脾即无所取资。故君以白术，甘苦入脾，燥湿即佐以厚朴，苦温平胃，理气补脏，通腑之法也。肝为将军之官，乘土不足，而陵犯中州，是宜泄之。桂心辛甘，泄肝之气；青皮苦酸，泄肝之血。辛酸相合，足以化肝。复以甘草，缓肝之急，监制过泄之品，毋令过侵脏气，再合藿香之辛芬，横入脾络，炮姜之苦辛，上行脾经，半夏之辛润，下宣脾气，其种种顾虑，总不外乎奠安中土，使脾气固密，自不畏乎风气之流行矣。金气来复，又得厚朴、半夏泻肺气之有余，不用苦寒戕土，即《内经》以平为期，不可太过之义也。是方不用姜、枣，以脾之气分受邪，无藉大枣入营之品，且畏姜之峻补肝阳，锦心妙谛，岂语言所能推赞哉？

陈无择《三因方》紫菀汤

此以六乙年少商运，岁金不及，炎火乃行，火胜水复，而民病焉，故宜以此方治之。

紫菀茸　桑白皮　人参　黄芪　地骨皮　杏仁　白芍药

甘草　生姜　大枣

缪问解此方曰：凡岁金不及之年，补肺即当泻火，以折其炎上之势。若肺金自馁，火乘其敝，民病肩背痛，瞀重鼽嚏，便血注下，不救其根本可乎哉？盖肩背为云门、中腑之会，肺脉所循，鼻为肺窍，肺伤则鼽嚏。肺与大肠为表里，气不下摄，则为便血注下，脏病而腑亦病。此时唯有清火止泄一法，急补肺金，斯为得耳。紫菀苦温，下气和血，寒热咸治。桑皮甘寒，补血益气，吐畜所需。而尤赖参、芪固无形之气，即以摄走泄之阴也。气交之火，必潜伏金中，地骨皮甘平微苦，能泻肺中伏火，止其血之沸腾。又肺苦气上逆，泄之以杏仁之苦；肺欲收，敛之以白芍之酸。合之甘草补土生金，姜、枣调和营卫，缓诸药于至高之分，而参、芪得收指臂之功。为水所复，不用别药。盖补土可以生金，而实土即以御水也。

陈无择《三因方》牛膝木瓜汤

此以六庚年太商运，岁金太过，燥气流行，金胜火复，而民病焉，故宜以此方治之。

牛膝　木瓜　白芍药　杜仲　黄松节　菟丝子　枸杞子　天麻　生姜　大枣　甘草

缪问解此方曰：此治岁金太过，肝木受邪之方也。夫金性至刚，害必凌木，民病两胁与少腹痛，目赤痛，肩背至胻足皆痛。是非肝为金遏，郁而不舒，胡上下诸痛悉见耶？盖肝藏血，而所畏唯金，肺气逆行，不独上蒙清窍，且无以荣养百骸，缘见诸痛。及其火复阴伤，更致气血交病。用药之例，补肝血者，可以从酸；补肝气者，必不得从辛矣。何则？酸可育肝之阴，辛则劫肝之血也。故方用牛膝,酸平下达为君,木瓜酸温舒筋为臣,而即佐以白芍,和厥阴之阴,且制肺金之横。杜仲养风木之气,自无辛烈之偏,同为气血交补,义仍重取肝阴,最为有见。至松节利血中之湿,且治关节之痛;菟丝子入三阴之经,专助筋脉之力。复以枸杞甘平润肺,合之天麻辛温息风,金安而木亦平,此则柔克之道也。顾虑周密,虽有火气来复,喘咳气逆等证,亦可无忧矣。

陈无择《三因方》黄连茯苓汤

此以六丙年太羽运,岁水太过,寒气流行,水胜土复,而民病焉,故宜以此方治之。

黄连　黄芩　赤茯苓　半夏　通草　车前子　甘草　远志　麦冬　生姜　大枣

缪问解此方曰:岁水太过,寒气流行,邪害心火,此而不以辛热益心之阳,何耶?按:六丙之岁,太阳在上,泽无阳焰,火发待时;少阴在上,寒热凌犯,气争于中;少阳在上,炎火乃流,阴行阳化,皆寒盛火郁之会也。故病见身热烦躁,谵妄,胫肿腹满等证,种种俱水湿郁热见端,投以辛热,正速毙耳。丙为阳刚之水,故宗《内经》气寒气凉,治以寒凉,立方妙在不理心阳,而专利水清热。以黄连之可升可降,寒能胜热者,平其上下之热;更以黄芩之可左可右,逐水湿清表里热者,泄其内外之邪。茯苓、半夏通利阳明;通草性轻,专疗浮肿;车前色黑,功达水源;甘草为九土之精,实堤御水,使水不上凌于心,而心自安也。心为君主,义不受邪,仅以远志之辛,祛其谵妄,游刃有余。心脾道近,治以奇法也。但苦味皆从火化,恐燥则伤其娇脏,故佐以麦冬,养液保金。且以麦冬合车前,可已湿痹,具见导水功能。土气来复,即借半夏之辛温,以疏土实。用药之妙,岂思议所可及哉?

陈无择《三因方》五味子汤

此以六辛年少羽运,岁水不及,湿乃盛行,土胜木复,而民病焉,故宜以此方治之。

五味子　附子片　熟地黄　巴戟天　鹿茸　杜仲(炒)　山茱萸　生姜　盐

缪问解此方曰:辛年主病,身重濡泄,寒疡足痿,清厥等证,皆涸流之纪,肾虚受湿也。然而淡渗逐湿,则伤阴;风药胜湿,益耗气,二者均犯虚虚之戒矣。盖肾中之阳弱,少火乏生化之权,则濡泄;肌肉失温煦之运,则湿不行。因而入气分,则为身重;入血分,则为寒疡。肾中之阴弱,则痿痛而烦冤,即《内经》所称内舍腰膝,外舍谿谷,皆湿之为害也。故君以五味子之酸收,收阴阳二气于坎中;臣以直入坎宫之附子,急助肾阳,遍走经络,逐阴霾破竹之势,有非他药可及者。再佐以熟地甘苦,悦下之味,填补肾阴,助五味子,固护封蛰。治肾之法,无遗蕴矣。巴戟甘温,入阴除痹有效;鹿茸咸温,补血益髓称神。精不足者,补之以味是也。为木所复,目视䀮䀮,筋骨酸楚,肝虚可知。肝欲辛,补以杜仲之辛;肝喜酸,与之以萸肉之酸。况二药并行,能除湿痹,而利关节,补肝即所以益肾,又子能令母实之意,非独治其来复也。

陈无择《三因方》苁蓉牛膝汤

此以六丁年少角运,岁木不及,燥乃盛行,金胜火复,而民病焉,故宜以此方治之。

苁蓉　熟地黄　牛膝　当归　白芍药　木瓜　甘草　乌梅　鹿角　生姜　大枣

缪问解此方曰:此与六庚年之牛膝汤,同为补肝之剂,而补之之法,大有径庭矣。民病胠胁少腹痛,厥阴之经下络少腹,肝虚则阳下陷而为痛,木动则风内攻而为肠鸣鹜溏。是年风燥火热,多阳少阴,不资液以救焚,则熇熇之势,遂致燎原。是当藉天一之水,以制其阳焰者也。但肾为肝母,徒益其阴,则木无气以升,遂失春生之性;仅补其阳,则木乏水以溉,保无陨落之忧。故必水火双调,庶合虚则补母之义。苁蓉咸能润下,温不劫津,坎中之阳所必需;熟地苦能坚肾,润以滋燥,肾中之阴尤有赖。阴阳平补,不致有偏胜之虞矣。合之牛膝酸平达下,再复归、芍辛酸化阴,直走厥阴之脏,血燥可以无忧。但为火所复,而为寒热,为疮疡,则一从少阳始,一从少阴来也。木瓜之酸泄少阳,甘草之甘泻少阴,乌梅止溏泄,鹿角主疮疡,姜枣和营卫,同一补肝,而法有不同如此。

陈无择《三因》茯苓汤

此以六壬年太角运,岁木太过,风气流行,木胜金复,而民病焉,故宜以此方治之。

白茯苓　白术　甘草　草果　厚朴　半夏　干姜(炮)　青皮　生姜　大枣

缪问解此方曰:发生之纪,风气流行,木旺肝强,脾土受邪之会也。民病飧泄食减,体重烦冤,肠鸣腹满,甚则忽忽善怒,肝木乘脾极矣。是当用肝病实脾法,以为根本之地。夫风淫所胜,治以苦甘,而治脏必先通腑。故君以茯苓,通利脾家之湿,而即臣以白术、甘草,一苦一甘,补脾之体。佐以草果、厚朴,辛香导滞,宣脾之用,健运不愆,脏腑有交赖矣。半夏助辛淡之用，炮姜资焦苦之功，治脾之法，已尽乎此。而风淫所胜，平之宜急，加以青皮之酸，合之甘草之甘，所谓以酸泻之，以甘缓之是也。金气来复，胁痛而吐，木益病矣。泻之缓之，已备具于诸药之中。使以姜、枣调营益卫，为治中所必需。信乎！治病之必求于本也。

陈无择《三因方》麦门冬汤

此以六戊年太徵运，岁火太过，炎暑流行，火胜水复，而民病焉，故宜以此方治之。

麦门冬　人参　桑白皮　紫菀茸　半夏　甘草　白芷　竹叶　生姜　大枣

缪问解此方曰：岁火太过，炎暑流行，热甚则燥，肺金受其侮矣。民病疟，少气，血溢泄等证，肺脏被烁可知。此而不阴阳并补，则金败水竭，火无所畏，多将熇熇矣。麦冬养肺之阴，人参益肺之气。张洁古谓参味苦甘，甘能泻火，麦冬味苦，兼泄心阳，且救金，且抑火，一用而两擅其长，肺之欲有不遂者乎？然肺为多气之脏，益之而无以开之，亦不可也。桑皮甘寒，紫菀微辛，开其膹郁，藉以为止血之功。再用半夏、甘草，以益脾土，虚则补其母也。白芷辛芬，能散肺家风热，治胁痛称神。竹叶性升，引药上达。补肺之法，无余蕴矣。水气来复，实土即可御水，又何烦多赘乎？要知此方之妙，不犯泻心苦寒之品，最为特识。盖岁气之火，属在气交，与外淫之火有间。设用苦寒，土气被戕，肺之化源绝矣。是方也，唯肺脉微弱者可用，若沉数有力，及浮洪而滑疾者，均非所宜。此中消息，愿后贤会之。

陈无择《三因方》黄芪茯神汤

此以六癸年少徵运，岁火不及，寒乃盛行，水胜土复，而民病焉，故宜以此方治之。

生黄芪　茯神　紫河车　远志　酸枣仁　生姜　大枣

缪问解此方曰：六癸之水，其脏为心，其发为痛，揆厥病情，无一非心血不足见端。盖心为生血之脏，血足则荣养百骸，不足则病多傍见。如胸胁膺背诸痛，甚则屈不能伸，而肩臂之络，如青灵、少海诸穴，咸系于心，则止痛必专补血，从可知矣。方用黄芪走表，止痛于外；茯神入心，益气于中。而即以河车，血肉有情，补其心血；远志挈离入坎，育其心神。药物无多，简而赅，切而当矣。土气来复，反侵水脏，亦足妨心。佐以苡米，甘淡悦脾，即有治痿之功，而又借以交通心肾。盖婴儿姹女，必媒合于黄婆。此治心肾者，所以必兼治脾也。要之气交之病，多属脏气侵凌，非如六腑之可泻，即偶用以佐治，亦不可以太过。天干十方，具本此义，特为拈出，可为世之操刃者，顶门下一针矣。

《内经》运气病释九

六元篇陈氏十方缪氏十方解(六条)

陈无择《三因方》敷和汤(病见前《六元篇》,今不再出。)

此以巳亥十年,厥阴司天,少阳在泉,风燥火热之气见于气交,而民病焉,故宜以此方治之。

半夏　茯苓　酸枣仁(生)　甘草(炙)　五味子　干姜(炮)　枳实　青皮　诃子　大枣

初之气,阳明加临厥阴,本方加牛蒡子。二之气,太阳加临少阴,本方加麦冬、山药。三之气,厥阴加临少阳,本方加紫菀。四之气,少阴加临太阴,本方加泽泻。五之气,太阴加临阳明,依本方。终之气,少阴加临太阳,依本方。

缪问解此方曰:风木主岁,经谓热病行于下,风病行于上,风燥胜复形于中,湿化乃行。治宜辛以调其上,咸以调其下。盖辛从金化,能制厥阴;咸从水化,能平相火。揆厥病机,或为寒,或为热,或为温厉,病非一端。气原庞杂,用药非具卓识,又何从而措手哉?此方配合气味尤妙。论其气则寒热兼施,论其味则辛酸咸合用,有补虚,有泻实,其大要不过泻火平木而已。半夏辛能润下,合茯苓之淡渗,祛湿除黄。枣仁生用,能泻相火;甘草炙用,能缓厥阴。《别录》载五味子除热有专功,故风在上,以甘酸泄之,而火在下,以咸温制之也。再加炮姜以温上年未退之寒,枳实以泄本年中之湿，青皮、诃子，协大枣醒胃悦脾，无邪不治矣。初之气，加牛蒡之辛平，导炮姜之辛温以散寒。二之气，病反中热，加麦冬以清金，山药以益土。三之气，木邪内肆，加紫菀佐金平木。四之气，湿热交甚，加泽泻以逐湿，山栀以清湿中之热。五气、终气，并从本方，药味无多，丝丝入扣。世谓司天板方，不可为训，岂其然哉？（按：缪氏于初气民病，寒于右之下，解作右胁，因谓炮姜能温右胁之寒，此误也，故改之。）

陈无择《三因方》正阳汤（按：陈氏以平气升阳二字，归诸少阳相火，故于少阴君火之年，以正阳名其方。）

此以子午十年，少阴司天，阳明在泉，水火寒热之气，见于气交，而民病焉，故宜以此方治之。

当归　川芎　元参　旋覆花　白薇　白芍药　桑白皮　甘草　生姜

初之气，太阳加临厥阴，本方加升麻、枣仁。二之气，厥阴加临少阴，本方加车前子、白茯苓。三之气，少阴加临少阳，本方加麻仁、杏仁。四之气，太阴加临太阴，本方加荆芥、茵陈。五之气，少阳加临阳明，依本方。终之气，阳明加临太阳，本方加苏子。

缪问解此方曰：少阴司天之岁，经谓热病生于上，清病生于下，寒热固结而争于中。病咳喘，血溢泄，及目赤心痛等证，寒热交争之岁也。夫热为火性，寒属金体，用药之权，当辛温以和其寒，酸苦以泄其热，不致偏寒偏热，斯为得耳。君当归，味苦气温，可升可降，止诸血之妄行，除咳定痛，以补少阴之阴。川芎味辛气温，主一切血，治风痰饮发有神功。元参味苦咸，色走肾而味入心,偕旋覆之咸,能软坚,白薇之咸,以泄热者,合《内经》咸以调其上之法也。白芍酸苦微寒,主邪气而除血痹,偕桑皮之泻肺火,而散瘀血者,合《内经》酸以安其下之义也。诸药既有维持上下之功,复加甘草、生姜,一和一散,上热下清之疾胥蠲矣。初之气,加升麻之升清阳,酸枣之除烦渴,以利其气郁,气利则诸痛自止。二之气,加车前以明目,茯苓以通淋。三之气,加麻、杏二味,一以润燥,一以开肺。四之气,加荆芥入木泄火,止妄行之血;茵陈入土除湿,去淤热之黄。陈氏藏器谓荆芥搜肝风,治劳渴、嗌干、饮发,均为专药。五之气,依正方。终之气,加苏子以下气。传曰:刚克柔克,真斯道之权衡也。

陈无择《三因方》备化汤

此以丑未十年,太阴司天,太阳在泉,湿寒之气,见于气交,而民病焉,故宜以此方治之。

附子片(炮)　生地黄　茯苓　覆盆子　牛膝　木瓜　生姜　甘草

初之气,厥阴加临厥阴,依本方。二之气,少阴加临少阴,本方去附子,加防风、天麻。三之气,太阴加临少阳,本方加泽泻。四之气,少阳加临太阴,依本方。五之气,阳明加临阳明,依本方。终之气,太阳加临太阳,依本方。

缪问解此方曰:丑未之岁,阴专其令,阳气退避。民病腹胀胕肿,痞逆拘急,其为寒湿合邪可知。夫寒则太阳之气不行,湿则太阴之气不运。君以附子大热之品,通行上下,逐湿祛寒,但阴极则阳为所抑,湿中之火,亦能逼血上行。佐以生地,凉沸腾之势,并以制辛烈之雄。茯苓、覆盆,一渗一敛。牛膝、木瓜,通利关节。加辛温之生姜,兼疏地黄之腻膈,甘温之甘草,并缓附子之妨阴,谓非有制之师耶?二之气,热甚于湿,故加防风走表以散邪,天麻息风以御火。三之气,湿甚于热,故加泽泻以利三焦决渎之道。余气并依正方,抑其太过,扶其不及,相时而动,按气以推,非深明于阴阳之递嬗,药饵之功用者,乌足以语于斯?

陈无择《三因方》升明汤

此以寅申十年,少阳司天,厥阴在泉,风热之气,见于气交,而民病焉,故宜以此方治之。

酸枣仁(生熟各半)　车前　紫檀香　蔷薇　青皮　半夏　生姜　甘草

初之气,少阴加临厥阴,本方加白薇、元参。二之气,太阴加临少阴,本方加丁香。三之气,少阳加临少阳,本方加赤芍、漏芦、升麻。四之气,阳明加临太阴,本方加茯苓。五之气,太阳加临阳明,依本方。终之气,厥阴加临太阳,本方加五味子。

缪问解此方曰:是岁上为相火,下属风木,正民病火淫风胜之会也。枣仁味酸平,《本经》称其治心腹寒热邪结,熟用则补肝阴,生用则清胆热,故君之以泄少阳之火。佐车前之甘寒,以泻肝家之热。司天在泉,一火一风,咸赖乎此。紫檀为东南间色,寒能胜火,咸足柔肝,又上下维持之圣药也。风木主令,害及阳明,呕吐疟泄,俱肝邪犯胃所致。蔷薇为阳明专药,味苦性冷,除风热而散疮疡,兼清五脏客热。合之青皮、半夏、生姜,平肝和胃,散逆止呕。甘草缓肝之急,能泻诸火。平平数药,无微不入,理法兼备之方也。初之气,加白薇苦咸,以清血分之邪;元参苦寒,以除气分之热。二之气,加丁香醒脾止吐。三之气,加赤芍之酸寒，以清血分之热；漏芦之咸寒，以清气分之邪。盖漏芦能通小肠，消热毒。且升麻升散火邪，以治目赤。四之气，加茯苓利湿泄满。五之气，依正方。终之气，加五味子之酸以收之。

陈无择《三因方》审平汤

此以卯酉十年，阳明司天，少阴在泉，清热之气，见于气交，而民病焉，故宜以此方治之。

天门冬　山茱萸　白芍药　远志　紫檀香　白术　生姜　甘草

初之气，太阴加临厥阴，本方加茯苓、半夏、紫苏。二之气，少阳加临少阴，本方加白薇、元参。三之气，阳明加临少阳，本方去萸肉、远志、白术，加丹参、车前。四之气，太阳加临太阴，本方加枣仁、车前。五之气，厥阴加临阳明，依本方。终之气，少阴加临太阳，依本方。

缪问解此方曰：阳明司天，少阴在泉，民见诸病，莫非金燥火烈见端。治宜咸与苦与辛，咸以抑火，辛苦以助金。故君以天冬，苦平濡润，化燥抑阳。古人称其治血妄行，能利小便，为肺家专药，有通上彻下之功。金不务德，则肝必受戕。萸肉补肝阳也，白芍益肝阴也。但火位乎下，势必炎上，助燥滋虐，为害尤烈。妙在远志，辛以益肾，能导君火下行；紫檀咸以养营，且制阳光上僭。又佐白术以致津，合生姜以散火，甘草润肺泻心，运气交赖，其配合气味之妙如此。凡水火不调等证，有不立愈者哉？初之气，加茯、半利水和脾，紫苏补中益气。二之气，加白薇之苦咸，以治寒热；元参之苦寒，以泄浮火。三之气，燥热相合，故去萸肉之酸，收远志之苦泄，白术之香燥，加丹参生血和营。佐车前益肾导火。四之气，加枣仁入心以育神，车前入肾以治痿。五气、终气，皆不用加减，成法可稽，而无不可见活法之妙也。

陈无择《三因方》静顺汤

此以辰戌十年，太阳司天，太阴在泉，寒湿之气，见于气交，而民病焉，故宜以此方治之。

附子片（炮） 干姜（炮） 茯苓 牛膝 甘草 防风 诃子 木瓜

初之气，少阳加临厥阴，本方去附子，加枸杞。二之气，阳明加临少阴，本方仍加附子。三之气，太阳加临少阳，本方去姜、附、木瓜，加人参、地榆、枸杞、白芷、四之气，厥阴加临太阴，本方加石榴皮。五之气，少阴加临阳明，依本方。终之气，太阴加临太阳，本方去牛膝，加当归、白芍药、阿胶。

缪问解此方曰：太阳司天之岁，寒临太虚，阳气不令，正民病寒湿之会也。君附子以温太阳之经，臣炮姜以煦太阴之阳。茯苓、牛膝，导附子专达下焦；甘草、防风，引炮姜上行脾土。复以诃子，酸能醒胃，木瓜酸可入脾，且赖敛摄肺金，恐辛热之僭上而无制也。防风、附子，皆通行十二经，合用之而且表里寒湿均除矣。初之气，风火交煽，故去附子之辛热，且加枸杞以养阴。二之气，大凉反至，故仍加附子以御寒也。三之气，病寒反热，不宜酸温益火，故去姜、附、木瓜。热伤气，加人参以助气；热伤血，加地榆以凉血。再以枸杞养营益阴，白芷消散外疡。四之气，风湿交争，加石榴皮甘酸温涩，且治筋骨腰脚挛痛，并主注下赤白。五之气，无有他害，故依正方。终之气，一阳内伏，津液为伤，故去牛膝破血之品，而加归、芍入肝以致津，阿胶入肾以致液焉。

附《内经》遗篇病释(十九条)

《刺法》《本病》二篇

此二篇，皆言疫疠之由，与《六元正纪》五郁证相表里也。

巳亥年，火金二郁证。

民病伏阳内生，烦热，心神惊悸，寒热间作，久郁暴热，化作温疠火疫，皆烦而燥渴，渴甚，治之以泄之可止。

此巳亥继辰戌之后，厥阴当正太阳之位以司天，其间气少阴君火，居辰戌之泉右者，必先升巳亥之天左，然后司天厥阴，得以迁正。而火所畏者，天蓬水星也。胜之，则升而不前。凡丑、卯、巳、未、酉、亥六支，皆属阴年，即皆不及。巳亥以不及之支，厥阴未及迁正，其升天左之君火，本未当位，而又遇辛巳、辛亥年干中运，并以水胜少阴之火。故巳亥支中独于二辛水干，每见火郁之证也。

民皆昏倦，夜卧不安，咽干引饮，懊热内烦，久而掉眩，手足直而不仁，两胁作痛，满目忙忙。

此巳亥继辰戌之后，厥阴当正太阳之位以司天，其间气阳明燥金，居辰戌之天右者，必先降巳亥之泉左，然后司天厥阴，得以迁正。而金所畏者，地彤火星也。胜之，则降而不入。凡子、寅、辰、午、申、戌六支，皆属阳年，即皆有余。上阳支辰戌司天，太阳以有余而不退位，则天右阳明，本未当位，而又遇癸巳、癸亥年干中运，并以火胜阳明之金。故巳亥支中，独于二癸火干，每见金郁之证也。

巳亥年，太阳不退位，则厥阴不迁正。

民病原阙。（按：是年经文原阙民病，而以上年太阳未即退位之义推之，当即可以巳亥初气，民病寒于右之下一语补之。）

又病喜怒，目系转，转筋，淋溲，小便赤。（按：前病是因不退位，后病是因不迁正，下仿此。）

此以巳亥之年，犹行辰戌之令，寒气布天，风化不行也。

子午年，土水二郁证。

民病风厥涎潮，偏痹不随，胀满，久而伏郁，化疫夭亡，脸支府，黄疸满闭。

此子午继巳亥之后，少阴当正厥阴之位以司天，其间气太阴湿土，居巳亥之泉右者，必先升子午之天左，然后司天少阴得以迁正。而土所畏者，天冲木星也。胜之，则升而不前。凡他子午支，火土金水运，太阴土，均无所畏，而唯壬子、壬午，木运之年刚木干，太过之气先天而至，中运之木随之胜土，而巳亥泉右之土斯郁。故子午支中，独于二壬木干，每见土郁之证也。

民病大厥，四肢重怠，阴痿少力。

此子午继巳亥之后，少阴当正厥阴之位以司天，其间气太阳寒水，居巳亥之天右者，必先降子午之泉左，然后司天少阴得以迁正。而水所畏者，地阜土星也。胜之则降而不入。凡他子午支，木火金水之运，太阳寒水，均无所畏，而唯甲子、甲午土运之年刚土干，太过之气，先天而至，中运之土，随之胜水，巳亥天右之水斯郁。故子午支中，独于二甲土干，每见水郁之证也。

子午年，厥阴不退位，则少阴不迁正。

民病温疫，疵废风生，皆肢节痛，头目痛，伏热内烦，咽喉干，引饮。

又病寒热，四肢烦痛，腰脊强直。

此以子午之年，犹行巳亥之令，热化不行，风反为灾也。

丑未年，火木二郁证。

民病伏阳在内，烦热生中，心神惊骇，寒热间争，久郁而化，伏热内烦，痹而生厥，甚则血溢。

此丑未继子午之后，太阴当正少阴之位以司天，其间气少阳相火，居子午之泉右者，必先升丑未之天左，然后司天太阴，得以迁正。而火所畏者，天蓬水星也。胜之，则升而不前。凡丑、卯、巳、未、酉、亥六支，皆属阴年，即皆不及。丑未以不及之支，太阴未及迁正，其应升天左之少阳，本未当位，而又遇辛丑、辛未年干中运，并以水胜少阳之火。故丑未支中，独于二辛水干，每见火郁之证也。

民皆风燥相伏，惧清伤脏。

此丑未继子午之后，太阴当正少阴之位以司天，其间气厥阴风木，居子午之天右者，必先降丑未之泉左，然后司天太阴，得以迁正。而木所畏者，地晶金星也。胜之，则降而不入。凡子、寅、辰、午、申、戌六支，皆属阳年，即皆有余。上阳支子午司天，少阴以有余而不退位，则右间厥阴本未当位，而又遇乙丑、乙未年干中运，并以金胜厥阴之木。故丑未支中，独于二乙金干，每见木郁之证也。

丑未年，少阴不退位，则太阴不迁正。

民病膈热咽干，血溢惊骇，小便赤涩，丹瘤，疹，疮疡留毒。

又病手足肢节肿满，大腹水肿，填臆不食，飧泄胁满，四肢不举。

此以丑未之年，犹行子午之令，雨化不行，热气尚治也。

寅申年，金火二郁证。

民病上热，喘嗽血溢，久郁而化，胁满悲伤，寒鼽嚏，嗌干，手拆皮肤燥。

此以寅申继丑未之后，少阳当正太阴之位以司天，其间气阳明燥金，居丑未之泉右者，必先升寅申之天左，然后司天少阳，得以迁正。而金所畏者，天英火星也。胜之，则升而不前。凡他寅申支，木土金水之运，阳明金均无所畏，而唯戊寅、戊申火运之年刚火干，太过之气，先天而至，中运之火，随之胜金，丑未泉右之金斯郁。故寅申支中，独于二戊火干，每见金郁之证也。

民病面赤心烦，头痛目眩，温病欲作。

此以寅申继丑未之后，少阳当正太阴之位以司天，其间气少阴君火，居丑未之天右者，必先降寅申之泉左，然后司天少阳得以迁正。而火所畏者，地元水星也。胜之，则降而不入。凡他寅申支，木火土金之运，少阴火均无所畏，而唯丙寅、丙申水运之年刚水干，太过之气，先天而至，中运之水，随之胜火，丑未天右之火斯郁。故寅申支中，独于二丙水干，每见火郁之证也。

寅申年，太阴不退位，则少阳不迁正。

民病四肢少力，食饮不下，足胫寒，阴痿闭塞，失溺，小便数，泄注淋漓。

又病痃疟骨热，心悸惊骇，甚时血溢。

此以寅申之年，犹行丑未之令，火气不行，湿乃布天也。

卯酉年，水土二郁证。

民病注下，食不及化，久而成郁，厥逆而哕，热生于内，气痹

于外，足胫酸冷，反生心悸，懊热暴烦，复厥。

此以卯酉继寅申之后，阳明当正少阳之位以司天，其间气太阳寒水，居寅申之泉右者，必先升卯酉之天左，然后司天阳明，得以迁正。而水所畏者，天芮，土星也。胜之，则升而不前。凡丑、卯、巳、未、酉、亥六支，皆属阴年，即皆不及。卯酉以不及之支，阳明未及迁正，其应升天左之太阳，本未当位，而又遇己卯、己酉年干中运，并以土胜太阳之水。故卯酉支中，独于二己土干，每见水郁之证也。

民病四肢不举，昏眩，肢节痛，腹满填臆。

此以卯酉继寅申之后，阳明当正少阳之位以司天，其间气太阴湿土，居寅申之天右者，必先降卯酉之泉左，然后司天阳明，得以迁正。而土所畏者，地苍木星也。胜之，则降而不入。凡子、寅、辰、午、申、戌六支，皆属阳年，即皆有余。上阳支寅申司天，少阳以有余而不退位，则右间厥阴，本未当位，而又遇丁卯、丁酉年干中运，并以木胜太阴之土。故卯酉支中，独于二丁木干，每见土郁之证也。

卯酉年，少阳不退位，则阳明不迁正。

民病少气，寒热更作，便血上热，小腹坚满，小便赤沃，甚则血溢。

又病寒热鼽嚏，皮毛折，爪甲枯焦，甚则喘嗽息高，悲伤不乐。

此以卯酉之年，犹行寅申之令，火尚布天，金化不行也。

辰戌年，木火二郁证。

民病温疫早发，咽嗌干，四肢满，肢节皆痛，郁久而发，卒中

偏痹，手足不仁。

此以辰戌继卯酉之后，太阳当正阳明之位以司天，其间气厥阴风木，居卯酉之泉右者，必先升辰戌之天左，然后司天太阳，得以迁正。而木所畏者，天柱金星也。胜之，则升而不前。凡他辰戌支，木火土水之运，太阳水均无所畏，而唯庚辰、庚戌金运之年刚金干，太过之气，先天而至，中运之金，随之胜木，卯酉泉右之木斯郁。故辰戌支中，独于二庚金干，每见木郁之证也。

民病面赤心烦，头痛目眩，热病欲作。

此以辰戌继卯酉之后，太阳当正阳明之位以司天，其间气少阳相火居卯酉之天右者，必先降辰戌之泉左，然后司天太阳，得以迁正。而火所畏者，地元水星也。胜之，则降而不入。凡他辰戌支，木火土金之运，少阳火均无所畏，而唯丙辰、丙戌水运之年刚水干，太过之气，先天而至，中运之水，随之胜火，卯酉天右之火斯郁。故辰戌支中，独于二丙水干，每见火郁之证也。

辰戌年，阳明不退位，则太阳不迁正。

民病呕吐暴注，食饮不下，大便干燥，四肢不举，目瞑掉眩。

又病温疠喉闭，嗌干，烦躁而渴，喘息有音。

此以辰戌之年，犹行卯酉之令，燥尚布天，寒化不行也。

按：此则《内经》遗篇所言疫疠者，方是后世所谓瘟疫之病。特因古无瘟字，概作温字，故误以温热病为即瘟疫耳。

巳亥阴年，火欲升，而天蓬之水抑之，当刺包络之荥劳宫穴。

巳亥阴年，金欲降，而地彤之火窒之，当刺心包络之所出中冲穴，手少阳之所入天井穴。

子午阳年，土欲升，而天冲之木抑之，当刺足太阴之俞太

白穴。

子午阳年，水欲降，而地阜之土窒之，当刺足太阴之所出隐白穴，足阳明之所入三里穴。

丑未阴年，火欲升，而天蓬之水抑之，当刺包络之荥劳宫穴。

丑未阴年，木欲降，而地晶之金窒之，当刺手太阴之所出少商穴，手阳明之所入曲池穴。

寅申阳年，金欲升，而天英之火抑之，当刺手太阴之经经渠穴，先左后右。

寅申阳年，火欲降，而地元之水窒之，当刺足少阴之所出涌泉穴，足太阳之所入委中穴，先左后右。

卯酉阴年，水欲升，而天芮之土抑之，当刺足少阴之合阴谷穴，先左后右。

卯酉阴年，土欲降，而地苍之木窒之，当刺足厥阴之所出大敦穴，足少阳之所入阳陵泉穴。

辰戌阳年，木欲升，而天柱之金抑之，当刺足厥阴之井大敦穴。

辰戌阳年，火欲降，而地元之水窒之，当刺足少阴之所出涌泉穴，足太阳之所入委中穴。

凡天气之病曰疫，地气之病曰疠。疫以气言，疠以形言也。

凡治升之法，木郁治木，金郁治金，治其本经是也。

凡治降之法，当折其所胜，如木郁治金，金郁治火是也。

凡经言刺法，宜在何经，即可为药食之准，故并载之。

木疫解

壬与丁合，为木运，上壬则下丁。壬午、壬子，刚木之年，少阴主政，其在泉则阳明。丁酉、丁卯，柔木也，中运天冲木星抑其上年，地右湿土不得升为本年之天左。湿土不升，则上年司天之厥阴不退位，而本年司天之少阴亦不得迁正。在下丁木之柔，不得上合壬木之刚，而反以辛水之司天，临丁木之在泉，则上辛下丁不和。木运虚，金胜木，火又复金，不独壬失守，丁亦失守，后三年化成木疫。甚则甲申、甲寅，微则乙酉、乙卯，木疫至矣。若更遇上年在泉之丙申、丙寅不退位，则丁酉、丁卯柔木之化，不正于下，有壬无丁，刚干孤立，亦为金胜火复，三年后必作木疠。

火疫解

戊与癸合，为火运，上戊则下癸。戊申、戊寅，刚火之年，少阳主政，其在泉则厥阴。癸亥、癸巳，柔火也。中运天英火星抑其上年，地右燥金不得升为本年之天左。燥金不升，则上年司天之太阴不退位，而本年司天之少阳亦未得迁正。在下癸火之柔，不得上合戊火之刚，而反以丁木之司天，临癸火之在泉，则上丁下癸不和。火运虚，水胜火，土又复水，不独戊失守，癸亦失守，后三年化成火疫。甚则庚戌、庚辰，微则辛亥、辛巳，火疫至矣。若更遇上年在泉之壬戌、壬辰不退位，则癸亥、癸巳柔火之化不正于下，有戊无癸，刚干孤立，亦为水胜土复，三年后必作火疠。

土疫解

甲与己合，为土运，上甲则下己。甲子、甲午，刚土之年，少阴主政，其在泉则阳明。己卯、己酉，柔土也。中运地阜土星抑其上年，天右寒水不得升为本年之地左。寒水不降，则上年司天之厥阴不退位，而本年司天之少阴亦未得迁正。在下己土之柔，不得上合甲土之刚，而反以癸火之司天，临己土之在泉，则上癸下己不和。土运虚，木胜土，金又复木，不独甲失守，己亦失守，后三年化成土疫。甚则丙寅、丙申，微则丁卯、丁酉，土疫至矣。若更遇上年在泉之戊寅、戊申不退位，则己卯、己酉柔土之化不正于下，有甲无己，刚干孤立，亦为木胜金复，三年后必作土疠。

金疫解

庚与乙合，为金运，上庚则下乙。庚辰、庚戌，刚金之年，太阳主政，其在泉则太阴。乙未、乙丑，柔金也。中运天柱金星抑其上年，地右风木不得升为本年之天左。风木不升，则上年司天之阳明不退位，而本年司天之太阳亦未得迁正。在下乙金之柔，不得上合庚金之刚，而反以己土之司天，临乙金之在泉，则上己下乙不和。金运虚，火胜金，水又复火，不独庚失守，乙亦失守，后三年化成金疫。甚则壬午、壬子，微则癸未、癸丑，金疫至矣。若更遇上年在泉之甲午、甲子不退位，则乙未、乙丑柔金之化不正于下，有庚无乙，刚干孤立，亦为火胜水复，三年后必作金疠。

水疫解

丙与辛合,为水运,上丙则下辛。丙寅、丙申,刚水之年,少阳主政,其在泉则厥阴。辛巳、辛亥,柔水也。中运地元水星抑其上年,天右君火不得降为本年之地左。君火不降,则上年司天之太阴不退位,而本年司天之少阳亦未得迁正。在下辛水之柔,不得上合丙水之刚,而反以乙金之司天,临辛水之在泉,则上乙下辛不和。水运虚,土胜水,木又复土,不独丙失守,辛亦失守,后三年化成水疫。甚则戊辰、戊戌,微则己巳、己亥,水疫至矣。若更遇上年在泉之庚辰、庚戌不退位,则辛巳、辛亥柔水之化不正于下,有丙无辛,刚干孤立,亦为土胜木复,三年后必作水疠。

按:《内经·素问》为篇八十有一,原有《刺法论》《本病论》二篇,在《六元正纪》篇后,《新校正》谓此二篇亡在王氏之前,故林亿等所见全元起本,亦无之,则此二篇之散佚,固已久矣。唯宋元符时,刘温舒谓《素问》运气为治病之要,而以答问纷糅,文辞古奥,读者难知,因为论三十篇上于朝,末附《刺法》《本病论》,题曰《黄帝内经素问遗篇》。其篇虽未入正本,而犹在今《道藏》中。明马仲化,谓不知何代为人窃出,私传不转,赖有此私传者,而尚得别存乎?至吴鹤皋,又不解此篇本是论疫,本不是论寻常温热,遂目以为诞而毁弃之。然考此二篇所言阴阳上下,逐年升降,民病所由,正与运气七篇大有准对,必非后人所能假托。余于同治乙丙间,亦曾为之释。今特附刊于病释七篇之后,以明欲辨瘟疫者,亦甚赖有此二篇也。

甲申春正月,江左下工录毕并记

不谢方

［清］陆懋修 撰

不谢方

疾病二字,世每连称。然今人之所谓病,于古但称为疾,必其疾之加甚,始谓之病。病可通言疾,疾不可遽言病也。子之所慎者疾,疾者未至于病。及子路请祷,又欲使门人为臣,则曰子疾病。《左传》于魏颗辅氏之役,述其父武子疾,既而曰疾病。又陈文子召无宇于莱,亦曰无宇之母疾病。此皆以病字,别为一句。病之为言,困也,谓疾至此困甚也。故《内经·四气调神论》曰:圣人不治已病,治未病。病已成,而后药之,譬犹渴而掘井,斗而铸兵,不亦晚乎?经盖谓人于已疾之后,未病之先,即当早为之药。乃后人以疾为病,认作服药于未疾时,反谓药以治病,未病何以药为?不知经言未病,正言已疾,疾而不治,日以加甚。《仪礼·既夕记》:疾病,外内皆扫。郑注:疾甚曰病。郑于《丧大记》首句义同,并足取以证。《说文》:疾,病也;病,疾加也。两义再证以《周礼》:疾医。贾疏引《汉书·艺文志》:有病不治,恒得中医。则谓药不中病,不如勿药,非谓既病而可弗药也。汇而观之,可见病甚而药,药已无及。未至于病,即宜药之。此则《内经》未病之旨,岂谓投药于无疾之人哉?夫病必使之去,不可使之留。《内经》最恶留病,故曰:百病之始生也,必先于皮毛。留而不去,传入于腑,廪于肠胃。又曰:风寒客于人,病入舍于肺。弗治,病即传而行之肝。弗治,肝传之脾,脾传之肾,肾传之心。满十日,法当死。故又谓善治者治皮毛,其次治肌肤,治筋骨,治六腑,治五脏。治五脏者,半死半生也。然则如经所云,邪之新客,未有定处,推之则前,引之则止,时顾可留其病而弗使去乎?医以能治大病为上,医正以不使病大为能。人之言曰:不使病大,则病家并不信。《内经》十日以后事,即此十日内不速去之病为之。故病愈而不谢,病愈之速而更不谢。曲突徙薪者,必无恩泽也。虽然,病而不愈必大,唯其愈之能速,而凡后此传变,皆消弭于无形,所以有此人不及知,而己独知之之妙。余只问其病之愈不愈,遑计人之知不知哉?今录诸方存之,即名之曰《不谢方》云。

江左下工自记

风寒温散 此即俗所称小伤风也。其冬月正伤寒,须用桂、麻、青龙者,不在此例。切忌早用寒凉。

防风 荆芥穗 紫苏叶 姜半夏 广陈皮 枳壳 苦桔梗 炙甘草

加生姜(去皮)。头痛甚,加藁本、蔓荆子。

风热凉散 此即风温之轻者。凡羌、独、柴、前、芎、芷、升、葛随证可加。病与风寒无大异。独不得用桂、麻。

防风 荆芥 苏薄荷 霜桑叶 淡竹叶 连翘 生山栀 广橘红 枳壳 桔梗 炙草

加连须葱白头。

风寒挟食 甚者须用硝黄,不在此例。凡有感冒,胃肠即不健运,非必伤于食也。

防风 荆芥 建神曲 焦谷、麦芽 莱菔子 南楂炭 桔梗 苏梗或加鸡内金，或加槟榔、枳实。酒客加葛花、枳椇子。

风寒挟痰 寒水为病，水即痰也。故有感冒，每涉于痰。甚则须用胆星、竹沥、葶苈之属。

防风 荆芥 半夏 陈皮 莱菔子 白芥子 苏子 江枳实 竹茹 云茯苓 炙草

便溏，苏子易苏梗。

风寒挟湿 寒湿之病，上甚为热。以上三证，亦有因于风热者。无论何病，有此三挟，皆可检用三方之药。

羌活 独活 防风 苍术 藿香 广木香 川厚朴 猪苓 赤茯苓 建泽泻

或加汉防己。

伤寒成温 寒一化热，便忌桂、麻。甚则须用膏、黄。大忌滋腻等药，及珠、黄、冰、麝。凡在温热病皆然。

葛根 黄芩 川黄连 生山栀 淡豆豉 牛蒡子 连翘 赤芍 丹皮 桔梗 生草

或加葱白头。

冬温 冬月病热，即是冬温，不可用正伤寒之桂、麻。甚则亦有须用膏、黄、芩、连者。

玉竹 白薇 生山栀 赤芍 丹皮 桑白皮 知母 白杏仁 桔梗 生草

用腊雪水煎。

春温 春月病热，即是春温。宜忌与冬温同。以上二证，即《伤寒论》中之温病也。

柴胡 葛根 黄芩 黄连 薄荷 桑叶 连翘 生山栀

赤芍　丹皮　生草

肝肾热,加羚羊角、黄柏、龙胆草、知母。

风温　春为风,风温在春为多。凡目赤颐肿,牙痛喉痧,皆是其微者,但为风热。

防风　川芎　左秦艽　薄荷　桑叶　淡竹叶　连翘　金银花　射干　马勃　桔梗　生草

咳加杏仁、橘红。

湿温　此证多见于首夏、初秋。甚者用苍术白虎汤。凡一人独病之温,通不得谓为瘟疫。

白芷　制苍术　厚朴　苡仁　川黄柏　川楝子　猪苓　赤苓　泽泻

或用茵陈蒿,或加牛膝、车前、川萆薢。

夏暑　暑即热也,亦曰中暍。其别有乘凉饮冷而病者,为寒霍乱,须用理中、四逆,及诸辛热方者,不在此例。

香薷　扁豆衣　厚朴　黄连　苏叶　藿香　青蒿　宣木瓜　赤苓　泽泻

酌加诸六一散。热甚不禁西瓜。

秋燥　此证最多咳逆,不用桂、麻。甚者须用石膏。其阳明燥金重候。不在此例。

薄荷　桑叶　杏仁　川贝母　牛蒡子　栝楼根、实　桔梗　生草

加枇杷叶。喉痛,加射干、马勃。

湿痰　随证可加胆星、枳实、竹沥之属。其土弱木强,可用香砂六君、归芍六君者,不在此例。

半夏　陈皮　茯苓　枳壳　竹茹　莱菔子　白芥子　厚朴　苏梗　藿梗

或加砂仁、豆蔻。呕加生姜。

燥痰　痰在脾为湿，在肺为燥。治脾宜燥，治肺宜润。其痰一也，而经病不同。

旋复花　杏仁　橘红　知母　贝母　栝蒌根　紫菀　款冬花　枇杷叶　冬瓜子

或加马兜铃、海蛤壳、青黛、海浮石。

寒饮　此为寒水之病，《金匮》详言之，法宜温中。甚者须用小青龙、理中、四逆、真武诸方。

半夏　陈皮　茯苓　干姜　制附子　枳实　白术　炙草

气滞甚，加厚朴。胃寒甚，加公丁香、吴茱萸、草果、益智仁。

结胸　此证详见《伤寒论》，与痞相似，不痛为痞，痛者结胸，有大小之别。治不外和胃解结，开通上下。

栝蒌实　枳实　厚朴　黄芩　黄连　干姜　半夏　陈皮　茯苓　炙草

寒实去芩、连，加薤白。水结胸，加附子。

痧疹　二证升散清凉，宜合用之，不可偏废。甚者须用石膏。切忌犀角。

升麻　葛根　柴胡　黄芩　赤芍　元参　金银花　连翘　牛蒡子　生山栀　生草

或加僵蚕、蝉蜕、西河柳

疟　此证往来寒热，发作有时，得汗解而复作。因于暑者，必用香薷。其久疟涉虚，须用何人饮者，不在此例。

柴胡　羌活　防风　半夏　黄芩　厚朴　枳壳　制香附　苏梗　炙草

寒多加桂枝。搜根须用槟榔。

痢　此证以里急后重，得除为验。涉暑，亦须香薷。其五更泄泻，须用四神丸者，与此相反。并忌桂枝。

厚朴　槟榔　枳实　神曲　楂炭　黄连　木香　赤芍　丹皮　黑山栀　赤苓　泽泻

甚者须用大黄。

淋浊　由心经蕴热，及湿热下注者多。其虚劳失精之宜补涩者，不在此例。自遗、梦遗，亦有不尽属虚者。

瞿麦　扁蓄　黄柏　川楝子　海金沙　猪苓　赤苓　泽泻　滑石

茎中痛，加甘草梢。甚者，须青麟丸。

失血　血证多矣，初起必有所因。凡理气达郁，清热降火之法，俱不可废，不即是虚劳也。

赤芍　丹皮　当归身　延胡索　川郁金　台乌药　黄芩　黑山栀

有瘀，加参三七。火热甚，用犀角地黄汤。

腰痛　此证诸经皆有之，而在太阳者最轻。经云腰为肾府，转摇不能，肾将惫矣者，不在此例。

独活　防风　青皮　枳壳　苏梗　乌药　延胡索　白术　赤芍　茯苓　炙草

连胁痛，加柴胡。兼胀，加木香。

耳聋　此证每属少阳，而疟后尤多。其为肾虚之宜磁朱丸者，不在此例。耳鸣亦然。

柴胡　川芎　黄芩　赤芍　半夏　陈皮　厚朴　枳壳　竹茹　茯苓　炙草

风热加牛蒡，湿热加苍术。

阳为阴遏　此证阳气为阴寒所抑，非阳之虚，乃阳之郁也。故贵升阳散火，以达火郁，与宜补之阳相反。

升麻　柴胡　羌活　独活　黄芩　半夏　陈皮　青皮　白术　白茯苓　生、炙甘草

涉虚者，补中益气汤。

肝阳不升　木火宜升，畅遂条达，则无病。俗有所谓肝阳升者，其实肝郁不伸也，故宜畅达。

柴胡　当归身　赤芍　川芎　香附　木香　郁金　丹皮　川楝子

有火者，加羚羊角。达郁用越鞠、逍遥丸。

女科调经　经阻之甚者，须用桃仁、红花。其作痛经者，须蒲黄、灵脂。有带，宜先治带。

川芎　柴胡　当归身、尾　赤、白芍　丹皮　香附　延胡索　石决明　郁金　泽兰叶

寒加炮姜炭。

止带　止者，以通为止也。甚者，须苍术、厚朴。有寒，宜炮姜、附子，并须茵陈。此证寒湿、湿热皆有之。

茵陈蒿　黄柏　黑山栀　赤芍　丹皮　牛膝　车前　猪苓　茯苓　泽泻

或加二三妙丸。

胎前 芩、术为安胎圣药。凡痃夏诸方,皆可移治恶阻。其保产无忧散,亦必用之药。不见虚证,切忌滋补。

黄芩 白术 砂仁 苏梗 当归身 赤、白芍 丹皮 炙草

气滞之甚,少加羌活、厚朴、枳壳。

产后 临产不外开骨散,产后不外生化汤,皆主佛手散一法,并须连服方效。若见他病,须照病治。

川芎 当归身 炮姜炭 单桃仁 炙草

瘀阻加蒲黄、延胡索。甚者,加五灵脂。

儿科 儿病都从食上起,故以消导为主。凡急惊用清法,慢惊用温法。并忌冰、麝、蛇、蝎、珠、黄、金、石及滋补药。

建神曲 焦谷、麦芽 半夏 陈皮 藿、木香 枳壳 山药 炙草

和中加姜、枣。热加黄连。寒加干姜。有虫加使君子、木榧子。

从来选方成书者,大都在已成名医之后,不勘轻浅之病。故凡有病即治,不使病大之方,皆不传于世。此颇不利于初病,且无益于初学。亦以病家未及大病,凡所服方,病愈而即弃之,绝不知病之得此方而始不大。故唯此不使病大之方,更不传于世也。孙蕴苓中瀚谓:常见有病之家,必俟病大而后问药。然病之既大,即难保其必愈,固不若治之于早,不使病大之为得矣。今夏在都,会检此册一二方,用之无不应手而愈,以是信其能不使病大也。将出都,就聚珍版印千帙,携归里门。兹复有所补缀,并删改原文处,非孙君于排印时有增损也。

癸未冬月，九芝并识

是册录成，客多以不载分两为嫌，无已，约略言之。凡方中荆、防、陈、半之属，通用钱半不注外，其他可用三钱者，如苏叶、连翘、山栀、神曲、楂炭、茯苓、猪苓、泽泻、淡豆豉、杏仁、薏仁、川楝子、车前子、扁豆衣、木瓜、贝母、海蛤壳、海浮石、香附、大黄、海金沙、滑石、归身、延胡索、石决明、桃仁、山药、使君子、木榧子、六一散、青麟丸、越鞠丸、逍遥丸、二妙丸、三妙丸。

然钱半之药，亦有时用至三钱，退至一钱者；三钱之药，亦有可用至五钱、一两者。其他用三五七分，多至钱许。如甘草、薄荷、葶苈、黄连、柴胡、川芎、香薷、青黛、马勃、砂仁、豆蔻、干姜、附子、丁香、吴茱萸、草果仁、益智仁、升麻、僵蚕、蝉蜕、桂枝、参三七、犀角、红花、炮姜炭。

然钱许之药，用以为君，亦有升至钱半者。此外，如生姜一片、葱白头二个、鸡内金一具、竹沥一杯、黑枣二枚，则大小且无定矣。

总之医家用药，随证重轻，临时酌量，岂有一定？如上云云，不过使病家略有端倪耳。

内经难字音义

[清]陆懋修 撰

弁　言

陆丈九芝，窥钻医学，愍俗医不明古训，诘屈难读，束阁不观。甚者又窜易篇，弟损改旧文，使轩岐古书，瘢纇遍体，二千年来，几至坠刹。因钻成《内经难字音义》一卷，爬梳理董于形声通假之故，塙有会心。如《素问·四气调神大论》：肾气独沉。据《周礼》壶涿氏先郑注，谓独、浊古通。《平人气象论》：前曲后居。据《汉书·郅都传》注，谓居与倨同。《刺腰痛论》：至头几几然。据《说文》言几，读若殊。《痿论》：主闰宗筋。据徐楚金系传，闰之言捆，谓闰当作烦捆解。凡此诸条，皆极审谛，非王冰旧释所能及。然则先生殆医经之陆元郎乎！

光绪十年仓龙甲申相月，世愚侄长洲王颂蔚

略　例

一、杜诗，读书难字过，即渊明不求甚解之意。其借书卷适情遣兴者，固无不可。若医家言，则一字一病，一字一治法。学者每苦《内经》有难字，置而弗读，则所失多矣。故摘其字之难者释之。其有字本非难，而音义别者，亦释之。如魏张揖难字仍收诂训臧获之类。

二、《灵枢》之名，始见《宋史·艺文志》，唐以前称《针经》。其文具见晋皇甫谧《甲乙经》内，非伪书也。明《道藏》本称《内经·灵枢》《内经·素问》，今仍之。

三、《素问》诸篇所引经曰，皆《灵枢》文。又《离合真邪论》明言：余闻九针九篇，夫子因而九之，九九八十一篇，余尽通其意矣。据此，则《灵枢》自当居《素问》之前。

四、《灵枢》有宋时史崧音释，太简。《素问》有林校、王注，其所音释亦略。今合两经并释之，而加详焉。

五、马莳、张志聪、黄元御辈，注释《灵》《素》，尽将古字改从今字。如雕作焦，梁作粱，雺霻雺霻作冲冲之类。黄氏且改削字句，移前掇后，不一而足，是皆不可依据。今所释悉从旧本。

六、反切悉用《广韵》，以归划一。《广韵》所无，兼取他韵。

七、引古注以证字义，不拘前后。如空，孔也，《汉书》注已三见。今取《后汉书·章帝纪》注。此类甚多，但求易辨，非遗前而取后也。

八、每篇各标《内经》原次于上，摘字为音。虑有相乱，或连上下二三字，或录全句，便检寻也。

九、字已见于《灵枢》者，于《素问》不再出字。已见于前篇者，于后篇不再出。若前后篇音义各别者，则两出之。

十、应释之字，必从其朔。然或所释已非初见，虽屡易稿，仍恐不免，阅者谅焉。

《灵　枢》

九针十二原第一

针：职深切。本作鍼，亦作箴。《史记·扁鹊传》：厉鍼砥石。《索隐》：鍼音针。《一切经音义》引《声类》：鍼，今作针。《山海经·东山经》：高氏之山，其下多箴石。注：可以为砥针，治痈肿者。

其空：空，苦动切，与孔通。《史记·五帝纪》：舜穿井为匿空旁出。《索隐》：音孔。《正义》：言舜潜匿穿孔，旁从他井而出也。《后汉书·章帝纪》：方空谷。注：空，孔也。《内经》空字多有作孔字解者，举此例之。

宛陈：宛，纡勿切。与苑、菀、郁通。《甲乙经》作菀。《素问·针解论》亦作菀。《礼·内则》：兔为宛脾。注：宛，或作郁。《史记·仓公传》：寒湿气宛。《集解》：音郁。陈，《汉书·食货志》陈陈相因。注：陈谓久旧也。《素问·奇病论》：治之以兰，治陈气也。注：陈谓久也。

补写：写，悉姐切。与泻通。《周礼》：稻人以浍写水。

内之：内，奴对切。古入字，通作内。《说文》：内，入也，自外而入也。《礼·月令》：无不务内。《吕氏春秋》季秋纪，作务入。《左·襄九年传》以出内火。《汉书·五行志》引作以出入火。本经小针解：徐内而疾出，疾内而徐出。

蚊虻:蚊,亦作蟁。虻,武庚切,亦作䖟。《说文》:蟁䖟,齧人飞虫。

腧:伤遇切。本作俞,亦作输。《素问·咳论》:治脏者,治其俞。注引《灵枢》:脉之所注为俞。本经作腧。《素问·奇病论》:治之以胆募俞。注:胸腹曰募,背脊曰俞。按:五脏各有井、荥、输、经、合五穴,谓之五俞。六腑各有井、荥、输、原、经、合六穴,谓之六俞。

镵:锄衔切。《史记·扁鹊传》:镵石挢引。《索隐》:镵,谓石针也。

鍉:都奚切。《玉篇》:锋也。

铍:敷羁切。《说文》:铍,大针也。《广雅·释器》:镵谓之铍。《三国志注·华佗别传》:令弟子数人,以铍刀决脉。

氂:莫袍切。《说文》:氂,犛牛尾也。《一切经音义》引《三仓》:氂,毛也。

喙:许秽切。《说文》:喙,口也。《一切经音义》引《通俗文》:兽口曰喙。又,《方言》:喙,息也。《国语·晋语》:献子伤曰,余病喙。注:喙,短气貌。义别。

痹:必至切。《一切经音义》引《苍颉训诂》:痹,手足不仁也。《汉书·艺文志》:痹十二病方三十卷。注:痹,风淫之病。

溜:力救切。《一切经音义》引《苍颉篇》:溜,谓水下垂也。《素问·阴阳别论》:阴阳相过曰溜。

滎:户扃切。《说文》:滎,绝小水也。按:五脏各有井、滎、输、经、合五穴。

四末:《左·昭元年传》:风淫末疾。注:末,四肢也。《礼·

乐记》:奋末广贲之音作。注:奋末,动使四肢也。

肓:乎光切。《说文》:肓,心下膈上也。《左·成十年传》:居肓之上。注:肓,膈也。

脖胦:脖,蒲没切。胦,于良切。《甲乙经》:气海穴,一名脖胦,在脐下。

本输第二

输:伤遇切。与腧通。《史记·扁鹊传》:五脏之输。《正义》:十二经皆以输为原。

廉:力监切。《说文》:廉,仄也。《九章算术》:边谓之廉。《仪礼·乡饮酒礼》:设席于堂廉东上。注:侧旁曰廉。

踝:胡瓦切。《说文》:踝,足踝也。《急就篇》:蹲踝跟踵相近聚。注:踝,足之内外踝也。《释名》:踝,确也。居足两旁,硗确然也。《大藏音义》引《声类》:踝,足外附骨也。内外为四踝。

辅骨:《素问·骨空论》:骸下为辅。又,《说文》:辅,人颊车也。《广雅·释亲》:辅,谓之颊。义别。

腘:古获切。《广雅·释亲》:腘,曲脚也。《荀子·富国篇》:诎要桡腘。注:腘,曲脚中。《素问·骨空论》:辅上为腘。《至真要大论》:腘如结。注:腘为膝后曲脚之中也。

侠谿:侠,胡类切。与挟通。《汉书·孙叔通传》:殿下郎中侠陛。注:侠与挟同。《释名》:挟,夹也,夹在旁也。《内经》挟字多作侠,举此例之。谿,苦奚切。《素问·气穴论》:肉之小会为谿。《甲乙经》:侠谿穴,在足指次指二歧骨间。

跗:甫无切。亦作趺。《仪礼·士丧礼》:乃屦,綦结于跗,连絇。注:跗,足上也。疏:谓足背也。《文选》束晳补亡诗:白华绛跗。注:跗与趺同。

胻:户庚切。亦作骱。《说文》:胻,胫耑也。《广雅·释亲》:胻,胫也。《史记·龟策传》:壮士斩其胻。《集解》:胻,脚胫也。

所将:《广雅·释诂》:将,行也。本篇将两脏,义同。

腨:市兖切。亦作踹、膊。《说文》:腨,腓肠也。《大藏音义》引《文字集略》:腨,胫之腹也。《素问·至真要大论》:腨如别。注:腨,骱后软活处也。按:即今俗所谓腿肚者是。

闭癃:癃,立中切。亦作瘙。《素问·宣明五气篇》:膀胱不利为瘙。又,《说文》:癃,罷病也。义别。

呿:近倨切。亦作欯。《玉篇》:张口貌。《庄子·秋水篇》:公孙龙口呿而不合。《释文》引司马注:呿,开也。《一切经音义》引《通俗文》:张口运气谓之欠欯。本经《经脉篇》:虚则欠欯。

欠:去剑切。《说文》:欠,张口气悟也。《释名》:欠,嵚也。开张其口作声,唇嵚嵚然也。

痿:于为切。《说文》:痿,痹也。《吕氏春秋·孟春纪》:多阴则蹷,多阳则痿。注:痿躄,不能行也。《汉书·哀帝纪》赞:即位痿痹。注引如淳曰:病两足不能相过,曰痿。《韩王信传》:如痿人之不忘起。注:痿,风痹病也。《素问·痿论》:大经空虚,发为肌痹,传为脉痹。

小针解第三

著:直略切。附也。《汉书·贾谊传》:如黑子之著面。

佖:毗必切。《汉书·杨雄传》羽猎赋:骈衍佖路。注:佖,满也。

怳:许访切。亦作恍。《楚辞》宋玉《登徒子好色赋》:怳若有望而不来。注:怳,失意貌。

濇:所力切。亦作涩。《说文》:濇,不滑也。《素问·至真要大论》:短而濇。注:来往不利,是谓濇也。

渗:所禁切。《说文》:渗,下漉也。《汉书·司马相如传》封禅文:滋液渗漉。注:渗漉,谓润泽下究。《杨雄传·河东赋》:泽渗漓而下降。注:渗漓,流貌。又,《素问·至真要大论》:淡味渗泄为阳。义别。

邪气脏腑病形第四

凑:仓奏切。亦作腠。《史记·扁鹊传》:君有疾在腠理。《正义》:腠,音凑,谓皮肤。《文心雕龙·养气篇》:凑理无滞。《素问·举痛论》:寒则腠理闭。注:凑,谓津液渗泄之所。

淖:奴教切。《尔雅·释言》《释文》引《字林》:淖,濡甚也。《广雅·释诂》:淖,湿也。

若:犹及也。《汉书·高帝纪》:若一郡降者,封万户。注:若者,豫及之辞。《后汉书·陈忠传》:若它郡县。注:若,及也。《内经》若字多有作及字解者,举此例之。

煄:之陇切。《甲乙经》作熏。

洒淅:洒,所买切。亦作灑。《素问·调经论》:洒淅起于毫毛。注:洒淅,寒貌。《风论》:腠理开,则洒然寒。注:洒然,寒貌。本经《经脉篇》:洒洒振寒。《伤寒论》:灑淅恶寒。

贲而起:贲,符分切。《谷梁·僖十年传》:覆酒于地而地贲。注:贲,沸起也。《甲乙经》:贲作大。

瘈疭:瘈,尺制切。亦作瘛。疭,子用切。《急就篇》:痈疽瘛疭痿痹痕。注:瘈疭,小儿之疾,即今痫病也。《汉书·艺文志》:瘈疭方三十卷。按:瘈之言掣,疭之言纵,即今俗所谓抽掣搐搦之证。

喉吤:吤,居拜切。《集韵》:声也。《甲乙经》作喉吤吤。

哕:于月切。《说文》:哕,气牾也。《一切经音义》引《通俗文》:气逆曰哕。按:哕与干呕、咳逆、噫噎并异,即今俗所谓打呃者是。

消瘅:瘅,都寒切。《尔雅·释诂》:瘅,劳也。《史记·仓公传》:风瘅客脬。《索隐》:瘅,病也。《素问·脉要精微论》:瘅成为消中。注:瘅,谓湿热也。又,得案切。亦作疸。《汉书·严助传》:南方暑湿,近夏瘅热。注:瘅,黄病。《山海经·西山经》:翼望之山有兽,名曰讙,服之已瘅。注:黄瘅病也。义微别。

维:脉名。按:《难经》奇经八脉有阳维、阴维,阳维维于阳,阴维维于阴。

颠:与癫、瘨通。《甲乙经》作癫。《广雅·释诂》:瘨,狂也。《急就篇》:疝瘕颠疾狂失响。注:颠疾,性理颠倒失常也。本经有《癫狂篇》。《素问·腹中论》:石药发瘨,芳草发狂。注:多喜曰瘨,多怒曰狂。

息肉:亦作瘜、腺。《一切经音义》引三苍:瘜,恶肉也。《方言》:腺腺也。注:谓息肉也。

瘘:卢候切。《说文》:瘘,颈肿也。《山海经·中山经》:合水多鱃鱼,食之不痈,可以已瘘。注:瘘,痈属也。中多有虫。

《素问·生气通天论》:陷脉为瘘。

息贲:贲,博昆切。《难经·五十六难》:肺之积,名曰息贲。

痠:素官切。与酸通。《广雅·释诂》:痠,痛也。《金匮方论》:虚劳四肢痠疼,小建中汤主之。《素问·刺热论》:先腰痛骱痠。

瘕:古牙切。《说文》:瘕,女病也。《素问·大奇论》:三阳急为瘕。注:血凝为瘕。

衄:女六切。本作衄。《说文》:衄,鼻出血也。

㿗疝:㿗,杜回切。亦作隤、颓、癞。《甲乙经》作癞。《集韵》引《苍颉篇》:㿗,阴病。《释名》:阴肿曰㿗,气下隤也。《素问·阴阳别论》:三阳为病,发寒热,其传为颓疝。《至真要大论》:阳明之胜,外发癞疝。

后沃沫:后,大便也。详下不得前后条。沃,乌酷切。《文选》张衡《西京赋》:地沃丰薛。注:沃,肥也。沫,莫拨切。《庄子·至乐篇》:干余骨之沫为斯弥。《释文》引李注:沫,口中汁也。按:后沃沫,谓大便下肥汁也。《素问·五常政大论》:赤沃下。《至真要大论》:少阴之胜,传为赤沃。少阳之胜,下沃赤白。注:沃,沫也。

瘚:居月切。《甲乙经》作厥。《说文》:瘚,屰气也。

蛕蝎:蛕,胡恢切。亦作蚘。《说文》:蛕,腹中长虫。蝎,胡葛切。《说文》:蝎,蝤蛴也。《尔雅·释虫》:蝎蛣蝠。注:木中蠹虫。

不得前后:《太元元数》云:九窍,一六为前,五五为后。《史记·仓公传》:令人不得前后溲。《索隐》:前溲谓小便,后溲谓大便也。

嗌:伊昔切。《说文》:嗌,咽也。《谷梁·昭十九年传》:嗌不容粒。注:嗌,喉也。《素问·至真要大论》:嗌塞而咳。注:嗌谓喉之下,接连胸中肺两叶之间者也。

阴痿:《史记·五宗世家》:胶西王端阴痿。《正义》:不能御妇人。

腄腄:腄,竹垂切。《甲乙经》作垂。

不月:《素问·阴阳别论》:二阳之病发心脾,女子不月。按:不月,谓月事不来也。

痔:直里切。《说文》:痔,后病也。《素问·生气通天论》:肠澼为痔。《释名》:痔,食也。虫食之也。

痏:荣美切。《文选》张衡《西京赋》:所恶成疮痏。薛注:疮痏,谓瘢痕也。《素问·缪刺篇》:去端如韭叶各一痏。注:痏,疮也。

腧申:《甲乙经》作揄伸。揄,余招切。详下《素问》揄臂条。伸,《广雅·释诂》:申,伸也。伸展也。

瞋:昌真切。《说文》:瞋,起也。《玉篇》引《埤苍》:瞋,引起也。

控睾:控,苦贡切。睾,古劳切。与皋通。《素问·至真要大论》:民病少腹控睾,引腰脊,上冲心痛。注:控,引也。睾,阴丸也。

澹澹:澹,徒鉴切。《说文》:澹,水摇也。《素问·刺热论》:其逆则项痛员员澹澹然。注:澹澹,为似欲不定也。

灸:居佑切。《说文》:灸,灼也。《素问·异法方宜论》:其治宜灸焫。注:火艾烧灼,谓之灸焫。《史记·仓公传》:形弊者,不当关灸镵石。

针染于巷:染,如检切。《汉书·司马相如传》子虚赋:割鲜染输。注引李奇曰:染,擩也。师古曰:擩,揾也。《大藏音义》引

《考声》:染,著也。《六书故》:揾,指按也。则染有按、著二义。巷,亦作衖。《说文》:巷,里中道也。《大藏音义》引《韵英》:巷,小街也。按:《素问·气府论》:气街动脉各一注。气街,穴名也。此言中气穴,则巷字当与街字义近。

根结第五

钳耳:钳,巨淹切。《甲乙经》作钳大者,耳也。

膲:即消切。《淮南子·天文训》:月死而蠃蛖膲。注:膲,肉不满。读若物醮炒之醮也。又,《广韵》:人之三焦。义别。

繇:余招切。《史记·苏秦传》:莫不尽繇。《索隐》:繇,摇动也。《素问·气交变大论》:筋骨繇复。注:繇,摇也。

膻:徒旱切。《说文》:膻,气海也。在两乳中间。

代:脉形也。《伤寒论》:脉来动而中止,不能自还,因而复动者,名曰代。

慓:抚招切。《说文》:慓,急也。《广雅·释诂》同。

膏梁:梁与粱通。《素问·通评虚实论》:肥贵人则高梁之疾也。注:梁,粱米也。

充郭:郭,古博切。《释名》:郭,廓也。《方言》:张小使大谓之廓。《素问·汤液醪醴论》:津液充郭。本经《胀论》:排脏腑而郭胸胁。《甲乙经》郭作廓。

慑辟:慑,尺涉切。按:当与聂、摄通。辟,房益切。《素问·调经论》:聂辟气不足。注:聂谓聂皱,辟谓辟叠也。《甲乙经》作慴辟。林校据《太素》作摄辟。

薄著:薄,旁谷切。《广雅·释言》:薄,附也。

寿夭刚柔第六

䐃:渠陨切。《玉篇》:腹中䐃脂也。

怫忾:怫,符弗切。《说文》:怫,郁也。《汉书·邹阳传》:太后怫郁。注:怫郁,蕴积也。忾,苦爱反。《广雅·释诂》:忾,满也。

不仁:《素问·风论》:卫气有所凝而不行,故其肉有不仁也。注:不仁,谓𤸷而不知寒热痛痒。《痹论》:皮肤不营,故为不仁。注:不仁者,皮顽不知有无也。

焠:士内切。《史记·天官书》:火与水合为焠。《荀子·解蔽篇》:有子恶卧而焠掌。注:焠,灼也。《素问·调经论》:焠针药熨。注:焠针,火针也。

熨:纡物切。本作尉。《史记·扁鹊传》:案扤毒熨。《索隐》:谓毒病之处,以药物熨贴也。

㕮咀:㕮,方矩切。咀,慈吕切。《广韵》:㕮,咀嚼也。《本草纲目》注:李杲曰,㕮咀,古制也。古无刀,以口齧细,令如麻豆,煎之。

马矢煴:矢,亦作屎。煴,于云切。《说文》:煴,郁烟也。《汉书·苏武传》:置煴火。注:煴,聚火无焱者也。按:此谓烧马矢郁烟,置盛酒器于中也。

晬:子对切。《类篇》:晬,时者。周时也。

官针第七

支为大脓:支,亦作榰、搘。《尔雅·释言》:榰,柱也。《释文》作搘拄。《国语·周语》:天之所支,不可废也。注:支,拄也。《甲乙经》作反为大脓。

本神第八

淫泆:泆,夷质切。《说文》:泆,水与荡泆也。《书·多士》:诞淫厥泆。

悗:母本切。《庄子·大宗师篇》:悗乎忘其言也。《释文》引李注:悗,废忘也。又,与懑通。《说文》:懑,烦也。《甲乙经》作闷。

挛:吕员切。《说文》:挛,系也。《素问·皮部论》:寒多则筋挛。注:挛,急也。

泾溲不利:《素问·调经论》:形有余则腹胀,泾溲不利。注:泾,大便。溲,小便也。林校据杨上善云:泾作经,妇人月经也。

喘喝:喘,昌兖切。《说文》:喘,疾息也。喝,于犗切。《玉篇》:嘶声。《后汉书·张酺传》:声音流喝。注引《广苍》:喝,声之幽也。本经《经脉篇》:喝喝而喘。《金匮方论》:蚀于上部,则声喝。

终始第九

将以甘药:《诗·周颂》:我将我享。笺:将,犹奉也。

膊:补各切。本作髆。《仪礼·少牢馈食礼》:不升肩臂臑膊骼。

为齐:《易·系辞》:齐大小者,存乎卦。注:齐,犹言变也。

缪刺:缪,靡幼切。《素问·缪刺论》:故络病者,其痛与经脉缪处,故命曰缪刺。按:谓左刺右,右刺左也。

反折:折,食列切。《广韵》:断而犹连也。《礼·月令》:视折审断。蔡邕《章句》:骨曰折。

舌卷:卷,巨员切。《庄子·徐无鬼篇》:有卷娄者。《释文》:卷娄,犹拘挛也。

噫:乌介切。《说文》:噫,饱食息也。《文选》司马相如《长门赋》:心凭噫而不舒兮。注引《字林》:噫,饱出息也。

燋:即消切。与焦通。《汉书·霍光传》:燋头烂额为上客。

经脉第十

臑:那到切。《广韵》:臂节。《仪礼·少牢馈食礼》:肩臂臑。注:臑,肱骨。

膨膨:膨,薄庚切。亦作彭。《玉篇》:膨,脝胀貌。《甲乙经》:心膨膨痛,尺泽主之。胸中膨膨然,邱墟主之。《脉经》:肺实胸中满,膨膨与肩相引。

瞀:莫候切。《楚辞》屈原《九章》:中闷瞀之忳忳。注:瞀,乱也。《庄子·徐无鬼篇》:予适有瞀病。《释文》引李注:瞀,风眩貌。

髃:过俱切。又,五口切。亦作腢。《说文》:髃,肩前也。《六书故》引《字林》:髃,肩前两乳间骨也。《急就篇》:胂腴胸肋喉咽髃。注:髃,肩前也。

鼽:巨鸠切。《说文》:鼽,病寒鼻窒也。《礼·月令》:民多鼽嚏。《一切经音义》引《通俗文》:鼽鼻曰齆。

頞:乌葛切。《说文》:頞,鼻茎也。《孟子》:疾首蹙頞。

客主人:穴名。《甲乙经》:上关穴,一名客主人,在耳前上廉起骨端。

颅:落胡切。亦作卢。《说文》:项颅,首骨也。《广雅·释亲》:项颅谓之髑髅。《汉书·武五子传》赞:头卢相属于道。注:卢,额骨也。

髀:并弭切。《说文》:髀,股也。《春秋·元命苞》:髀之为言跂也。阴二,故人两髀。《汉书·贾谊传》:至于髋髀之所。注:髀,股骨也。

膑:毗忍切。亦作髌。《说文》:膑,膝耑也。《文选》潘岳《西征赋》:狙潜铅以脱膑。注引郭璞《三苍解诂》:膑,膝盖也。

骭:古案切。《说文》:骭,骹也。《尔雅·释训》:骭疡为微。注:骭,脚胫。《淮南子·俶真训》:易骭之一毛。注:自膝以下,胫以上也。

咼:苦咼切。亦作呙、喎。《说文》:咼,戾不正也。《一切经音义》引《通俗文》:斜戾曰咼。

胗:章忍切。籀文作疹。《说文》:胗,唇疡也。《广雅·释诂》:胗,肿也。宋玉《风赋》:中唇为胗。《一切经音义》引三苍:胗,肿也。

得后与气:按:得后,谓得有屎也。与不得前后句义同。气,谓矢气。《广韵》:糟矢气。即此,今俗作屁。

溏:徒郎切。《广雅·释言》:溏,淖也。《一切经音义》引《通俗文》:和溏曰淖。

肩解:解,古隘切。《汉书·贾谊传》:所排击割剥,皆众理解也。注:解,支节也。《素问·气穴论》:内解写于中者十脉。注:解,谓骨解之中经络也。

胛:古狎切。《后汉书·张宗传》:中予贯胛。注:胛,背上两髆间。

䪼:职悦切。《广韵》:面秀骨。《急就篇》:头额頞䪼眉目耳。注:䪼,两颊之权也。《素问·至真要大论》:齿痛䪼肿。又,与准通。《玉篇》:汉高隆䪼龙颜。《史》《汉》皆作准。注:鼻也。义微别。

颔:胡感切。《方言》:颔,颐领也。南楚谓之颔。《释名》:颐,或曰颔车。颔,含也,口含物之车也。

髆:补各切。亦作膊。《说文》:膊,肩甲也。《汉书·武帝纪》:立皇子髆为昌邑王。注:许慎以为肩髆字。

踹:市兖切。《玉篇》:足跟也。《淮南子·人间训》:追者至,踹足而怒。注:踹足,躍足也。

顖:足晋切。亦作囟、顖。《说文》:囟,头会脑盖也。《玉篇》:顶门也。《孔子家语·本命解》:三年顖合,然后能言。

尻:苦刀切。《广雅·释亲》:尻,臀也。《一切经音义》引三苍:尻,髋也。《礼·内则》:兔去尻。

邪走:邪与斜通。《甲乙经》作斜趋。

䀮䀮:䀮,呼光切。《玉篇》:目不明。《脉经》:肾实目视䀮䀮,瞻虚目黄,失睛䀮䀮。

肠澼:澼,普击切。亦作辟。《素问·太阴阳明论》:贼风虚邪入五脏,久为肠澼。《阴阳别论》:阴阳虚,肠辟死。注:辟,阴也。林校据全元起本作澼。

憺憺:憺,徒滥切。《汉书·李广传》:威棱憺乎邻国。注引李奇曰:憺,犹动也。

锐眦:眦,在诣切。《说文》:眦,目厓也。《列子·汤问篇》:拭眦扬眉而望之。《释文》:目际也。本经《癫狂篇》:目眦外决于面者，为锐眦；在内近鼻者，为内眦。

髀厌：厌，于叶切。与压通。《说文》：厌，笮也。按：笮义同窄，谓狭窄处也。《素问·气穴论》：两髀厌分中二穴。注：谓环跳穴也。本经《肠胃篇》：会厌。《素问·气穴论》：两骸厌。《甲乙经》：颔厌穴。又，喑门穴，一名舌厌。义并同。

马刀侠瘿：本经《痈疽篇》：其痈坚而不溃者，为马刀侠瘿。《甲乙经》作马刀。《金匮方论》：痹侠背行，若肠鸣、马刀侠瘿者，皆为劳得之。《甲乙经》：胸满马刀，臂不得举，渊腋主之。马刀肿瘘，章门、支沟主之。侠与挟通。瘿，于郢切。《说文》：瘿，项瘤也。《博物志》：山居之人多瘿肿疾。《释名》：瘿，婴也。在项婴喉下也。

颃：胡郎切。亦作肮、亢。《史记·陈余传》：乃仰绝肮。《索隐》引苏林云：肮，颈大脉也。《汉书·娄敬传》：不搤其亢。注引张晏曰：亢，喉咙也。

狐疝：《素问·四时刺逆从论》：厥阴滑，则病狐疝风。林校据杨上善云：狐，夜不得尿，日出方得。人之所病与狐同，故曰狐疝。《金匮方论》：阴狐疝气者，偏有大小，时时上下。

卒然：卒，仓没切。《广韵》：急也，遽也。《孟子》：卒然问曰。《史记·仓公传》：其卒然合。

肬：羽求切。亦作疣。《说文》：肬，赘也。《释名》：肬，邱也。出皮上聚高，如地之有邱也。《荀子·宥坐篇》：曾未如肬赘。注：肬赘，结肉。

痂疥：痂，古牙切。疥，古拜切。《急就篇》：痂疕疥疠痴聋盲。注：痂，创上甲也。疥，小虫攻啮皮肤，漼错如鳞介也。

齲:驱雨切。亦作禹。《释名》:齲,齿朽也。虫啮之齿缺朽也。《说文》:禹,齿蠹也。《史记·仓公传》:齐中大夫病齲齿。《淮南子·说山训》:斲木愈齲。

经别第十一

肛:古双切。《史记·仓公传》:肛门重十二两。即广肠之门。

顀:直追切。《甲乙经》作椎。《素问·刺热论》:三椎下间主胸中热。注:脊节之谓椎。又,《说文》:顀,出额也。义别。

经水第十二

壮数:《魏志·华佗传》:若当灸不过一两处,每处七八壮。按:艾灸一灼谓之壮。其数以壮人为则,羸者减之。《素问·骨空论》:灸法以年为壮数。

渑:余陵切。亦作绳。《春秋释例》:渑水出齐国临淄县北,入时水。《水经注》引《左传》作绳。

漯:他合切。亦作濕。《说文》:濕水出东郡东武阳入海。《书·禹贡》作漯。

痟:相邀切。与消通。《周礼·疾医》:春时有痟首疾。注:痟,酸削也。

经筋第十三

頄:巨鸠切。《广韵》:颊间骨也。《易·夬卦》:壮于頄。注:頄,面权也。

眇:弭沼切。《素问·骨空论》:眇络季胁,引少腹而痛。

注:眇谓侠胁两旁空软处也。

蹻:其虐切。脉名。本经《脉度篇》:蹻脉有阴阳。按:《难经》:奇经八脉有阳蹻、阴蹻。

以马膏膏其急者:上膏如字。下膏,古到切。用以润物也。《礼·内则》:脂膏以膏之。《左·襄十九年传》:如百谷之仰膏雨焉,若尝膏之。

结于齐:齐与脐通。《甲乙经》作脐。《释名》:齐,剂也。肠端之所限剂也。

痫:户间切。《一切经音义》引《说文》:痫,风病也。又引《声类》:小儿瘨曰痫。《后汉书·王符传》潜夫论:哺乳多则生痫病。

痓:巨郢切。《说文》:痓,强急也。《玉篇》:风强病也。

目瞑:瞑,莫经切。《说文》:瞑,翕目也。《广韵》:合目瞑瞑。《后汉书·马援传》:甘心瞑目。

贯贲:贲,博昆切。《素问·脉要精微论》:内以候膈。注:肝主贲。贲,膈也。《难经·四十四难》:胃为贲门。

噼:普击切。按:字书无噼字。《庄子·田子方篇》:口辟焉而不能言。《释文》引司马注:辟,卷不开也。义相近。《甲乙经》作僻。

骨度第十四

䯊骬:䯊,胡葛切。骬,羽俱切。《广雅·释亲》:䯊骬,缺盆䯊也。《玉篇》《广韵》俱训肩骨。按:据此经文缺盆以下至䯊骬长九寸,则当在胸前。《甲乙经》:鸠尾穴一名䯊骬,在臆前蔽骨下五分是也。

骶:都计切。《广雅·释亲》:背谓之骶。《玉篇》:臀也。《素问·刺热论》:荣在骶也。注:脊窍之谓骶。

营气第十六

经隧:经与径通。《广雅·释言》:经,径也。隧,徐醉切。与遂通。《素问·调经论》:五脏之道,皆出于经隧。注:隧,潜道也。

营卫生会第十八

阳陇:陇与隆通。《素问·生气通天论》:日中而阳气隆。注:隆,犹盛也,高也。《史记·礼志》:是为大隆。《索隐》:隆者,盛也,高也。

夜瞑:瞑,莫贤切。与眠通。

泌:鄙密切。《史记·司马相如传·上林赋》:偪侧泌瀄。《索隐》引司马彪曰:泌瀄,相楔也。又引郭璞:泌,音笔。按:此经文泌糟粕,下文济泌别汁,泌义当与滗通。《一切经音义》引《通俗文》:去汁曰滗。

济:济与挤通。《国语·晋语》:二帝用师以相济也。注:济,读若挤。《甲乙经》济泌作渗泄。

四时气第十九

瘀:释类切。《集韵》:肿病。《甲乙经》作水。

筩:徒红切。《广雅·释诂》:筩,长也。

疠风:疠,力制切。亦作癞。《说文》:疠,恶疾也。《山海经·西山经》:英山有鸟,名曰肥遗,食之已疠。注:疠,疫病也。

或曰恶创。《素问·风论》:风之伤人也,或为疠风。疠者,有荣气热胕。其气不清,故使其鼻柱坏而色败,皮肤疡溃。

燻:许云切。亦作熏。《列子·汤问篇》:燻则烟上。

五邪第二十

行善掣:掣,昌列切。亦作瘛。《尔雅·释训》:掣,曳也。《释文》本或作瘛。《甲乙经》掣作瘈。《素问·气交变大论》:行善瘈,脚下痛。

寒热病第二十一

腊:思责切。亦作昔、焟。《说文》:昔,干肉也。《释名》:腊言干昔也。《广雅·释诂》:焟,干也。《易·噬嗑卦》:噬腊肉。

鞕:五争切。亦作硬。《玉篇》:坚也。《一切经音义》引《通俗文》:物坚硬谓之硗确。又引《字略》:强物坚曰硬。

瞋:昌真切。《说文》:瞋,张目也。《广雅·释诂》:瞋,张也。《庄子·秋水篇》:瞋目而不见邱山。又,与嗔通。怒也。义别。

腓:符非切。《说文》:腓,胫腨也。《易·艮卦》:艮其腓。疏:腓肠也。本文腓者,腨也。互详前腨字条。

癫狂第二十二

悸:其季切。亦作痵。《说文》:悸,心动也。

顑:玉陷切。《广韵》:长面也。本篇狂耳妄闻,治之取两顑。《甲乙经》顑字皆作颔。《史氏音释》作口感切。饥黄起行。失之。

漯漯:漯,他合切。《文选·木华海赋》:泋潰沦而滀漯。注:滀漯,攒聚也。

唏:许即切。叹声。《史记·十二诸侯年表》:纣为象箸,而箕子唏。《索隐》:唏,叹声也。

清:《庄子·人间世篇》:爨无欲清之人。《释文》:清凉也。《素问·五脏生成论》:腰痛足清。注:清亦冷也。《五常政大论》:其候清切。注:大凉也。

热病第二十三

痱:符非切。《说文》:痱,风病也。《汉书·贾谊传》:又类辟,且病痱。《灌夫传》:即阳病痱。又,《一切经音义》引《字略》:痱瘖,小种也。义别。

苛轸鼻:《甲乙经》作苛鼻干。《脉经》作苛菌为轸鼻。其义未详。

颞颥:颞,而涉切。颥,人朱切。《玉篇》:在耳前曰颞。颞颥,耳前动也。《甲乙经》:脑空穴,一名颞颥。耳聋,两颞颥痛,中渚主之。《脉经》作摄颥。

瘈:尺制切。亦作掣。《说文》:引纵曰瘈。

胳:古落切。《说文》:胳,腋下也。《广雅·释亲》:胳谓之腋。《一切经音义》引《埤苍》:胳,肘后也。《甲乙经》《脉经》俱作络。

噤齘:噤,渠饮切。《说文》:噤,口闭也。《一切经音义》引《通俗文》:口不闭曰噤。《楚辞》刘向《九叹》:口噤闭而不言。注:闭口为噤。齘,胡介切。《说文》:齘,齿相切也。《一切经音义》引三苍:齘,鸣齿也。《释名》:狝,齘也。痒搔之齿噤齘也。

《玉篇》:噤龂,切齿怒也。

怚:将预切。《说文》:怚,骄也。《甲乙经》作阻。按《方言》:佥怚,剧也。即险阻之假借字。

厥病第二十四

手足清至节:清,凉也。详前清字条。一本作青。按:青、清古字相通。《释名》:清,青也。《吕氏春秋·季冬纪》:使青荓进视。《水经注》引作清洴。此篇上文有手足寒至节句,可互证。俗解谓手足色青,失之。

憹:奴皓切。与嫍通。《说文》:嫍,有所恨也。

恲:抚庚切。亦作怦。《玉篇》:满也。

耵聍:耵,都挺切。聍,乃挺切。《一切经音义》引《埤苍》:耵聍,耳中垢也。《甲乙经》作摘抵。

淫泺:泺,匹各切。《素问·骨空论》:淫泺胫酸,不能久立。注:淫泺,谓似酸痛而无力也。

杂病第二十六

縠縠:縠,胡谷切。亦作瀫。《广韵》:水声。《甲乙经》作㬎㬎。

衃:芳杯切。《说文》:衃,凝血也。《素问·五脏生成篇》:赤如衃血者死。注:衃,谓败恶凝聚之血色,赤黑也。

嚏:都计切。《一切经音义》引《苍颉篇》:嚏,喷鼻也。《诗·邶风》:愿言则嚏。笺:汝思我心如是,我则嚏也。今俗人嚏,云人道我,此古之遗语也。

周痹第二十七

慉:许竹切。与畜、蓄通。《说文》:慉,起也。《后汉书·马融传》广成颂:疏越蕴慉。注:蕴慉,犹积聚。《甲乙经》作蓄。《素问·生气通天论》:阳畜积。又,《诗·邶风》:不我能慉。传:慉,养也。义别。

口问第二十八

谷气:谷与穀通。《甲乙经》作穀。《书·尧典》:昧谷。《周礼·缝人》注引作柳穀。《诗·邶风》:习习谷风。疏引孙炎《尔雅注》:谷之言穀。穀,生也。谷风者,生长之风。《汉书·王莽传》:其夕穀风迅疾。注:穀风谓谷风。《素问·阴阳应象大论》:谷气通于肝。本经《决气篇》:五谷与胃为大海也。《甲乙经》并作穀。

亸:丁可切。《广韵》:垂下貌。

师传第二十九

沧沧:《说文》:沧,寒也。《列子·汤问篇》:日初出,沧沧凉凉。《逸周书·周祝篇》:天地之间有沧热。注并同。

骺:古活切。《说文》:骺,骨端也。

肠胃第三十一

会厌:本经《忧恚无言篇》:会厌者,音声之户也。《难经·四十四难》:会厌为吸门。

上下辟:《文选》张协《七命》:万辟千灌。注:辟,谓叠之。

又引《典论》云:魏太子丕作百辟宝剑,长四尺。《素问·调经论》:聂辟气不足。注:辟,谓辟叠也。

五乱第三十四

嘿:莫北切。本作默。《左·昭十五年传》注释文静嘿,本或作默。《晏子春秋·内篇》:谏上,近臣嘿,远臣瘖。《太平御览》引作默。

胀论第三十五

胗:章忍切。亦作胗。《素问·奇病论》:无损不足,益有余,以成艾胗。注:谓久病。《甲乙经》作诊。又,唇疡曰胗。见前。义别。

五阅五使第三十七

緻:直利切。《说文》徐铉曰:緻,密也。《大藏音义》引《古今正字》:緻者,精微密緻也。

埤:符支切。《说文》:埤,增也。《广雅·释诂》:埤,益也。《诗·邶风》:政事一埤益我。传:厚也。

逆顺肥瘦第三十八

法式捡押:捡,居奄切。与检通。《汉书·黄霸传》:郡事皆以义法令捡式。注:捡,局也。押,胡甲切。与柙通。《扬子法言》:蠢迪检押。注:检押,犹隐括也。《后汉书·仲长统传》昌言法诫篇:是妇女之检柙。注:检柙,犹规矩也。

临临:临与隆通。《易·序卦》传:临者,大也。《诗·大雅》:与尔临冲。《释文》引《韩诗》作隆冲。《荀子·强国篇》:乃有临虑。《汉书·地理志》作隆虑。本经《通天篇》:太阴之人,其状临临然长大。

病传第四十二

乔:与蹻通。《素问·异法方宜论》:其治宜导引按蹻。注:蹻,谓捷举手足。

焫:如劣切。与爇通。《甲乙经》作爇。《一切经音义》引《通俗文》:然火曰焫。《礼·郊特》:牲焫萧。《释文》:焫同爇。《素问·异法方宜论》:其治宜灸焫。注:火艾烧灼谓之灸焫。

日昳:昳,徒结切。《周礼·司市》:日昃而市。注:日昃,昳中也。《初学记》引《纂要》:在未日昳。《素问·标本病传论》:冬日昳。注:日昳,谓午后八刻,未正时也。

早晡、下晡:晡,博孤切。与餔通。《玉篇》:申时也。《淮南子·天文训》:日至于悲谷,是谓餔时。《素问·标本病传论》:夏下晡。注:下晡,谓日下于晡时,申之后五刻也。夏晏晡,注:晏晡,谓申后九刻,向昏之时也。《甲乙经》早晡作晏晡。

淫邪发梦第四十三

刳:苦胡切。《说文》:刳,判也。《易·系辞》传:刳木为舟。

窌:居效切。与窖通。《广雅·释诂》:窌,藏也。《考工记·匠人》:囷窌仓城。注:穿地曰窌。《文选》马融《长笛赋》:庨窌巧老。注:深空之貌。

脜:除力切。《广韵》:肥肠。《考工记·弓人》:相胶。注:

䐈，黏也。

五变第四十六

漉：卢谷切。《说文系传》：漉水下皃。司马相如《封禅文》：滋液渗漉。

杌：五忽切。《玉篇》：树无枝也。又，《书·秦誓》：杌陧。注：杌陧，不安也。义别。

臗：苦官切。亦作髋。《广雅·释亲》：髋尻，臀也。《说文》：髋，髀上也。《释名》：髋，缓也。其腋皮厚而缓也。

稸：丑六切。与蓄通。《说文》：蓄，积也。《汉书·货殖传》：稸足功用。注：稸与蓄同。

本脏第四十七

骹：口交切。《说文》：骹，胫也。

麽：亡果切。《广雅·释诂》：麽，小也，微也。《文选》班彪《王命论》：又况幺麽不及数子。注引《通俗文》：不长曰幺，细小曰麽。

禁服第四十八

歃：山洽切。《左·隐七年传》：歃如忘。疏：歃，谓口含血也。

出縻：縻与靡、麋、糜并通。《易·中孚卦》：吾与尔靡之。《释文》引《埤苍》作縻，散也。《甲乙经》作麋。本经《百病始生篇》：多热则溏出麋。《甲乙经》又作糜。按：出縻，为大便不实之义。

五色第四十九

面王:《甲乙经》:素窌穴,一名面王,在鼻柱上端。

膀胱子处:《甲乙经》作膀胱字子处。膀,步光切。胱,古黄切。亦作旁光。《释名》:胞一曰膀胱,言其体短而横广也。《史记·扁鹊传》:别下于三焦膀胱。《正义》:膀胱者,津液之府也。《淮南子·说林训》:旁光不升俎。注:旁光,胞也。

胝:都训切。与骶通。又,丁尼切。胼胝,皮厚也。义别。

论勇第五十

横:户孟切。本作撗。《大藏音义》引《考声》:撗,不顺理也。《干禄字书》:撗通横,正。《说文》:从木。《汉书·田蚡传》:蚡日益横。注:横,恣也。

天年第五十四

楯:食尹切。《说文》:楯,阑槛也。

逆顺第五十五

逢逢:逢,薄红切。与蓬通。《孟子》:逢蒙。《汉书·艺文志》作逢门。《庄子·山木篇》作蓬蒙。《诗·大雅》:鼍鼓逢逢。《太平御览》作蓬蓬。《墨子·耕柱篇》:逢逢白云。

熇熇:熇,火酷切。《诗·大雅》:多将熇熇。传:熇熇,炽盛也。《素问·刺疟篇》:先寒后热,熇熇暍暍然。注:熇熇,甚热状。

五味第五十六

薤：胡介切。亦作䪥。《说文》：䪥，菜也。叶似韭。《礼·内则》：膏用䪥。《释文》：俗本多作薤。

水胀第五十七

肠覃：覃，慈荏切。与蕈通。《玉篇》：地菌也。《诗·周南》：葛覃序。《释文》：覃亦作蕈。

窠：苦条切。《说文》：窠，空也。穴中曰窠，树上曰巢。《广雅·释宫》：窠，巢也。

瘇：时冗切。与肿、尰通。《汉书·贾谊传》：天下之执方病大瘇。注引如淳：肿足曰瘇。《诗·小雅》：既微且尰。《说文》引作瘇。

鼟鼟：鼟，枯公切。《甲乙经》作殼殼。

贼风第五十八

祝：职救切。亦作呪。《书·无逸》：厥口诅祝。《诗·大雅》：侯作侯祝。传：作祝，诅也。

卫气失常第五十九

苑：纡勿切。与郁、宛、菀通。《诗·小雅》：我心苑结。《释文》：音郁。《淮南子·本经训》：百节莫苑。注：苑，病也。

玉版第六十

嘶：先稽切。《一切经音义》引《埤苍》：嘶，声散也。《汉书·王莽传》：大声而嘶。注：嘶，声破也。

骏：《尔雅·释诂》：骏，大也，长也。

五味论第六十三

绻：去阮切。与卷通。《释名》：卷，绻也。相约束缱绻以为限也。

阴阳二十五人第六十四

能春夏不能秋冬：能，奴代切。与耐通。《甲乙经》作奈。《汉书·食贷志》：能风与旱。《晁错传》：其性能寒，其性能暑。《赵充国传》：汉马不能冬。注：皆云能，读曰耐。

釱：《甲乙经》作钛，音太。字书无钛字。《韵略》：釱，大计切。《汉书·食贷志》：釱左趾。注：釱，足钳也。《史记》作釱。

判：《素问·五常政大论》：少角与判商同。注：判，半也。

胤：以忍切。《类篇》：当脊肉。

质：《广雅·释诂》：质，正也。《小尔雅》《广言》同。

桎：之日切。《说文》：桎，械也。《一切经音义》引《苍颉篇》：偏著曰桎。

髯：汝监切。亦作䫇。《说文》：髯，颊须也。《释名》：在颊耳旁曰髯。

吻：武粉切。《说文》：吻，口边也。《广雅·释亲》：咡，谓之吻。《文选》陆机《文赋》：始踯躅于燥吻。注引《苍颉篇》：吻，唇两边也。

画：胡麦切。《说文》：画，界也。

瘃:陟玉切。《说文》:瘃,中寒肿覈。《汉书·赵充国传》:手足皲瘃。注引文颖曰:瘃,寒创也。

髭:即移切。本作頾。《说文》:頾,口上毛也。《释名》:口上曰頾。頾,姿也。为姿容之美也。

百病始生第六十六

募原:募,慕各切。与膜通。《素问·奇病论》:胆募俞。注:胸腹曰募。《举痛论》:膜原之下。注:膜谓膈间之膜,原谓膈肓之原。

忧恚无言第六十九

恚:于避切。《说文》:恚,恨也。《史记·绛侯世家》:冒絮提文帝。《索隐》:恚者,嗔也。

寒热第七十

瘰疬:瘰,郎果切。疬,郎击切。《广韵》:疬筋结也。巢氏《诸病源候论》:风邪毒气客于肌肉,结为瘰疬。

鼠瘘:鼠,舒吕切。亦作癙。《尔雅·释诂》:癙,病也。《淮南子·说山训》:狸头愈鼠。

邪客第七十一

秫:食聿切。《说文》:秫,稷之黏者也。《急就篇》:稻黍秫稷粟麻秔。注:秫,似粟而黏,亦可为酒。按:即今糯稻。

通天第七十二

下齐湛湛:《左·襄二十二年传》:以受齐盟。注:齐,同也。

湛,都含切。《说文》作媅,乐也。《诗·小雅》:和乐且湛。传:乐之久也。按:此言太阴之人,下同于湛乐者流也。《甲乙经》齐作济。

諟谛:谛,亦作谛。《说文》:諟,理也。谛,审也。《广雅·释诂》:諟,是也。谛,諟也。《关尹子·九药篇》:谛毫末者,不见天地之大。

谭:徒含切。《玉篇》:大也。

黮黮:黮,徒感切。《文选》左思《魏都赋》:榱题黮黮。注引《声类》:黮,深黑色也。束皙《补亡诗》:黮黮重云。注:黮黮,云色不明貌。

暶暶:暶,似宣切。《玉篇》:好貌。

论疾诊尺第七十四

解㑊:解,胡懈切。与懈通。㑊,羊益切。《素问·平人气象论》:尺脉缓涩谓之解㑊。《玉机真脏论》:冬脉太过,则令人解㑊。《刺疟论》:足少阳之疟,令人解㑊。《刺要论》:刺骨无伤髓,髓伤则销铄胻酸,体解㑊然不去矣。注:解㑊,谓强不强,弱不弱,热不热,寒不寒,解解㑊㑊然,不可名之也。

辦:当与瓣通。薄苋切。《说文》:瓣,瓜中实也。

痎:古谐切。《说文》:痎,二日一发疟也。《素问·疟论》:疟皆生于风。注:痎,犹老也。亦瘦也。

刺节真邪第七十五

䬣:一结切。与噎通。《说文》:噎,饭窒也。《汉书·贾山传》:祝䬳在前。注:䬳,古噎字。谓食不下也。

口说书卷:卷,居倦切。亦作弮,与券通。《说文》:券,契也。按:此谓口说而书之于卷也。《史记·高祖纪》:常析券弃负。《索隐》:古用简札书,故可析。

脆道:《甲乙经》作越道。

剽:匹妙切。《说文》:剽,砭刺也。

渐洳:渐,子廉切。洳,人恕切。亦作澤。《广雅·释诂》:渐,湿也。《说文》:澤,渐湿也。《汉书·东方朔传》:涂者,渐洳径也。注:渐洳,浸湿也。

痒:余两切。与癢通。《玉篇》:痛,痒也。《抱朴子·塞难篇》:人不能自知其体老少痛痒之何故。

疼:徒冬切。《广雅·释诂》:疼,痛也。《释名》:疼痹,痹气疼疼然烦也。《一切经音义》:疼下里间。音腾。

卫气行第七十六

朌朌:朌,普巴切。分明之貌。

九宫八风第七十七

叶蛰:叶,胡颊切。《玉篇》:古文协字。《书·尧典》:协和万邦。传:协,合也。蛰,直立切。《说文》:蛰,藏也。

九针第七十八

寤:五故切。与悟通。《文选》张衡《东京赋》:盍亦览东京之事以自寤乎?薛注:自寤,自觉悟也。《尔雅》序:别为音图,用祛未瘖。

岁露论第七十九

郄:去约切。与卻、却通。《素问・四时刺逆从论》:气血内却。注:却,闭也。

戲:字书无戲字,当与残通。

大惑论第八十

擷:胡结切。亦作襭。《说文》:以衣衽扱物谓之襭。或从手,扱收也。《尔雅・释器》:扱衽谓之襭。

痈疽第八十一

癃:与癰通。《史记・穰侯传》:如以千钧之弩决溃癃也。

草萓:萓,鱼羁切。《玉篇》:萓,萮草。《甲乙经》作草蓂。

血泣:泣,色力切。与蹬、澀、濇通。《素问・六节脏象论》:多食咸,则脉凝泣而变色。又,凝于脉者为泣。注:谓血利不行。《调经论》:寒则泣不能流。注:泣,谓如雪在水中凝住而不行去也。

菰瓠:菰,古活切。瓠,落侯切。《玉篇》:菰瓠,土瓜也。《广韵》:同苦蒌,果蓏也。《玉篇》:苦蒌,齐人谓之瓜蒌。

葠翹草:葠,力膺切。与菱、蔆通。《说文》:蔆,芰也。《汉书・司马相如传》子虚赋:外发夫容葠华。《史记》作蔆。《文选》作菱。翹,渠遥切,与翘通。《玉篇》:连翘草也。《尔雅・释草》:连异翘。《释文》:翘字亦作翹。

《素　问》

上古天真论第一

徇齐：徇，辞闰切。齐，侧皆切。《史记·五帝纪》索隐：徇齐，皆德也。《孔子家语》及《大戴礼》并作叡齐。《史记》旧本亦有作濬齐，盖古字假借徇为濬。濬，深也。王注：徇，疾也。与《史记集解》同失之。

迺：奴亥切。古文乃字。《尔雅·释诂》：迺，乃也。

耗：呼到切。亦作秏。《文选》曹植《七启》：耗精神于虚廓。注引《苍颉篇》：耗，消也。

惔：惔，徒滥切。与憺通。本经《阴阳应象论》《移精变气论》皆作憺。

解堕：解，古隘切。与懈通。《释名》：懈，解也，骨节解缓也。堕与惰通。《大戴礼·盛德篇》：小者偷堕。注：堕，解堕也。《礼·月令》：季秋行春令，则民解惰。

寿敝：敝。王注：尽也。《汉书·枚乘传》：敝无穷之乐。注：敝，尽也。《灵枢·五十营篇》：故五十营备，得天地之寿矣。

嗔：昌真切。《说文》：嗔，盛气也。《广韵》：怒也。与瞋通。

四气调神大论第二

亟夺：亟，去吏切。王注：数也。《礼·少仪》：亟见曰朝夕。

《左·成十年传》:吾先君之亟战也,有故。

名木:按此当作大木解。《礼·礼器》:因名山升中于天。注:名,犹大也。《国策·秦策》:王不如因而赂一名都。注:名,大也。王注谓名木珍果,失之。

菀槀:菀,与苑、宛、郁通。本经《生气通天论》:大怒则行气绝,而血菀于上。槀,苦浩切。《说文》:槀,木枯也。《易·说卦传》:离为枯上槁。

焦满:按此谓肺气焦枯,烦满也。本经《痿论》:肺热叶焦。《痹论》:肺痹者,烦满喘而呕。王注:焦,谓上焦也。林校:据全元起本作进满,皆失之。

独沉:《甲乙经》作浊沉。林校据《太素》作沉浊。按:独、浊古字相通。《周礼》壶涿氏郑司农注:独,读为浊。沉,直深切。《周礼·酒正》:三曰沉齐。《释名》:沉齐,浊滓沉下,汁清在上也。

生气通天论第三

喘喝:二字已见《灵枢·本神篇》:喝,嘶声,声之幽也。王注谓大呵出声,则近呼喝之义,非暑病所有。

緛:而兖切。王注:缩也。《太元》:耎,云阳气能刚能柔,能作能休,见难而缩。范注:耎而自缩,故谓之耎。耎,与緛通。《广雅·释诂》:緛,缩也。

则张:张,知亮切。《广雅·释诂》:张,大也。

辟积:辟,当读若襞积之襞。《灵枢·根结篇》:偏辟。《肠胃篇》:上下辟。意同。

痤痱:痤,昨禾切。《说文》:痤,小肿也。《广雅·释诂》:痤,痈也。《淮南子·说林训》:溃小疱而发痤疽。注:痤疽,痈也。《管子·法法篇》:痤睢子,矿石也。注:痤,痈也。痱,方味切。《玉篇》:热生小疮。王注以为风瘾,失之。

高梁:与膏粱通。《灵枢·根结篇》:膏粱。义同。

足生大丁:丁,本作疔。《集韵》:疔,当经切。音丁。病创也。按:足生大丁,谓高梁厚味,足以致疔毒之大。王注谓丁生于足,林校谓饶生大丁,皆失之。

皶:侧加切。亦作皻。王注:皶,刺长于皮中,形如米,或如针,俗曰粉刺。又《类篇》:鼻上疱也。义别。

俞气:俞,伤遇切。与腧、输通。详《灵枢》腧字条。

魄汗:王氏无训。按《灵枢·本神篇》:并精而出入者,谓之魄。本经《宣明五气论》:肺藏魄。《六节脏象论》:肺者,气之本,魄之处也。其华在毛,其充在皮,汗出于皮毛,故曰魄汗。

沮弛:沮,慈吕切。弛,本作弛。言坏废也。《诗·小雅》:何日斯沮。传:沮,坏也。《谷梁·襄二十四年传》:弛侯。注:弛,废也。本经《五脏生成篇》:多食辛,则筋急而爪枯。可以互证。王注训沮为润,训弛为缓,失之。

乃央:《广雅·释诂》:央,尽也。《楚辞》屈原《离骚》:时亦犹其未央。注:央,尽也。王注训央为久,失之。林校谓央,乃殃也。古文通用,亦强解。

阴阳应象大论第五

病之形能:王氏音义于上文"能冬"云,奴代切,下形能同。

按:此当读本音,谓病之所能也。本经《阳明脉解篇》云:皆非其素所能也。病反能者,何也?可以互证。

掣:时制切。《甲乙经》作掣。《集韵》本作㨖,或作挈。《玉篇》作㔟。《易·睽卦》:其牛掣。郑本作㔟。《说文》引作㨖。

阴阳离合论第六

𩅦𩅦:《篇海》有此字,音中。明熊宗立本亦音中。林校云:别本𩅦𩅦作衝衝。王氏:𩅦字无音,注:言气之往来也。盖即《易·咸卦》憧憧往来为训。衝、冲古字相通,则亦以𩅦为冲矣。按:《集韵》:憧,有冒容、诸容二切。诸容切,音钟,与中字音近。

阴阳别论第七

痟:乌悬切。王注:痟,痠痛也。《文选》谢灵运《登临海峤与从弟惠连》诗注引《说文》曰:痟,疲也。《列子·杨朱篇》:心痟体烦,内热生病矣。殷敬顺《释文》:音一错反。

索泽:索,苏各切。王注:皮肤润泽之气皆散尽也。《礼·檀弓》:吾离群而索居。注:索,犹散也。《说苑·权谋篇》:索也者,尽也。

灵兰秘典论第八

氂:里之切。亦作釐。《汉书·律历志》:不失毫氂。注引孟康曰:十豪曰氂。

六节脏象论第九

罷极:罷,符羁切。《史记·平原君传》:臣不幸有罷癃之疾。《索隐》:罷癃为背疾,言腰曲而背隆高极。《吕氏春秋·仲夏纪》:耳谿极。注:极,病也。

五脏生成篇第十

胝膓:胝,丁尼切。膓,侧救切。《汉书·贡禹传》:手足胼胝。注:胝,茧也。膓与皺通。《集韵》:膓,皺也。

草兹:王注:兹,滋也。言如草初生之青色也。《说文》:兹,草木多益也。《尔雅·释器》:蓐谓之兹。

炲:徒哀切。亦作炱。王注谓炲,煤也。《一切经音义》引《通俗文》:积烟以为炱煤。

绀:古暗切。《说文》:绀,帛深青扬赤色。《释名》:绀,含也,青而含赤色也。王注:薄,青色。失之。

朝夕:与潮汐通。《文选》郭璞《江赋》:或夕或朝。注引《抱朴子》曰:麋氏云朝者,据朝来也;言夕者,据夕至也。

鬲:古核切。亦作膈。《玉篇》:胸膈也。《释名》:膈,隔也。隔塞上下,使气与隔不相乱也。《甲乙经》作膈。

胠:去鱼切。王注:胁上也。《说文》:胠,腋下也。

异法方宜论第十二

食胕:王注:言其所食不芬香。林校据全元起云:食鱼也。按:胕,符遇切。与腑通。又,冯无切。肤肿也。俱与本文义不合。全、王二注均失之。当依《甲乙经》作臊。

移精变气论第十三

僦货季:人名。王注:谓岐伯祖世之师。僦,即就切。《广雅·释言》:僦,赁也。僦与贷义相类。

汤液醪醴论第十四

莝:粗卧切。《说文》:莝,斩刍也。

诊要经终论第十六

憿著:林校云:别本憿作㬠。又作撽。按:憿,古尧切。《说文》:幸也。㬠,古了切。《玉篇》:胫行滕也。撽,古历切。与系通。合之本文之义,㬠字稍近。又《广雅·释诂》:繁,缠也。《汉书·司马相如传》:苛察缴绕。注:犹缠绕也。当亦通。

目睘:睘,渠营切。王注:睘,谓直视如惊貌。《说文》:睘,目惊视也。

脉要精微论第十七

眴仆:眴,许县、黄练二切。《文选》扬雄《剧秦美新》:臣尝有颠眴病。注:眴与眩古字通。又舒闰切。与瞬、瞚通。义别。

平人气象论第十八

妊:汝鸩切。亦作妊。《说文》:妊,孕也。《广雅·释诂》:妊,傷也。《释言》:妊娠也。《后汉书·章帝纪》:今诸怀妊者,赐胎养。谷注引《说文》亦作娗。

前曲后居:曲。《甲乙经》作鉤。居,居御切。与倨通。《考工纪》:冶氏已倨则不入,已句则不决。注:已倨,谓微直而邪多也。《礼·乐纪》:倨中矩,句中鉤。《汉书·酷吏郅都传》:丞相条侯至贵居也。注:居与倨同。

玉机真脏论第十九

目匡:匡与眶通。《史记·淮南王安传》:涕满匡而横流。本经《刺禁篇》:刺匡上陷骨中脉。注:匡,目匡也。

三部九候论第二十

参伍不调:《易·系辞》:参伍变。疏:参,三也。伍,五也。《说卦传》:参天两地而倚数。虞注:参,三也。《周礼·小司徒》:五人为伍。《说文》:伍,相参五也。本文盖谓或三或五,其数不调。王氏以参校类伍为训,失之。

蠕蠕:蠕,而兖切。亦作蝡。《说文》:蠕,动也。《史记·匈奴传》:跂行喙息蠕动之类。《索隐》引三苍:蠕,蠕动貌。音软。

脏气法时论第二十二

焠埃:埃,乌开切。《广雅·释诂》:埃,爇也。《玉篇》:炫也,热也。

郄:绮戟切。与郤、隙通。《玉篇》:穿穴也。《史记·张释之传》:虽锢南山,犹有郄。《汉书》作隙。《庄子·知北游》:若白驹之过郤。《释文》本亦作隙,孔也。又《灵枢·岁露篇》:腠理郄。义别。

保命全形论第二十五

黔首:黔,巨淹切。《说文》:黔,黎也。秦谓民为黔首,谓黑色也。

瞚:舒闰切。亦作瞬。与眴通。《说文》:瞚,开阖目动摇也。《庄子·庚桑楚篇》:终日视而目不瞚。《释文》:瞚,动也。

离合真邪论第二十七

抓:侧绞切。《广雅·释诂》:抓,搔也。《庄子·徐无鬼篇》:有一狙焉,委蛇攫搔见巧乎王。搔,即抓字。《文选》枚乘《谏吴王书》:手可擢而抓。注引《庄子》曰:椽樟所生,可抓而绝。

通评虚实论第二十八

缨脉各二:王注:足阳明脉也。近缨之脉,故曰缨脉。缨,谓冠带也,以有左右,故曰各二。按《说文》:瘿,颈瘤也。《灵枢·寒热病篇》:颈侧之动脉人迎,足阳明也,在婴筋之前。此缨字,当与瘿、婴义通。

蹠跛:蹠,之石切。亦作跖。《说文》:蹠,足下也。跛,布火切。《说文》:跛,行不正也。《礼·问丧》:跛者不踊。《释文》:跛,足废也。

阳明脉解篇第三十

惋：乌贯切。《广韵》：惊叹也。

骂詈：詈，力智切。《说文》：骂也。《释名》：骂，迫也，以恶言被迫人也。詈，历也，恶言相弥历也。亦言离也，以此卦离之也。

热论第三十一

谵言：谵，之廉切。《甲乙经》作讝。王注：谓妄谬而不次也。《一切经音义》引《埤苍》：谵，多言也。本经《厥论》，林校据全元起云：谵言者，气虚独言也。

评热病篇第三十三

痝然：痝，莫江切。与厖通。《尔雅·释诂》：厖，大也。本经《风论》：面痝然浮肿。

可刺不：不，甫鸠、方九二切。《说文》：否，不也。《书·尧典》：否德。疏：否，古今不字。

刺疟篇第三十六

暍暍：暍，于歇切。亦作瘍、煬。王注：暍暍，热盛也。《说文》：暍，伤暑也。《广雅·释诂》：暍，暖也。《淮南子·人间训》：武王荫暍人于樾下。注：武王哀暍人之热，故荫之于樾下。

气厥论第三十七

柔痓:痓,充子切。《说文》无此字。《广雅·释诂》:痓,恶也。王注:骨痓强而不举。按本经《厥论》:痓,治主病者。林校据全元起本,痓作痉。《说文》:痉,强急也。痓但训恶,无强意,当定为痉字之讹。

虙瘕:虙,房六切。古伏字。伏羲氏。《汉书·五行志》作虙义。

食亦:《甲乙经》亦作㑊。王注:食亦者,谓食入移易而过,不生肌肤也。亦,易也。

衊:莫结切。《说文》:衊,污血也。王注同。

举痛论第三十九

炅:古迥切。王注:热也。又,《说文》:炅,见也。《广韵》:光也。义别。

腹中论第四十

乌鲗鱼骨:鲗,昨则切。亦作鰂。《甲乙经》作贼。《说文》:鲗,乌鲗鱼也。《一切经音义》引《埤苍》:鰞鲗鱼,腹中有骨,出南郡,背有一骨,阔二寸许,有鬐甚长,口中有墨,瞋则潠人。《古今注》:乌鲗一名河伯度事小吏。临海纪:乌鲗以其怀板含墨,故号小吏鱼也。《尔雅翼》:鰞鲗,状如革囊,背上独一骨,形如樗蒲子而长,名海螵蛸。王注引古《本草经》:乌鲗鱼骨,主治女子血闭。

藘茹:藘,力居切。《甲乙经》作闾。王注引古《本草经》:藘茹,主散恶血。《太平御览》引《范子计然》曰:闾茹,出武都,黄色者善。

刺腰痛篇第四十一

锤:驰伪切。《广雅·释器》:权谓之锤。《汉书·律历志》:五权之制。注:锤者,称之权也。

几几:几,市朱切。《说文》:几,鸟之短羽。飞几几也,象形。读若殊。《伤寒论》:太阳病,项背强几几。

胂:失人切。《说文》:胂,夹脊肉也。《广雅·释亲》:胂谓之脢。《急就篇》:胂腴胸胁喉咽髃。注:胂,夹脊肉也。王注:两髁胂,谓两髁骨下坚起肉也。

风论第四十二

怢慄:怢,他骨切。《文选》王褒《四子讲德论》:凡人视之怢焉。注引《广苍》:怢,忽忘也。慄,力质切。《广雅·释言》:慄,战也。《诗·秦风》:惴惴其慄。传:慄,惧也。王注:怢慄,卒振寒貌。《甲乙经》作解㑊。林校据全元起本作失味。

胼:普辛切。《广雅·释器》:胼,白也。王注:胼,谓薄白色也。

吓:呼格切。与赫通。《诗·大雅》反予来赫。笺:口拒人谓之赫。《释文》:赫,亦作吓。《庄子·秋水篇》:鸱得腐鼠,鹓雏过之,仰而视之曰吓。《释文》引司马注:吓,怒其声,恐其夺己也。

痿论第四十四

有渐于湿：渐，子廉切。《广雅·释诂》：渐，渍也。《荀子·大略篇》：兰茝藁本，渐于蜜醴。注：渐，浸也。《汉书·董仲舒传》赞：然考其师友，渊原所渐。注：渐，浸润也。《庄子·胠箧篇》：知诈渐毒。《释文》引崔注：渐毒，犹深害也。按以上数解，与本文均合。

闰宗筋：《说文系传》曰：闰之言擱也。儒均反。若今俗缝衣，一长一短者，则蹙其长以就短，谓之擱。《集韵》：擱，而宣切。《考工记·鲍人》注：亲手烦擱之。《诗·葛覃》笺：烦擱之。《释文》引《字略》：烦擱，犹捼挲。按：闰字王氏无注。《系传》云云与本文义合，特取证之。他本讹作润，或曰闰与润同，亦非。

病能论第四十六

生铁洛：洛，《甲乙经》作落。按：洛、落古字相通。《春秋·闵元年》：公及齐侯盟于落姑。《左》作落。《公羊》《谷梁》皆作洛。王注：铁洛，主之下气。

麋衔：麋，武悲切。《说文》：麋，鹿属。又与蘪通。《尔雅·释草》：蘪芜。注：蘪，香草。又，蘪从水生。疏：草从水生曰蘪。王注：麋衔主治风湿筋痿，本草一名薇衔，一名鹿衔。《水经注》：魏兴锡义山多生麋衔草，有风不偃，无风独摇。

大奇论第四十八

雍：本文肺雍、肝雍、肾雍三雍字，《甲乙经》皆作痈。按：雍亦作雝。雍、痈古字通用。《孟子》：于卫主痈疽。《史记》作雍渠。《韩非子》作雍鉏。《说苑》作雍雎。又与壅通。《释名》：痈，壅也。气壅否结，裹而溃也。

菀熟：王注：菀，积也。熟，热也。本经《疏五过论》注同。《脉经》作菀热。《甲乙经》作寒热。

脉解篇第四十九

脽：视佳切。《说文》：脽，尻也。《广雅·释亲》：臀谓之脽。《汉书·东方朔传》：连脽尻。注：脽，臀也。

瘖俳：瘖，于金切。《说文》：瘖，不能言也。俳，蒲皆切。王注：废也。又，《说文》：俳，戏也。义别。

刺要论第五十

泝泝：泝，桑故切。本经《皮部论》：泝然起毫毛。注：泝然，恶寒也。《甲乙经》作淅。

刺禁论第五十二

鼠仆：仆，蒲木切。王注：内结为肿，如伏鼠之形也。《诗·大雅》：景命有仆。传：仆，附也。《文选》司马相如《子虚赋》：仆乐齐王。注引《广雅》曰：仆，谓附著于人。《甲乙经》作鼷，音卜。《字书》无鼷字。《广雅·释兽》：鼷鼥，鼠属。林校据别本：仆一作鼷。《气府论》注：气街在脐下横骨两端，鼠鼷上一寸也。则是穴名，非病名矣，失之。

长刺节论第五十五

皮髓:王注:皮髓,谓脐下五寸横约文。《字书》无髓字。王氏释音作皮髓,古活切。《说文》:髓,骨耑也。林校据全元起本作皮髓。

髂髎:髂,枯驾切。《文选》扬雄《解嘲》:折胁摺髂。注引《埤苍》:髂,腰骨也。髎,落萧切。《玉篇》:髋也。《史记·货殖传》:马蹄躈千。《集解》:躈,马八髎也。《索隐》引《埤苍》:尻骨,谓八髎。王注:髂为腰骨,髎为居髎,腰侧穴也。《甲乙经》髎字皆作窌。

皮部论第五十六

害蜚:蜚,府尾、扶沸二切。王注:蜚,生化也。害,杀气也。杀气行则生化弭,故曰害蜚。

廪:力念切。王注:廪,积也,聚也。《国语·周语》:廪于籍东南,钟而藏之。《管子·山国轨篇》:泰春,民之且所用者,君已廪之矣。注:廪,藏也。

气穴论第五十八

中胎:胎,两举切。亦作吕。《甲乙经》作膂。《说文》:吕,篆文作膂,脊骨也。《国语·周语》:氏曰有吕。注:吕之为言膂也。《急就篇》:尻髋脊膂腰背吕。注:膂,夹脊内肉也。吕,脊背也。王注:五脏腧穴皆在胎之两傍一寸五分。

两骸厌:王注:骸厌,谓膝外侠膝之骨厌中也。《说文》:骸,胫骨也。本经《骨空论》:膝解为骸关,侠膝之骨,为连骸。

气府论第五十九

伏菟:穴名。菟,汤故切。《灵枢》作伏兔。《甲乙经》:伏兔穴在膝上。菟与兔通。《史记·六国表》:安王十九年,魏败赵兔台。《索隐》:兔字亦作菟。《汉书·邹阳传》:上覆飞鸟,下不见伏菟。《楚辞》屈原《天问》:顾菟在腹。并从艸。

骨空论第六十

譩譆:譩,于其切。譆,许其切。与噫嘻通。穴名。王注:以手压之,令病人呼譩譆之声,则指下动矣。《玉篇》:譩,不平之声也。譆,悲恨之声也。《说文》:譆,痛也。《系传》:痛而呼之言也。《文选》曹植《七启》:俯而应之曰譆。注:愁恨之声也。

揄臂:揄,余招切。王注:揄,读为摇,谓摇动也。《庄子·渔父篇》:被发揄袂。《释文》:音遥。《礼·玉藻》:夫人揄狄。疏:揄,读如摇。狄,读如翟。谓书摇翟之雉于衣也。

篡间:《甲乙经》作纂间。王注谓在前阴后阴之两间也。

蹇膝:蹇,居偃切。《说文》:蹇,跛也。《释名》:蹇跛,蹇病不能作事也。《方言》:尳,蹇也。注:跛者行跣踔也。《广雅·释诂》:跛尳,蹇也。《史记·晋世家》:郤克偻而鲁使蹇。《庄子·达生篇》:聋盲跛蹇,皆训跛。王注:蹇,难也。失之。

楗:其偃切。《广雅》:关,楗也。本篇辅骨上,横骨下为楗。

机:本篇侠髋为机。《释名》:尻又谓之机要,脾股动摇如枢机也。《说文》:主发谓之机。

拇指:拇,莫厚切。《说文》:拇,将指也。《易·咸卦》:咸其拇。注:拇,足大指也。《国语·楚语》:至于手拇毛脉。注:拇,大指也。《庄子·骈拇篇》:骈拇枝指出乎性哉。《释文》引司马注:骈拇,足拇指连第二指也。

龂:语斤切,与龈通。《说文》:龂,齿本也。《玉篇》:齿根肉也。

橛骨:其月切。与骫通。王注:尾穷谓之橛骨。《广雅·释亲》:臎髁,骫也。

调经论第六十二

深斥:斥,昌石切。王注:斥,推也。《广雅·释诂》:斥,推也。《一切经音义》引三苍同。

缪刺论第六十三

贲上:贲,博昆切。《难经·四十四难》:胃为贲门。林校引杨元操云:贲,膈也。王注谓气贲,失之。

鬄:他计切。亦作鬀、剔、鬀、剃。《甲乙经》作剔。《说文》:鬀,鬀发也。《广雅·释诂》:剃,剔也。《仪礼·士丧礼》:四鬄。注:鬄,解也。今文鬄为剔。《汉书·司马迁传》:其次鬄毛发。《后汉书·冯鲂传》:皆自鬄剔。注引《声类》:剔,亦鬄字。谓剃去发也。

四时刺逆从论第六十四

隐轸:《甲乙经》作瘾疹。瘾,于谨切。亦作癮。疹,章忍切。

与胗通。亦作瘆。《玉篇》:瘾疹,皮外小起也。《释名》:胗,展也。痒搔之捷展起也。《伤寒论》:风气相搏,必成瘾疹。

天元纪大论第六十六

鬼臾区:《史记·孝武帝纪》:黄帝得宝鼎宛朐,问于鬼臾区。《索隐》:黄帝佐也。《封禅书》:鬼臾区,号大鸿,死葬雍,故鸿冢是也。《汉书·艺文志》:阴阳家鬼容区三篇,图一卷。《古今人表》:鬼臾区。注:即鬼容区也。《亢仓子》作鬼容邸。《晋书·律历志》作车区。

廖廓:廖,落萧切。亦作寥。《说文》作廫,空虚也。《新附》作寥。《广雅·释诂》:寥,深也。《庄子·大宗师篇》:乃入于寥天一。《释文》亦作廖。

迫迮:迮,侧伯切。《后汉书·窦融传》:嚣势排迮。注:排迮,谓蹙迫也。《陈忠传》:共相压迮。注:迮,迫也。《文选》陆机《叹逝赋》:涂薄莫而意迮。注引《声类》:迮,迫也。

五运行大论第六十七

黅:居吟切。《玉篇》:黄色也。《广雅·释器》:黅,黄也。本经《五常政大论》:敦阜之纪,其色黅元苍。

冯乎:冯,扶冰切。亦作凭。《小尔雅·释言》:凭,依也。《文选》张衡《西京赋》:有凭虚公子者。薛注:凭,依托也。

摧拉:卢合切。《说文》:拉,摧也。摧,折也。《文选》左思《吴都赋》:拉捭摧藏。注:拉,顿折也。

眚:所景切。《易·讼卦》:无眚。《释文》引子夏传云:妖祥曰眚。《左·庄二十五年传》:非日月之眚。注:眚,犹灾也。月侵日为眚。

倮:郎果切。亦作蠃、羸。《说文》:羸,袒也。《礼·月令》:中央土,其虫倮。《周礼·大司徒》:其动物宜羸物。《大戴礼·天圆篇》:唯人为倮匈而后生也。注:倮匈,谓无毛羽无鳞介也。

谧:弥毕切。《说文》:谧,静语也。《尔雅·释诂》:谧,静也。本经《气交变大论》:其化清谧。

气交变大论第六十九

鹜溏:鹜,莫卜切。《说文》:鹜,舒凫也。王注:鸭也。本经《至真要大论》:下为鹜溏。注:言如鸭之后也。《金匮方论》:大肠有寒者多鹜溏。肺水者,其身肿,时时鸭溏。

瞤:如均切。《说文》:瞤,目动也。《西京杂记》:陆贾曰,目瞤得酒食。《伤寒论》:则厥逆筋惕肉瞤。

璺:亡连切。《广雅·释诂》:璺,裂也。《方言》:器破而未离谓之璺。本经《六元正纪大论》:为璺启。注:璺,微裂也。

霖霪:霪,余针切。与淫通。《玉篇》:霪,久雨也。《淮南子·修务训》:沐浴霪雨栉风。《礼·月令》:淫雨早降。《左·隐九年传》:凡雨,自三日以往为霖雨。《尔雅·释天》:淫谓之霖。

五常政大论第七十

其病否:否,符鄙切。与痞、脴通。《说文》:痞,痛也。《释名》:脴,否也。气否结也。

殼:苦角切。亦作㱿。《文选》张协七命:剖椰子之殼。注:凡物内盛者,皆谓之殼。

飋:所栉切。与瑟通。《玉篇》:飋,秋风也。《文选》王延寿《鲁灵光殿赋》:飋萧条而清泠。注:飋,萧条清凉之貌。

蛆:七余切。《说文》作胆、蝇,乳肉中虫也。

黔:于金切。《说文》:黔,云覆日也。《玉篇》:黔,今作阴。《大戴礼·官人篇》:生民有黔阳。

粃:卑覆切。亦作柴、秕。《说文》:柴,恶米也。秕不成粟也。《家语·相鲁篇》:是用粃糠。

閟:兵媚切。与闭通。王注:閟,大便干涩不利也。《诗·鄘风》:我思不閟。传:閟,闭也。

狢:下各切。亦作貉。《穆天子传》:白狐元狢。《文选》谢惠连《雪赋》:狐狢之兼衣。注引《论语》狐狢之厚以居,作狢。

敶:王注:古陈字。《集韵》作敕。

疰:之戍切。与注通。《广雅·释诂》:疰,病也。《释名》:疰病,一人死,一人复得,气相灌注也。《说文》:丄部。《系传》曰:又若医家之言病疰,故有鬼疰,言鬼气转相染箸注也。

雰:府文切。与氛通。《文选》张衡《西京赋》:消雰埃于中宸。薛注:雰,埃尘秽也。本经《六元正纪大论》:寒雰结为霜雪。注:寒雰,白气也。其状如雾而不流。

脘:古满切。《说文》:脘,胃府也。本经《通评虚实论》:胃之募也。注引《中诰》:中脘,胃募也。按《甲乙经》有上脘、中脘、下脘三穴,俱在脐上。

皮痡:痡,五还切。《广雅·释言》:痡,痹也。

六元正纪大论第七十一

霿雺:霿,莫红切。亦作雺。《说文》:天气下地不应曰露,地气发天不应曰雺。《尔雅》:霿作雺。《易稽览图》:雺者,霿也。

退辟:辟,毗义切。与避通。经传多作辟。

胪胀:胪,力居切。《艺文类聚》引韦昭《辩释名》云:腹前肥者曰胪。《急救篇》:寒气泄注腹胪胀。注:腹前曰胪。又,甫无切。与肤通。《说文》:胪,皮也。义微别。

雷殷:殷,于谨切,亦作磤。《广雅·释诂》:磤,声也。《一切经音义》引《通俗文》:雷声曰磤。《诗·召南》:殷其靁。传:殷靁,声也。《史记·封禅书》:其声殷云。《集解》引瓒曰:声也。又曰:神来时,天为之殷殷雷鸣。《汉书·司马相如传》上林赋:殷天动地。注引郭璞曰:殷犹震也。何晏《景福殿赋》:声訇磤其若震。注引毛苌传曰:磤,雷声也。

卤:郎古切。西方咸地也。东方谓之斥,西方谓之卤。《易·说卦》:其于地也为刚卤。《释文》:卤,土也。《春秋说题辞》:广延曰大卤。

翳:于计切。《方言》:翳,掩也。《广雅·释诂》:翳,障也。《楚辞》王逸《九叹》:举霓旌之墆翳兮。注:墆翳,隐蔽貌。又作瞖,目病也。义别。

焰:以谵切。亦作爓、燄。王注:焰,阳焰也。

皴揭:皴,七伦切。《玉篇》:皴,皵也。《一切经音义》引《埤苍》:皴,皮皴皵也。树皮甲错粗厚,亦曰皴。揭,居竭切。《说文》:揭,高举也。

至真要大论第七十四

目昧:昧,莫佩切。亦作眛。《说文》:眛,目不明也。《左传·僖二十四年传》:目不别五色之章为昧。

熛:甫遥切。《说文》:熛,火飞也。《春秋文耀钩》:赤帝其名赤熛怒。《一切经音义》引三苍:迸火曰熛。

膹:房吻切。王注:筋,谓膹满。

至教论第七十五

礔礰:礔,普系切。礰,郎系切。与辟历通。亦作劈历、霹雳。《说文》:震,劈历振物也。《释名》:辟历,辟析也。所历者皆破析也。《尔雅·释天》:疾雷为霆霓。注:雷之急击者为霹雳。《一切经音义》引《苍颉篇》:霆,礔礰也。张衡《西京赋》:礔礰激而增响。

阴阳类论第七十九

溓水:溓,良冉切。王氏无注。林校据全元起云:溓水者,七月也。杨上善云:溓水静也,七月水时也。《说文》:溓,薄冰也。

方盛衰论第八十

菌香:菌,渠殒切。王注:菌,香草。林校据全元起云:菌香是桂。《楚辞》屈原《离骚》:杂申椒与菌桂兮。注:椒、菌、桂,皆香木。《文选》左思《蜀都赋》:菌桂临崖。刘注引《神农本草经》

曰：菌桂出交趾，圆如竹，为众药通使。按：即今肉桂也。又，或作蕈。《说文》：地蕈也。义别。

解精微论第八十一

有毚愚仆漏之问：毚，士咸切。《说文》：毚，狡兔也。《广雅·释诂》：毚，狯也。王注：毚，狡也。愚不智见也。仆，顿也。漏，脱漏也。按：此四字文义不类。林校据全元起本仆作朴，则此毚字当与儳通。《礼·表记》：儳焉如不终日。注：儳焉，可轻贱之貌也。《一切经音义》：儳速。注：儳，仓陷反。非次而言也。《礼记》：长者不及，无儳言是也。二义皆可通。

附：《灵枢略》(道藏本)

爪肉：《灵》《素》二书中屡言分肉。按：分与爪形相近，当是传写之误。

漽：杜溪切。《灵枢》作淅。

頩：皮变切。《灵枢》上下两句皆作頩。

附：《素问·遗篇》(道藏本)

天内：星名。别本内皆作芮。按：《诗·大雅》：芮鞫之即。笺：芮之言内也。芮与内本通。

地皛：星名。别本皛皆作晶。按：皛，胡了切。《说文》：皛，显也。《文选》潘岳《关中诗》：虚皛楠德。注引苍颉：皛，明也。亦与晶义相近。

《内经》运气表

[清]陆懋修 撰

《内经》运气表

运气之学，非图不明。前人注《内经》者，每于义难晓处，间辅以图。宋刘温舒《素问入式运气论奥》，为图二十有九。明张介宾分经为类，谓之《类经》，为图四十有八，附以论说，致为详赡。唯图说愈夥，卒业愈难。且有不能图，而宜于表者。余故易图为表，但期于民病之因乎气交，及气交之所以为治，便于检查而止，故不取多焉，作十三表。

五气经天表第一

《内经·五运行大论》引《太始天元册》文：五气之经天，以著五行之合化。盖谓上有五色之分，下临十干之地，而合十化五，以各司其年者，即此合化之五行，非泛论五行之本气。不达乎此，则知甲乙之为木，而不知其为土与金；知丙丁之为火，而不知其为水与木；知壬癸之为水，而不知其为木与火；知戊与辛之为土为金，而不知其为火与水。况十干之分阴分阳者，且逐年而递嬗耶？故欲明五行之为运，必先推五运之所自焉。

黅天之气，经于心尾己分。黅天之色黄，其气土。心尾在甲度，而经中土己分，故甲己合而化土。甲，阳土也；己，阴土也。其在五音则为太宫、少宫也。	素天之气，经于亢氐昴毕。素天之色白，其气金。亢氐在乙度，而经昴毕庚度，故乙庚合而化金。乙，阴金也；庚，阳金也。其在五音则为少商、太商也。	元天之气，经于张翼娄胃。元天之色黑，其气水。张翼在丙度，而经娄胃辛度，故丙辛合而化水。丙，阳水也；辛，阴水也。其在五音则为太羽、少羽也。	苍天之气，经于危室柳鬼。苍天之色青，其气木。危室在壬度，而经柳鬼丁度，故丁壬合而化木。丁，阴木也；壬，阳木也。其在五音则为少角、太角也。	丹天之气，经于牛女戊分。丹天之色赤，其气火。牛女在癸度，而经中土戊分，故戊癸合而化火。戊，阳火也；癸，阴火也。其在五音则为太徵、少徵也。

五行化为六气表第二

五行，木、火、土、金、水也。六气，风、热、湿、火、燥、寒，为六经之本气也。天之五气，加临地之五行，五气在天，暑分火热，而为六。五行在地，火分君相，亦为六。人在气交之中，不能离此六气。气得其常，谓之经气，有变眚则为病。风湿燥寒各居其一，而唯火有二，故病亦因火者多。此人身不可有之火，即人身不可无之火也。然不可无之火，不病也。火而变为病人之火，则所以治此火者，自有道矣。苟不言六经之本气，而但言手足之六经，几何不以病始太阳者，谓其病独在于膀胱小肠乎？经曰：治病必求于本。此之谓也。而与《灵枢·经脉》《经别》《经水》三篇有不同也。

木	火	土	火	金	水
为风气，厥阴风木应之。人通于肝、包络。	为暑气，又为热，少阴君火应之。人通于心。	为湿气，太阴湿土应之。人通于脾。	为火气，少阳相火应之。人通于胆、三焦。	为燥气，阳明燥金应之。人通于肺、胃、大肠。	为寒气，太阳寒水应之。人通于肾、膀胱、小肠。

五运合五音太少相生表第三

凡数以少羽为一，少徵为二，少角为三，少商为四，少宫为五，太羽为六，太徵为七，太角为八，太商为九，此五音太少之原也。而以之论五行之化运，则以宫商羽角徵为次。如土为宫，金为商，水为羽，木为角，火为徵是也。以之论五运之阴阳，则以角徵宫商羽为次。如阳木为太角，阴木为少角；阳火为太徵，阴火为少徵；阳土为太宫，阴土为少宫；阳金为太商，阴金为少商；阳水为太羽，阴水为少羽是也。以之论五行之中运，则亦以宫商羽角徵为次。如甲己土之皆为宫，乙庚金之皆为商，丙辛水之皆为羽，丁壬木之皆为角，戊癸火之皆为徵是也。以之论年年不动之主运，则亦以角徵宫商羽为次。如阳年太角为初运，少徵为二运，太宫为三运，少商为四运，太羽为终运；阴年少角为初运，太徵为二运，少宫为三运，太商为四运，少羽为终运是也。以之论逐年加临之客运，则即以当年之中运为初运，而仍以主运之太少为次。如初运太角，二运少徵，三运太宫，四运少商，终运太羽。又如初运太徵，二运少宫，三运太商，四运少羽，终运则不为太角，而为少角者是也。此五运司年，及初、终五步主客之大概也。

六甲阳土	六乙阴金	六丙阳水	六丁阴木	六戊阳火	六己阴土	六庚阳金	六辛阴水	六壬阳木	六癸阴火
以甲太宫生乙少商	以乙少商生丙太羽	以丙太羽生丁少角	以丁少角生戊太徵	以戊太徵生己少宫	以己少宫生庚太商	以庚太商生辛少羽	以辛少羽生壬太角	以壬太角生癸少徵	以癸少徵又生甲太宫

司天在泉左右间气表第四

六气者，厥阴风木，少阴君火，太阴湿土，少阳相火，阳明燥金，太阳寒水之气也。司天在上，在泉在下。岁半以上，司天主之；岁半以下，在泉主之。六年而一周，遍实三年而一环转。于六年见风火，而三年又见火风；于六年见火燥，而三年又见燥火；于六年见湿寒，而三年又见寒湿，遂以成风、热、湿、火、燥、寒之六气焉。间气者，左右之道路。天左间居地右之上，天右间居地左之上；泉左间居天右之下，泉右间居天左之下，而初、终六气随之。故《六元正纪》曰：厥阴之政，初气阳明为右之下，四气少阴为左之上也。欲知上下左右之位，而以掌指轮之，则中指尖为司天，根为在泉，食指尖为天左，根为地右，无名指尖为天右，根为地左者，其如示诸斯乎！

厥阴司天 左少阴 右太阳 少阳在泉 左阳明 右太阴 是为风火 司巳亥十 年	少阴司天 左太阴 右厥阴 阳明在泉 左太阳 右少阳 是为火燥 司子午十 年	太阴司天 左少阳 右少阴 太阳在泉 左厥阴 右阳明 是为湿寒 司丑未十 年	少阳司天 左阳明 右太阴 厥阴在泉 左少阴 右太阳 是为火风 司寅申十 年	阳明司天 左太阳 右少阳 少阴在泉 左太阴 右厥阴 是为燥火 司卯酉十 年	太阳司天 左厥阴 右阳明 太阴在泉 左少阳 右少阴 是为寒湿 司辰戌十 年

阴阳五行中运年表第五

六十年之中运，以合化之五行为纪，而以在天之十干分阴阳焉。又以五音之太少，分有余不足焉。经曰：有余而往，不足随之；不足而往，有余从之。而太过不及分焉。甲、丙、戊、庚、壬阳年为太过，乙、丁、己、辛、癸阴年为不及，而太过、不及，仍以五行之合化者分焉。土太过曰敦阜，不及曰卑监；金太过曰坚成，不及曰从革；水太过曰流衍，不及曰涸流；木太过曰发生，不及曰委和；火太过曰赫曦，不及曰伏明。其于中运之太过，而得天地之制，不及而得天地之助，则宫为正宫，商为正商，羽为正羽，角为正角，徵为正徵，而曰备化，曰审平，曰敷和，曰升明，曰静顺者，是无过不及，而为平气也。

中运	中运	中运	中运	中运	中运	中运	中运	中运	中运
太宫	少商	太羽	少角	太徵	少宫	太商	少羽	太角	少徵
阳土	阴金	阳水	阴木	阳火	阴土	阳金	阴水	阳木	阴火
甲子	乙丑	丙寅	丁卯	戊辰	己巳	庚午	辛未	壬申	癸酉
甲戌	乙亥	丙子	丁丑	戊寅	己卯	庚辰	辛巳	壬午	癸未
甲申	乙酉	丙戌	丁亥	戊子	己丑	庚寅	辛卯	壬辰	癸巳
甲午	乙未	丙申	丁酉	戊戌	己亥	庚子	辛丑	壬寅	癸卯
甲辰	乙巳	丙午	丁未	戊申	己酉	庚戌	辛亥	壬子	癸丑
甲寅	乙卯	丙辰	丁巳	戊午	己未	庚申	辛酉	壬戌	癸亥

六政六纪上中下年表第六

每年司天主天令，位在上，司地主地化，位在下，而以岁运运行乎其中，故曰中运以司天论之。君火、相火、寒水，常为阳年司天，风木、湿土、燥金，常为阴年司天，而中运之阴阳随之。故但记逐年之司天，即可知逐年之中运焉。逐年司天，曰厥、少、太、少、阳、太。前人每就地盘定位。以掌指轮之，于四指之根，左行亥子丑寅，四指之尖，右行巳午未申，而卯辰上行于寅巳之指，酉戌下行于申亥之指，以定三阴于亥位为厥，子位为少，丑位为太，三阳于寅位为少，卯位为阳，辰位为太。从巳至戌，重见如前。故但以巳亥起厥，四言为诀，而逐年司天之位，一指其掌而了知矣。

厥阴政	少阴政	太阴政	少阳政	阳明政	太阳政
巳亥纪	子午纪	丑未纪	寅申纪	卯酉纪	辰戌纪
丁巳丁亥	壬子壬午	丁丑丁未	壬寅壬申	丁卯丁酉	壬辰壬戌
上厥阴风木	上少阴君火	上太阴湿土	上少阳相火	上阳明燥金	上太阳寒水
中少角阴木	中太角阳木	中少角阴木	中太角阳木	中少角阴木	中太角阳木
下少阳相火	下阳明燥金	下太阳寒水	下厥阴风木	下少阴君火	下太阴湿土
癸巳癸亥	戊子戊午	癸丑癸未	戊寅戊申	癸卯癸酉	戊辰戊戌
上厥阴风木	上少阴君火	上太阴湿土	上少阳相火	上阳明燥金	上太阳寒水
中少徵阴火	中太徵阳火	中少徵阴火	中太徵阳火	中少徵阴火	中太徵阳火
下少阳相火	下阳明燥金	下太阳寒水	下厥阴风木	下少阴君火	下太阴湿土
己巳己亥	甲子甲午	己丑己未	甲寅甲申	己卯己酉	甲辰甲戌
上厥阴风木	上少阴君火	上太阴湿土	上少阳相火	上阳明燥金	上太阳寒水
中少宫阴土	中太宫阳土	中少宫阴土	中太宫阳土	中少宫阴土	中太宫阳土
下少阳相火	下阳明燥金	下太阳寒水	下厥阴风木	下少阴君火	下太阴湿土
乙巳乙亥	庚子庚午	乙丑乙未	庚寅庚申	乙卯乙酉	庚辰庚戌
上厥阴风木	上少阴君火	上太阴湿土	上少阳相火	上阳明燥金	上太阳寒水
中少商阴金	中太商阳金	中少商阴金	中太商阳金	中少商阴金	中太商阳金
下少阳相火	下阳明燥金	下太阳寒水	下厥阴风木	下少阴君火	下太阴湿土
辛巳辛亥	丙子丙午	辛丑辛未	丙寅丙申	辛卯辛酉	丙辰丙戌
上厥阴风木	上少阴君火	上太阴湿土	上少阳相火	上阳明燥金	上太阳寒水
中少羽阴水	中太羽阳水	中少羽阴水	中太羽阳水	中少羽阴水	中太羽阳水
下少阳相火	下阳明燥金	下太阳寒水	下厥阴风木	下少阴君火	下太阴湿土

客气加临主气年表第七

客气以厥、少、太、少、阳、太为步，逐年递迁者也。主气以厥、少、少、太、阳、太为步，常年不动者也。客主之初气，皆始于地左。唯主气常年以厥阴为初气，而客气则以逐年司天之前二位为初气，此客主之所以有加临也。若六步之位，而亦以指掌轮之，则中指尖为三气，根为终气，即司天在泉之位也。无名指根为初气，尖为二气，即泉左天右之位也。食指尖为四气，根为五气，即天左泉右之位也。此以初气起地之左间一语为诀，而客主六步皆可推矣。

向之言初终六气者，每以大寒为始，从二分二至，前后析之。唯是疏解《内经》之义，当即证以《内经》之文。考《六元正纪》本篇，帝问六气主时，客气加临之应，而岐伯对以行有次，止有位，常以正月朔日平旦视之，睹其位而知其所在，则客主之气，皆当以正月之朔为始，而以一年十二月分之为最合。钱塘高士宗世栻尝言之，是可从也。或以为司天之交替，与六气之初终，即以二十四气论之，亦当始于立春，必不始于大寒，则揆诸《六节脏象》篇所云，及其至也，皆归始春之旨，说亦可从。至有谓当从历元，始于冬至子之半者，则其言似太迂矣。

巳亥年	子午年	丑未年	寅申年	卯酉年	辰戌年
上厥阴	上少阴	上太阴	上少阳	上阳明	上太阳
下少阳	下阳明	下太阳	下厥阴	下少阴	下太阴
初之气	初之气	初之气	初之气	初之气	初之气
客阳明	客太阳	客厥阴	客少阴	客太阴	客少阳
主厥阴	主厥阴	主厥阴	主厥阴	主厥阴	主厥阴
二之气	二之气	二之气	二之气	二之气	二之气
客太阳	客厥阴	客少阴	客太阴	客少阳	客阳明
主少阴	主少阴	主少阴	主少阴	主少阴	主少阴
三之气	三之气	三之气	三之气	三之气	三之气
客厥阴	客少阴	客太阴	客少阳	客阳明	客太阳
主少阳	主少阳	主少阳	主少阳	主少阳	主少阳
四之气	四之气	四之气	四之气	四之气	四之气
客少阴	客太阴	客少阳	客阳明	客太阳	客厥阴
主太阴	主太阴	主太阴	主太阴	主太阴	主太阴
五之气	五之气	五之气	五之气	五之气	五之气
客太阴	客少阳	客阳明	客太阳	客厥阴	客少阴
主阳明	主阳明	主阳明	主阳明	主阳明	主阳明
终之气	终之气	终之气	终之气	终之气	终之气
客少阳	客阳明	客太阳	客厥阴	客少阴	客太阴
主太阳	主太阳	主太阳	主太阳	主太阳	主太阳

五运齐化兼化表第八

凡阳年，以中运五太为太过，阴年以中运五少为不及。其太过也，则为我旺，我旺则胜我者畏我之盛，而反齐其化矣。如太宫土运胜土之木，反齐土化；太商金运胜金之火，反齐金化；太羽水运胜水之土，反齐水化；太角木运胜木之金，反齐木化；太徵火运胜火之水，反齐火化。此即经所谓畏其旺，反同其化也。其不及，则为我弱，我弱则胜我者乘我之衰，而来兼其化矣。如少宫土运胜土之木，来兼土化；少商金运胜金之火，来兼金化；少羽水运胜水之土，来兼水化；少角木运胜木之金，来兼木化；少徵火运胜火之水，来兼火化。此即经所谓乘其弱来，同其化也。齐，谓以我化彼；兼，谓以彼化我也。

宫土运	商金运	羽水运	角木运	徵火运	宫土运	商金运	羽水运	角木运	徵火运
甲太宫	乙少商	丙太羽	丁少角	戊太徵	己少宫	庚太商	辛少羽	壬太角	癸少徵
土齐	火兼	水齐	金兼	火齐	木兼	金齐	土兼	木齐	水兼
木化	金化	土化	木化	水化	土化	火化	水化	金化	火化

天符岁会年表第九

天符者，中运与司天相应也。故曰应天为天符。如丁巳年木运，上应风木司天之类。凡十二年。

岁会者，中运与年支相值也。故曰承岁为岁直。如丁卯年木运，承木支之类。凡八年。

太乙天符者，运气、天气、岁气，三者皆合，故曰三合为治。如戊午年火运火支，又见君火；乙酉年金运金支，又见燥金；己丑己未年土运土支,又见湿土之类。凡四年。

同天符、同岁会者,中运与在泉符会,而分阳年之太过者,为同天符,阴年之不及者,为同岁会。如甲辰年阳土运,太阴在泉;辛丑年阴水运,太阳在泉之类。各六年。

上天符十二年,岁会八年,太乙天符四年,同天符同岁会各六年,共为三十六年。唯太乙之四年,已在天符十二年中,岁会之八年,亦有四年在天符中。故《六元正纪》只言二十四岁。盖谓天符十二年,同天符同岁会,亦合十二年,不数太乙之天符,及岁会之同于天符者,各四年耳。天符为执法,岁会为行令,太乙天符为贵人。病之中贵人者重,中执法者亦重,中行令者为轻。《六元纪》曰:知迎知随,气可与期。此之谓也。

天符	岁会	太乙天符	同天符	同岁会
己丑土运土司天 己未土运土司天 乙卯金运金司天 乙酉金运金司天 丙辰水运水司天 丙戌水运水司天 丁巳木运木司天 丁亥木运木司天 戊子火运火司天 戊午火运火司天 戊寅火运火司天 戊申火运火司天	甲辰土运临土支 甲戌土运临土支 己丑土运临土支 己未土运临土支 乙酉金运临金支 丙子水运临水支 丁卯木运临木支 戊午火运临火支	己丑土运土司天又临土支 己未土运土司天又临土支 乙酉金运金司天又临金支 戊午火运火司天又临火支	甲辰土运土在泉 甲戌土运土在泉 庚子金运金在泉 庚午金运金在泉	辛丑水运水在泉 辛未水运水在泉 癸卯火运火在泉 癸酉火运火在泉 癸巳火运火在泉 癸亥火运火在泉

运气中上顺逆年表第十

《五运行大论》曰：气有相得者，有不相得者，其相得则为顺化。如木临火运，火临土运，土临金运，金临水运，水临木运，司天生运也。六十年中，有此十二年之顺化。不相得，则为天刑。如木临土运，土临水运，水临火运，火临金运，金临木运，是司天克运也。六十年中，有此十二年之天刑。其有气虽相得，而以母居子下，谓之小逆。如火运遇土，木运遇火，水运遇木，金运遇水，土运遇金，是运生司天也。六十年中，有此十二年之小逆。其有气本不相得，而又子居父上，谓之不和。如木运遇土，火运遇金，土运遇水，金运遇木，水运遇火，是运克司天也。六十年中，有此十二年之不和。若夫中运与司天同行，则为平气。如巳亥之丁年，丑未之己年，卯酉之乙年，辰戌之丙年，子午寅申之戊年。此即应天曰天符之十二年，而六十年之为运周矣。

巳亥十年	子午十年	丑未十年	寅申十年	卯酉十年	辰戌十年
乙巳乙亥	甲子甲午	乙丑乙未	甲寅甲申	乙卯乙酉	甲辰甲戌
不和	顺化	顺化	顺化	平气	不和
金克上木	火生中土	土生中金	火生中土	中上皆金	土克上水
丁巳丁亥	丙子丙午	丁丑丁未	丙寅丙申	丁卯丁酉	丙辰丙戌
平气	不和	不和	不和	天刑	平气
中上皆木	水克上火	木克上土	水克上火	金克中木	中上皆水
己巳己亥	戊子戊午	己丑己未	戊寅戊申	己卯己酉	戊辰戊戌
天刑	平气	平气	平气	小逆	天刑

木克中土	中上皆火	中上皆土	中上皆火	土生上金	水克中火
辛巳辛亥	庚子庚午	辛丑辛未	庚寅庚申	辛卯辛酉	庚辰庚戌
小逆	天刑	天刑	天刑	顺化	小逆
水生上木	火克中金	土克中水	火克中金	金生中水	金生上水
癸巳癸亥	壬子壬午	癸丑癸未	壬寅壬申	癸卯癸酉	壬辰壬戌
顺化	小逆	小逆	小逆	不和	顺化
木生中火	木生上火	火生上土	木生上火	火克上金	水生中木

六元本标中气治法表第十一

经以火、燥、寒、风、热、湿六元为本，以少、阳、太、厥、少、太六经为标，以脏腑表里之互相为络，见于本标之中者为中气。故火为少阳本气，而少阳为气之标；燥为阳明本气，而阳明为气之标；寒为太阳本气，而太阳为气之标；风为厥阴本气，而厥阴为气之标；热为少阴本气，而少阴为气之标；湿为太阴本气，而太阴为气之标。本者，六元也；标者，六经也。六元为六经之本始，六经即六元所标著。经恐人即以标为本，失其治要，故不曰标之气，而曰气之标，明乎治之所重，在气之本始，不在气所标著也。前人另求标气，转谓经未明言标义。若以原文气之标也之也字，一作耳字解，则尽得之矣。至于中气之治，独在阳明，与厥阴两经者，熟玩经文，当于火湿之分，别有理会也。

少阳	阳明	太阳	厥阴	少阴	太阴
火本	燥本	寒本	风本	热本	湿本
厥阴中	太阴中	少阴中	少阳中	太阳中	阳明中
少阳标	阳明标	太阳标	厥阴标	少阴标	太阴标
本标同，治从本	本标中气皆不同，治从中	本标不同，或治本，或治标	本标中气皆不同，治从中	本标不同，或治本，或治标	本标同，治从本

五行胜复表第十二

谚云：木火土金水，五行周而复始，互相生。金水木火土，五贼周而复始，互相克。一若五行之只可有生，不可有克者。然而非克不生，经所以言亢害承制，制则生化也。夫欲知五行之生克，必先明五脏之子母。如肾为肝母，心为肝子；肝为心母，脾为心子；心为脾母，肺为脾子；脾为肺母，肾为肺子；肺为肾母，肝为肾子。己不务德，而侮其所胜，则所胜之子，来复母仇。所胜妄行，则己受其侮，而所生之子，亦往复之。此太过、不及之所以皆有胜而有复也。因两存之，为实则泻子之治，并附以子失母荫，亦来复者，兼以明虚则补母之义焉。

木太过,则土受克,土之子金来复。	火太过,则金受克,金之子水来复。	土太过,则水受克,水之子木来复。	金太过,则木受克,木之子火来复。	水太过,则火受克,火之子土来复。
木不及,则金亢,木之子火以热气复之。	火不及,则水亢,火之子土以湿气复之。	土不及,则木亢,土之子金以燥气复之。	金不及,则火亢,金之子水以寒气复之。	水不及,则土亢,水之子木以风气复之。
木不及,则不生火,火失荫,亦来复。	火不及,则不生土,土失荫,亦来复。	土不及,则不生金,金失荫,亦来复。	金不及,则不生水,水失荫,亦来复。	水不及,则不生木,木失荫,亦来复。

司天在泉胜复补泻合表第十三

人谓《素问》为无方之书,余谓《素问》即有方之始。运气七篇,不名一药,而六味之酸、苦、辛、甘、咸、淡,四气之寒、热、温、凉,取以入各脏,而分补泻者,皆药也,即皆方也。后人所赖以知何味何气治何等病者,盖即此无方之书也。乃至今日,而人皆曰:此是古书,不治今病。于是而今人之所谓补,非即古人所谓补矣;今人之所谓泻,非即古人所谓泻矣。古有以温补凉泻,热补寒泻者,即有以凉补温泻,寒补热泻者。其于味也亦然。岂是见寒即为泻,见温即为补乎?亦岂见甘即为补,见苦即为泻乎?今之以苦寒伐胃,甘寒益肾为辞者,非特于宜泻者不敢泻,且敢于宜补者而反泻之。五脏苦欲之不讲,遂并气味补泻之无别,而曰即可以治病也。余未之敢信焉。今以七篇中胜复之治,汇而辑之,归于易简。而于《六元正纪》,自甲子至癸亥,所载药食宜者,及其他之与此略同者,不更赘焉,所以避繁复也。

厥阴风化司天	少阴热化司天	太阴湿化司天	少阳火化司天	阳明燥化司天	太阳寒化司天
平以辛凉,佐以苦甘,以甘缓之,酸泻之。 清胜 治拟酸温,佐以甘苦。 在泉 治以辛凉,佐以苦甘,以甘缓之,辛散之。 清胜 治以酸温,佐以苦甘,以辛平之。 厥阴客 以辛补之,酸泻之,甘缓之。	平以咸寒,佐以苦甘,以酸收之。 寒胜 治以甘温,佐以苦酸辛。 在泉 治以咸寒,佐以甘苦,以酸收之,苦发之。 寒胜 治以甘热,佐以苦辛,以咸平之。 少阴客 以咸补之,甘泻之,酸收之。	平以苦热,佐以酸辛,以苦燥之,淡泄之。 湿上甚而为热 治以苦温,佐以甘辛,以汗为故而止。 热胜 治以苦寒,佐以苦酸。 在泉 治以苦热,佐以酸淡,以苦燥之,淡泄之。 热胜 治以苦冷,	平以酸冷,佐以苦甘,以酸收之,苦发之,酸复之。 寒胜 治以甘热,佐以苦辛。 在泉 治以咸冷,佐以苦辛,以酸收之,苦发之。 寒胜 治以甘热,佐以苦辛,以咸平之。 少阳客 以咸补之,甘泻之,	平以苦温,佐以酸辛,以苦下之。 热胜 治以辛寒,佐以苦甘。 在泉 治以苦温,佐以甘辛,以苦下之。 热胜 治以平寒,佐以苦甘,以酸平之。 阳明客 以酸补之,辛泻之,苦泄之。 金之主 其泻以辛,	平以辛热,佐以甘苦,以咸泻之。 热胜 治以咸冷,佐以苦辛。 在泉 治以甘热,佐以苦辛,以咸泻之,辛润之,苦坚之。 热胜 治以咸冷,佐以甘辛,以苦平之。 太阳客 以苦补之,咸泻之,苦坚之,

木之主 其泻以酸， 补以辛。 厥阴胜 治以甘清， 佐以苦辛， 以酸泻之。 厥阴复 治以酸寒， 佐以甘辛， 以酸泻之， 甘缓之。	火之主 其泻以甘， 补以咸。 少阴胜 治以辛寒， 佐以苦咸， 以甘泻之。 少阴复 治以咸寒， 佐以苦辛， 以甘泻之， 以酸收之， 辛苦发之， 咸软之。	佐以咸甘， 以苦平之。 太阴客 以甘补之， 苦泻之， 甘缓之。 土之主 其泻以苦， 补以甘。 太阴胜 治以咸热， 佐以辛甘， 以苦泻之。 太阴复 治以苦热， 佐以酸辛， 以苦泻之、 燥之、泄之。	咸软之。 火之主 其泻以甘， 补以咸。 少阳胜 治以辛寒， 佐以甘咸， 以甘泻之。 少阳复 治以咸冷， 佐以苦辛， 以咸软之， 酸收之， 辛苦发之。	补以酸。 阳明胜 治以酸温， 佐以辛甘， 以苦泄之。 阳明复 治以辛温， 佐以苦甘， 以苦泄之、 下之，酸 补之。	辛润之。 水之主 其泻以咸， 补以苦。 太阳胜 治以甘热， 佐以辛酸， 以咸泻之。 太阳复 治以咸热， 佐以甘辛， 以苦坚之。

中医典籍丛刊

世补斋医书全集

[清]陆懋修　编撰

【后集】

中医古籍出版社
Publishing House of Ancient Chinese Medical Books

分目录

后　集

世补斋医书后集序

陆九芝先生，元和凤石相国同年，老夫子之封翁也。先生湛深经术，博览群书，不乐仕进，专心于医，承家学之渊，源窥《灵》《素》之堂奥，一以仲景为归。光绪六七年间，先生迎养入都，与先君时相过从，鉴得隅坐侍谈，快聆绪论，至理名言，久经心折。《世补斋初集》刻成，取而读之，至于再三，知识顿扩。窃维各种医书多教医者，先生则先教病者。另刻《不谢方》行世，使病者偶感小疾，皆可检方用药，庶不致为庸医误。先生尝言，医能治大病，正以病不使大为能，小疾治愈，一切危险之证，皆消化于无形，此即治已病不如治未病之意。所著论说，及考证诸书，阐微抉幽，刊讹订谬，开前贤之秘奥，创后学之津梁，已足流传不朽矣。儿子汝玖随任川北，以科举停废，始读医书。见先生《初集》，心悦诚服，以未得亲承提命为憾。丁未岁，回京受业于凤石同年，专门习医，冀可递相传授。久之举家传手钞秘本，及评阅各籍之拟刊布者，畀玖使任校雠之事，书成，名《世补斋后集》，嘱鉴为之序。鉴于先生之道，何能赞一辞？然综观先生书，率皆发人所未发，解人所难解，晦者显之，略者详之，凡有妄解妄注，假名错简之处，不惮烦言，辩驳而厘正之。大抵先生之书，《前集》各种以明理为主，《后集》各种以辨误为主，其意盖欲病者不为医所误，医者不为书所误，然后医道大明天下后世，可免夭札之患，此则先生数十年救世之苦心，不得不为表而出之者也。夫古人以良医比良相,谓其济世功同也。然兼之者卒鲜。今凤石同年,任医学大臣,由吏部入阁,良医良相兼于一身,而要之皆本于先生之教。於戏!先生传矣。

宣统纪元冬日年愚侄冯金鉴心兰谨序

重订傅青主女科

[清]傅山 撰

重订傅征君女科序

经生家言:每以辟去常解,独标新义,为杰出冠时之作。至于医之为道,因病施治,随证投方,宜若无所谓常,亦无所谓新矣。然而一病也,阴阳寒热,表里虚实真假,其病若相同,其原则大异。世医狃于习俗,乐于浅尝,人云亦云,但就病名为治,更不求病本之何在者,比比然也。先生每遇一病,必先列常解于前,而后自解之,非故求新,不囿于常,则自成为新耳。此书女科二卷,产后编二卷,女科中已列有产后一门,而产后编中所载各病,又与女科卷末似一似二,或重见而叠出,或此有而彼无。先生本属两书,读者未免眩目。因揣先生于产后治法,另为一编之意,若专为阐发钱氏生化汤而设,因即易其名曰生化编,以避两书重复,而仍不失原书本旨,当犹是先生之志也。尝谓先生是书,力求其新,适得其常,固非眩异矜奇者可比。修之服膺是书有年矣。始从友人处辗转借钞,久之,乃得《海山仙馆丛书》新刊本,咀嚼玩味,惜其集中语句杂沓,体例参错,且产后编所列类伤寒证,以阳明府胃家实一证,属之三阴,此其贻误匪细,疑非出自先生之手。祝崖祁氏序文不云乎,此书晋省钞本甚夥,然多秘而不传,彼此参考,多不相符,则雅乐之为郑声所乱多矣。而于阳明府混作三阴之条,尤有不可不厘正者。因于晨夕展玩时,移易增删,改定体例,以女科八门,分为八卷,另附生化编一编,繁者汰之,冗者节之,晦者明之,杂者一之,始咸丰庚申,迄同治癸亥,悉心厘订,乃成完本。诚欲求得先生真面目,使后儒开卷瞭然,而非敢有涂改点窜之意也。凡先生之亮节高行,散见于马文甬《义士传》,李子玉《儒林传》,及《觚胜》《鹤征》《兼济堂文集》《小长芦诗集》中者,当再汇录成帙,以光益是书,俾读是书者,如见先生焉。录成,乃叙其缘起如此。

同治三年甲子五月十六日元和后学陆懋修谨序于青浦舟次

傅青主先生传

嵇曾筠(松友)

傅先生名山,字青主,一字公佗,阳曲人。祖霖,官山东、辽海参议。父之谟,明经授徒,号离垢先生。山生而颖异,读书十行并下,过目辄能成诵。年十四,督学文太青拔入庠。继文者,袁临侯先生继咸也,一见深器之,准食饩。檄取读书三立书院,时以道学相期许,山益发愤下帷。临侯每云:山文诚佳,恨未脱山林气耳。崇正丙子,继咸为直指张孙振诬诋下狱。山徒步走千里外,伏阙讼冤。孙振怒,大索山,山敝衣蓝缕,转徙自匿,百折不回,继咸冤得白。当是时,山义声闻天下。后继咸官南方,数召山,山终不往。山性至孝,父之谟病笃,朝夕稽颡于神,愿以身代。旬日父愈,人谓孝通神明不异。黔娄云:执亲丧,哀毁特甚,苫块米饮,不茹疏果。友爱诸季,先人遗产,弟荡废强半,终身无怨色。弟殁,抚遗孤过于己子。失偶时年二十七,子眉甫五龄,旁无妾媵,誓不再娶。于里党姻戚,竭力赒其缓急。为人分别有让,恭俭下人。与人言依于忠孝,谋事要于诚实。盖其敦厚彝伦,根本自然,非有强也。尝葬衣草履,遨游于平定、祁汾间,所至有墨痕笔迹。工诗赋,善古文词,临池得二王神理,该博古今典籍,百家诸子,靡不淹贯。大叩大鸣,小叩小鸣,复自讬绘事写意,曲尽其妙。精岐黄术,邃于脉理,而时通以儒义,不拘拘于叔和、丹溪之言。踵门求医者户常满,贵贱一视之。家故饶,至是渐窘迫,安贫乐道泊如也。屋舍田园,多为细人窃据,概置不问。康熙戊子,诏举博学宏词,廷臣交章荐山,山以老病辞,不得入都。卧病旅邸,满汉王公、九卿贤士大夫,逮马医夏畦、市井细民,莫不重山行义,就见者罗溢其门,子眉送迎常不及。山但欹倚榻上言:衰老不可为礼。诸贵人益以此重山,弗之怪也。明年三月,吏部验病入告,奉旨,傅山文学素著,念其年迈,特授内阁中书,着地方官存问,遂放归。归而愈淡泊,自甘僻居远村,不入城府。然钦其名者益众,率纡道往见,以得一面为荣。又六年卒,远近会葬者数千百人。山所著有《性史》《十三经字区》《周易偶释》《周礼音义辨条》《春秋人名韵、地名韵》《两汉人名韵》等书。

嵇礼斋曰:昔者尝怪先生,值尧舜之世,笃志高尚,恳辞征辟,何其果也。及读汉史,见周党、王霸之为人,乃知士各有志,先生盖有道而隐者也。彼诚见有明之季,上下交征利,卒灭亡于寇盗之手,固已心寄夫长林丰草矣,宁复以青紫为荣耶?(此传见苏薇谷尔诒、刘稼庄赀所刻《霜红龛诗钞》后。)

附　录

太原傅山母,梦老比丘而生。生复不啼,一瞽僧至门,云:既来,何必不啼?乃啼。六岁食黄精,不乐谷食,强之食,乃复食。读十三经、诸子史,如宿通者。崇正中,袁继侯督学山西,为巡按御史张孙振诬劾被逮。山橐饘左右,伏阙上书白其冤。马君常世奇,作《义士传》,谓山与汾阳薛宗周比之裴瑜、魏邵。乱后,梦天帝赐以黄冠衲衣,遂为道士装。医术入神,有司以医见则见,不然不见也。己未聘至京师,以老病辞。与范阳杜越君异,俱授中书舍人。归山工分隶,及金石篆刻,画入逸品。子眉,字寿毛,亦工画,作古赋数十篇。常鬻药四方,儿子共挽一车,暮抵逆旅,辄篝灯读经史骚选诸书,诘旦成诵乃行,否即予杖,则其父子皆奇士也。(按《祁县志》载枫仲廷拭撰《晋四家诗》,青主父子居其二。《池北偶谈》)

太原古晋阳城中,有傅先生卖药处,立碑卫生药饵五字,乃先生笔也。青主善医而不耐俗,病家多不能致。然素喜看花,置病者于有花木寺观中,令善先生者诱致之。闻病人呻吟,即言羁旅无力延医耳。先生即为治剂,无不应手而愈。亭林先生,尝以萧然物外,自得天机称之。(阮吾山)

卷一　调经

经水先期

妇人有先期经来者，其经甚多，人以为血之偏热也。谁知是肾中水火交旺乎？火太旺则血热，水太旺则血多，此有余之故，而非不足之病，似可勿药，但过于有余，则子宫太热，亦难受孕。过者损之，谓非既济之道乎？然火不可任其有余，而水断不可使之不足，治法但少清其热，不必兼泄其水也。方名清经汤：

青蒿（二钱）　地骨皮（五钱）　丹皮（三钱）　黄柏（五分，盐水浸炒）　熟地（三钱）　白芍（三钱，酒炒）　白茯苓（一钱）

水煎服。二剂而火自平。此方虽是清火之品，然仍是滋水之味，火泄而水不与俱泄，损而益也。

又有先期经来，只一二点者，人以为血热之极也。谁知肾中火旺，而阴水亏乎？夫同是先期，何分虚实？而先期为火气之征，多寡即水气之验。先期而来多者，火热而水亦有余；先期而来少者，火热而水益不足也。倘俱以为有余之热，但泄火而不补水，或更水火两泄之，病有不增剧者乎？治法并不必泄火而专补水，水既足而火自消，亦既济之道也。方名两地汤：

生地（一两，酒炒）　地骨皮（三钱）　白芍（五钱，酒炒）　元参（一两）　麦冬肉（五钱）　阿胶（三钱）

水煎服。四剂而经调矣。此方之用地骨、生地，能清骨中之热。骨热由于肾热，清其骨髓，则肾气自清，而又不伤胃气，治之巧也。况所用诸药，又纯是补水之味，水盛则火自平，此当与上条参观之，一实一虚，治必无误。

经水后期

其有经水后期而来多者，人以为血病于虚也。谁知非血之虚，而为血有余乎？盖后期固属虚象，而多寡大有不同。后期而来少者，血之寒而不足；后期而来多者，血之寒而有余。以经水原本于肾，而其流则五脏六腑之血皆归之。故当经水之行，而门启不遑迅阖，则诸经血之来附益者，乘其隙而皆出也。然但可曰血既皆出，则有余者亦成不足耳。若求治法，则仍宜于补中温散之，不得谓逾期者之悉由不足也。方名温经摄血汤：

熟地（一两） 白芍（一两，酒炒） 五味子（三分） 续断（一钱） 川芎（五钱，酒洗） 白术（五钱，土炒） 肉桂（五分，去粗皮，研） 柴胡（五分）

水煎服。三剂而经调矣。此方大补肝肾脾之精与血，而加肉桂以祛其寒，柴胡以解其郁，是补中有散，而散不耗气，补中有泄，而泄非损阴，实调经之妙药，摄血之仙丹也。凡经来后期者俱可用，元气不足，更宜加参用之。如以为血热则流，而妄用寒凉，则大误。

经水先后无定期

又有经水断续，或先或后，无定期者，人以为气血之虚也。谁知是肝肾之郁乎？经出于肾，肝为肾子，肝郁则肾郁，先后断续，正肝气之或通或闭耳。子与母相关，子病而母亦病。肾气之不宣，又何疑焉？治法舒肝之郁，即所以开肾之郁。乙癸同治，而经水乃有定期，故疏肝尤急也。方名定经汤：

当归（一两，酒洗）　白芍（一两，酒洗）　熟地（五钱）　菟丝子（一两，酒炒）　山药（五钱，炒）　茯苓（三钱）　黑芥穗（二钱）　柴胡（五分）

水煎服。二剂而经水净，四剂而经期定矣。此方舒肝肾之气，非通经之药也；补肝肾之精，非利水之品也。肝肾之气舒而精通，肝肾之精旺而水利，不治之治，妙于治矣。

经水忽来忽断寒热往来

其有经水，忽来忽断，时疼时止，寒热往来者，人以为血之凝也。谁知是肝气不舒乎？肝属木而藏血，最恶风寒。妇人当经行之际，血室大开，适逢风之吹，寒之袭，则肝气为之闭塞，而经水之道路，亦随之俱闭。久之，而腠理经络，各皆不宣，往来寒热，由是起焉。其气行于阳分则生热，行于阴分则生寒，然此犹感之轻者耳。倘外感之风寒更甚，而内应之热气益深，且有热入血室，而变为如狂之证者，治宜及其内热未深，外邪犹浅，即补肝中之血，通其郁而散其风，所谓血行风自灭者，此其一也。方用四物汤加味：

熟地（一两）　当归（五钱，酒洗）　川芎（三钱，酒洗）　柴胡（一钱）　白芍（五钱，酒炒）　粉丹皮（三钱）　甘草（一钱）　白术（五钱，土炒）　延胡索（一钱，土炒）

水煎服。此方用四物以滋脾肾之阴血，用柴胡、白芍、丹皮以宣肝经之风郁,用甘草、白术、延胡以利腰脐而和腹疼,入于表里之间,通乎经络之内,用之得宜,自奏功如响也。

经水行后复行

妇人有经水过多,行后复行,身体困倦,面色痿黄者,人以为血热有余之故。谁知是血虚而不归经乎?或谓血旺经多,血虚经当缩,今经多而反曰血虚,是何言欤?不知经者常也,经能统血,虽旺而经亦不多,血不归经,愈衰而经愈不少。唯世人见其过多,而即谓是血之旺,此治之所以多错耳。倘经多果是血旺,自是壮健之体,便当行尽即止,精力如常,何至一行再行,漫无收摄,此非血之虚有明征耶?血虚则气弱,阴伤及阳,所以困倦及其身也。血损则精散,骨中髓空,所以色不华于面也。治法大补血而引之归经。方用四物汤加味:

熟地(一两) 当归(五钱,酒洗) 白芍(三钱,酒炒) 川芎(三钱,酒洗) 白术(五钱,土炒) 山萸肉(三钱,蒸) 黑芥穗(三钱) 续断(一钱) 甘草(一钱)

水煎服。四剂而血归经,十剂后加参三钱,再服十剂,下月行经自然可止矣。四物乃补血之神品,白术、荆芥补中有利,山萸、续断止中有行,加甘草以调和诸品,使之各得其宜,所以血足而归经,归经而血静。

经水数月一行

妇人有数月一行经者,每以为常,既无或先或后之病,亦无或多或少之殊,人莫不以为异,而何异也。此盖无病之人,气血两不亏损耳。气血既两无亏损,何以数月而经始一行?诚以坤贞之真气内藏,则坎中之真阳不损。妇人中有天生仙骨者,经水且一季一行,盖以季为准,而不以月为盈虚也。若加以炼形之法,一年之内,便易飞腾,无如世人不识,见经水不应月来,认定为病,辄投药饵,本无病而治之成病,治反不如其不治矣。山闻异人之教,特为阐扬,使世人见此等行经,不必妄为治疗,万勿疑为气血之不足,而漫曰通经也。虽然天生之仙骨不多见,而人事之耗损则甚多,又不可不立一救疗之方以辅之。方则仍曰助仙丹,明亦可施诸无病者耳。

白茯苓(五钱) 陈皮(五钱) 白术(三钱,土炒) 白芍(三钱,酒炒) 山药(三钱,炒) 菟丝子(二钱,酒炒) 杜仲(一钱,炒黑) 甘草(一钱)

河水煎,四服而经复其常矣。此方平补之中实有妙理,健脾益肾而不滞,解郁清痰而不泄,不损天然之气血,便是调经之大法,何得用他药以通经哉?

经未来腹先疼

有经前腹疼数日,而后行经者,其经来多是紫黑块,人以为寒极而然也。谁知是热极而火不化乎?肝属木,其中有火,舒则通畅,郁则不扬。经欲行,而肝不应,则气抑遏而疼生。至经满不能内藏,而郁火又随之怒泄。其紫黑者,水火两战之象也;其成块者,火煎瘀结之状也。必数日而后经始行者,正郁火之内夺其权也。治法固宜大泄肝家之火,然泄其火而不先解其郁,则热之标可去,而热之本未除,其何能益?方名宣郁通经汤:

当归(五钱,酒洗)　白芍(五钱,酒炒)　柴胡(一钱)　丹皮(五钱)　黑山栀(三钱)　白芥子(二钱,炒研)　香附(一钱,酒炒)　郁金(一钱,醋炒)　黄芩(一钱,酒炒)　生甘草(一钱)

水煎,连服四剂,下月行经,腹断不先疼矣。此方补肝之血而解肝之郁,利肝之气而降肝之火,所以奏功之速有如此者。

经后少腹疼痛

又有少腹疼于行经之后者,人固知是气血之虚也。谁知是肾气之涸乎?经水乃天一真水,满则溢,而虚则闭,亦固其常,何以虚能作痛也。盖肾气一虚,则水不涵木,木必克土,少腹为太阴部位,木土相争,则气必逆,故有激而疼耳。治法以舒肝为主,而益以补肾之味,则水足而肝得所养,肝安而脾不受侮,逆之既顺,又何疼痛之有?方用调肝汤:

当归(三钱,酒洗)　白芍(三钱,酒炒)　阿胶(三钱,白面炒)　山药(五钱,炒)　山萸肉(三钱,蒸熟)　巴戟肉(一钱,盐水浸)　甘草(一钱)

水煎服。此平调肝气之方,既能转逆气,又善止郁,痛经后之症,以此方调理最佳,不必其定属腹疼也。

经水将来脐下先疼痛

又有经水将来,三五日前,脐下作痛,如刀刺者,或更寒热交作,所下如黑豆汁,人莫不谓湿热之下注。谁知是寒湿之互滞乎?妇人冲任之脉,居于下焦,最恶寒湿,冲为血海,任为血室,经水由二经而外出,寒湿满二经而内乱,两相争,故作痛。至寒又生浊，而下如豆汁之黑者，见北方寒水之色也。此则邪愈盛而正日衰矣。治法利其湿，温其寒，使冲任无邪气之侵，斯脐下自无疼痛之苦。方名温脐化湿汤：

白术（一两，土炒） 巴戟肉（五钱，盐水浸） 白果（十枚，捣碎） 扁豆（三钱，炒，捣） 建莲子（三十枚，不去心） 山药（五钱，炒） 白茯苓（三钱）

水煎服。四剂而邪气去，经水调，兼可种子。须于经未来前十日服也。此方君白术，所以利腰脐之气；佐用巴戟、白果，所以通任脉之气；扁豆、山药、莲子，所以卫冲脉之气；使以茯苓者，助其气而渗其湿也。由是寒湿扫除，经调受孕。倘概指为湿热，妄用寒凉，则冲任血冷，血海变为冰海，血室反成冰室矣。无论难于生育，即疼痛亦安得而止哉？

经前吐血

经未行之前一二日，有忽然腹痛而吐血者，甚至不下而上，竟作倒经，人以为火热之极也。谁知是肝气之逆乎？肝性最急，宜顺不宜逆，顺则气安，逆则气动。经之行也，血为之，无非气为之也。或谓经逆在肾不在肝，今之血逆妄行，竟至从口而出，其肝不藏血之故乎？抑肾不纳气而然乎？夫少阴之火，急如奔马，得肝火直冲而上，其势最捷，反经而为血，亦属至便。虽肝不藏血，固由肾不纳气，而其激之使然，则唯肝气为之主。故治法宜顺气以平肝，不必益精以补肾，唯反复颠倒，肾气未免亦伤，则于顺气中亦当兼纳气法耳。方名顺纳汤：

当归（五钱，酒洗） 熟地（五钱） 白芍（二钱，酒炒） 丹皮

(五钱) 白茯苓(三钱) 沙参(三钱) 黑芥穗(三钱)

水煎服。一剂而吐血止，二剂而经顺，十剂不再发。此方于调经和血之中，即寓引血归经之义，肝不逆而肾气顺，又何经逆之有哉？

经前大便下血

又有行经之前一日，大便先下血者，人以为血崩之渐。谁知是经流于大肠乎？夫大肠与行经之路，各有分别，何以能入于回薄之间，而直趋后阴？不知胞胎之系，上通心而下通肾，心肾不交，则胞胎之血无检摄，不走小肠而走大肠。观于泄泻者之绝无小水一分利，而仍由故道者，可知其血犹是经，而不同于崩也。治法若单止大肠之血，而绝不使水火之济，血安得循行不忒哉？方名顺经两安汤：

人参(三钱) 麦冬(五钱，去心) 熟地(五钱) 山萸肉(二钱，蒸) 巴戟肉(一钱，盐水浸) 当归(五钱，酒洗) 白芍(五钱，酒炒) 白术(五钱，土炒)

水煎服。二剂大肠血止，而经从前行矣。三剂经止，而兼可受孕矣。此方乃大补心肝肾三经之药，全不去顾胞胎，而胞胎之血自有所归，以心肾之气交也。心肾虚，则其气分，足则其气合，而胞胎之气，亦听摄于二经。然则心肾不交，补心肾焉可也，又何必兼及夫肝耶？不知肝为肾之子，而亦心之母也。补肝则肝气往来于心肾间，自然上引心而下入于肾，下引肾而上入于心，不啻介绍之助矣。此又交通心肾之一大法门，不特为调经设也。

经前泄水

妇人有经未来前，必泄水一二日，而后行者，人以为血旺之故。谁知是脾气之虚乎？脾统血，脾虚则不能摄血矣。脾属湿土，脾虚则土必不实矣。土不实而湿更甚，经水将动，脾先不固。脾所统之血，欲流注于血海，而湿往乘之，所以先泄水，而后行经也。调经之法，治其水，先调其血；调其血，先补其气，气旺则湿自除，血自固，经自调矣。方名健固汤：

人参（五钱）　白术（一两，土炒）　薏仁（三钱，炒）　茯苓（三钱）　巴戟肉（三钱，盐水浸）

水煎服。十剂，经前不泄水矣。此方健脾气以固脾血，则血摄于气之中，脾气日强，湿自然化，湿既化尽，经自然调，又何经前泄水之证哉？

年老经水复行

妇人有年五六十，经断已久，忽又行经者，或下紫黑块，或如红血淋，人或谓是还少之象。谁知是血崩之渐乎？妇人年至七七以外，天癸已竭，又不加炼形之法，如何能精满化经，一如少妇？此非肝之不藏，必脾之不摄，非精故泄而动命门之火，即气因郁而发龙雷之炎，二火交煽，而血乃奔，有似乎行经，而实非经也。此等证非大补肝脾之气血，而血安能骤止，且恐血脱气亦脱矣。方名安老汤：

人参（一两）　生黄芪（一两）　熟地（一两）　山萸肉（五钱，蒸）　阿胶（一钱，蛤粉炒）　黑芥穗（一钱）　当归（五钱，酒洗）

白术(五钱,土炒)　甘草(一钱)　香附(五分,酒炒)　木耳炭(一钱)

水煎服。一二剂减,四剂全减,十剂愈。此方补益肝脾之气,气足则自能摄血,尤妙在大补肾水,水足而肝气自舒,肝舒而脾自得养,肝藏之,脾统之,安有泄漏之证,又安有崩淋之虑哉?

年未老经水断

女子七七而天癸绝,未及其年而经先断者,人以为血枯之极也。谁知是心肝脾之气郁乎?使其血而真枯,安能久延于世人?见其经水不行,即妄谓之血枯,其实非血之枯,而经之闭也。且夫经原非血,乃天一之水,出自肾中,至阴之精,而有至阳之气。其为色赤,阴中阳也。古昔圣贤所以立经水之名者,原以阳生阴化,自有常经,以其为癸干之化,故又名天癸。无如世人沿袭,而不思其旨,以其色赤似血,而即以血视之,此千古之误,牢不可破者也。倘果是血,则何不即名为血,而必曰水乎?且血岂可使之常出,而乃曰经乎?妇人一有孕,即以此水养胎,则不月矣。一有子,即以此水化乳,亦多不月矣。乳汁之色白,胞衣中之水亦白,而皆可谓之血乎?年四十九而天癸绝,所绝者癸水耳。不然而何以流行之血,不见其亏也。然则经之早断,当专责之肾水矣。而吾以为心肝脾气之郁者,则又何哉?水位之下有土气,土位之下有木气,火位之下有水气,三经有一之或郁,即其气不能入于肾,而肾气亦为之不宣。况三经俱郁,而肾气本虚,其不能盈满化经,闭塞而不以时泄宜也。治法必散其心肝脾之郁,而大补其心肝脾之气,则肾精充溢,而经水自行矣。方名益经汤:

人参(二钱)　当归(五钱,酒洗)　生枣仁(三钱,捣碎)　丹皮(二钱)　沙参(三钱)　白芍(三钱,酒炒)　柴胡(一钱)　白术(一两,土炒)　熟地(一两)　杜仲(一钱,炒黑)　山药(五钱,炒)

水煎服。八剂而经通,服至经不再闭,兼可受孕。此方心肝脾肾四经同治药也。妙在补以通之,散以开之,倘徒补则郁不开而生火,徒散则气益衰而耗精,设更用攻坚之剂,辛热之品,殆矣。

卷二　种子

身瘦不孕

妇人有身躯瘦怯，久不孕育，一交感即病卧者，人以为气虚之故。谁知是血虚之故乎？或谓血藏于肝，精涵于肾，交感乃泄肾之精，与血虚何与？不知肝气不降，精不能泄，肾精既泄，肝不受荫，以肾为肝母，母既泄精，不能分润以养其子，则木燥乏水，而火且暗动以烁精，肾于是虚，肝于是益虚矣。况瘦人多火，又失其精，则水益少，而火益炽，火在水上，其象为未济也。唯瘦人偏易动火，唯火盛偏易走泄，此虚燥之火，所以不能生物。治法宜大补肾水而平肝木，水旺则血旺，血旺则火消，便成水在火上，既济之象矣。方名养精种玉汤：

熟地(一两)　山萸肉(五钱，蒸熟)　当归(五钱，酒洗)　白芍(五钱，酒炒)

水煎服。三月便可身健受孕。此方之用，不特补血，而纯于填精，精满则子宫易于招精，同类相从也，血足则子宫易于摄精，二气相感也。唯贪欲者，往往不验。服此须节欲三月，心静神清，自无不孕之理，否则必无效也。

体肥不孕

又有身体肥胖，绝无病恙而不孕者，人且以为血气之充足。

谁知是湿盛而气虚乎？夫感受之湿由乎外，而肥人之湿由乎内，乃脾土自病也。每见湿盛者多肥胖，肥胖者多痰涎，外似壮而内实虚，内虚则气衰，而湿益不行，势必浸淫于胞胎之内，而日积月累，胞胎竟作汪洋之窟矣。且肥胖之妇，内肉必满，遮隔子宫，精不能受，又加以水湿之盛，且易化精成水。治法固必以泄水化痰为主，然徒事泄化，而不急补脾胃，则阳气不旺，湿痰不去，有损无益，吾未见其可也。方用补中益气汤加味：

人参（三钱）　黄芪（三钱，生）　白术（一两，土炒）　当归（三钱，酒洗）　甘草（一钱）　柴胡（一钱）　升麻（四分）　陈皮（五分）　茯苓（五钱）　半夏（三钱，制）

水煎服。八剂痰涎尽消，再十剂水湿利，子宫涸出，易于受精而孕矣。此方之妙，妙在提脾气，而升于上，作云作雨，水湿反利于下行，助胃气而消于下，为液为津，痰涎转易于上化，不必用克削之品以损其肥，而肥自无碍，不必用浚决之味以利其窍，而窍自能通，阳气充足，湿邪散除，自可受种，何不孕之足虑乎？

怯弱不孕

妇人有气怯力弱，饮食少进，久不受孕者，人以为脾胃气虚也。谁知是肾气不足乎？夫气必升腾，乃能运化，脾胃气陷，人乏水谷之养，则精神自易怯弱，似乎病在脾胃。然脾胃之气，实生于肾，无肾中之水气，则胃气不能升腾，无肾中之火气，则脾气无由运化。然则欲补脾胃，可不急补两肾之气乎？治法补肾而兼补脾胃，则肾中水火二气，自升提于至阳之上矣。方名升提汤：

熟地（一两）　山萸肉（三钱，蒸）　巴戟肉（一两，盐水浸）

枸杞(二钱)　白术(一两,土炒)　人参(五钱)　生黄芪(五钱)　柴胡(五分)

水煎服。三月而肾气大旺,再服一月,未有不受孕者。此方补气之药多于补精,似乎仍主脾胃,不主肾气,不知脾胃健而生精,自易是补脾胃之气与血,正所以补肾之精与水也。况君以补精之品,则天地交泰,随遇皆化机矣,安有不生育者哉?

虚寒不孕

又有饮食不运,胸膈胀满,时多呕泄,久不受孕者,人以为食停气滞也。谁知是脾胃虚寒乎?脾胃虚寒,由于心肾,胃土非心火不生,脾土非肾火不化,心肾火衰,土失生气,既不能消水谷以运化精微,自无津液以灌溉胞胎。矧其脾胃不健,则带脉必然无力,即能受孕,亦恐堕落。是在补肾、命门与心包络之火,以温脾胃二经之火,脾胃之母也,母旺子必不弱,母富子必不贫,斯得子病治母之义耳。方名温土毓麟汤:

巴戟肉(一两,去心,酒浸)　怀山药(五钱,炒)　覆盆子(一两,酒浸,蒸)　白术(五钱,土炒)　人参(三钱)　神曲(一钱,炒)

水煎服。一月可以种子矣。此方补脾胃而先补命门包络之火,则脾胃无寒冷之虞,子母相顾,和合一家,药味不多,四经并治,气血旺而能任、带脉有力,无虞堕落矣。

腰酸腹胀不孕

妇人有腰背酸楚,疝瘕腹胀,不能久坐久立,百计求嗣不得者,人以为腰肾之虚也。谁知是任督之困乎?夫任脉行身之前,督脉行身之后，皆从带脉而上下行也。任脉虚则带坠于前，督脉虚则带坠于后，任督之脉虚，必疝瘕之证作，疝瘕碍胞胎而外障，则胞胎缩于疝瘕之内，往往精施而不能受，虽饵以玉燕，亦何益哉？治法必先去其疝瘕，而更补其任督，则外无所障，自内有所容，毓麟之喜，不日可待矣。方用升带汤：

白术（一两，土炒）　人参（三钱）　半夏（一钱，制）　神曲（一钱，炒）　沙参（五钱）　肉桂（一钱，去粗皮）　茯苓（三钱）　荸荠粉（三钱）　鳖甲（三钱，炒）

水煎，长服之，任督之气旺矣。此方利腰脐，即以升任督，任督之气升，斯疝瘕自有难容之势。况有肉桂以散寒，茯苓之利湿，荸荠以祛积，鳖甲之攻坚，八脉既谐，奇经无病矣。

便涩腹胀足浮肿不孕

又有小水艰涩，腹胀脚肿，不能受孕者，人以为小肠之热也。谁知是膀胱之气不化乎？盖人身水湿之气，必走膀胱，而膀胱不能自化，必得肾气以相通，始能化水以出。不得其气，则水湿不化，而且渗入胞胎之内，膀胱与胞胎相近，膀胱病而胞胎亦病，竟成汪洋之田，又何能生物也哉？治法必须壮肾水，以化胞胎之湿，益肾火，以消膀胱之水，先天既壮，水湿自除，膀胱利，胞胎暖，未有布种而不获者。方名化水种子汤：

巴戟（一两，盐水浸）　白术（一两）　人参（三钱）　菟丝子（五钱）　芡实（五钱）　茯苓（五钱）　车前子（二钱，酒炒）　肉桂（一钱，去粗皮，研）

水煎服。二剂而膀胱之气化，四剂而艰涩之证除，又十剂而虚胀脚肿之病消，更长服之，而肾气大旺，胞胎温暖，斯易受孕矣。此方利膀胱，全在补肾中之气，暖胞胎，全在壮肾中之火，尤妙于补火而无燥烈之虞，补水而非濡润之品，即佐以通利，亦非荡涤，所以发荣滋长于无穷也与！

骨蒸夜热不孕

妇人有骨蒸夜热，遍体火焦，口干舌燥，咳嗽吐沫，难于有子者，人以为实火可泻也。谁知是虚火宜补乎？夫寒阴之地，固不生物，而熯干之田，岂能长养？此骨髓内热，所以有碍于胞胎也。胞胎上系心包，系心包者通于心，心者阳也，下则系于命门，系命門者通于肾，肾者阴也。胞胎既通于肾，而骨髓即肾之所化，骨髓过热，骨中空虚，唯存火烈之气，而胞胎不得骨髓之养，亦何能不热哉？治法固宜清骨中之热，而其热由于水亏，是必先补其肾阴，而后骨热可解，焦土而无燎原之忧，珠露乃有涵濡之喜。王太仆曰：壮水之主以制阳光，其即此病也夫！方用清骨滋肾汤：

地骨皮（一两，酒洗） 丹皮（五钱） 石斛（二钱） 麦冬（五钱，去心） 元参（五钱，酒洗） 沙参（五钱） 五味子（五分，炒，研） 白术（三钱，土炒）

水煎服。至骨热解，再接服，而自能受孕矣。此方补肾中之精，凉骨中之热，不清胞胎，而胞胎自无太热之患。此病本由骨髓过热，所以受精变燥，以致艰于生育，本非胞胎之不能受精者可比。故稍补其肾，以损其火之有余，而益其水之不足，便易种玉耳。

少腹急迫不孕

妇人有少腹之间，自觉紧迫不舒，不能生育者，人所不识，谁知是带脉之拘急乎？带脉系于腰脐之间，宜舒不宜急。今脾胃之气不足，则腰脐之气不利，必至带脉拘急，牵动胞胎，精果直射胞胎，或亦暂能茹纳，而力难附载，势必动摇。又或不能节欲，安保其不随孕随堕乎？此带脉之急，所以不能生子也。治法宜宽其带脉之急，而带脉不能遽宽也；宜利其腰脐之气，而腰脐亦不能遽利也。必大补其脾胃之气与血，而后腰脐利，带脉宽，自有维系之力。方名宽带汤：

人参（三钱）　麦冬（三钱，去心）　五味子（三分，炒）　建莲子（二十粒，不去心）　熟地（五钱）　当归（二钱，酒洗）　白芍（三钱，酒炒）　杜仲（三钱，炒黑）　巴戟肉（五钱，酒浸）　补骨脂（一钱半，盐水浸）　肉苁蓉（三钱，洗净）　白术（一两，土炒）

水煎服。四剂少腹无紧迫之状，一月即受胎。此方脾胃两补，又利腰脐之气，自然带脉宽舒。或疑带欲其宽，而反用五味、白芍之酸收，不愈增其急乎？岂知带脉之急，由于气血之虚，血虚则缩而不伸，气虚则挛而不达，用白芍之酸，以平肝木，则肝不克脾，用五味之酸以生肾水，则肾能益带，似相反而实相济也，何疑之有？

下部寒冷不孕

妇人形寒水冷，非火不暖，交感之际，阴中绝无温热之气，人以为赋禀之薄也。谁知是胞胎寒极乎？从来沍寒之地，不生草木，重阴之渊，不长鱼龙，胞胎既寒，何能化育？夫同是胞胎，何独一寒至此，岂非天赋之薄乎？而不知非也。胞胎居心肾之间，胞胎之寒，心肾二火之衰微也。故治胞胎者，必补心肾二火，而用药又切戒燥热。唯取其春日温和之气，使之氤氲化成焉耳。

方用温胞饮：

白术（一两，土炒） 巴戟肉（一两，盐水浸） 人参（三钱） 山药（三钱，炒） 芡实（三钱，炒） 附子（三分，制） 杜仲（三钱，炒黑） 补骨脂（二钱，盐水炒） 菟丝子（三钱，酒浸，炒） 肉桂（二钱，去粗皮）

水煎服。一月而胞胎暖。此方之妙在补心而即补肾，温肾而即温心，心肾气旺，而火自生，胞胎受荫，而寒自散，尚有施而不受者乎？原方改汤为丸，朝夕吞服尤宜。

嫉妒不孕

妇人有怀抱素恶，不能生子者，人以为天心厌之也。谁知是肝气郁结乎？夫有娠之脉，左寸必流利而滑，右关必舒徐而和，两尺必滑大而鼓指，未有三部脉郁，而能有子者也。三部之郁，皆由于肝，肝木不舒，必致心肾不交，而又下克脾土，则腰脐之气弱，任带之气塞，胞胎之门，亦因之而闭矣。治法解肝郁以通三经之气，则气血调，而情性亦和，满腹皆春阳之气矣。方名开郁种玉汤：

当归（五钱，酒洗） 白芍（一两，酒炒） 白术（五钱，土炒） 茯苓（三钱，去皮） 丹皮（三钱，酒洗） 天花粉（二钱） 香附（三钱，酒炒）

水煎服。一月肝舒郁结，心气和平，两相合好，自然结胎于顷刻间矣。此方之妙，妙在专解肝郁，不更缕治，而脾气宣，心肾交，腰脐利，任带通，胞胎之门启，实是种子秘钥，岂直为疗妒羹哉？

卷三　崩漏

血崩昏晕

妇人有一时血崩，两目黑暗，昏晕在地，不省人事者，固知是火盛动血也。然此火非实火，乃虚火耳。世人一见血崩，往往骤用止涩之品，虽亦能取效一时，但不用补阴之药，则虚火不降，随止随发，以致经年累月，不能全愈者有之。故必于补阴之中，行止崩之法，不专乎涩，而自无不止也。方用固本止崩汤：

熟地（一两）　白术（一两，土炒）　黄芪（三钱，生）　当归（五钱，酒洗）　黑姜（二钱）　人参（三钱）

水煎服。一剂崩止，十剂不再发。方妙在全不去止血，而专补血，又不专补血，而更补气，且不唯补气，而更补火。盖血崩而至黑暗昏晕，则血已大去，仅存一线之气耳。若仅补其血，而不急补其气，则有形之血不能遽生，而无形之气必至尽散，此所以补血而先补气，补气而先补火也。用黑姜者，使之引血归经，是补中又有收敛之义。

郁结血崩

妇人有怀抱郁结，口干舌渴，呕吐吞酸，而血下崩者，人皆以火治之，时而效，时而不效，其故何也？是不识为肝气之郁也。或疑肝主藏血，气郁血亦宜郁，何以反至崩漏？盖肝之性急，气结则其急更甚，故血不藏而反下趋也。治法固以开郁为主，然徒开其郁，而不知平肝，则肝气大开，肝火更炽，而血亦不能止。方用平肝开郁止血汤：

白芍（一两，醋炒） 柴胡（一钱） 白术（一两，土炒） 荆芥穗（二钱，炒黑）丹皮（三钱） 生地（三钱，酒炒） 当归（一两，酒洗） 三七根（三钱，研末） 甘草（二钱）

水煎服。一剂呕吐止，二剂干渴除，四剂血崩愈。方妙在白芍平肝，柴胡开郁，白术利腰脐，则血无停住之虞，荆芥通经络，则血有归还之乐，丹皮又清骨髓之热，生地复清脏腑之炎，当归、三七于补血中行止血法，自然郁结散，血崩止矣。

闪跌血崩

妇人有升高坠落，或闪挫受伤，以致恶血下流，有如血崩之状者。若以崩治，而用补涩之剂，是关门捉贼也。此证之状，必手按之而疼痛，是为拒按属实，久之则面色痿黄，形容枯槁，乃是瘀血作祟，非血崩之因于气虚者可比。倘不知解瘀，遽投补涩，则瘀血内攻，疼无止时，反致新血不得生，旧血无由化矣。治法须行血以去瘀，活血以定疼。方用逐瘀止血汤：

生地（一两，酒炒） 大黄（三钱） 赤芍（三钱） 丹皮（一钱） 当归尾（五钱） 枳壳（五钱，炒） 龟板（三钱，醋炙） 桃仁（十粒，泡，炒，研）

水煎服。一剂疼轻，二剂疼止，三剂血亦全止，不必再服矣。此方之妙，妙于活血之中，佐以下滞之品，故逐瘀如扫，而止血如神。或疑跌闪升坠，由外伤内，虽不比内伤之重，而既至血崩，则内之所伤，亦不为轻，何以只治其瘀，而不顾其气也？殊不知此实外伤重，而内伤轻，犹之暴病，元气未漓，本实不拨，去其标病可耳。故亦可曰，缓则治其标。

血海太热血崩

妇人有每行人道，经水即来，一如血崩者，人以为胞胎有伤，触之以动其血也。谁知是子宫血海，因太热而不固乎？夫子宫即在胞胎之下，而血海又在胞胎之上。血海者，冲脉也，冲脉寒而血即亏，冲脉热而血即沸，血崩之为病，正冲脉之太热也。然既由冲脉之热，则应常崩，而无有止时，何以行人道而始作，果与肝脾无与耶？夫脾健则能摄血，肝平则能藏血，人未入房之时，君相二火寂然不动，虽冲脉独热，而血亦不至外驰，及有人道之感，则子宫大开，君相火动，翕然以鼓其精房，于是而血海泛滥，遂有不能止遏之势。肝欲藏之而不能，脾欲摄之而不得，故经水随交感而至，是唯火之为病也。治唯滋阴降火，以清血海，而和子宫，则终身之病，可半数而除矣。然必绝欲三月乃可。方用清海丸：

熟地（一斤）　山药（十两，炒）　山萸肉（十两，蒸）　丹皮（十两）　五味（二两，炒）　麦冬肉（十两）　白术（一斤，土炒）　白芍（一斤，酒炒）　龙骨（二两）　地骨皮（十两）　干桑叶（一斤）　元参（一斤）　沙参（十两）　石斛（十两）

右十四味，各为细末，合一处，炼蜜丸桐子大，早晚每服五钱，白滚水送下，半载全愈。此方补阴而无浮动之虑，缩血而无寒凉之苦，日计不足，月计有余，潜移默夺，子宫清凉，血海自固。倘不揣其本，而齐其末，徒用发灰、白矾、黄连炭、五倍子等药末，以外治其幽隐之处，恐愈涩愈流，终必至于败亡也。此治病所以必求其本与！

交感血出

妇人有一交合，则流红不止者，虽不至于血崩之甚，而未免血气两伤，久则恐有血枯经闭之忧。此病盖以交合于经正来时，精冲血管而成。当其经水正旺，彼欲涌出而精射之，则欲出之血，反退而缩入，既不能受精而成胎，势必至集精而化血，后遇交感之际，淫气触动，其旧日之精，则感召欲出，而血亦随之以渗矣。治法通其胞胎之气，引旧日集精外出，而益以补气补精之药，则血管之伤，可以补完而无患。方用引精止血汤：

人参（五钱）　白术（一两，土炒）　茯苓（三钱）　熟地（一两）　山萸肉（五钱）　黑姜（一钱）　黄柏（五分）　荆芥穗（三钱）　车前子（三钱，酒炒）

水煎服。四剂愈，十剂不再发。此方用参、术以补气，地、萸以补精，精气旺则血管流通，加入茯苓、车前以利水窍，水利血管亦利，又加黄柏为引，直入血管之中，而引夙精出于血管之外，芥穗引败血出于血管之内，黑姜以止血管之口。一方之中，实有调停曲折之妙，故能祛旧病而除陈疴。然必须慎房帏三月，庶破者不至重伤，补者始不至重损，否则不过取目前之效耳，其慎之哉！

年老血崩

妇人有年老血崩者，其证亦与前血崩昏晕者同，人知是老妇之虚耳，而或者是房帏之不慎乎？夫妇人至经断以后，天癸本已匮乏，而或肾火妄动，鲜不血室大开者，甚则崩漏而决矣。方用加减当归补血汤：

当归（一两，酒洗）　黄芪（一两）　三七根（三钱，研末）　桑叶（十四片）

水煎服。二剂而血少止，四剂不再发。然不知自慎，未有不重病者也。夫补血汤乃气血两补之神剂，三七根乃止血之圣药，加入桑叶者，滋肾之阴，又有收敛之妙也。但阴精既亏，用此方以止暂时之漏，实有奇功，而不可责其永远之绩者，以补精之味尚少也。服此四剂，后再增入白术（五钱）、熟地（一两）、山药（四钱）、麦冬（三钱）、五味子（一钱），连服百剂，则崩漏之根可尽除矣。

少妇血崩

有少妇，甫娠三月，即便血崩，而胎亦随堕者，人以为挫闪受伤而致。谁知是房帏不慎之过乎？夫少妇之有房事，亦其常耳，何便血崩？盖气弱则精易泄，精大泄则气益动，而血不能固，胞胎无所依养，其崩且堕焉宜也。治法自当以补气为主，而少佐以补血之品，斯为得之。方用固气汤：

人参（一两）　白术（五钱，土炒）　熟地（五钱）　当归（三钱，酒洗）　茯苓（二钱）　甘草（一钱）　杜仲（三钱，炒黑）　山萸肉（二钱，蒸）　远志（一钱，去心）　五味子（十粒，炒）

水煎服。一剂而血止，连服十剂全愈。此方固气而兼补血，已去之血可以速生，将脱之血可以尽摄，凡气虚而崩漏者，此方最可通治，非仅治小产之崩。其最妙者，不去止血，而止血之味，含于补气之中也。

卷四 带下

白带下

带下之病，皆属于湿。谓之带者，以带脉而名也。带脉者，所以约束胞胎之系。其脉通于任、督，任、督病，则带脉无力，难以提系，必致胞胎不固。故带弱者，胎易坠焉。至于气不化经，浸成带病，则凡脾气之虚，肝气之郁，湿热之侵，皆能致之。故有终年累月，下流白物，如涕如唾，甚则气秽者，所谓白带也。带下之病，白带为多，此皆由于肝郁乘脾，脾精不守，既不能化荣血以为经水，则湿土之气，即下陷而为病耳。治法宜大补脾气，而稍佐以舒肝之品，使风木不闭塞于地中，则地气自升腾于天上，气健湿除，自无带患矣。方名完带汤：

白术（二两，土炒） 山药（一两，炒） 人参（二钱） 白芍（五钱，酒炒） 车前子（三钱，酒炒） 苍术（三钱，制） 甘草（一钱） 陈皮（五分） 黑芥穗（五分） 柴胡（六分）

水煎服。二剂轻，四剂止，六剂则白带全愈。此方脾、胃、肝三经同治之法，寓补于散，寄消于升，开提肝木之气，则肝血不燥，何至下克脾土，补益脾土之元，则脾气不湿，何难分消水气。至于补脾而兼以补胃者，由里以及表也。且非胃气之强，则脾气不旺，是补胃正所以补脾耳。

青带下

有带下色青,甚则绿如绿豆汁,稠黏不断,其气腥臭者,所谓青带也。此乃肝经湿热,肝属木,木色青,带下如绿豆汁,明是肝木之病矣。或曰:肝木最喜水润,湿亦水之所积,何以肝为之病?不知水为肝木所喜,而湿则肝木所恶,湿为土之气故也。以所恶者合之,所喜性必有违者矣。肝之性,违则肝之气逆,气欲上升,湿欲下降,两相牵掣,停住于中焦之间,而走入带脉。其色青绿者,肝家之气化也。逆轻者,热少轻而色青;逆重者,热更重而色绿,未必治青易,而治绿难也。解肝木之火,利膀胱之水,则青绿之带病均除矣。方用逍遥散加减:

茯苓(五钱)　白芍(五钱,酒炒)　甘草(五钱,生用)　柴胡(一钱)　陈皮(一钱)　茵陈(三钱)　栀子(三钱,炒)

水煎服。二剂而色淡,四剂而青绿之带绝,不必过剂矣。夫逍遥散之立法也,乃解肝郁之药耳,何治青带若斯其神与?盖湿热之留于肝经,因肝气之郁也。郁则必逆,唯逍遥散能解其郁逆,而使之逍遥,而又益之以茵陈之利湿,栀子之清热,郁逆既解,肝气得清,湿热自去,此方之所以奇而效捷也。倘仅以利湿清热治带,而置肝气于不问,带安得而止哉?

黄带下

有带下色黄者,宛如黄茶浓汁,其气味腥秽,所谓黄带也。此为任脉中湿热,任脉本不能容水湿,安得入而化为黄带乎?则以带脉横生,通于任脉,任脉直上,走于唇齿,唇齿间原有不断之泉,下贯任脉以化精。唯任脉有热气之扰,则华池之津液,不化精,而反化湿。湿者土之气,而水成之,热者火之气,而木生之。水色本黑,火色本红,今湿与热合,欲化红而不能,欲返黑而不得,煎熬成汁,变而为黄,此乃不从水火之化,而从湿化,所以有此黅色也。治法宜补任脉之虚,而清肾火之炎。若沾沾以黄属脾色,单去治脾,何能痊乎?方名易黄汤?

山药(一两)　芡实(一两)　白果(十枚)　黄柏(二钱)　车前子(一钱)

水煎服。四剂,无不全愈者。此不特治黄带方也,凡病带者均可治,而以治带之黄者,功更奇耳。盖山药、芡实专补任脉之虚,又能利水,加白果引入任脉,更为便捷,而又必用黄柏、车前以清肾中之火者,肾与任脉相济,解肾中之火,即解任脉之热也。

黑带下

带下色黑,甚则如黑豆汁,其气亦腥,所谓黑带也。此属火热之极。或疑火色本红,何以成黑?谓为下寒之极,或有之殊。不知火极似水,乃假象也。其证必腹中痛,小便时如刀刺,阴门必发肿,面色必发红,日久必黄瘦,心下必躁烦,口中必热渴,饮以凉水,少觉宽快。此胃火太旺,与命门膀胱三焦之火合而熬煎,所以熬干而变为炭色,断是火热之极之变,而非少有寒气也。此等证不至于发狂者,全赖肾水与肺金无病,养其生生不息之气,润心济胃以救之,所以但成黑带之证,犹是火结于下,而不炎于上耳。治法唯以泄火为主,则热退而湿自除。方名利火汤:

黄连(三钱)　石膏(五钱,煅)　栀子(三钱,炒)　刘寄奴(三钱)　知母(二钱)　大黄(三钱)　王不留行(三钱)　白术(五钱,土炒)　茯苓(三钱)　车前子(三钱,酒炒)

水煎服。一剂小便疼止而通利，二剂黑带变为白，三剂白亦少减，再三剂全愈矣。或谓此方过于迅利，不知火盛之时，用不得依违之法，譬如救火之焚，而少为迟缓则火势燎原矣。今用黄连、石膏、栀子、知母一派寒凉之品，入于大黄之中，则迅速扫除，而又得王不留行与刘寄奴之利湿甚急，佐以白术辅土，茯苓渗湿，车前利水，则湿热无停之机，而火退水进矣。

赤带下

有带下而色红者，似血非血，淋沥不断，所谓赤带也。赤带亦湿病，湿是土之气，宜见黄白色。今不见黄白，而见赤者，火热故也。火色赤，故带下亦赤，此非独命门之火出而扰之也。带脉通于肾，肾气通于肝，妇人忧思伤脾，又加郁怒伤肝，于是肝经火炽，下克脾土，脾不运化，致湿热之气陷于带脉之间，而肝不藏血，亦渗于带脉之内，所以似血非血之现于其色也。人以赤带属之心火，误矣。治法须清肝火，而扶脾气。方名清肝止淋汤：

当归（一两，酒洗）　白芍（一两，醋炒）　生地（五钱，酒炒）　阿胶（三钱，白面炒）　丹皮（三钱）　黄柏（二钱）　香附（一钱，酒炒）　牛膝（二钱）　红枣（十枚）　小黑豆（一两）

水煎服。一二剂少止，四剂全愈，十剂不再发。此方但主补肝之血，全不利脾之湿，以赤带之为病，火重而湿轻也。火之旺由于血之衰，故补血即足以制火。而第少加清火之味，倘一利其湿，则引火下行，而转难遽效矣。或曰：先生前言助其脾气，今但补其肝血，何也？不知用芍药以平肝，则肝气得舒，自不克土，脾不受克，则土自旺，是平肝正所以扶脾，而无藉乎参、术之品也。

卷五　妊娠

妊娠恶阻

妇人有娠之后，恶心呕吐，思酸解渴，见食憎恶，困倦欲卧，人皆混称之为恶阻，而亦知肝血之独燥乎？夫妇人受孕，本于肾气之旺，肾旺故能摄精。然肾一受精而成孕，则肾水生胎，不暇化润于五脏，而肝为肾子，本日食母气以舒，一日无津液之养，则肝气迫索而求救，肾水又不之应，则肝益急，急则火动而逆矣。肝气既逆，呕吐恶心之证作，呕吐纵不至太甚，而其伤气则一也。气既受伤，肝血愈耗。四物汤治胎前诸证，正以其能生肝血耳。夫补肝以生血，未为不佳，然但生血而不知生气，则脾胃衰微，不胜频呕，恐气虚而血正不易生也。故于平肝补血中，必加以健脾开胃之品，然后气能生血，而胎亦得资其助。或疑气逆而用补气之药，不益助其逆乎？不知妊娠恶阻，其逆不甚，且逆是因虚而逆，非因邪而逆也。因邪而逆者，助其气则逆增；因虚而逆者，补其气则逆转。况补气于补血之中，则阴足制阳，又何虑其增逆乎？方用顺肝益气汤：

人参（一两）　白术（三钱，土炒）　茯苓（二钱）　熟地（五钱）　当归（一两，酒洗）　白芍（三钱，酒炒）　麦冬（三钱，去心）　陈皮（三分）　砂仁（一粒，炒，研）　苏子（一两，炒，研）　神曲（一钱，炒）

水煎服。一剂轻,二剂平,三剂全愈。此方平肝则肝逆除,补肾则肝燥息,补气则血易生,凡胎病恶阻,但以此方投之,无不安者,其功更胜于四物焉。

妊娠口干咽痛

妊娠三四月,自觉口干舌燥,咽喉微痛,无津以润,胎动不安,甚则血流如经水,人以为火动之极也。谁知是水亏之甚乎?夫胎也者,本精与血之相结而成,逐月养胎,古人虽分经络,其实均不离肾水之养。故肾水足而胎安,肾水亏而胎动。或者曰:肾水何能动胎?必肾经之火动,而胎始不安耳。不知火之有余,仍是水之不足,所以火炎而胎动者,必补水而胎安,亦既济之义也。唯是水不遽生,必先补肺,金能生水,而火不难制,再少加以清热之品,则胎自无不安矣。方用润燥安胎汤:

熟地(一两)　生地(三钱)　山萸肉(五钱)　麦冬(五钱,去心)　五味(二钱,炒)　阿胶(二钱,蛤粉炒)　黄芩(一钱,酒炒)　益母(二钱)

水煎服。二剂而燥息,再二剂而胎安,连服十剂,而胎如磐石之固矣。此方专填肾中之精而兼补肺,然补肺仍是补肾之意,故肾不干燥,则火不灼胎,焉有不安者乎?

妊娠吐泻腹痛

妊娠上吐下泻,腹痛急而难忍,胎动不安,人犹以为热,而不知脾胃之虚极也。夫脾胃气虚,则胞胎无力,必有崩坠之虞。况又上吐下泻,则脾胃因此益虚,欲胞胎之无恙得乎?然而尚不至于下坠者,全赖肾气之固也。胞胎系于肾而连于心,肾气固,则上交于心,而下通于胞胎,此胞胎之所以欲坠而不得也。且肾气能固,则少火必来生脾,心气能通,则君火必来援胃脾,胃虽虚未绝,则胞胎虽动不堕。然则欲固胞胎者,可不急救其脾胃乎?唯是脾胃当将绝未绝之时,只救脾胃,而土难遽生,更宜补其心肾之火,使之生土,则两相接续,胎始固耳。方用援土固胎汤:

人参(一两) 白术(二两,土炒) 山药(一两,炒) 山萸肉(一两,蒸) 枸杞(三钱) 菟丝子(三钱,酒炒) 杜仲(三钱,炒黑) 续断(三钱) 炙草(一钱) 砂仁(三粒,炒,研) 制附子(五分) 肉桂(二钱,去粗,研)

水煎服。一剂而泻止,二剂而诸病悉愈矣。此方救脾胃之土者十之八,救心肾之火者十之二,助火轻于救土者,土欲绝而火未甚衰也。盖土崩非重剂不能援,火衰虽小剂而可助。妊娠忌桂、附,是恐伤胎,未可多用。故方中小热之品计之以钱,大热之品计之以分,不过用以引火,而非用以壮火也。若以为胎必有热,辄用黄芩,则大误矣。

妊娠少腹痛

妊娠少腹作痛,胎动不安,如有下堕之状,人只知带脉无力也。谁知是脾肾之亏乎?夫胞胎虽系于带脉,而带脉实关于脾肾,脾肾亏损,胞胎即无以胜任矣。而或者曰:胞胎之系,通于心肾,而不通于脾,补肾可也,何故补脾?不知肾为先天之本,脾即为后天之本,脾非先天之气不能化,而肾非后天之气亦不能生,是补后天之脾,正所以补先天之肾也。补先后之二天,乃所以固胞胎之气血也。审是，而脾肾可不均补乎？方用安奠二天汤：

人参（一两）　白术（一两，土炒）　扁豆（五钱，炒，去皮）　炙草（一钱）　熟地（一两）　山药（五钱，炒）　山萸肉（五钱，蒸）　杜仲（三钱，炒黑）　枸杞（二钱）

水煎服。一剂而疼止，二剂而胎安矣。夫胎动乃脾肾双亏之证，自非大用参、术、熟地补阳补阴之品，断不能挽回于顷刻。世人畏用参、术，或少用以寄建功，见证不的，是以寡效，此方正妙在多用也。

妊娠浮肿

妊娠四五月，肢体倦怠，饮食无味，先两足肿，渐至遍身头面俱肿，人以为湿气使然也。谁知是脾肺气虚乎？夫妊娠虽有按月养胎之分，其实不可拘于月数，总以健脾补肺为大纲。盖脾统血，肺主气，胎非气不生，非血不成，脾健则血旺而荫胎，肺清则气旺而益子，苟肺衰则气馁，气馁则不能运气于皮肤矣。脾虚则血少，血少则不能运血于肢体矣。气血两虚，脾肺失职，所以饮食难消，精微不化，势必气血下陷，不能升举，而湿邪即乘其所虚之处，积而成浮肿之证，非由气血之虚而然耶？治法补脾之血与肺之气，有不必祛湿，而湿自无不去之理。方用加减补中益气汤：

人参（五钱）　黄芪（三钱，生用）　柴胡（一钱）　甘草（一分）　当归（三钱，酒洗）　白术（五钱，土炒）　茯苓（一两）　升麻（三分）　陈皮（三分）

水煎服。四剂即愈，十剂不再犯。夫补中益气汤之立法也，原是升提脾肺之气，似乎专益气，而不补血。然而血非气不生，是补气即所以生血。观当归补血汤之用，黄芪为君，其效彰彰矣。况湿气乘脾肺之虚而相犯，未便大补其血，恐阴太盛而反招阴也。只补气而助以利湿之品，则气升而水尤易散，血亦随之而生矣。然则何以重用茯苓，而至一两，不几以利湿为君乎？嗟嗟！湿证而不以此药为君，将以何者为君乎？况重用茯苓于补气之中，虽曰渗湿，仍是健脾清肺之品，且凡利湿者多耗气，而唯茯苓与参、术合用，实为补多于利，所由重用之，以分湿邪，而即以补气血耳。

妊娠腰腹疼渴汗躁狂

妊娠有口渴汗出，大饮冷水，而烦躁发狂，腰腹疼痛，胎若欲堕者，人固知火盛之极也，亦知何经之火盛乎？此乃胃火炎炽，熬煎胞胎之水，以致胞中水涸，胎失所养，故动而不安耳。夫胃为水谷之海，多气多血之经，所以养五脏六腑者，以万物皆生于土，土气厚而物始生，土气薄而物必死也。然土之所以能厚，全赖火气以生之，胃之能行水谷，亦赖火气以化之，何反以火盛而致害乎？不知无火，难以生土，而火多又能烁水，虽土中有火，土不死，然亦必土中有水，方不燥，胃火太旺，必致烁干肾水，土且自润不足，又何以分润胞胎？火势炎蒸，儿胎受逼，安得不下坠乎？经所谓二阳之病发心脾者，正如此义也。治法必须滋水泄火，使真水得旺，则壮火自平，火平而胎之狂躁自定矣。方用息焚安胎汤：

生地（一两，酒炒）　青蒿（五钱）　白术（五钱，土炒）　茯苓

（三钱）　人参（三钱）　知母（二钱）　花粉（二钱）

水煎服。一剂而狂少平，二剂而狂大定，三剂而火尽解胎亦安矣。此方药料颇重，人或虑其太峻，而不敢全用。不知怀胎而火胜若此，非大剂何以救，焚火不息，则狂不止，而胎能安耶？况方中滋水之味，全用甘寒，勿过虑也。

妊娠子悬胁痛

妊妇有怀抱忧郁，以致胎动不安，两胁闷而疼痛，如弓上弦，人只知是子悬之病也。谁知是肝气不通乎？夫养胎固系于肾水，而非肝血相助，则肾水实有独力难支之势。故保胎必滋其肾水，而肝血亦断不能不顾，使肝之气不郁，则肝之气不闭，而肝之血必旺，自然灌溉胞胎，合肾水而并协养胎之力。今肝气因郁而闭，则胎无血荫，子必上升，此乃郁气使也。莫认为子之自悬，而妄用泄子之品也。治法开肝气之郁结，补肝血之燥干，则子悬自定矣。方用解郁汤：

人参（一钱）　白术（五钱，土炒）　白茯苓（三钱）　当归（一两，酒洗）　白芍（一两，酒炒）　枳壳（五分，炒）　砂仁（三粒，炒，研）　山栀（三钱，炒）　薄荷（二钱）

水煎服。一剂而闷痛除，二剂而子悬定，三剂而全安矣。去栀子，再多服数剂，病不复发。此乃平肝解郁之圣药，郁开则木不克土，肝平则火不妄动。方中又有健脾开胃之品，自然水精四布，而肝肾并有润泽之机，则胞胎自无干燥之患，又何虑子悬之不愈哉？

妊娠子鸣腰痛

妊娠七八月，忽然儿啼，腹中腰间隐隐作痛，人以为胎热之过也。谁知是气虚之故乎？夫儿之在胞胎也，全凭母气以化成，母呼儿亦呼，母呼儿亦吸，未尝有一息之间断。至七八个月，则母气必虚，儿不能随母之气以为呼吸，必有迫不及待之势。子失母气，啼于腹中，似可异而究无可异，病名子鸣，气虚甚也。治宜大补其气，使母气与子气和协，啼自息矣。方用扶气止啼汤：

人参（一两） 黄芪（一两，生用） 麦冬（一两，去心） 当归（五钱，酒洗） 橘红（五分） 甘草（一钱） 花粉（一钱）

水煎服。一剂而啼即止，二剂不再啼。此方用参、芪、麦冬以补肺气，肺气旺则胞胎之气亦旺，而胞中之子气有不随母气以为呼吸者，未之有也。

妊娠小便下血病名胎漏

妊妇有胎不动，腹不疼，而小便中时有流红者，人第知为血虚胎漏也。谁知是阳不足而激经乎？夫血能荫胎，而胎中之荫血，必赖气以卫之。气虚下陷，则荫胎之血，亦随之而下矣。盖气乃血之卫，气虚则血无凭依，必燥急而生邪热。血寒则静，血热则动，动则外出而莫能遏，又安得不下流乎？治法宜补其气之不足，而泄其火之有余，则血自无止不矣。方用助气补漏汤：

人参（一两） 白芍（五钱，酒炒） 黄芩（三钱，酒炒黑） 生地（三钱，酒炒） 益母草（一钱） 续断（二钱） 甘草（一钱）

水煎服。一剂而血止，二剂而不复漏矣。此方用人参以补阳气，用黄芩以泄阴火，火泄则血不热，而无欲动之机，气旺则血有依，而无可漏之窍，气与血协，则血自归经，而各安其所矣，安有漏泄之患哉？

妊娠跌损

妊妇有失足跌损，致伤胎元，腹中疼痛，势若将堕者，人第知外伤之为病也。而孰知内伤之故乎？凡人内无他证，胎元坚固，即或偶尔颠蹶，尚可无恙。唯内之气血素亏，则略有闪挫胎，便不安。若止作闪挫外伤治，断难奏功，且恐有因治而反堕者，不可不慎也。是必大补气血，而少佐以行瘀之品，则瘀散胎安矣。但大补气血之中，又宜补血之品多于补气，斯得之耳。方用救损安胎汤：

当归（一两，酒洗）　白芍（三钱，酒炒）　生地（一两，酒炒）　白术（五钱，土炒）　炙草（一钱）　人参（一钱）　苏木（三钱，捣碎）　乳香（一钱，去油）　没药（一钱，去油）

水煎服。一剂而痛止，二剂而势不下坠矣，不必三剂也。此方之妙，妙在既能去瘀，而不伤胎，又能补气补血，而不凝滞，固无通利之害，亦痊跌闪之伤，即无娠闪挫，亦可用之。

妊娠多怒堕胎

妇人有怀妊之后，或未成形，或已成形，其胎屡堕者，人皆曰气血衰微，不能固胎也。谁知是性急多怒，肝火大动乎？肝本藏血，怒则血不藏而难固。盖肝虽属木，而实相火所寄也。相火宜静不宜动，又易动而难静，更加大怒，则其势飞扬，不能生气化胎，必转伤精食气，精伤则胎无所养，势必下坠。《经》所谓壮火食气，正此义也。治法宜平肝中火，利腰脐气，使气生血，而血清其火，则庶几矣。方用利气泄火汤：

人参（三钱） 白术（一两，土炒） 甘草（一钱） 熟地（五钱，九蒸） 当归（三钱，酒洗） 白芍（五钱，酒炒） 芡实（三钱，炒） 黄芩（二钱，酒炒）

水煎服。六七剂而胎不坠矣。此方名虽利气，而实补气也。然补气而不加泄火之品，则气旺而火不能平，反害其气矣。故加黄芩于补气之中，以泄火，又有熟地、归、芍，滋肝而壮水之主，则血不燥，而气得和，怒气息而火自平，不必利气，气自无不利矣。

妊娠中恶

妇人怀子在身，痰多吐涎，偶遇鬼神祟恶，忽然腹中疼痛，胎向上顶，人疑为子悬之病也。谁知是中恶而胎不安乎？大凡不正之气，最易伤胎，故有孕之妇，断不宜入庙烧香，及到僻静阴密之地，幽岩古洞，邪祟潜踪，易于触犯。况孕妇每多痰涎，眼目易眩，甚至妄见妄言。语云怪病多生于痰，其信然与！治法自宜以治痰为主，然治痰必至耗气，气虚而痰益难化，胎必动摇，必须补气以生血，补血以活痰，而少加以清痰之品，则气血不亏，痰亦易化矣。方用消恶安胎汤：

当归（一两，酒洗） 白芍（一两，酒炒） 白术（五钱，土炒） 茯苓（五钱） 人参（三钱） 甘草（一钱） 陈皮（五分） 花粉（三钱） 苏叶（一钱） 沉香（一钱，研末）

此方大补气血，辅正邪自除之义也。彼用金石以化痰者，皆立异矜奇，欲取速效，而不知暗耗人之真气，戒之戒之！

卷六　小产

畏寒腹疼小产

妊妇有畏寒腹疼，因而堕胎者，人只知下部太寒也。谁知是气虚不能摄胎乎？夫胞胎之结，先天之真火也。先天之真火，即先天之真气。故胎成于气，亦摄于气，气旺则胎牢，气衰则胎堕，胎日加长，而气日以衰，又遇寒气外侵，则内之火气更微，火气微则长养无资，此胎之所以多堕也。使当其腹疼之时，即用人参、干姜之类，则祛寒补气，疼止而胎自安，无如人拘于妊娠之药，禁不敢用，因致堕胎，而仅存几微之气，势成不救，岂不冤哉？方用黄芪补气汤：

生黄芪（二两）　当归（一两，酒洗）　肉桂（五分，去粗皮，研）

水煎服。五剂愈矣。倘认定是寒，大用辛热燥烈之品，全不补气与血，恐反致亡阳，而变危矣。

大便干结小产

妊妇有口渴烦躁，舌上生疮，两唇肿裂，大便干结，数日不得通，以致腹痛小产者，人皆曰大肠之实火也。谁知是血热烁胎乎？夫胎以血养，温和则胎受其益，太热则胎受其损，盖以血荫乎胎，则血本虚耗，阴之虚者，阳必亢，血中亦无非火气矣。两火交焚，儿胎受逼，欲其不堕也得乎？治法宜清胞中之火，补肾中之精。方用加减四物汤：

熟地（五钱） 白芍（三钱，生） 当归（一两，酒洗） 川芎（一钱） 山栀（一钱，炒） 山萸肉（二钱，蒸） 山药（三钱，炒） 丹皮（三钱）

水煎服。四五剂而全愈矣。盖此火乃是虚火，必当于补中清之，而非如实火之可泻。倘一味清凉降火，全不顾胞胎虚实，势必至愈寒愈热，胃中生气索然矣。胃乃二阳资养五脏者也。胃阳不生，不能化精微，以生阴水，有不浸成劳瘵者几希。

大怒小产

妊妇有大怒之后，忽然腹痛吐血，因而堕胎，堕胎之后，痛仍未止者，人以为肝之怒火未退也。谁知是血不归经而然乎？夫肝藏血，其性最急，怒则血不能藏，胞胎之系，通于心肾，肝血来冲，必断绝心肾之路，胞胎失水火之养，所以堕也。既堕而腹痛如故者，盖因心肾失援，肝气欲归心，而心不受，欲归肾，而肾不纳，故血犹难静，而疼无已也。治法宜引肝之血，仍入于肝，然徒引肝之血，而不平肝之气，则气逆而不易转，即血逆而不易归也。方用引气归血汤：

白芍（五钱，酒炒） 当归（五钱，酒洗） 白术（三钱，土炒） 甘草（一钱） 黑芥穗（三钱） 丹皮（三钱） 姜炭（五分） 香附（五分，酒炒） 麦冬（三钱，去心） 郁金（一钱，醋炒）

水煎服。此方名为引气，实仍是引血也。引血亦所以引气，气归于肝之中，血亦归于肝之内，气血两归，腹疼止矣。

跌闪小产

妊妇有跌扑闪挫，遂致小产，血流紫块，昏晕欲绝者，人皆曰瘀血为患也。谁知是血室损伤乎？夫血室与胞胎相连，伤及胞胎，则血室亦损。然胞胎伤而流血者，其伤浅，血室伤而流血者，其伤深。伤之浅者，疼在腹；伤之深者，晕在心。同一损伤，而未小产与已小产，治各不同。未小产而胎不安者，宜顾其胎，而不可轻去其血；已小产而血大崩者，宜散其瘀，而不可重伤其气。盖胎已堕，血既脱，血室空虚，唯气存耳，于此再伤，其气安保无气脱之忧乎？故必补气以生血，新血生，而瘀血自散也。方用理气散瘀汤：

人参（一两）　生黄芪（一两）　当归（五钱，酒洗）　茯苓（二钱）　红花（一钱）　丹皮（三钱）　姜炭（五钱）

水煎服。一剂而血止，二剂而晕除，三剂而全安矣。此方用人参、黄芪以补气，气旺则血可摄也；当归、丹皮以生血，血生则瘀难留也；用红花、黑姜以活血，血活则晕可除也；茯苓以利水，水利则血自归经也。

行房小产

妊妇有行房颠狂，遂致小产，血崩不止，人以为火动之极也。谁知是气脱之故乎？大凡妇人之怀妊也，全赖肾水以荫胎，水源不足，火易沸腾，加以房事，则火动精泄，肾水涸而相火益炽，水火交病，胎不能固而堕矣。胎堕而火犹未息，故血随火而崩，有不可止遏之势。人谓火动之极，原未为大误也。但血崩本于气虚,火盛本于水亏,肾水既亏,则气之生源涸矣。气源既涸,而气焉有不脱者乎?此火动是标,而气脱是本也。若但以止血为事,而不急固其气,则气散不能速回,而血何由生?不大补其精,则水涸不能遽长,而火且益炽,不揣其本,而齐其末,终未见有能济者也。方用固气填精汤:

人参(一两) 黄芪(一两,生) 白术(五钱,土炒) 熟地(一两) 当归(五钱,酒洗) 三七(三钱,研,冲) 黑芥穗(二钱)

水煎服。一剂血止,二剂身安,四剂而全愈矣。此方妙在不去清火,而唯补气补精,故其奏功有独神者,以诸药温润,能除大热也。盖热由虚致,故补虚即以泻火,意在本耳。

卷七　临产

血虚难产

妊娠有腹痛数日，而不即产者，人皆曰气虚力弱，不能推送。谁知是血虚胶滞，胞中无血，儿难转身乎？夫胎之成，成于肾脏之精，而胎之养，养于五脏六腑之血。血旺则易生，衰则难产。故产前宜用补血药，补血而血不遽生，必更用补气药。唯是纯补其气，则恐阳过于旺，血仍不足，偏胜亦足为害。其唯气血兼补，则气能推送，血亦济之，儿在混混之中，自不难以转身也。又何有胶滞之患乎？方用送子丹：

生黄芪（一两）　当归（一两，酒洗）　麦冬（一两，去心）　熟地（五钱，九蒸）　川芎（三钱）

水煎服。二剂而生，且必无横生倒产之患也。此方补气只黄芪一味，余药无非补血，血旺气得所养，气生血得所依，胞胎润泽，自然易产。譬如舟遇浅水，虽大用人力，终难推动。忽逢潮水泛溢，舟自活泼泼地，再得顺风送之，有不迅行而无滞者乎？

气逆难产

有临蓐数日，而胎不下者，服催生药不效，人以为交骨之难开。谁知是气逆而不行乎？夫交骨不开，儿固难产然，必头到产门，而不能出者，方是交骨不开之故。若儿头未到产门，乃是气逆不行,儿身难转,而非交骨之故也。若开其交骨,则儿头未转,而血先下,必致变出非常,是儿门万不可轻开也。大凡生产之时,切忌坐草太早,其时儿未转头,原难骤生,而产妇见许久不下,未免心怀恐惧,恐则神怯,怯则气下,而不能升,气不升则反逆,上焦必胀满,而气益难行,气逆于上下之间,不舒其气,则愈逆而愈闭矣。方用舒气散:

人参(一两)　当归(一两,酒洗)　川芎(五钱)　白芍(五钱,酒炒)　紫苏梗(三钱)　牛膝(三钱)　陈皮(一钱)　柴胡(八分)　葱白(七寸)

水煎服。一剂而逆气转,儿即下矣。此方利气,而实补气。盖气逆由于气虚,气虚由于恐惧,补其气而恐惧自定,恐惧定而气逆自转,气得转而儿自顺下,何必狠催生、猛开骨之多事乎哉?

交骨不开

妊妇有儿到产门,竟不能下者,此危急存亡之时也。人以为胞胎先破,水干不能滑利而然。谁知是交骨不开之故乎?产门之上有骨二块,两相斗合,名曰交骨。未产之前,其骨自合,至临产而其骨自开。盖妇人儿门之肉,原自斜生,皮亦横长,实可宽可窄,可大可小者也。是以儿身虽大得出。儿初出门,且可以手入探取胞衣,甚至此骨不闭,则肠可直下,益见此骨不开,则儿难降生。然其所以能开能合者,气血主之也。血旺而气衰,则儿虽向下,而儿门不开;气旺而血衰,则儿门可开,而儿难向下。是气所以开交骨,血所以转儿身也。是故欲产之顺,非大补气血不可。交骨之开,非于补气补血中,加以开骨之药不可,两相合治,不必催生，儿自迅下，母子俱无恙矣。方用降子汤：

当归（一两） 人参（五钱） 川芎（五钱） 红花（一钱） 川牛膝（三钱） 柞木枝（一两）

水煎服。一剂必交骨开解，而儿生矣。此方人参补气，芎归补血，红花活血，牛膝降下，柞木枝开关解骨，所以取效如神，唯在用开于补之中。若单用柞木，必须候儿到产门而后可，切不可早用也。

脚手先下

生产之际，有儿不得下，而脚先下，或手先下者，人以为横生、倒产，至危至逆之候也。亦知有转逆为顺，反危为安之术乎？夫胞胎之中，儿身正坐，男面向后，女面向前，及至生时，头必旋转向下，此天地造化之奇，非人力所能勉强者。而亦必得人力以济之，所谓人力非产母用力之谓也，谓产母之气与血耳。气血亏则胎必逆，母身既弱，胎亦无力，欲转头向下而不能，此所以有脚手先下者，而实无足异也。当是之时，务须安静勿惊，产母宜先用针刺儿手足，儿必痛而缩入，乃急用转天汤，以生其气血，即以助其推送，则逆者自顺，危者自安，又何横生、倒产之足虑哉？

人参（二两） 当归（二两，酒洗） 川芎（一两） 川牛膝（三钱） 升麻（四分） 附子（一分，制）

水煎服。一剂而儿转身矣，再二剂自然顺生。此方之妙，用人参补气，芎、归补血，人人皆知，而升麻、牛膝，则恐未识其妙也。盖儿已身斜，非用提挈，则头不易转，转矣，而不助其下行，则身不易降。故用升麻以提之，即用牛膝以降之，又加附子者，欲其无经不达,使气血迅速以催生也。

子死产门

妇人有坐褥三四日,儿已到门,交骨不开,儿不得下,子死而母未亡者,服开骨之药不验,当有非常之危。今幸而不死者,正因其子死,而胞胎下坠,子母离开,母气已收,未至同子气俱绝也。治但救其母,而不必顾其子矣。然死子在产门,塞其下口,亦有致母死亡之道。此时间不容发,宜急用推送之。法补血以生水,补气以生血,使气血两旺,则死子可出。而母命可存也。倘徒用降子之剂以坠之,死子未必下,而母气先脱矣,是岂策之善者乎?山亲见此等证,常用救母丹,活人甚多,故志之。

人参(一两) 当归(二两,酒洗) 川芎(一两) 益母草(一两) 赤石脂(一钱) 芥穗(三钱,炒黑)

水煎服。一剂而死子下矣。此方芎、归补血,人参补气,气血旺则上能升,而下能降,气能推,而血能送,况益母又善下死胎,石脂又善祛瘀血,自然一涌而出,无少阻滞矣。

子死腹中

有临盆六七日,胞衣已破,而子不见下,人以为难产之故也。谁知子已死于腹中乎?夫儿死于儿门易辨,而死于腹中难识。盖儿头若抵产门,已死者必然不动,即以手推之,亦必不动如故。若犹未死,用手少拔其儿之发,儿必退入,故曰易辨。若儿死在腹中,何从知之?然亦实有可辨而知者。凡子死腹中,而母尚可救,其面必无煤黑之气,是子死而母无死气也。子死腹中,而母已难救,其面有烟熏之色,是子死而母亦无生机也。以此辨死生,实有断断不爽者。然既知儿死腹中,而不亟用药以降之,危道也。用药而用霸道以泄之,亦危道也。生产至六七日,母气必甚困乏,若再用霸道,以强逐其死子,恐子下而母亦立亡矣。必须仍补其母,使母之气血旺,而子自下也。方用疗儿散:

人参(一两) 当归(二两,酒洗) 川牛膝(五钱) 鬼臼(三钱,研,水飞) 乳香(二钱,去油)

水煎服。一剂死子下,而母生矣。凡儿之生,必先转其头,原因母气之虚,致儿不能转头向下,又用催生药,以耗儿之气血,则儿气不能通达,反致闷死腹中。此实庸手杀之也。所以难产之证,断不可用催生之药,只宜补气补血,以壮其母,而全其子,其功效正无穷也。谁谓救本非即所以催生哉?

胞衣不下

有儿已下地,而胞衣留滞腹中,二三日不下者,心烦意躁,时欲昏晕,人以为胞衣之蒂未断也。谁知是血少干枯,粘连于腹中乎?人见胞衣不下,恐其上冲于心,其实不能上冲也。但不下,则瘀血难行,恐有血晕之虞耳。治法仍宜大补气血,使气能生血,以送胞衣,自然润滑易下,瘀血亦随之而行也。方用送胞汤:

当归(二两,酒洗) 川芎(五钱) 益母草(一两) 乳香(一两,不去油) 没药(一两,不去油) 黑芥穗(三钱) 麝香(五厘,研,另冲)

水煎服,立下。此方芎、归补其气血,荆芥引血归经,益母、乳香等药,逐瘀而下胞衣,新血生而旧血难停,气上升而瘀浊自降，尚何留滞之虑哉？总之，胞之为物，非依于子，即依于母，儿虽已下，而其蒂间之气，原未遽绝，往往有存留之久，而竟不腐烂者，正以其尚有生气也。可见胞衣留腹，不能杀人，补之而自降耳。或谓胞衣既有生气，补气补血，则胞衣不更坚牢乎？不知子未下，补则益其子，子已下，补则益其母，益子而胞衣之气，连益母而胞衣之气脱矣，所以补之而反降也。

又有子下五六日，胞衣留于腹中，百计治之不下，又绝无昏晕烦躁之状者，人以为瘀血之粘连也。谁知是气虚不能推送乎？夫瘀血在腹，断无不作祟之理，有则必然发晕，今安然无恙，是无瘀矣。无瘀宜清升而浊降，今胞衣不下，明是清气下陷而难升，遂至浊气上浮而难降。然浊既上升，又必有烦躁之病，而今亦安然者，是清浊之气，两不能升也。然则补其气，不无浊气之上升乎？不知清升而浊降者，一定之理。未有清升，而浊亦升者。苟能于补气之中，仍分其清浊之气，则升清正所以降浊也。方用加味补中益气汤：

人参（三钱）　生黄芪（二两）　柴胡（三分）　炙草（二分）　当归（五钱）　白术（五分，土炒）　升麻（三分）　陈皮（二分）　莱菔子（五分，炒，研）

水煎服。一剂而胞衣下矣。夫补中益气汤，乃提气之药，并非推送之剂，何以能降胞衣？不知浊之不降，即由于清之不升。提其气，则清升而浊自降，正不必再行推送之法。况又加莱菔子数分，能理浊气，不至两相捍格，所以奏功独奇也。

气虚血晕

妇人甫产儿后，忽然眼目昏花，呕恶欲吐，中心无主，神魂外越，人以为恶血奔心之患也。谁知是气虚欲脱而然乎？盖新产之妇，血必尽倾，血室空虚，心中之血，前已荫胎，胎下而心血亦随之俱下。心无血养，所赖者，几微之气耳。今气又虚而欲脱，天君无护，所剩残血，欲奔回救之，而血非正血，不能归经，遂成血晕之证矣。治法必须大补气血，断不可单以晕治。或疑血晕，是热血上冲，更补其血，不愈助其上冲之势乎？不知新血不生，旧血不散，补血以生新血，正活血以逐旧血也。血有形而难以速生，气无形而易于迅发，补气生血，尤易于补血以生血耳。方用补气解晕汤：

人参（一两）　生黄芪（一两）　当归（一两）　黑芥穗（三钱）　姜炭（一钱）

水煎服。一剂而晕止，二剂而心定，三剂而血生，四剂而血旺，再不晕矣。此乃解晕之圣药。用参、芪以补气，使气旺而生血也；用当归以补血，使血旺而养气也，气血两旺，而心自定。更用黑芥穗引血归经，姜炭引阳行瘀，则瘀血去而正血归，不必解晕，而晕自解矣。

血晕不语

又有子方下地，即昏晕不语，是为气血两脱，本在不救。然救之得法，亦间有能生者。山得岐天师秘诀，何敢隐而不宣乎？当斯之时，急用银针刺其眉心，得血出即语矣。然后以人参一两，重剂补之，无不生者。即以当归补血汤，遵用原方，黄芪五倍，亦无不生。万不可于二方中，轻加附子，附子无经不达，反引气血之药，走而不守，不能专注胞胎，不若人参、归、芪，直救其气血之绝，聚而不散也。盖产妇昏晕，全是血室空虚，无以养心之故。舌为心苗，心既无主，舌又安能出声耶？眉心之穴，上通脑，下通舌，其系连于心，刺之则脑与舌俱通。心之清气上升，瘀血自然下降矣。然后用参、芪、当归，补气以生血，气血两续，又何至昏晕乎？虽单用参、芪、归，亦有能生者，然终不若先刺眉心之妙。人但知灸眉心之法，不知刺之更胜于灸，灸法缓而刺法急，急则易于回生也。（懋修案：此方中或加白芷末三分，亦可。）

肠下

产而肠下，亦危证也。人以为儿门不关之故，谁知是气虚下陷，而不能收乎。夫气虚下陷，自宜用升提药，以提其气。然新产之妇，恐有瘀血在腹，使提气而血亦升腾，又恐有冲心之患，是气不可竟提也。气不可竟提，而气又明明下陷，将用何法以治之哉？思夫气之下陷，气之虚也。但补其气，则气旺力强，其宜升者自升，其宜降者自降，血固不至上逆而不降，肠亦断不至下坠而不升矣。方用补气升肠饮：

人参（一两） 生黄芪（一两） 当归（一两，酒洗） 白术（五钱，土炒） 川芎（三钱，酒洗） 升麻（一分）

水煎服。一剂而肠升矣。此方纯于补气，全不去升肠，即用升麻一分，亦不过引气使升耳。盖升麻之为用，少则升气，多则升血，不可不知。又方用蓖麻仁四十九粒，捣涂顶心以提之，肠升，即刻洗去，时久则恐吐血，此亦升肠之一法也。

卷八　产后

败血攻心晕狂

妇人有产后二三日,发热,恶露不行,败血攻心,狂言呼叫,甚至强立奔走者,人以为邪热在胃之过。谁知是血虚,而心不得养乎?夫产后之血,尽随胞胎外越,则八脉空虚,脏腑皆匮,只有心包之血,尚存几微,以护心君,脏腑既各失所养,皆欲取给于心,而护心者,唯赖心包之力,使心包亦虚,不能内顾,其君又不能分给其众,于是有躁烦无奈之状,形似大热,而实则虚热也。治法须大补心中之血,使各脏腑分取以自养,不得再扰乎心君,则心君泰然矣。方用安心汤:

当归(二两)　川芎(一两)　生地(五钱,炒)　丹皮(五钱)　生蒲黄(二钱)　干荷叶(一片)

水煎服。一剂而狂定,恶露亦下矣。此方用芎归以养血,而又用生地、丹皮之凉血,似非产后所宜,不知此证,原因虚热相犯,故于补中凉之,而凉不为害。况益之以荷叶,七窍相通,引邪外出,不唯内不害心,而且佐蒲黄以分解乎恶露也。然是方也,只可暂用以定狂,不可多用以取咎,慎之哉!

少腹疼

产后少腹疼痛,甚则结成一块,按之愈痛,人以为儿枕之疼也。谁知是瘀血作祟乎？夫儿枕者，前人谓儿枕头之物也。儿枕之不疼，岂儿生不枕而反疼，是非儿枕可知矣。既非儿枕，何故作疼？则以瘀血不散，结而成团之故耳。如壮健之妇，血有余，而非血不足也。似不妨用破血之药。然血活则瘀自除，血结则瘀作祟，不补血而反败血，虽瘀浊可消，毕竟耗损难免，不若于补血中行逐瘀法，气血不耗，而瘀亦尽消也。方用散结定疼汤：

当归（一两，酒洗） 川芎（五钱，酒洗） 丹皮（二钱） 益母草（三钱） 乳香（一钱，去油） 黑芥穗（二钱） 山楂（十粒，炒炭） 桃仁（七粒，泡去皮尖，炒，研）

水煎服。一剂而疼止即愈，不必再剂也。此方逐瘀于补血之中，消块于生血之内，妙在不攻疼病，而疼病自止。彼一见儿枕之疼，动用延胡、苏木、蒲黄、灵脂之类，以化块者，乌足与语此哉？又有少腹疼痛，而按之即止者，人亦以为儿枕之疼也。谁知其为血虚而然乎？夫产后亡血过多，血室空虚，而腹痛者，十妇九然，是虚痛而非实痛也。大凡虚痛宜补，产后之虚痛，尤宜补，而或者曰血虚之痛，必须用补血之药，而补血之味，又多是润滑之品，恐与大肠不无相碍，则亦安知产后血虚，肠多干燥，润滑正相宜也，而何碍之有哉？方用肠宁汤：

当归（一两，酒洗） 熟地（一两，九蒸） 人参（三钱） 麦冬（三钱，去心） 阿胶（三钱，蛤粉炒） 山药（三钱，炒） 续断（二钱） 甘草（一钱） 肉桂（二分，去粗，研）

水煎服。一剂而疼轻，二剂而痛止，多服更宜。此方补气而无过塞之忧，补血而无太滞之患，气血既生，不必止痛，而痛自止矣。

气　喘

产后而至气喘，大危之证也。苟不急治，立濒于危。人只知是气血之虚，而亦知气血之将脱乎？夫既气血将脱，又何能作喘？则尚其血之脱，而气未尽脱耳。凡病之脱，气先脱也。气之将脱，血本无关。产后之脱，血先脱也。血之将脱，气犹可恃。故其证虽危，而可救处，正在其尚能作喘也。唯是肺主气喘，似盛实衰，当此危殆，血将脱而万难骤生，肺因血失，亦只存几微之气，而气不与血俱脱者几希，是故救血犹后，而补气尤急也。方用救脱活母汤：

人参（二两）　当归（一两，酒洗）　熟地（一两）　枸杞子（五钱）　麦冬（一两，去心）　阿胶（二钱，蛤粉炒）　肉桂（一钱，去粗，研）　黑芥穗（二钱）　山萸肉（五钱，蒸）

水煎服。一剂而喘轻，二剂而喘减，三剂而喘定，四剂而全愈矣。此方之用，重在人参之接续元阳，而必以熟地、萸、杞之类大补其肝肾之精者，正恐过于助阳，万一血随阳动，亦非善全之策。故必先补其肝肾，而后徐益其肺气，则阴得其主，阳有所归，阴平阳秘，喘自定矣。然又虑新产之后，补阴之药腻滞不行，故加肉桂以补命门之火，使火气有根，助人参以生气，且能运地、萸以化精生血，而更加荆芥以引血归经，阴阳和而气血调，治几其神乎！

血　崩

少妇产后半月，血崩昏晕，目见鬼神，人皆曰恶血冲心也。谁知是房帏不谨之过乎？夫产后仅逾半月，气血初调，尚未全复，即血路已净，而胞胎之损伤未痊，断不可不加慎养。若气血初复,欲动图欢,以致神昏妄见,血崩不止,是心肾两伤,不特胞胎门户之为所动矣。如是等证,为产后之至危,止涩升提,皆非所能救,舍大补其气与血,尚有何法耶?方用救败求生汤:

人参(二两) 当归(二两,酒洗) 白术(二两,土炒) 熟地(一两) 山萸肉(五钱,蒸) 山药(五钱,炒) 枣仁(五钱,生用) 附子(一分或一钱,自制)

水煎服。一剂而神定,二剂而晕止,三剂而血亦止矣。倘一服见效,连服三四剂,减去一半,再服十剂,可庆更生。此方补气以回元阳于无何有之乡,阳回而气回,自可摄血以归神,生精而续命矣。

恶心呕吐

妇人产后,恶心欲吐,时而作吐,人第知胃之寒也。谁知肾气亦寒乎?夫肾为胃关,胃之气寒,则胃气不能行于肾之中,肾之气寒,则肾气亦不能行于胃之内,是肾与胃原交相为病也。产后失血过多,肾水遽然涸去,即虚火亦不能骤生,火既不生,寒象自现。治法固宜补其肾中之火,唯火无水养,则火在水上,亦属未济。故必于水中补火,肾中温胃,而后肾无太热之患,胃有既济之欢也。方用温肾止呕汤:

熟地(五钱) 巴戟(一两,盐水浸) 人参(三钱) 白术(一两,土炒) 炮姜(一钱) 山萸肉(五钱,蒸) 茯苓(二钱) 白蔻(一粒,研) 橘红(五分,姜汁洗)

水煎服。一剂而呕吐止,二剂而不再发,四剂而全愈矣。此方补肾之药,多于治胃之药,然而治肾,仍是治胃也。肾气升腾,而胃寒自解,不必用大热之剂温胃而祛寒矣。

恶寒身颤

产后发热，恶寒干呕，身颤作渴，人以为产后伤寒也。谁知是气血两虚，正不敌邪而然乎？大凡人之气不虚，则邪断难入。产妇失血既多，虚及八脉，皮毛无卫，邪尤易侵，正不必户外之风来袭体也，即一举动间，风即乘虚而入矣。然产后之妇，风易入而亦易出，凡有外邪，亦当治内，决不可妄投发散之剂。其恶寒者，寒由内生也；发热者，热由内弱也；身颤者，颤由气虚也。治其内寒，而外寒自散；治其内弱，而外热自解；壮其元阳，而身颤自除。方用十全大补汤：

人参(三钱)　白术(三钱，土炒)　茯苓(三钱)　炙草(一钱)　川芎(一钱，酒洗)　当归(三钱，酒洗)　熟地(五钱)　白芍(二钱，酒炒)　黄芪(一两，生)　肉桂(一钱，去粗，研)

水煎服。一剂而诸病悉愈。此方但补气与血之虚，而不去散风与邪之实，正足而邪自除也。况原无邪气乎？世人一见身热，便投发汗之剂，速亡甚矣。

喘嗽四肢浮肿

产后四肢浮肿，寒热往来，气喘咳嗽，胸膈不利，口吐酸水，两胁疼痛，人谓败血流于经络，渗于四肢，以致气逆也。谁知为肝肾两虚，阴不得出之阳乎？夫产后气血大亏，自然肾水不足，水不足则不能养肝，而厥阴津涸，肝火益炽，因而上克肺金，则金受火刑，力难制木，而咳嗽喘满之病生矣。下克脾土，则土受木侮，力难制水，而四肢浮肿之病出矣。然而肝火之旺，乃假象，而非真象也。假旺之气若盛,而实不足也。故时而热,时而寒,往来无定,乃随气之盛衰,以为寒热,而寒非真寒,热非真热,是以气逆于胸膈之间,而不利也。两胁者,肝之部位也。酸者,肝之气味也。吐酸胁疼,皆肝虚而肾不能养之之象也。治宜补血以养肝,补精以生血,精血足而气自顺,寒热、喘嗽、浮肿,诸恙一平,而无不平矣。方用转气汤:

人参(三钱) 茯苓(三钱) 白术(三钱,土炒) 当归(五钱,酒洗) 白芍(五钱,酒炒) 熟地(一两) 山药(五钱,炒) 柴胡(五分) 芡实(三钱,炒) 故纸(一钱,盐水炒) 山萸肉(三钱,蒸)

水煎服。三剂效,十剂痊。此方皆是补血补精之品,何以名转气耶?不知气逆由于气虚,乃肝肾之气虚也。补肝肾之精血,正所以补肝肾之气,虚则逆,旺则顺,是补即转也。气转而各证尽愈,阴出之阳,阴阳自无捍格之患矣。

气血两虚乳汁不下

妇人产后,绝无点滴之乳,人以为乳管之闭也。谁知是气血两涸乎?夫乳乃气血之所化而成也。无血不能生乳汁,无气亦不能生乳汁,然二者之中,血之化乳,又不若气之化乳为尤速。新产之妇血已大亏,血且自顾不暇,又何能以化乳,全赖气足而后血乃行耳。今产后数日,而乳不下点滴之汁,其血少气衰可知。气旺则乳汁旺,气衰则乳汁衰,气涸则乳汁亦涸,必然之势也。人不知大补气血之妙,而一味通乳,岂知无气则乳无以化,无血则乳无以生,不几向饥人而乞食,就窭子而索金乎?治法宜补气以生血,不必利窍以通乳也。方名生乳丹:

人参（一两）　生黄芪（一两）　当归（二两，酒洗）　麦冬（五钱，去心）　木通（三分）　桔梗（三分）　七孔猪蹄（二个，去爪壳）

水煎服。二剂而乳如泉涌矣。此方专补气血，以生乳汁，正以乳生于气血也。产后气血涸而无乳，非乳管之闭，而无乳者可比。丹名生乳，正因乳有由生，不必通之而自下耳。

郁结乳汁不通

妇人于生产后，遇有不称意之事，遂致两乳胀满疼痛，乳汁不通，人以为阳明之火热也。谁知是肝气之郁结乎？夫阳明属胃，乃多气多血之府也。乳汁之化，原属阳明，然产后虽云亡血，而阳明之气，实未尽衰，何致全无血养？是乳汁之不通，未可尽责之阳明也。盖阳明之血，全赖肝木之气以相通，始能化成乳汁。今产后两乳作痛，是非无乳，明系土与木相结，欲化乳而不得，此非气郁而何？治法宜大舒其肝木之气，使阳明之血活而乳自通，亦不必专去通乳也。方名通肝生乳汤：

白芍（五钱，醋炒）　当归（五钱，酒洗）　白术（五钱，土炒）　熟地（三分）　甘草（三分）　麦冬（五钱，去心）　通草（一钱）　柴胡（一钱）　远志（一钱）

水煎服。一剂即通，不必再服也，神哉！

手伤胞胎淋漓不止

妇人有生产之时，被稳婆手入产门，损伤胞胎，因而淋漓不止，有欲忍须臾而不能者，人谓胞破，不能再补也。而孰知不然？夫破伤皮肤，既可完补，岂破在腹内者，独不可治疗乎？或谓破在外,可外治以生皮肤,破在内,虽有灵丹,无可补救。然破之在内者,外治固难施力,安必内治,不可奏功?试思疮伤之毒,肠胃之痈,尚可服药,以生肌肉。此不过收生不谨,小有所损,并无恶毒,何难补其缺陷也?方用完胞饮:

人参(一两) 白术(十两,土炒) 茯苓(三钱) 生黄芪(五钱) 当归(一两,酒炒) 川芎(五钱) 桃仁(十粒,泡,炒,研) 红花(一钱) 益母草(三钱) 白及末(一钱)

用猪羊胞各一个,先煎汤,后煎药,饥服十剂,全愈。夫胞损宜用补胞之药,何以反用补气血之药乎?盖生产而至于以手探试,伤损胞胎,则其为难产必矣。难产本由于气血之虚,既产之后,是虚而又虚矣。因虚而损,复因损而益虚,若不补其气与血,而胞胎之破,何以复完乎?今之大补其气血者,正不啻饥而与之食,渴而与之饮也。精神大长,气血再造,而胞胎之破者自完,所以旬日之内,便成功也。

产后肝痿

妇人产后,阴中垂下一物,其形如帕,或有角,或二歧,人以为产颓也。谁知是肝痿之故乎?夫产后何以成肝痿,盖因产前劳役过伤,又触动怪怒,以致肝不藏血,血亡过多,故肝之脂膜,随血崩堕,形似子宫,而实非也。子宫下坠,状如茄子,只到产门,而不能越出产门之外。唯肝之脂膜,往往出产门,至六七寸许,且有粘席干落一片,如手掌大者,若是子宫坠落,人立死矣,又安得而复生乎?治法宜大补气血,而少加升提之品,则肝气旺而易生,肝血旺而易养,肝得生养之力,而脂膜自收矣。方用收膜汤:

生黄芪(一两)　人参(五钱)　白术(五钱,土炒)　白芍(五钱,酒炒焦)　当归(三钱,酒洗)　升麻(一钱)

水煎服。一剂即收矣。或疑产后禁用白芍,恐伐生气之原,何以频用之而奏功?嗟乎!是未读仲景之书者也。白芍之在产后,所以不可用者,恐其酸寒而碍瘀也,而谓其伐生气之原,则误矣。况病之在肝者,尤不可以不用,且用之于大补之剂,在芍药亦忘其为酸收矣。又何有不可用者乎?矧脂膜下坠,正借酸收之力,助升麻以升提气血,欲其奏功之捷,不此之用,而谁用哉?

产后肉线出

妇人有产后水道中,出肉线一条,长二三尺,动之则疼痛欲绝者,人以为胞胎之下坠也。谁知是带脉之虚脱乎?夫带脉束于任督之间,任脉前,而督脉后,二脉有力,则带脉坚牢,无力,则带脉崩坠。产后亡血过多,无血以养任督,而带脉弛纵,力难升举,故随溺而下也。带脉下垂,每作痛于腰脐之间,况下坠者,而出于产门之外,其失于关键也何如,安得不疼痛欲绝乎?方用两收汤:

人参(一两)　白术(二两,土炒)　川芎(三钱,酒洗)　熟地(二两)　山药(一两,炒)　山萸肉(四钱,蒸)　芡实(五钱,炒)　扁豆(五钱,炒)　巴戟(三钱,盐水浸)　杜仲(五钱,炒黑)　白果(十枚,捣碎)

水煎服。一剂而收其半,二剂而全收矣。此方补任督,仍补腰脐者,以任督连于腰脐也。补任督而不补腰脐,则任督无助,带脉何以升举。唯两补之,则任督得腰脐之助,带脉亦得任督之力而收矣。

生化编

新产治法

凡病起于血气之衰，脾胃之虚，而产后尤甚。是以丹溪论产后，必大补气血为先，虽有他证，以末治之。斯言尽治产之大旨，非真置他证于不问，只是调和气血为本，而他证第从其末耳。夫产后忧惊劳倦，气血暴虚诸证，乘虚易入，如有气毋专耗散，有食毋专消导，热不可用芩、连，寒不可用桂、附。寒则败血停滞，热则新血崩流，至若中虚外感。见三阳表证之多，似可汗也，在产后而用麻黄，则重竭其阳；见阳明腑证之多，似可下也，在产后而用承气，则重亡阴血。耳聋胁痛，乃肾虚恶露之停，休用柴胡。谵语出汗，乃元弱似邪之证，非同胃实。厥由阳气之衰，无分寒热，非大补不能救逆而回阳。痉因阴血之亏，不论刚柔，非滋荣不能舒筋而活络。乍寒乍热，发作无期，证似疟也，若以疟治，迁延难愈；言语无伦，神不守舍，病似邪也，若以邪治，危亡可待。去血过多，而大便燥结，肉苁蓉加于生化，非润肠承气能通；去汗过多，而小便短涩，生化汤佐用参、芪，必助液生津是赖。加参生化汤，频服救欲绝之阳；长生活命丹，屡用进垂危之谷。癞疝脱肛，多是气虚下陷，补中益气之方；口噤拳挛，乃因血燥类风，加参生化之剂。怔忡惊悸，生化汤加以定志；似邪恍惚，安神丸助以归脾。因气而闷满虚烦，生化汤加木香为佐；因食而嗳酸恶食，六君子加麦、曲为良。至若苏木、蓬莪、青皮、枳壳,一应耗气破血之剂,汗吐宣下之法,止可施诸壮人,非所宜于产妇。大抵新产之后,先问恶露如何,块痛未除,不可遽加参、术。腹中痛止,补中即可无疑。至若亡阳脱汗,气虚喘促,频服加参生化,是从权也。又如亡阴火热,血崩厥晕,速煎生化原方,是救急也。王太仆云:治下补下,治有缓急,缓则道路达而力微,急则气味厚而力重。故治产当遵丹溪而固本,服法宜效太仆以频加。凡付生死之重寄,须著意于极危,欲求俯仰之无亏,必存心于爱物,此虽未尽产证之详,然所开各证,皆援近乡治验为据,亦未必无小补云。

生化总论

吾见夫世之治产者矣,血块未消,则用生地、红花以行之,苏木、牛膝以攻之。其或虚胀,则用乌药、香附以顺之,枳壳、厚朴以舒之。甚且青、枳、蓬、棱以下气定喘,芩、连、栀、柏以退热除烦。至于血结之甚,用承气汤下之而愈结,汗多便涩,用五苓散通之而愈秘者,比比然矣。生化汤,新产之主剂,而血块之圣药也。凡当新产,块痛未除,或有他病,总以生化汤为主,随证加减,不可拘于帖数,一昼一夜,必连服三四剂,服至病退方止。其在产后一二日间,血块未消,而气血虚脱,或晕或厥,甚且汗出如珠,口气渐冷,烦渴喘急,则并无论块痛与否,便须从权急救,于本方中加入人参三四钱,及其病势稍退,仍须减参,而多服原方。若其块痛已消,而见如上诸证,更当任用加参生化,不可疑参为补,而畏之也。此方处置得宜,必无一失。天曰大生,亦曰大化,以此名方,直无之而不可耳。钱氏原方,本有熟地,世人又每用四物汤治产，但地黄性寒滞血，芍药酸寒无补，伐伤生气，殊非万全，得此以代四物，并去原方之熟地，药至平稳，效可立取，夫岂有治病碍产，治产碍病之疑哉？

生化汤：当归（八钱）、川芎（三钱）、桃仁（十四粒，去皮尖，研）、黑姜（五分）、炙草（五分），用黄酒、童便各半煎服。

加参生化汤：人参（三钱，有倍加至五钱者）、川芎（二钱）、当归（五钱）、炙草（四分）、桃仁（十粒）、炮姜（四分）、大枣，水煎服。如血块痛甚，加肉桂七分；渴加麦冬一钱、五味十粒；汗多加麻黄根一钱；血块不痛，加炙黄芪一钱以止汗；伤饭食面食，加炒神曲一钱、麦芽五分，炒；伤肉食，加山楂五个，砂仁四分，炒。

血　晕

分娩后眼见黑花，头眩昏晕，不省人事者，非因劳倦甚而气竭神昏，即因大脱血而气微欲绝，此所以神不守舍而为晕也。当急服生化汤，不拘帖数，以施挽救。若因其有血块未消，而偏信古方，认为恶血抢心，轻用无补耗散之剂，认为痰火冲上，辄用无补消降之方，鲜有不误者。

加味生化汤，治产后三等血晕证。川芎（三钱）、当归（六钱）、黑姜（四分）、桃仁（十粒）、炙草（五分）、荆芥（四分，炒黑）、大枣，水煎服。

凡劳倦之甚而晕，及血脱、气脱、汗脱而晕者，并宜连进此汤，并加人参三四钱，决不可疑参为补而畏之。若痰火乘虚泛上而晕，于方内加橘红四分。虚甚者，亦须加人参。总不可用枳、朴破气，蓬、棱破血等药，即山楂性缓，亦能害命，不可擅用。其或血块痛甚,兼送益母丸,或鹿角灰,或元胡散,或独胜散。凡用消血块方,中病即止,不可过剂,从权急救而已。

厥 证

产有用力过多,劳倦伤脾,逆冷而厥,气上胸满,气短似喘,呼吸止息,违其常度,人犹谓是恶露之未净,而败血为患也。亦知其为形脱脉去乎?此则并非钱数内之芎、归,五六分之干姜,所能回阳而复神者。必用加参生化汤,倍其分两,连进二剂,则气血旺,而神自生,厥自止矣。若服药而反渴者,另用生脉散、独参汤,代茶饮之,以救脏之燥。即四肢逆冷,且兼泄痢,类伤寒阴证,而又难用四逆汤者,亦唯倍参生化汤,加附子一片,以行参、归之力,可以止逆,亦可以回阳矣。立二方于下,分先后而施之。

加参生化汤,治产后发厥。若块痛未止,不可加芪、术。滋荣益气复神汤,治产后发厥,块痛已除者。

人参(三钱)　黄芪(一钱,蜜炙)　白术(一钱,土炒)　当归(三钱)　炙草(四分)　陈皮(四分)　五味(十粒)　川芎(一钱)　熟地(一钱)　麦芽(一钱)　枣(一枚)

水煎服。手足冷,加附子五分。汗多,加麻黄根一钱、熟枣仁一钱。妄言妄见,加益智、柏子仁、龙眼肉。大便实,加肉苁蓉二钱。大抵产后晕、厥,二证相类,但晕在临盆,其证似急于厥,而厥由病变,其证实重于晕。要知晕有块痛,芪、术不可加;厥无块痛,即并用地黄,可无疑也。

血 崩

产后血大来,审血色之红紫,视形色之虚实,如血紫有块,乃当去之败血也,块尽自止,不可论崩。若血色鲜红,则是惊伤,心不能生血,怒伤,肝不能藏血,劳伤,脾不能统血,血不归经,当以崩治。生化汤行中有补,轻则第用原方可耳。若汗多气促,甚至形脱,宜服倍参生化汤以益气。如产后半月外崩,又宜升举大补汤治之。此证虚极,而药取平稳,未能速效,须二十帖后,诸证乃可除也。岂棕灰、榆炭之微,能为力耶?

生血止崩汤,治产后血崩。川芎(一钱)、当归(四钱)、黑姜(四分)、炙草(五分)、桃仁(十粒)、荆芥(五分,炒黑)、乌梅(五分,煅灰)、蒲黄(五分炒)、枣,水煎。忌姜、椒、热物、生冷。

升举大补汤,滋荣益气。如有块痛,只服前方。黄芪、白术、陈皮(各四分),人参(二钱),炙草、升麻(各四分),当归、熟地(各二钱),麦冬(一钱),川芎(一钱),白芷(四分),黄连(三分,炒),荆芥穗(四分,炒黑)。汗多,加麻黄根一钱、浮麦炒一小撮。大便不通,加肉苁蓉一钱,禁用大黄。有气,磨木香三分。痰,加贝母六分,竹沥、姜汁少许。寒嗽,加杏仁十粒、桔梗五分、知母一钱。惊,加枣仁、柏子仁各一钱。伤饭,加神曲、麦芽各一钱。然麦芽有回乳之害,用者慎之。伤肉食,加山楂、砂仁各八分,俱加枣,水煎。

气短似喘

此因血脱劳甚,气无所归,呼吸止息,违其常度,不可认为痰火,反用散气化痰之方,当以大补血为主。如无块,即当于生化汤,参用参、芪、白术,并去桃仁,而加熟地。足冷,加熟附子一钱,更接补气养荣汤治之。

加参生化汤,治分娩下即患气短者,引加枣一枚,连进二三帖后，再用后方。

补气养荣汤，治产后气短促，血块不痛，宜服此方。黄芪（一钱）、白术（一钱）、当归（四钱）、人参（三钱）、陈皮（四分）、炙草（四分）、熟地（二钱）、川芎（二钱）、黑姜（四分）。手足冷，加熟附子一钱。汗多，加麻黄根一钱、浮麦一小撮。渴，加麦冬一钱、五味子十粒。大便不通，加肉苁蓉一钱、麻仁一撮。伤面饭伤肉食，加法如前。

寒 热

凡新产后，荣卫俱虚，易发寒热，当于生化汤中，稍佐辛甘发散之药。产后脾胃俱虚，易于停滞，当于生化汤中，少加扶脾化食之品。世人一见身热，便指为外邪，而任意表散；一见气滞，便指为食积，而妄行消导者，皆非也。大抵产后治法，先宜行血和血，次则补血补气，其大较也。至于治热，轻则用茯苓之淡渗，重则加干姜之甘温。或云：大热而用姜，何也？曰：此热非有余之热，乃阴虚内生热耳。干姜能入肺分，利肺气，又能入肝分，引众药生血，然必与阴药同用之，其热自除。若偏补气，而专用参、芪，亦非至善之归也。

中 风

产后中风，口眼㖞斜，此乃气血虚甚，必以大补为主，亦于生化汤中加减。左手脉不足，补血药多于补气药；右手脉不足，补气药多于补血药。切不可用小续命等发散之剂。

伤寒疫瘧

产后,或患伤寒、疫证、疟疾,亦须重产轻邪,大补气血,治者甚勿妄谓外邪未除,辄投栀子豉汤,柴、苓、连、柏等药,亦断不可用,只频服生化汤足矣。盖川芎味辛能散,干姜能除虚热,虽有便秘、烦渴等证,只多服生化汤,津液一生,二便自通。若热用寒剂,愈虚中气,误甚。

类伤寒证

产后七日内,发热头痛,恶寒,勿认作伤寒太阳证;口苦咽干,耳聋胁痛,勿认作伤寒少阳证;潮热有汗,谵语便闭,勿认作伤寒阳明腑。胃中燥粪,宜下证数证,多由劳倦伤脾,运化稽迟,气血枯槁,肠腑燥涸,乃虚证类实,当补之证。治者,慎勿用麻黄汤以治类太阳证,柴胡汤以治类少阳证。且妄议三承气汤,以治类阳明胃实证也。间有少壮产妇,妄汗妄下,幸而无妨,而于虚弱之人,亦复妄行汗下,多致不救。屡见过汗成痉,误下成膨,且有汗脱不禁,泻下不止者,危哉!《妇人良方》云:产后大便秘,必待腹满觉胀,欲去不能,结在直肠者,方用猪胆汁润之。若日期虽久,饮食如常,腹中如故,只用补剂而已。昔仲景云:亡血家不可发汗。丹溪云:产后切不可发表。前贤非谓产后真无伤寒之兼证也,亦非谓麻黄、柴胡、承气三方之必无对证也。诚恐后学执偏门而轻产,拘成方而误治耳。谁知产后真有伤寒生化中,芎、姜能散之乎?

加味生化汤,治类伤寒发热头痛。川芎、防风(各一钱),当归(三钱),炙草(四分),羌活(四分),桃仁(十粒,一本无桃仁,有黑姜,然必无块痛,方可去之)。

养正通幽汤,治类伤寒,大便秘结。川芎(二钱)、当归(六钱)、炙草(五分)、桃仁(十五粒)、麻仁(二钱,炒)、肉苁蓉(酒洗,去甲一钱)。

汗多便实,加黄芪一钱、麻黄根一钱、人参二钱。口燥渴,加人参、麦冬各一钱。腹满溢,便实,加麦冬一钱、枳壳六分、人参二钱、肉苁蓉一钱。汗出谵语,便实,乃气血虚竭,精神失守,宜养荣安神,加茯神、远志、苁蓉各一钱,人参、白术各二钱,黄芪、白芷各一钱,柏子仁一钱。大抵产后伤寒,由于阴阳不和,与败血不散者异。败血不散者,亦能作寒作热,而时有刺痛,宜桃仁、归尾、红花之类。阴阳不和者,必无刺痛,虽见头痛发热,胁痛腰痛,大便秘结,而产后亡血,禁汗禁下,均宜养血通滞,以生化汤加减,最为稳当矣。

类中风

产后气血暴虚,百骸无所濡养,忽然口噤牙紧,手足筋脉拘搐,有似中风,即至项强身反,绝类二痉,皆当以末治之,勿执偏门,而用治风消痰之方,以重虚产妇也。治法当先服生化汤,以生新血,三服后,即加参益气,以救血脱。如有痰火,可少佐以橘红、炒芩、竹沥、姜汁之类,黄柏、黄连切不可并用,慎之!

天麻丸,治产后中风,恍惚语涩,四肢不利。天麻(一钱),防风(一钱),川芎(七分),羌活(七分),人参、远志、柏子仁、山药、麦冬(各一钱),枣仁(一钱),细辛(四分),胆星(八分),石菖蒲(一钱)。研细末,炼蜜为丸,辰砂为衣,清汤下六七十丸。

滋荣活络汤,治产后血少,口噤项强,筋搐。川芎(一钱半),当归、熟地、人参(各二钱),黄茯、茯神、天麻(各一钱),炙草、陈皮、荆芥穗、防风、羌活(各四分),黄连(八分,姜汁炒)。

有痰,加竹沥、姜汁、半夏。渴,加麦冬、葛根。有食,加山楂、砂仁,以消肉食,神曲、麦芽以消饭食。大便闭,加肉苁蓉一钱半。汗多,加麻黄根一钱。惊悸,加枣仁一钱。

附 痓

加减生化汤,治类痓有汗者。川芎(一钱)、当归(四钱)、桂枝(五分)、人参(一钱)、炙草(五分)、羌活(五分)、天麻(八分)、麻黄根(一钱)、附子(一片)、羚羊角(八分)。无汗,去麻黄根,加枣仁、防风。

类 疟

产后寒热往来,每日应期而发,其证似疟,而不可作疟治。夫气血虚而寒热更作,元气虚而外邪或侵,或昼轻夜重,或日晡寒热,有似于疟,实非疟也。治当滋荣益气,以退寒热。有汗急宜止,或加麻黄根之类。若只头有汗,而不及于足,此乃孤阳绝阴之危证,急当加地黄、当归之类,轻者则可暂与生化汤,加羌活、防风、连须、葱白数根以散之。其柴胡清肝饮等方,常山、草果等药,俱不可用。

滋荣养气扶正汤,治产后寒热有汗应期发者。人参(二钱),炙黄芪、白术、川芎、熟地、麦冬、麻黄根(各一钱),当归(三钱),陈皮(四分),炙草(五分)、枣,水煎服。

加减养胃汤，治产后寒热往来，头痛无汗。炙草（四分）、白茯苓（一钱）、半夏（八分，制）、川芎（一钱）、陈皮（四分）、当归（二钱）、苍术（一钱）、藿香（四分）、人参（一钱）。姜引煎服，

有痰，加竹沥、姜汁、半夏、神曲。凡久疟不愈，兼服参术膏以助药力。

参术膏，白术（一斤），米泔浸一宿，剉焙人参（一两），用水六碗，煎二碗，再煎二次，共计六碗，合在一处，将药汁又熬成一碗，空心米汤化半酒盏。

汗

凡分娩时汗出，由劳伤脾，惊伤心，恐伤肝也。不可即用敛汗之剂，宜服生化汤二三帖，以消块痛，随服加参生化汤，以止虚汗。若倦甚，濈然汗出，形色并脱，乃亡阳脱汗也。汗本亡阳，阳亡则阴随之，尤当倍参以救危恶，毋拘块痛。若服参、芪后，汗仍不止，及头出汗，而不至腰足者，必难救疗。凡汗出，而手拭不及者，不治；汗出，而复气喘，虚之极也。不受补者，不治。

麻黄根汤，治产后虚汗不止。人参（二钱）、当归（二钱）、黄芪（一钱半，炙）、白术（一钱，炒）、桂枝（五分）、麻黄根（一钱）、粉草（五分，炒）、牡蛎（研少许）、浮麦（一大撮）。

虚脱汗多，手足冷，加黑姜四分、熟附子一片。渴，加麦冬一钱、五味十粒。肥白人产后多汗，加竹沥一盏、姜汁一小匙，以清痰火。恶风寒，加防风、桂枝各五分。血块不落，加熟地三钱，晚服八味地黄丸：

山萸肉　山药　丹皮　云苓（各八钱）　泽泻（五钱）　熟地

(八钱)　五味子(五钱)　炙黄芪(一两)

炼蜜为丸，每服三钱，宜避风寒。汗多，小便不通，乃亡津液故也，勿用利水药。

盗　汗

又产后睡中汗出，醒来即止，犹盗瞰人睡，而谓之盗汗，非汗自至之比。《杂证论》云：自汗阳亏，盗汗阴虚。然当归六黄汤，又非产后盗汗方也。唯兼气血而调治之，乃为得耳。

止汗散，治产后盗汗。人参(二钱)、当归(二钱)、熟地(一钱半)、麻黄根(五分)、黄连(五分，酒炒)、浮小麦(一大撮)、枣(一枚)。

又方

牡蛎(煅细末，五分)　小麦面(炒黄，研末，五分)

口渴兼小便不利

产后烦躁，咽干而渴，兼小便不利，由失血汗多所致。治当助脾益肺，升举气血，则阳升阴降，水入经而津滋液润，谷入胃而气长脉行，自然便调渴解矣。若认口渴为火，而用芩、连、栀、柏以降之，认小便不利为水滞，而用五苓散以通之，皆失治也。必因其劳者温之，损者益之，则庶几矣。

生津止渴益水饮：人参、麦冬、当归、生地(各三钱)，黄芪(一钱)，葛根(一钱)，升麻、炙草(各四分)，茯苓(八分)，五味子(十五粒)。

汗多，加麻黄根一钱、浮小麦一大撮。大便燥，加肉苁蓉一钱五分。渴甚，加生脉散，不可疑而不用。

妄言妄见

产后之妄言妄见，由气血虚，神魂无依也。治当论块痛有无，而斟酌于生化原方、加参生化之间，或补中益气汤，加安神定志丸，服至药力充足，其病自愈。勿谓邪祟，喷以法水，每至不救。屡治此证，服药至十数帖方效。病虚似邪，欲除其邪，先补其虚，古之道也。

安神生化汤，治产后块痛未止、妄言妄见。川芎（一钱）、柏子仁（一钱）、人参（二钱）、当归（三钱）、茯神（二钱）、桃仁（十二粒）、黑姜（四分）、炙草（四分）、益智（八分，炒）、陈皮（三分）、枣，水煎。

滋荣益气复神汤，治产后块痛已止，妄言妄见。黄芪、白术、麦冬、川芎、柏子仁、茯神、益智（各一钱），人参、熟地（各二钱），陈皮（三分），炙草（四分），枣仁（十粒），五味子（十粒），莲子（八枚），圆肉（八个）。枣水煎服。

产后血崩血脱，气喘气脱，神昏神脱，虽有血气阴阳之分，其精散神去一也。若指为气实痰火，失之者多矣。块痛未止，即加参生化汤，行中有补，亦不至于血滞。其块痛止，用升举大补汤，少佐黄连，坠火以治血脱，所以引血归经也。用倍参补中益气汤，少佐附子，助参以治气脱，所以摄气归渊也。用滋荣益气复神汤，少佐痰剂，以清心火，所以安君主之官也。

伤　食

产后饮食不节，必伤脾胃。治当健脾益胃，审伤何物，加以消导之药。生化汤，加神曲、麦芽以消面食，加山楂、砂仁以消肉积，加吴萸、肉桂以消寒冷之积。虚甚，加人参、白术，消补兼施，无有不安者。屡见治者，唯知速消伤物，反损真气，益增满闷，可不慎哉？

加味生化汤，治血块未消，复伤食积。

川芎（二钱）　当归（五钱）　黑姜（四分）　炙草（五分）　桃仁（十粒）　审伤何物，加法如前。

长生活命丹，人参（三钱），煎汤一盏，以米饭锅焦研粉，加入三匙锅焦粉，能引开胃口。如服寒药伤者，加姜三大片。人参名活命草，锅焦名活命丹，此方曾活数十人。

如停寒物，日久脾胃极弱，药不能运，可用揉按法，炒神曲熨之更妙。凡误用消导，反绝粥几日者，亦唯此方是宜。

伤　气

产后忿怒气逆，胸膈不利，血块又痛，宜用木香生化汤，块自化而怒自散，不相悖也。若轻产重气，偏用木香、乌药、枳壳、砂仁之类，则元气反损，益增满闷。又如怒后即食，胃弱停闷，慎勿用木香槟榔丸、流气引子等方，使虚弱愈甚也。

木香生化汤，治产后伤气。川芎（二钱）、当归（六钱）、陈皮（三分）、黑姜（四分）。服时磨木香二分冲入。

健脾化食散气汤，治产后伤气伤食，无块痛者。白术（二钱）、当归（二钱）、川芎（一钱）、黑姜（四分）、人参（二钱）、陈皮（三钱）。审伤何物，加法详伤食条。

大抵产后，忿怒气逆及饮食停滞二证，善治者必以补气血为先，而少佐以调肝顺气，则怒郁自散，少佐以健脾消导，则停食自行，若专理气消食，非徒无益，而又害之矣。

咳 嗽

产后六七日，外感风寒，咳嗽鼻塞，声重恶寒，勿用麻黄，嗽而胁痛，勿用柴胡，当于生化汤加减治之。

加味生化汤，治产后外感风寒，咳嗽，鼻塞声重。川芎（一钱）、当归（二钱）、杏仁（十粒）、桔梗（四分）、知母（八分）。

有痰加半夏曲，虚弱有汗加人参，总之产后，不可发汗。

加参安肺生化汤，治产后虚弱，外感咳嗽痰多。川芎（一钱）、人参（一钱）、当归（二钱）、橘红（三分）、半夏（七分）、杏仁（十粒，去皮尖）、桑白皮（一钱）、知母（一钱）、桔梗（四分）、甘草（四分）。痰腻不爽，加竹沥一杯、姜汁半匙。

呕 吐

产后劳伤脏腑，寒邪乘于肠胃，则气逆呕吐，而食不得下。又有瘀血未净而呕者，亦有痰气入胃，胃口不清而呕者，当随证调之。

加减生化汤，治产妇呕逆不食，瘀血未净者。川芎（一钱），当归（三钱），黑姜、砂仁、藿香（各五分），淡竹叶（七片）。水煎，和姜汁二匙服。

温胃丁香散，治产后七日外呕逆，瘀血已除者。人参（一钱）、当归（三钱）、白术（二钱）、黑姜（四分）、丁香（四分）、陈皮（五分）、前胡（五分）、藿香（五分）、炙草（五分）、生姜（三片）。

石莲散，治产妇呕吐，心冲目眩。石莲子（去壳去心，一两半)、白茯苓(一两)、丁香(五分),共为细末,米饮下。

生津益液汤,治产妇虚弱烦渴,多汗呕吐。人参、麦冬(去心)、茯苓(各一两),炙草(五分),竹叶(七片),浮小麦(一撮),栝楼根(二钱),大枣(二枚)。大渴不止,加芦根。

霍乱

由产后劳伤气血,脏腑空虚,不能运化食物,及感冷风所致,阴阳升降不顺,清浊乱于脾胃,冷热不调,邪正相搏为霍乱。当视其快痛之有无,而分别治之。

生化六和汤,治产后未除血块,而患霍乱者。川芎(二钱),当归(四钱),黑姜、炙草、陈皮、藿香(各四分),砂仁(六分),茯苓(一钱),生姜(三片)。

附子散,治产后霍乱吐泻,手足逆冷,无块痛者。附子(五分)、丁香(四分)、黑姜(四分)、当归(二钱)、白术(一钱)、陈皮(四分)、甘草(四分)。共为末,粥饮送下二钱。

温中汤,治产后霍乱,吐泻不止,无块痛者。人参(一钱)、白术(一钱半)、当归(二钱)、厚朴(八分)、黑姜(四分)、茯苓(一钱)、草果(六分)、生姜(三片)。食不下,加砂仁。

水肿

产后手足浮肿,皮肤见光荣色,乃脾虚不能制水,肾虚不能行水也。岂利水之剂,所可治乎?大致总以六君子汤、五皮饮两方,随证加入苍、朴、陈、半、香、苏之类,无不安者。

六君子汤

五皮散

又有恶露不净，停留胞络，致令浮肿者。若概以水气治之，误矣。但服调经散，血行而肿消也。

调经散：没药（另研）、琥珀（另研，各一钱），肉桂、赤芍、当归（各一钱）。上为细末，每服五分，姜汁、酒各少许，调服自愈。

流　注

产后恶露，流于腰臂关节之处，或漫肿，或结块，久而作痛，肢体倦怠。急宜用参归生化汤，以消血滞，外用葱熨法以治肿，无缓也。未成者消，已成者溃。

参归生化汤：川芎（一钱半）、当归（二钱）、人参（二钱）、炙草（五分）、黄芪（一钱半）、肉桂（五分）、马蹄香（二钱）。

葱熨法：用葱一握，炙热捣烂，作饼敷痛处，用厚布二三层，以熨斗熨之。

此证若不补气血，节饮食，慎起居，未有得生者。如肿起作痛，起居饮食如常，是病气未深，形气未损，易治也。若漫肿微痛，起居倦怠，饮食不足，最为难治。或未成，脓未溃，气血虚也，宜服八珍汤。增寒恶寒，阳气虚也，宜服十全大补汤。补后大热，阴血虚也，宜服四物汤，加参、术、丹、皮。呕逆，胃气虚也，宜服六君子汤，加炮姜、干姜。食少体倦，脾气虚也，宜服补中益气汤。四肢冷逆，小便频数，肾气虚也，补中益气汤加益智仁一钱。

中　满

妇人素弱，临产又劳，中气不足，胸膈不利，转运稽迟，遂成中满之证。多因食伤气郁，而又恶露停留，大便燥结。此属气血两虚，即当大补气血。若但知伤食当消，气郁宜散，恶露当攻，便结可下，则胃气反损，满闷益增，气不升降，湿热积久，遂成膨胀。若早服生化汤，以消块痛，服加参生化汤，以健脾胃，当无此患也。

补中益气汤，治中气不足，微满，服耗气药成胀者。人参（五分）、当归（五分）、白术（五分）、白茯苓（一钱）、川芎（四分）、白芍（四分）、木香（三分）、莱菔子（四分）。

健脾汤，治胁下积块，服消导药成胀者。人参、白术、当归（各三钱），茯苓、白芍、神曲、吴萸（各一钱），大腹皮、陈皮（各四分），砂仁、麦芽（各五分）。

养荣生化汤，腹痛，大便不通，服下药成胀者。当归（四钱）、白芍（一钱）、白茯苓（一钱）、人参（一钱）、白术（二钱）、陈皮（五分）、大腹皮（五分）、香附（五分）、苁蓉（一钱）、桃仁（十粒，制）。

凡误用消食耗气药，以致绝谷者，长生活命丹屡效。（方见伤食条）

怔忡惊悸

由产后忧惊劳倦，去血过多，则心中跳动不安，谓之怔忡，心中怯怯，如人将捕之状，谓之惊悸。治此二证，唯调和脾胃，志定神清，其气自愈。如血块未消，宜服生化汤，补血行块，不必加安神定志，块消痛止。宜服加减养荣汤：

当归（二钱）　川芎（二钱）　茯神（一钱）　人参（一钱）　枣仁（一钱，炒）　麦冬（一钱）　远志（一钱）　白术（一钱）　黄

芪(一钱,炙)　圆肉(八枚)　陈皮(四分)　炙草(四分)

姜煎。虚烦加竹沥、姜汁,去川芎、麦冬。

养心汤,治产后心血不定,心神不安。炙黄芪(一钱)、茯神(八分)、川芎(八分)、当归(二钱)、麦冬(一钱八分)、远志(八分)、柏子仁(一钱)、人参(一钱半)、炙草(四分)、五味(十粒)、姜,水煎服。

心　痛

此即胃脘痛也。因胃脘在心之下,凡劳伤风寒,及食冷物,每致作痛,俗乃呼为心痛。心可痛乎?血不足则怔忡、惊悸不安耳。若真心痛,手足青至节,旦夕死矣。治当散胃中之寒气,消胃中之冷物,必用生化汤,佐祛寒消食之药,无不安者。若绵绵而痛,可按而止,问无血块,即当加补。大凡产后心痛、腹痛,二证相似,都因寒食与气上攻于心则心痛,下攻于腹则腹痛,均当用生化汤,加肉桂、吴萸等温散之药也。

加味生化汤:川芎(一钱)、当归(三钱)、黑姜(五分)、肉桂(八分)、吴萸(八分)、砂仁(八分)、炙草(五分)。

伤寒食,加肉桂、吴萸。伤面食,加神曲、麦芽。伤肉食,加山楂、砂仁。大便不通,加肉苁蓉。

腹　痛

先问有块无块,块痛只服生化汤,调失笑散二钱,加元胡一钱。无块,则是风冷作痛,宜服加减方。

加减生化汤:川芎(一钱)、当归(四钱)、黑姜(四分)、炙草

(四分)、防风(七分)、吴萸(六分)、白蔻(五分)、桂枝(七分)。

痛止去之,随伤食物所加如前。

腰 痛

由女人肾位系胞,腰为肾府,产后劳伤肾气,损动胞络,或虚未复,而风乘之也。

养荣壮肾汤,治产后感风寒,腰痛不可转。当归(二钱)、川芎(八分)、防风(四分)、独活(八分)、桂心(八分)、杜仲(八分)、续断(半分)、桑寄生(八分)、生姜(三片),水煎服。两帖后痛未止,属肾虚,加熟地三钱。

加味大造丸,治产后日久气血两虚,腰痛肾弱方。胡桃(十二个)、破故纸(八两,酒浸,炒)、杜仲(一斤,姜汁炒,去丝)。为细末,炼蜜丸,淡醋汤送六十丸。

胁 痛

乃肝经血虚气滞之故。气滞,四君子汤加青皮、柴胡。血虚,四物汤加柴胡、人参、白术。若概用香燥之药,则反伤清和之气矣。

补肝散:山萸(二钱)、当归(二钱)、五味(十粒)、黄芪(八分)、川芎(六分)、熟地(一钱半)、木瓜(一钱)、独活(八分)、枣仁(一钱)、生姜(一片),

遍身痛

此因产后气虚,百节开张,血脉流散,而经络间血反多阻滞,故致筋牵脉引，骨节不利，腰背不能转侧，手足不能动履，且见身热头痛，若误作伤寒，发表出汗，则筋脉动荡，手足发冷，变证作矣。宜服趁痛散：

当归（一钱） 甘草（八分） 黄芪（八分） 白术（八分） 独活（八分） 肉桂（八分） 桑寄生（一钱） 牛膝（八分） 薤白（五个） 生姜（三片）

小腹痛

产后虚中，感寒饮冷，其寒下攻，小腹作痛，又有血块作痛者，又产后血虚，脐下痛者，并治之以加减生化汤：

当归（三钱） 川芎（一钱） 黑姜（四分） 炙草（四分） 桃仁（十粒） 前胡（一钱）

泻

产后泄泻，大率气虚而食积湿滞也。气虚宜补，食积宜消，湿滞宜燥，谁不知之？然恶露未净，未可拘也。先服生化汤二三帖，化旧生新，新血既生，然后补气以消食，燥湿以利水，便无滞涩虚虚之失矣。如痛下清水，腹鸣，米饮不化者，以寒泄治。粪水黄赤，肛门作痛者，以热泄治。饮食过多，伤脾成泄，气臭如败卵者，以食积治。脾虚少食，食下即鸣，急尽下所食之物方快者，以虚寒泄治之。大凡虚泻，昏不识人，弱甚形脱之证，必用人参二钱，白术、茯苓各二钱，附子一钱，方能回生。若脉浮弦，按之不鼓，即为中寒，此盖阴先亡而阳欲去，速宜大补气血，加附子、黑姜以回元阳，而况其在产后乎？

加减生化汤,治产后块未消,患泻证。川芎(二钱)、茯苓(二钱)、当归(四钱)、黑姜(五分)、炙草(五分)、桃仁(十粒)、莲子(八枚)。

健脾利水生化汤,治产后块已除,患泻证。川芎(一钱)、茯苓(一钱半)、归身(二钱)、黑姜(四分)、陈皮(五分)、炙草(五分)、人参(三钱)、肉果(一个,煨)、白术(一钱,土炒)、泽泻(八分)。

寒泻,加干姜八分。寒痛,加砂仁、炮姜各八分。热泻,加炒黄连八分。泻水腹痛、米饮不化,加砂仁八分,麦芽、山楂各一钱。泻有酸嗳臭气,加神曲、砂仁各八分。泻水者,加苍术一钱以燥湿。诸泻,俱加升麻,酒炒、莲子十粒。

完谷不化

因产后劳倦伤脾,而运转稽迟也,名曰飧泄。产方三日,块未消化,此脾胃衰弱,补剂未可遽用者。且服生化汤,加益智、砂仁,少温脾气,俟块消后,即加参、芪、术补气,肉果、木香温胃,升麻、柴胡清胃气,陈皮、苓、泻以利水可也。

加味生化汤,治产后三日内,完谷不化,块未消者。川芎(一钱)、益智(一钱)、当归(四钱)、黑姜(四分)、炙草(四分)、桃仁(十粒)、茯苓(一钱半)。

参苓生化汤,治产后三日内,块已消,谷不化者。川芎(一钱)、当归(二钱)、黑姜(四分)、炙草(五分)、人参(二钱)、茯苓(一钱)、白芍(一钱,炒)、益智(一钱,炒)、白术(二钱,土炒)、肉果(一个)。

泻水多，加泽泻、木通各八分。腹痛，加砂仁八分。渴，加麦冬、五味子。寒泻，加黑姜一钱、木香四分。食积，加神曲、麦芽消饭面，砂仁、山楂消肉食。产后泻痢，日久胃气虚弱，完谷不化，宜温助胃气，六君子汤加木香四分、肉果一个。

痢

产后七日内，外患赤白痢，里急后重，最为难治。欲调气行血，而推荡痢邪，犹患产后元虚，欲滋荣益气，而大补虚弱，又虑助邪为患。唯生化汤减干姜，而代以木香、茯苓，则善消恶露，兼治痢疾，并行而不相悖也。若七日外，有患褐花色，后重频并者，即当加补无疑，香连丸在所必禁也。

加减生化汤，治产后七日内患痢。川芎（二钱）、当归（五钱）、炙草（五分）、桃仁（十二粒）、茯苓（一钱）、陈皮（四分）、木香（三分，磨）。

红痢腹痛，加砂仁八分。如产后久泻，元气下陷，大便不禁，肛门如脱，色赤者，乃脾土真气虚损，宜服六君子汤及补中益气汤，加木香、肉果、姜汁。色白者，属血虚，宜四物汤，加人参、荆芥。伤面食，宜生化汤，加神曲、麦芽。伤肉食，宜服生化汤，加山楂、砂仁。赤白痢，脐下痛，宜当归、川芎、桃仁、厚朴、黄连、肉果、甘草。

跋

近见有所谓太原傅科者，有男科、儿科之名，为石耀卿刻于光绪己卯，前有康衢王道平一序，云：同治癸亥，有邦定罗公，持以相赠，问所从来，则曰是平定州孙毓芝所传，藏之笥中四十余年矣。因予好女科，特为相示。其时有罗正南、王书铭、安敦友，亦善此书，遂各捐赀刻之。因梓人索序，爰述其稿之所由来，板之所由成，以待能文之士，弃此而重为之序云云。时在同治二年十二月。耀卿太原人，名丽权。余谓傅征君所传医书，只有女科，安有所谓男科、儿科者？玩罗公所言，因予好女科，特为相示二语，明是投其所好，使人谓女科外，又有男科、儿科。其书一出，购者必多，因与坊友议，刻之以图利，所以有梓人索序之事。否则，索序者，何以独在梓人哉？于无意中露出破绽，老于世故者，一抉其弊，弊无不显也。总之男科、儿科之名，亦犹夫前汉旧唐书之，因后而始有前，因新而后有旧云尔。彼罗、王、安三人者，各有所为，乃因梓人索序而败，亦其所不料者。

光绪十年甲申春月懋修书于邸寓之双娱堂

重订广温热论

[清]戴天章 撰

重订戴北山广温热论序

北山此书，以温热与伤寒辨，条分缕晰，逐病疏明，伤寒之治不混于温热，温热之治不混于伤寒，诚于秦越人四曰热病、五曰温病之异于二曰伤寒者，分疆划界，不得飞越一步矣。然其书明是温热，而其书名则曰广瘟疫，推其命名之意，固本于吴又可《瘟疫论》而欲有以广之。故篇中或称疫疠，或称时疫，或单称疫，一若自忘其为论温热者，是伤寒之与温热，北山能辩之，而温热之与瘟疫，北山亦混之矣。余始不解其故，久之而始恍然悟曰：吴氏书名瘟疫，而不自知其所论，但为温疫。戴氏专论温热，而不自知其书之不可以名瘟疫。更合两家观之，在吴氏自论疫中之温，而仍不免纠缠不疫之温，在戴氏则专论不疫之温，恐人于阳明温热之病，误用太阳风寒之法，特于书成时，未加检点，仍沿俗说，以瘟疫之名，名温热之病，只与删去论中尸气、腐气等语，及后幅大青龙一方，此外则绝无羼入。瘟疫之处，亦无夹杂。伤寒之处，余爱其论之精，而惜其名之误，乃于凡所称时行疫疠者，悉改之曰温邪。其开首云：世之治伤寒者，每误以温热治之，治温热者，又误以伤寒治之。四语则余所缀也。有此一提，而所以作书之意，乃先于卷端揭清，即为之改题曰温热论，则此书实足为温热病正法眼藏矣。元和陆懋修。

沈　序

六淫之气，中人为病，风寒尤甚。盖风者善行数变，其势猛急，寒者收引，其气坚凝，故其病人也，不假少贷，而为患至速。各家医书，均首列中风、伤寒二门，以示后学。习是业者，咸致力于风寒，以求诸病，扩而充之，触类引伸，固无所不该。若执而守之，亦不免刻舟求剑，而所遗实夥。虽长沙有论，后学注释繁多，究使指归不定，以致湿温时疫，漏而不讲。迨吴又可《瘟疫论》出，稍使人知疫与伤寒，同途异归，不可拘伤寒法而治疫。然其辨悉，犹不若《广瘟疫论》之提纲挈领，晓畅明白，能使不习医者，洞然领略也。予于庚寅，偶得此书，故友王村舟言：是书乃金陵前辈，麟郊戴公存存书屋之稿本，近为仪征郑氏所刻，发坊未久，板已散失，坊间竟无觅处。予每惜之。庚子迁居北城，得识国子学正戴敬咸先生，乃知麟郊公，乃先生之祖。因叩及是书藏本，与予所得者相校雠，一字无讹。虽郑氏前刻，未将存存书屋之来由道出，情似掠美。然非其剞劂流传，则予亦不得睹见，而无由与敬翁先生探其本原也。因怂恿梓行，以继前徽。壬寅冬，正在付梓，尚未蒇工，而敬翁先生，忽婴疾逝。今其嗣君，踵成其事，嘱予纪其本末，亦不敢以固陋辞，谨序于后，以叙麟郊公之作美于前，而得其贤嗣继美于后。庶此不刊之书，得以永垂天壤，救济生灵，实可上美长沙之功，而庇医林后学于不浅矣。

乾隆四十八年岁次昭阳单阏氏皋月会稽沈懋发撰

程 序

张仲景《伤寒论》，不只为伤寒一证而用也。经络腑脏，表里洞然。善读者，诚扩而充之，运用不穷，故为医门圣书。独瘟疫一证，治法又别，其始末疑似之交，非更有善本，剖析精详，终不免毫厘千里之误。此洞庭吴氏之书，所以绍仲景而独辟其奥也。况瘟疫病多，真伤寒病少，其于济世尤急。旧称长沙于《伤寒论》外，兼有治疫之书，而世远失传，洵可惜也。余弱冠习举子业，兼从田淑姜先生，读轩岐《灵》《素》诸书，于吴氏《瘟疫论》，颇曾究心。嗣稽山家叔，授以存存书屋《广瘟疫论》钞本，知为乡先辈麟郊戴公所著，命篇分类，亦从吴氏书折衷而出。内增辨证八、兼证五、夹证十，条分缕析，尤为寿世良法。数年来，每于风雨鸡鸣，讲明切究，及临证时，觉有得心应手之妙，益信是书之为功大也。辛丑冬，晤赠公文孙未堂先生，幸得出其藏本，刊板行世，庶可公诸海内，用垂不朽。并嘱余志其端末，爰敬跋数言，以附卷后。

乾隆四十七年岁次壬寅冬十月既望江宁后学程家珏葵百氏

自　序

瘟疫一证，历代名哲具有成方。如仲景有大青龙汤、阳旦汤、越婢汤、黄芩汤、麻黄升麻汤，诸条列瘟疫之见证，为汗法、下法、和法、双解法，轻重深浅，纤毫备具，特散见于诸经条中，而未尝直指其名为瘟疫，非不欲明言也。其书为伤寒立论，而互为区别之书，非专论瘟疫之书。且上古文辞简易，详于辨证，而不详于立名，欲人从证上细辨，则不必于名上区别，而自无混治之失。嗣是而后，河间有《宣明五气论》，则论瘟疫较详，立法更备。如桂苓甘露饮、黄连解毒汤、三已效方、凉隔散、人参石膏汤、双解散诸方皆是，而亦未正其名。易老、东垣，大羌活汤，立方更备，而亦无专书，亦无特名。至吴又可先生，贯串古今，融以心得，著时行《瘟疫》一论，真可谓独辟鸿蒙，揭日月于中天矣。顾其书具在，而时贤有未见，而不用其法，或虽见，而不能信者，无怪矣。有口诵其书，啧啧称道，而对证书方，仍多不用其法，口则曰此时证也，而手则仍用伤寒之方，拘伤寒之法者，比比皆然。愚揣其情，必非知而不用也，知其名，而未得辨证之法耳。愚目击心伤，不揣固陋，而取吴子之原本，或注释，或增订，或删改，意在辨温疫之体异于伤寒，而尤慎辨于见证之始。开卷先列辨气、辨色、辨舌、辨神、辨脉五条，使阅者一见了然，则吴子之书，人人可用，而瘟疫之横夭者少，生全者多，诚斯世斯民之幸也。上元戴天章麟郊甫识于存存书屋。

乾隆四十八年岁在癸卯夏五月望日孙男嗣琦谨书

广温热论卷之一

一辨气

世之治伤寒者，每误以温热治之，而治温热者，又误以伤寒治之，此辨之不明也。风寒之气，从外收敛入内，即室有病人，曾无病气。间有作病气者，必待数日后，转入阳明经府之时。若温热之气，从中蒸达于外，一病即有病气触人，轻则盈于床帐，重则蒸然一室（湿温证尤甚），以人身脏腑，气血津液，逢蒸而败，因败而溢，溢出有盛衰，充达有远近，非鼻观精者不能辨之。辨之既明，治之毋惑，知为温热，而非伤寒，则凡于头痛、发热诸表证，不得误用辛温发散，于诸里证，当清当下者，亦不得迟回瞻顾矣。

二辨色

风寒主收敛，敛则结，面色多绷结而光洁。温热主蒸散，散则缓，面色多松缓而垢晦。人受蒸气，则津液上溢于面，头目之间多垢滞，或如油腻，或如烟熏，望之可憎者，皆温热之色也。一见此色，虽头痛发热，即不得用辛温发散。一见舌黄烦渴诸里证，即宜清法、下法，与风寒之治，绝不相通矣。

三辨舌

风寒在表，舌多无苔，即有白苔，亦薄而滑，渐传入里，方由白而黄，转燥而黑。温热一见头痛发热，舌上便有白苔，且厚而不滑，或色兼淡黄，或粗如积粉。传入胃经，则兼二三色。或白苔即燥，又有至黑不燥者，则以兼湿之故。大抵温邪入胃，舌苔颇类风寒，特以兼湿之故，而不作燥耳。唯于在表时，不用辛温发散，入里时，即用清凉攻下，斯得之矣。

四辨神

风寒之中人，令人心知所苦，而神自清。如头痛寒热之类，皆自知之。至传里入胃，始或有神昏、谵语之时。缘风寒为病，其气不昏，温热初起，便令人神情异常，而不知所苦。大概烦躁者居多。或且扰乱惊悸，及问其何所苦，则不自知，即间有神清，而能自主者，亦多梦寐不安，闭目若有所见，此即谵妄之根也。或亦以始初不急从凉散，迁延时日，故使然耳。

五辨脉

温热之脉传变后，与风寒颇同，初起时与风寒迥别。风寒从皮毛而入，一二日脉多浮，或兼紧、兼缓、兼洪，无不浮者，传里始不见浮脉，然其至数，亦清楚而不模糊。温热从中道而出，一二日脉多沉，迨自里出，表脉始不沉而数，或兼弦，或兼大，然总不浮，其至数则模糊，而不清楚。其初起脉，或沉迟，不可认作阴证。沉者，邪在里；迟者，邪在脏也。脉象同于阴寒，而气色、舌苔、神情，依前诸法辨之，自有不同者。或数而无力，亦勿误作虚视。因其热蒸气散，脉自不能鼓指，但当解热，不当补气。受病之因各殊，故同脉而异断。

辨温热之气与风寒异受

风主疏泄，寒主凝涩，二气虽有不同，然皆冷而不热，其中人也，郁而不宣。方其初受，在表宜温散，麻黄汤、桂枝汤、芎苏、十神、神术等方，皆散寒之剂，非解热之剂。温热属湿温二气合成，热而不冷，其中人也，立蒸而腐败。初传即宜凉解，葛根黄芩黄连汤、白虎汤、人参白虎汤、九味羌活汤、葳蕤汤、人参败毒散，皆解热之剂，非散寒之剂也。以解热之剂治风寒，轻则寒中呕利，重则厥逆亡阳；以散寒之剂治温热，轻则衄渴谵妄，重则枯竭亡阴。此气之不可不辨也。

辨温热之病与风寒异活

风寒从表入里，自皮毛而肌肉，而筋骨，而膈，而胃肠，一层渐深一层，不能越此入彼。故汗不厌早，下不厌迟，为散为和，浅深毫不可紊，以其气皆属冷，必待寒化为热，邪敛入内，方可攻下凉解。否则虚其里气，反引表邪内陷，而成结胸、痞利诸证。温热自里出表，虽出表而里，未必全无邪恋，经过之半表，亦未必不为邪伤。故下不厌早，汗不厌迟，为和为解，浅深必不可拘。以其气皆属热，热能作蒸，不必郁变，而此蒸即带彼热，未出表而误温之，始则引热毒燎原，而为斑衄狂喘，未传则伤真阴，而为枯槁、沉昏、厥逆诸危矣。

辨传经

温邪传经，与风寒不同。风寒从表入里，故必从太阳而阳明，而少阳,而入胃。若温热则邪从中道而或表或里,唯视人何经之强弱为传变。故治此之法,亦不外表里两途。所谓表者,发热、恶寒、头痛、头眩、项强、背痛、腰疼、腿膝足胫酸痛、自汗、无汗,及头肿、面肿、耳目赤肿、项肿、发疹、发斑,皆是。所谓里者,渴、呕、胸满、腹满、腹痛、胁痛、胁满、大便不通、泄泻、小便不通、黄赤涩痛,及烦躁、谵语、沉昏、舌燥、舌卷、舌强、口咽赤烂,皆是。在风寒从表入里,所有里证,必待渐次闭郁而成。故在表时,不必兼见里证;入里后,不必复见表证。若温邪本从中道出表,故见表证时,未有不兼一二里证者,亦未有不兼见一二半表半里之少阳证者。仲景所云:阳明少阳合病,必自下利。三阳合病,脉浮大,上关上,但欲眠睡,目合则汗。三阳合病,腹满身重,难以转侧,口不仁而面垢、谵语、遗尿,皆指温邪言,非指伤寒言也。且温邪属蒸气,表而里,里而表,原是不常,有入里后下之,而其邪不尽,仍可出表者,有谵妄、昏沉之后,病愈数日,复见头疼发热,复从汗解者,此为表而再表,唯温热病有之,而风寒必无是也。更有下证全具,用承气汤后,里气通而表亦达,头痛发热得汗而解,移时复见舌黑、胸满、腹痛、谵妄,仍待大下而后愈者此为里而再里,亦唯温热病有之,而风寒必无是也。若夫表里分传之证,风寒十无一二,温证十有六七,但据传经之专杂为辨。一经专见一经证者,属风寒;一经杂见二三经证者,属温热;日久而渐传者,属风寒;一日骤传一二经,或二三经者,属温热。一明乎此,则虽病有变态,而风寒不混于温热,温热不混于风寒,施治自无误矣。

至若辨气、辨色、辨舌、辨神、辨脉,俱已清楚,而投之以治邪之药,或有效有不效者,则以温热病中,兼夹他证之故。是同病温热，而病有此人之与彼人不同者，此际尤当细辨也。其兼证凡五种，夹证凡十种，详列于后。

兼 寒

其一有兼寒者，初起一二日，有头痛、发热、身痛、恶寒诸表证，悉与温邪同，而以脉辨则不同。温病多软散而不浮，兼寒则多浮数，浮弦浮大，甚至有浮紧者。再以证辨，亦微有不同。温病多汗，兼寒则无汗。单受寒者，无烦躁、口苦、口臭证；温病兼寒，必有烦躁、口苦、口臭证也。一遇此等，更当辨其寒邪与温邪，孰轻孰重。热重寒轻者，烦躁、口臭证多，无汗、恶寒必少，则当以败毒散加知母、石膏，或达原饮加羌活、柴、葛。寒重于热者，则恶寒无汗，而烦躁必轻，则用败毒散。其寒束于外，既无汗恶寒，邪郁于内，复见烦躁者，大青龙亦可一用，余则九味羌活最为的当。此证若治寒遗热，必有斑黄狂衄之变，治热遗寒，复有呕利痞厥之忧，驯至沉困，不可不知。然此皆为初起一二日言之也，若日久则邪气勃发，表寒不能自存而为热，则唯以治热之法治之而已。

兼 风

其一有兼风者，初起一二日，表证与温热悉同。唯鼻塞、鼻鸣、咳嗽、清涕与温热略异。脉亦多浮，而与温邪之不浮不沉而数者微异。治法不甚相远，即于温热方中加荆、防，咳加前胡、杏仁、苏子而已。大抵温邪兼寒，能令病势增重，兼风反令病势易解。以寒主凝涩，则温邪内郁，郁一分病势增固一分；风主游扬，则温邪外疏，疏一分病势解散一分。

兼 暑

温热兼寒兼风，四时皆有，至若兼暑一证，唯长夏有之。初起一二日，与温证同，只胸满、呕利为异，而脉则兼弦细芤迟，不似温邪，不浮不沉而数。治法于温邪诸方中，微兼发表之味，如用羌即不用独，用柴即不用前。盖温证多汗，暑证更多汗，则表必虚，故发表之味不可重复也。邪从表出，郁热必经，过用寒凉，又恐有寒中之变。况表气太泄，里气必虚，且易犯厥脱之证，故清凉寒润之药不可多，而最宜分利燥脾，木通为上，滑石次之，猪苓、赤苓、泽泻又次之。盖分利则暑与热，皆从清道出，邪有去路，间有表见身痛，宜用香薷，里见腹满，宜用苍术者，正不必以寒凉逆折其邪也。温证兼暑，则病势反缓，以温气属亢阳，暑为阳中之阴，阳得阴则解，解虽不尽，然得一分阴气，则和一分亢阳。每见温证兼暑，其谵妄、舌燥诸证反缓者，职是故也。

兼 疟

温热有似疟、转疟、兼疟之不同，用药亦有微异。似疟者，乃寒热往来，或一日二三次，或一次而时无定也，温证初起多有之。转疟者，温证谵妄、烦渴大剧之后，已经大汗大下，仍有余邪不解，复作寒热，转成疟象也，温证末路多有之。兼疟之证，乃寒暑温邪合病也。其证寒热有常期，疟证全具，但热多寒少，且多躁渴扰乱，热势迅速，或更昏愦，秽气触人为异，秋令多有之。温证所以似疟者，因邪气盘错于膜原，欲出表而不能透达，欲陷里而未得空隙，故见半表半里之少阳证也。治法以达原饮，加柴胡为主。温证所以转疟者,因汗下后邪气已衰,正气来复,出与邪争。故在先阳气独亢,有热无寒者,今则以阴液渐回,而寒热相争矣;在先邪气充斥,昼夜燥热,无休止时者,今则邪气渐退,正气渐复,而寒热发作有时矣。治法以养正为主,祛邪佐之,小柴胡汤、炙甘草汤、柴胡四物汤、参胡三白汤,量余邪之衰盛,视阴阳之盈亏,酌而用之。至若兼疟之证,最为难治。吴又可曰:疟疾二三发,或七八发后,忽然昼夜烦热发渴,不恶寒,舌上苔刺,心腹痞满,饮食不进,下证渐具,此温证现而疟证隐也。以温证方药治之则生,疟家方药治之则剧。治之如法,脉静身凉,每日或间日,寒热复作,有常期者,温邪解而疟邪未尽也。仍以疟法治之,盖温邪本与疟病不甚相远,温邪乃湿温二气之合,疟乃风寒暑湿四气之合,其邪气之杂而不纯,横连膜原,原是一路。但温证之温气,发则为亢阳,故宜下宜清之证多;疟之暑气,停则为郁滞,故宜宣利之证多耳。所以温证初起,方用达原饮,与疟之主方,用清脾饮,药品亦多相类。至其传变,则缓急轻重,迥乎不同。善悟者于此而细参之,思过半矣。

兼　痢

温热本多自利证,表证初起,即每日解数次稀臭水者是也。详见后自利条下。更有春夏之交,一得温邪,即兼下利红白,而里急后重者,名为兼痢。初起慎勿作痢治,盖痢属里证,今见温邪之发热头痛,为表里俱病,先用治邪之法解其表,表解而里自和,其痢多有不治而愈者。若用治痢之法,先清其里,里气虚而表邪陷,轻者增其烦躁神昏,重者遂至呕逆昏愦而危矣。所以古人于温痢初起，专主仓廪汤，其方与人参败毒散大同小异，一意解表，但加陈仓米以和中，俟表证解后，里热证具，方可议清议下。不但香连、承气之类宜缓，即淡渗分利，亦宜缓投于表证未解之先。若太阳证不见，而微见少阳、阳明证者，则柴葛、五苓，不妨借用。大凡痢证夹表，微见身热，即宜慎用苦寒、淡渗、清里之药，用之必增呕逆，此历验不爽者，不特温证兼痢为然。至于病而兼痢，其热势必反减，亦由痢为暑气，阳中之阴，能和亢阳，且郁蒸之热，有时疏泄故也。若温毒太甚，骤发即下纯红、纯紫恶血，或兼见舌燥、谵妄诸症者，黄连、大黄又在所急，不可拘此论也。

以上五条，其辨所以为温热兼证，固已不惮逐类详审，然总以前所列五辨为主。五者之中，必有一二确据，方于温热门求治，否则各按各门施治可也。若反混以温邪治之，为害甚矣。

夹痰水

饮入于胃经，蒸变而稠浊者为痰，未经蒸变而清稀者为水，痰与水一物也。痰能作热，水能作冷，温热属热证。故夹痰者，更增其热，脉证治法，无甚参差。但于治邪药中，加栝楼、贝母，甚则加牛黄。夹水者，脉证往往相悖，治法亦有不同，不可不细辨也。温证之脉必数，而有水在胸膈，其脉多缓，甚则迟弦，此脉夹水之辨也。温热之舌，一经传里，则转黄转燥转黑，若有水在胸膈，则烦躁、谵妄、沉昏，诸证具备，而舌色白润，间有转黄转黑者，亦必仍有舌苔，或满舌黄黑，半边夹一二条白色，或舌尖舌本俱黄，中间夹一段白色，此舌夹水之辨也。温热胸满，心下硬痛，手不可按，一有水在胸隔，心下虽满痛，按之则软，略加揉按，漉漉有声，此证夹水之辨也。温证见夹水脉证，虽有表，不宜纯用辛凉发散，纯用则表不能解，而转见沉困。有里证，不可早用苦寒，早用则必转加昏愦。此水气郁遏热邪，阳气受困，宜于发表清里药中，加辛燥利气利水之品，以祛水气。迨水气去，郁遏发，然后议攻议凉，则无不效者矣。燥湿则半夏、苍术，利水则木通、苓、泽，利气则莱菔、草果、木香，甚则有可投大戟、芫花者。故温热虽属热邪，往往有投三承气、黄芩、白术而不效，偶用温暖药收功，遂至讼清热之非者，不知热邪乃其本气，夹杂乃其间气耳。

夹　食

温热夹食者最多，而有食填胸膈，食入肠胃之不同。入肠胃则为阳明诸热证，治法备于三承气汤。唯食在胸膈，往往有脉沉手足冷者，误认三阴，投以温剂，却无一毫热渴，而烦躁倍增，甚则一二日即死。盖膈间为阴阳升降之路，食填之则气闭，气闭则郁热无所疏泄，误温则热愈郁，热郁于内，故外无发热证，热郁于下，故上无口渴证。温热以出表为浅，入里为深，此病一温，则逼邪入里，故并至死而不见热证也。由前五辨法，既辨得为温证矣。而遇脉沉手足冷，即当细询其胸膈。若痞塞闷满，即是夹食。再辨其舌苔，白厚而微兼淡黄，益为食填膈上明证。于温热药中，加枳、桔、青皮、莱菔、曲糵。甚则用吐法以宣之，使膈间阳气宣达，然后热证自见，解表清里，无或误矣。

夹　郁

温证夹气郁者，初起温证悉同，而多脉沉，手足冷，呕逆胸满,颇类夹食。但夹食为有物,为实邪,舌苔厚白而微黄,胸膈满,痛不可按,而亦不移;夹气为无物,为虚邪,舌苔白薄,胸膈满痛,半动而可按。先宜宣通其郁,然后解表清里,自无不效。若不舒郁,而徒发表,则里气不能外达,而难于彻汗,遽用清下,则上气不宣,多致痞逆。唯于解表药中,加苏梗、木香、大腹皮、香附之类以宣其气,则表易解;于清里药中,加贝母以舒其郁,则里易和。贝母为舒郁要药,但力性缓,必用至五钱一两,方能奏效,并须真川贝也。

夹蓄血

温热传经之后,蓄血最多,从治攻里,兹不具论。唯本有内伤停瘀,复感温邪,于初起一二日,病之表证悉具,而脉或芤或涩,颇类阳证阴脉。但须细询其胸腹胁肋四肢,有痛不可按而涩者,即为蓄血。确知其非阳证见阴脉,则是表证见里脉矣。治法必兼消瘀,红花、桃仁、归尾、赤芍、元胡之类,量加一二味,则表邪易解,而芤涩之脉亦易起。若误认芤涩为阴,而投温剂,轻则变剧,重则危矣。

夹脾虚

温证较之风寒,本为难治,以风寒传变有次序,温热传变无常经。风寒表邪一发即散,温热散而复集,且往复再三,风寒传里证,一攻即和,温邪攻而复合,有下之又下而不和者,此温热所以难治也。而脾虚者则更为难治,盖温证必得汗下而后解,脾虚者表不能作汗,里不任攻下,或得汗矣,而气随汗脱,得下矣,而气从下脱。治此等证，汗不强汗，发汗必兼养正，人参败毒散是也；下勿轻下，攻里必兼固气生津液，黄龙汤是也。其外证无甚分别，唯脉当不任寻按可据。然邪有进退，当其邪焰方张，虽虚而脉亦寻按有力，不可泥也。又必以神情气色，脉证相参。如面色痿黄，神情倦怠，气息微促，及心悸耳鸣，皆脾虚中气不振之象。更须通体合参，如通体皆见有余实象，而独见一二虚象，则虚象反为吃紧；通体俱见虚象，而独见一二实证，则实证又为吃紧。是故权衡标本，为尤急也。凡证之属，表属上焦，属六腑者，皆为标证之属，里属中下焦，属五脏者，皆为本。实证居标，虚证居本，则虚证为重；虚证居标，实证居本，则实证为重。到此虚实关头不著意，则草菅人命矣。

夹肾虚

温证夹脾虚者，为难治矣。夹肾虚者，更难。温热属热证，肾气虚，则手足冷。温热属实邪，肾气虚，则眩晕、惊悸、腰膝痿软。肾虚之中，又有阴虚阳虚之分。温证必待汗下清而后解。阳虚者，一经汗下清，则脱绝之证随见；阴虚者，一经汗下清，则枯竭之证随见，必须时时谛察。凡在表时，见腰痛异常，小便频数，膝胫冷软，即当细询其人之平日。如有淋浊、遗泻、阳痿等证，即当于通表药中，加人参、白芍，阳虚兼杜仲，阴虚兼知母，以照顾元气，免后来意外之虞。若入里当下，必陶氏黄龙汤为主；当清，必人参白虎汤为主；或屡清屡下而热更甚，舌上燥而无苔，或有黑苔，愈清而愈长，或有燥苔，愈下而愈裂者，是皆属于肾虚。察其阳明，无实可据，即当治以六味地黄汤，用生地加知、柏。王太仆所谓寒之不寒，责其无水，壮水之主，以制阳光者此也。再不应，则合生脉散，以滋水上源，或用四物汤，以通经络，以此热势燎原，非杯水所能救，故必大作汤液，乃有济耳。见几若早，十救二三，涸竭已见，十难救一。或更兼脾胃败证，如呕呃哕利之类，汤药不下，百不救一矣。

夹诸亡血

温证亡血有三。其一未病之先，素亡血而阴虚，一受邪，则邪热乘虚煎熬，亡阴最易，用药解表清里，必步步照顾营血，如九味羌活汤之用生地，人参败毒散之用人参是也。其二当病之时，忽然吐衄，女子崩漏，甚至血晕昏厥，热甚危急。病家但知血之可骇，医家亦忽其客邪。唯汲汲于止血、清凉、滋补，多至危殆。不知血由邪逼，唯当治邪，温邪解，血自止也。唯此证徐见于温热既盛，发热数日后者易知，而猝见于邪郁阴经，并无发热头痛时者难识，但见微恶寒，而大作呕，急当如前用五辨法辨之。若舌有白苔，气色有类湿温者，即是邪毒无疑，以达原饮为主，呕加藿香，胀加青皮，但治邪毒，血证自已。若脱血太甚，而气欲绝者，加人参以固中气，俟温证传变归经，然后按经治之。此温证夹血之最危者。其三温邪大张之后，烦热躁渴之余，而见亡血证，则又温邪常态，详后血证条件。

夹哮喘

哮喘，乃肺家所时有，本有寒痰、热痰二证，一受温热，则无非痰火，由其湿热之气从其类而入肺，发其哮喘。遇此当行前五辨法，有邪但治邪，而哮喘自除，或于治邪药中，加贝母、栝楼、淡豉、桑皮，二邪并解，法更精密。

夹心胃痛

温证有夹心胃痛者，于其痛时先用前五辨法。若有一毫温热，但治温热，虽平时因寒而发，于此则但治其热。盖温热客于募，原传于太阴，而发其痼疾，则但于达原饮中，加木香、苍术，以开通郁邪，使其透发于表，而痛自已。若误认平常心胃痛，用桂、附、姜、萸，必致危殆。

夹疝气

温邪夹疝，其肾囊少腹引痛，全是疝证，当如前五辨法。一有温热，不必治疝，但治邪而疝消。若依常治疝法，用吴萸、桂、附、茴香诸燥品，轻者变为囊痈，重者变为呃逆、哕厥、昏沉，而莫救矣。

以上诸条，凡言兼者，温邪兼他邪，二邪兼发者也。凡言夹者，温邪夹实夹虚，二病夹发者也。兼发以邪为重，他邪为轻，故略治他邪，而病即解。至于夹发，如夹痰水、食、郁、蓄血等邪属实者，则以夹邪为先，温邪为后。盖清其夹邪，而邪毒始得透发，透发方能传变，传变乃可解利也。如夹脾虚、肾虚，及诸亡血家证，则以治邪为主，养正为辅。盖邪留则正益伤，故不可养正遗邪也。如夹哮喘、心胃痛、疝气诸旧病，则但治温邪，旧病自已。盖旧病乃新邪所迫而发也。

广温热论卷之二

温热见证，千变万化，然总不出表里二者。但表证中有里邪，里证中表邪，则又不可不细审也。故列证分表里以尽其常，又于表里中细辨之以穷其变，要使人人临证，胸有定见耳。

表　证

发　热

温证发热，与风寒同，而以五辨法辨之，则不同。辨得为温热发热矣，又当知有浅深表里之异。盖发热表证居多，而亦有里证发热，半表里发热，余邪未尽复出于表发热，邪退正虚发热者。此时用药，最要清楚，头绪不差，即后来传变多危，救之亦易。凡表证发热，其脉不浮不沉而数，寸必大于关尺，热在皮肤，扪之烙手，久按反轻，必兼头痛、项强、腰痛、胫酸，或头面、身体、皮肤有红肿疼痛诸证，有一于此，便是表证发热，九味羌活汤、人参败毒散、六神通解散选用。冬月严寒，及恶寒甚者，越婢汤、阳旦汤可借用。全不恶寒者，白虎汤、黄芩汤可加减用。至于里证发热，则其脉滑，或沉数，或兼洪，关尺甚于寸，热必在肌肉筋骨，初扪热轻，久按热甚，必兼烦渴、谵妄、胸腹满、大便不通，或自利，或便脓血、小便黄赤诸证，虽不必全现，必兼二三，方是里证发热。天水散、栀子豉汤、黄连解毒汤、导赤散、泻心汤、猪苓汤选用。

半表半里发热，脉多弦，胸胁满，或热或止，或口苦咽干，目眩耳聋，或喜呕心烦，每兼见表里证，达原饮、柴葛解肌汤、小柴胡汤选用。但温证发热，纯表纯里者少，表里夹杂者多。夹杂者，达原饮主之；表证多，加羌活；里证多，加大黄；半表里证多，加柴胡；或诸证俱见，则诸药全用，三消饮诚妙剂也。至已愈数日，而又发热者，乃膜原伏有不尽之邪，复出于表，当察其证之偏胜处，以前法治之。大抵愈后复发，则里热多，而表热少，虽用表药，不过柴、葛、豆豉而已，重用葛根最妙，以其性凉而解肌，无更用羌活之理。更有素体虚弱，或老人，或大病后，复染温邪，表里全无实证，六脉豁豁然空，而洪滑甚于初起者，汗之而身痛更甚，下之而舌燥更甚，清之而烦躁昏沉更甚，此皆邪退正虚之发热。王太仆所谓大虚有盛候，反泻含冤者也。此当舍标从本，消息阴阳虚实。阴虚则热渴枯竭之证多，责在肾，宜六味地黄汤；兼气虚，合生脉散。阳虚则呕利眩悸之证多，责在脾，宜六君子汤；兼血虚，归脾汤主之。若遇此等证，仍用汗下凉解，断无生理矣。然而各证发热之显然有据者，施治自易。若脉证夹杂，模糊又有难于分辨者，则专以舌苔为据。初起舌苔薄白，或无苔而润，属在表。白苔厚，或兼微黄，或中黄，边白中黄尖白，或二三色，属半表半里。黄苔，或酱色，或黑者，属在里。舌苔燥，则不论何色，皆属里证。屡经汗下，舌苔润而发热者，属阳虚；无苔而燥者，属阴虚。依此辨之，思过半矣。唯虚证似实，舌苔亦难凭据，又当从病之来路探讨，屡经汗下，而热愈甚者，其虚无疑。若虽经汗下，而热渐减不尽者，则仍属余邪，不可遽补，以致邪热复壅也。此虽专指发热证言，然虚实关头，最当体认，类而推之，凡证皆可依此而辨矣。

恶 寒

温证恶寒,与风寒暑湿诸证不同。诸证恶寒无时不甚,温证恶寒有时而甚。恶寒之后,必发热,既热则不复寒,非若诸证,恶寒发热之相兼也。而再以五辨法辨之,温证恶寒,传里之后少,在表之时多。在表者,恶寒轻于发热。在半表里者,寒热往来,如疟状。此时恶寒者多治法皆与发热条内同。唯里邪失于攻下,而热深厥深,反欲拥被向火,恶寒而不发热,虽热亦微,甚则四肢反厥者。此乃温邪深入,遏其阳气,其证似寒,其邪是热,而在恶寒时却最难辨,须于九窍察之。如目大小眦赤,鼻孔干,唇红,舌苔黄黑燥,耳鸣或聋,小便黄赤涩痛,大便燥结,或稀黄极臭,或鲜血,或心下至少腹有痛不可按处。此皆邪深遏阳之象,以通郁为主,达原饮、三承气、大柴胡汤选用。必使里气通,而郁阳发,反大热而烦渴,其病乃达。然余所见温证,不下数千,里证恶寒者,百仅一二,即有四肢厥逆,爪甲青紫者,询其所苦,亦不恶寒,故曰传里之后少也。至若本系温邪热证,因其人平素虚损衰老,及大病之后,或过用寒凉攻伐,至汗出不止,呕利俱作,四肢微厥,六脉细濡,而恶寒者,为阳虚,当以参、芪、苓、术为主。寸脉微,佐以升、柴;尺脉微,佐以桂、附。然须知其虽属阳虚,却从热证来,而其阴必亏,用桂、附,即当兼麦、味、白芍护阴之药。此证温补略缓,及温补不到,必死,或过用温补,阳虽危而阴竭,亦必死。此虚证之恶寒,不可不审也。而又有寒凉太早,遂成实证之恶寒者。以温邪方伏于膜原,未经传变之时,胸膈必多痰滞。见烦躁而遽用知、膏、芩、连,见作渴而遽用麦冬、生地。病者自认火证,而恣啖西瓜、梨、荠、冷水太早者,皆能抑郁阳气,壅蔽邪热,热遏于中下二焦,则阳气不得上升而恶寒。此唯以导痰为主,痰滞通,则恶寒自止。不可过温,致热瘀中下,蓄血斑黄而死;不可清凉,致冷聚胸隔,痞闷呃逆而死。宜用草果、槟榔、厚朴、木香、半夏、苍术、莱菔、苓、泽开滞逐水,使热证得见于外,然后随其传变,以施凉解攻利之剂,乃有效也。此法特救药误,非治正病。总之,风寒以恶寒为重,温邪以恶寒为轻,故于初起一二日,恶寒不必治,待其传变,恶寒自已,与其误之,毋宁俟之。若误认恶寒为真寒,而用辛温发散,病未有不增剧者也。

寒热往来

寒热往来,与发热恶寒异,亦与疟不同。疟发有时,寒热长短有定,此则寒热无时,长短无定。至其邪,则亦居少阳半表里间。在传变之初,是由轻入重,始则邪犯少阳,里气出与邪拒,故寒热往来,继则邪深入里,而热多寒少矣,但热不寒矣。至昼夜壮热、谵妄、烦渴,而其势日重。在传变之后,是由重出轻,经过少阳也。其始昼夜壮热渐减,而为发热有时,又减而为寒热往来,又减而为战汗,至脉静身凉而愈。治法并同前兼疟条所列,似疟转疟二证。至若屡经汗下后,寒热往来,脉或虚微结代,心或悸动,神或疲倦,形或羸弱过甚者,则当以养阴益气,助正驱邪为主,清燥养荣汤、补中益气汤是也。

头　痛

温证头痛,与风寒异。风寒头痛可散而去,温证头痛,则不可纯用表药，必兼清里，而又有表里虚实之异。在表者，必兼发热、身痛等证，三消饮、六神通解散、防风通圣散。在半表里者，必兼耳聋、口苦、胁痛等证，柴葛解肌汤、大柴胡汤。在里者，连目珠痛，在额前而胀，此胃火上冲也。必兼脉洪、小便黄赤等证，三黄石膏汤、黄芩汤、白虎汤、三承气选用。若因虚而痛者，与后头眩参看。至于痰火头痛，则以达原饮加半夏、莱菔等治之。

头　胀

温证头胀者，胃热上蒸也，下之则愈。兼表者，防风通圣散、大柴胡汤、三消饮。无表证者，三承气选用。病后虚胀，与后头眩参看。

头　重　目黄

温证头重者，湿热上壅也。于清凉解表药中，加苍术，或利水药。病后虚重，亦与后头眩参看。又有表里无病，病在头中者，其目必黄，当遵仲景法，用瓜蒂散搐鼻出黄水，即愈。

头　眩

温证头眩，有实有虚，实者痰水上壅也。兼表，则治以防风通圣散。无表证者，三黄石膏汤、白虎承气选用。至于屡经汗下，或病后头眩，则当消息阴阳。兼心神痿倦、脉沉微者，阳虚也，补中益气汤、六君子汤、逍遥散。兼热渴枯竭、舌苔干燥者，阴虚也，炙甘草汤、六味地黄汤、清燥养营汤选用。凡此多属上虚，不得更以实治，而诸家每与痰涎风火相混，或言上实，或言上盛下虚者，则与经旨上气不足，头为之苦倾，及上虚则眩之说大背，于此不可不辨。

目珠胀

温证，目珠胀者，阳明经病也。兼表证，葛根葱白汤，加石膏。若腹满，舌苔黄，则是宿食壅于胃，其脉不下行而上逆，故目珠胀。宜平胃散，加山楂、麦芽、枳壳。略消导之，即愈。至屡经清解，而目珠胀痛不愈者，便当消息其肝脏，以滋肝之法治之。再不愈，则当进而滋肾，此则乙癸同源之治，而治温证者，正不可不知。

项　强

温证初起，项强，兼发热，乃邪越于太阳经也，羌活为主。狂躁正盛，而项强者，热壅经脉也，石膏、黄芩主之。屡经汗下，发热已退，而复项强者，血燥而筋无养也，四物、六味为主。外此，若伤寒发痉之项强，亡阳漏风之项强，则又有仲景之法在。

肩背痛酸

温证初起，肩背痛，兼发热者，足太阳经脉受邪也。证同项强，亦羌活为主，解表则痛自已。肩背通而胀，兼胸胁胀者，邪客膜原也。草果、厚朴、槟榔、莱菔子为主。已经汗下，身热退，而肩背痛不止者，则有经隧阻滞，血脉空虚之别。经隧阻滞者，脉多有力，证多热渴，清热治血为主，黄芩、赤芍、归尾、红花之类。血脉空虚者，证多痿困，脉多芤涩，养血益气为主，六味、生脉，或四物合参、芪之类。又有平素劳倦，内伤而背痛在膏肓二穴者，当以东垣内伤诸论察之。

手臂痛

温证初起，手臂痛者，乃风淫末疾也。初起解表，汗下后益气养血，与肩背痛同治。

腰痛酸

温证腰痛，兼发热者，太阳受病也，独活为主。兼胀者，气滞也，加槟榔。兼重者，夹湿也，加苍术。牵引少腹及两胁者，气滞血瘀也，加青皮、乌药、赤芍、元胡。通理气血，疏达肾肝，此皆邪盛时实证治法。而又有初起即夹肾虚阴伤者，腰痛独甚于周身，兼酸痿无力，尺脉且弱，后来传变必危。当于初起在表，即加人参、知母、生地，预顾其阴，则危殆差减。若徒用伐邪之品，邪之深入者未必去，而阴液大伤，阳气骤脱，则昏沉、舌黑、直视、失尿、厥逆诸证迭见。腰乃肾府，为先天根本，肾虚则腰痛。治温邪者，不可不察。要知温邪初起时，腰痛尚有虚实之分，若汗下后而见腰痛，其为肾虚，不待言，治宜六味、四物。若更与疏通，则大误。

膝痛酸

温证初起，膝痛发热者，邪在太阳经也，独活、槟榔、牛膝为主。兼软者，湿甚也，苍术为主。然特太阳之一证，初起以解表为先，膝痛专药一二味而已。若经汗下，表邪大势已解，便当审其邪气之有无，正气之虚实。倘余邪尚有不实，则下部必仍有湿热壅滞，如骨蒸、小便黄赤之证可见。薏仁清湿热，槟榔、木通通其滞。筋挛,则秦艽、木瓜;筋缓,则苍术、防己;红肿,则丹皮、赤芍、续断、芎、归。无余邪而见心悸,二便频数,尺脉虚弱小者,则以六味加牛膝、枸杞、知、柏,滋阴益肾,专顾其虚,不然必致残废。

胫腿痛酸

温证初起,胫腿痛酸者,太阳筋脉之郁也,独活为主。兼挛者,治在筋,加秦艽、木瓜;兼肿者,治在肉,加木通、赤芍、槟榔;兼软者,属湿温,俗名软脚瘟,往往一二日即死,宜白虎加苍术汤,或苍术、黄柏,此与膝痛颇同。未经汗下,则解表药中,加一二味肿痛专药,表证已解,唯留一二证未愈者,当耑治之。若屡经汗下,而见虚证,亦以补肾为主,否则殆。

足　痛

温证初起,足痛,有因素有脚气痼疾者,但治温邪,于解表药中,微加槟榔、木通。若已经汗下,表里俱平,而足痛不止,则消息其肾家虚实,同膝胫痛法治之。

周身骨节酸痛

肩背、手臂、腰、膝、胫、足诸痛,已列于前,则痛已周身矣。兹复列周身骨节酸痛者何？盖以痛在一处,邪有专注,痛在周身,邪则分布也。专注之邪,须通其凝涩;分布之邪,须解其缚束。故治周身酸痛,疏表其大法也。而酸与痛有别,酸轻而浅,痛重而深。酸痛与拘挛又有别,酸痛举动如常,拘挛屈伸不利。

酸痛病在营卫,拘挛病在筋脉。合酸痛、拘挛,又有上下浅深之不同,在身半以上为末,疾浅而易解,在身半以下为本,病深而难祛。合上下之酸痛、拘挛,又有未经汗下,与已经汗下之不同。未经汗下属邪盛,宜宣伐;已经汗下属正虚,宜调补。明乎此,则酸痛在周身在一处,治各有所当矣。解表诸方,人参败毒散、九味羌活汤、六神通解散、大羌活汤。

身　重

温证初起,发热身重者,湿胜于热也,苍术为主。二三日至四五日,传变之后,汗出更热,而身重者,热壅其经脉也,白虎汤为主。传里,表无热,舌燥便秘,腹痛拒按,而身重者,内结而气不达于表也,三承气为主。屡经汗下,表热已退,身重不可移动,脉虚散而无根,舌上无苔,二便自通者,阴阳两亡,筋脉枯竭也。审其阴阳偏胜而治之。偏于亡阴多燥证,六味合四物为主;偏于亡阳多脾胃证,六君子合生脉为主;阴阳俱竭,则生脉合六味,亦阴阳并补。

自　汗

温证自内蒸出于表,初起作寒热时,多自汗,甚至淋漓不止,不可以表虚论。兼头痛身痛仍以解表为主,羌活、柴葛之类。兼烦渴,宜清阳明之热,白虎、黄芩之类。有热有结,破结热始解,小陷胸、三承气之类。直至屡经汗下,邪已全退,脉虚而舌无苔,二便清利如常,内外无热证,方可从虚敛汗。盖以温证得汗,为邪有出路,而宜敛汗者恒少也。

盗　汗

温证初起，盗汗者，邪在半表里也。胸胁痞闷，达原饮、小柴胡汤。汗下后，大热已退，有盗汗者，余邪不尽也。小承气、小陷胸、吴氏承气养营诸方，清其伏匿余邪，盗汗自止。

战　汗

温证不论初起末传，俱以战汗为佳兆，以战则邪正相争，汗则正逐邪出，然有透与不透之分。凡透者，汗必淋漓，汗后身凉口不渴，舌苔净，二便清，胸腹胁无阻滞结痛，始为邪解之战汗。否则余邪未净，而复热，则又有再作战汗而解者；有战汗须三四次而解者；有战汗一次不能再战，待屡下而退者；有不能再作战汗，即加沉困而死者。总视其本气之强弱何如耳。凡战汗之时，不可服药，补则战止，而汗不透，留邪为患，汗下则太过，而成虚脱。应听战汗透彻，再观脉证施治。当战时，或多与热汤饮之，助其作汗。战汗之时，脉多停止，勿讶，待战汗之后，脉自见也。大抵战汗之脉，以浮为佳，邪出于表也。若见虚散微涩，煎独参汤以待之，防其脱也。贫者米饮聊代之。然必察其战汗后，系邪净而气欲脱，方可用补。凡战汗后神静者吉，昏躁者危；气细者吉，气粗而短者危；舌痿不能言者死；目眶陷、目转运、戴眼反折者死；形体不仁，水浆不下者死。战汗虽为佳兆，大有吉凶，而所以得战之由，亦非一致。尝见服大发汗药，毫不得汗，而饮水得汗者，又有用下药得战汗者，血活凉血得战汗者，生津益气得战汗者，种种不一，当知战汗乃阴阳交和，表里通达，自然而然，非可强致也。

狂　汗

温证临解，有忽手舞足蹈，跳床投榻，而后作汗者，最为骇人。然须验是否作汗，作汗之脉浮而缓，浮为邪还于表，缓则胃气自和，待汗透自愈。若脉浮洪、浮数、浮滑、浮散，虽有汗亦为发狂，非作汗也。

头　肿

温证头肿，乃风热壅于上部，太阳之经脉郁滞巅顶也，俗名大头瘟。当视表里轻重，加轻清疏风之药，以散其肿，荆、防、薄荷、蝉退、川芎、蔓荆、菊花之类。如发热，舌苔白，表重于里也，合表药用九味羌活汤、人参败毒散是也。如烦渴，舌苔黄者，里重于表也，合里药用三消饮、凉膈散、大柴胡汤、调胃承气汤是也。古有用三棱针，刺出恶血，法亦可用。至发壅脓者，不在此例。

面　肿

温证面肿，乃阳明风热，俗名捻头瘟。当按头肿条内表里诸方，如葛根、桔梗、牛蒡、防风、元参。痈脓发颐，不在此例。

耳旁肿

温证耳旁肿，乃少阳风热，小柴胡汤，加荆、防、芎、芍、元参，亦当与头肿参看。

胸前红肿

温证胸前一片红肿，粟起如麻疹，风热也，亦于头面诸条表里方中，加荆芥、连翘、赤芍、牛蒡、土贝。

周身红肿

温证周身红肿，风热溢于皮肤也，用羌、独、升、柴、葛、芷疏其皮肤之毛窍，石膏、黄芩、栀子、连翘清其肌肉之热，赤芍、归尾、红花、生地活其热之瘀。兼里证，与头肿诸条参治。

以上头肿诸条，列之表证者，以初起言也。若见于病后，曾经汗下者，为余邪不尽，治法则小异。大约见于初起，表邪充斥，用表散之药为主，而清里为辅；见于病后，里邪留恋，用清里之药为主，而表散为辅，治法以此为权衡而已。

发　黄

温证发黄有四，一宿食，二蓄水，三蓄血，四郁热。当初转在表时，胸膈痞闷，目珠黄，面鼻正中黄，宿食壅于胃脘也，于表药中加山楂、神曲、麦芽、莱菔子。传里时，小便不利，腹满而响，面目身俱黄，蓄水也，四苓散加栀子、茵陈。胸腹有软痛处，小便自利，大便黑而发黄者，蓄血也，桃仁承气汤。热在下焦，大小便俱不利而发黄者，郁热也，茵陈蒿汤。凡发黄，必以二便为辨。二便调，属上焦；小便不利，属水；小便自利而大便黑润，属血；大小便俱不利，属郁热，乃胃热移于膀胱，不必利其小便，但当通其大便，是以茵陈汤有专功也。而又当辨其色，上焦宿食发黄，只在面目，不及周身；蓄水发黄，周于一身，兼微黑而黯淡；瘀血发黄，亦兼微黑而润泽；郁热发黄，兼赤而鲜明。此即以黄辨黄之法也。

发 疹

温证发疹，热邪从皮毛出也。疹与汗同，其机以疏散清热为主。然与他证发疹不同。他证或无里热，此则未有不里热者。如见烦渴，舌苔黄，则硝、黄，仍须兼用。他证发疹，疹散而病即愈，此则屡发而病或不衰。他证发疹不过一二日为期，此则为期不定。治法必视里证之解否，为用药之准则，不必以疹之一证为据也。

发 斑

温证发斑，邪热出于经脉也，虽不及战汗，亦有外解之机，治以凉血清热为主，白虎化斑汤、举斑汤、犀角地黄汤选用。此亦与他证发斑异。他证发斑，斑消则愈，此总以里证为主。往往斑出而谵妄如故，或斑出数日已消，而昏沉如故，必待里热全清，二便清利而后愈。故治斑之药可为辅，不可为主。发斑发疹，热皆在经，不在胃，凡遇烦躁而不渴，目赤而舌白，即是将发斑疹之候，预以清凉、解表、透毒之药治之，使邪易出易净。

以上表证，皆关乎里，不似他证，表里两不相关，故前列各条，皆冠以温证二字，以明非他病之见证，不可以治他病之法治此，亦不可以此法治他病，总凭五辨法辨之。五者为辨温证之大纲，实亦辨温证细目也。

广温热论卷之三

里 证

烦 躁

烦乃心烦，神不安而形如故，躁则扬手掷足，形神俱乱，烦轻而躁重也。不烦躁，则非温邪。在他证有谓烦属心，躁属肾者。而在温证，总属郁热。热浅在上，则渐见烦躁之形；热深在下，则渐近昏沉，而不烦躁。是温证初起，即可以烦躁轻重之辨，辨病势传变之轻重。烦躁不甚者，属但表不里之轻证。至憎寒壮热而烦躁，则烦躁重，邪已在半表半里间，三消饮、九味羌活汤、六神通解散选用。隆冬寒甚，汗难出者，大青龙汤可借用。舌苔已黄，渴而喜饮，身热汗出，而烦躁更重者，邪入于胃，白虎、黄芩、三承气汤、小陷胸、三黄泻心汤、凉膈散选用。舌苔已黑，烦躁反止，一变而为昏沉者，邪入于心包也，黄连解毒汤、犀角地黄汤亦可用。屡经汗下、清凉表里俱无阻滞，而烦躁不已，阴液已伤，生脉散、六味地黄汤、吴氏诸养营汤选用。其有汗解、清利、滋润诸法已备，而烦躁加甚者，不可不察也。其舌苔若黄黑中夹一块白润者，是为夹水，或平素胸有痰饮，或未病前曾啖冷物，或初烦躁时过饮冷水，或用清凉太早，皆能停饮于胸膈胃脘之间，寒饮郁其邪热，外不能达表，内又不能传胃，故烦躁转甚。验舌之后，更细按胸胁,满痛而软,漉漉有声,再细察其脉,右寸关或弦紧,或缓,皆停水确据。当以苍术、半夏、莱菔、厚朴先消其水气,乃治其烦躁,无不应者。不论舌苔有无黄黑,但烦躁而兼小便不利者,虽无水气在胸胁,而少腹略有满痛处,即当以导赤、泻心、四苓、猪苓、益元等方利其小便,所谓心邪不从心泻,从小肠泻也。

呕

吴又可曰:温证有始终能食者,邪不传胃也。此时而不见呕,慎勿绝其饮食。若温证初起,表证未见,有先作呕数日者,此温邪先犯太阴,即当辨其口气。无臭气而不粘者,属太阴寒证;有臭气而粘厚者,属太阴温证。此为先里而后表,不可遽用清凉,闭遏邪气,使不能透发传化。或兼四肢厥逆,六脉沉伏者,即是其邪闭遏,亦不可用温药,致增郁热。甚有舌紫昏沉者,是邪欲自脾达胃,便当宣其胃气以助之,藿香正气散为最宜。若已发热而呕者,达原饮加半夏。兼三阳表证,加羌活、葛根、柴胡。若呕而烦渴,身热而不恶寒者,邪在阳明也,白虎、黄芩并加半夏。若呕而舌黄,胸中有满痛处,橘皮半夏汤加枳实、山楂、麦芽、川贝。贝母力缓,须重用,乃能舒郁散结。若呕而舌黄,心下脐上有满胀拒按者,大柴胡汤。若呕而舌黄或黑,少腹有满痛拒按者,当视其二便。大便不利,调胃承气汤;小便不利,四苓加木通,或益元散利之,则愈。寒热已解,二便通利,胸腹无滞,而呕不止者,余热在胃也,竹叶石膏汤。屡经清下,呕不止,而舌无苔,多汗,心悸,痿倦,中气伤也,大半夏汤,或六君子加白蔻。屡经清下,倦怠肢冷者,乃清下太过,而中寒也,理中汤,甚加附子。

然此为治药之法，非治邪之法也，宜详察之。

咳

咳者，温邪夹他邪于肺也。邪初起在表，有夹风邪于肺者，脉兼浮，咳多痰沫，必兼鼻鸣自汗，洒淅恶寒，于透表诸方中，加前胡、苏子、桔梗、杏仁、淡豉。有夹水于肺者，不论表里，脉必兼缓，咳必多清痰，兼舌白，心悸、胸满，或呕，或吞酸，于表里药中加桑皮、半夏、茯苓、贝母、莱菔子。有痰热传里，燥火熏肺者，脉必数，咳必无痰，有痰亦难出，而咽痛，于里药中加花粉、蒌仁、黄芩、川贝。有病后阴伤肺燥者，脉必涩，咳必无力，舌必赤而无苔，吴氏清燥养营汤加麦冬、元参、知母、贝母。有屡经汗下，或平素阴虚，肾气上逆者，咳必兼上气，颧必时赤，足膝必清痿，脉必散，六味加枸杞、五味、牛膝。温邪兼咳者，少即有之，亦非大有关系之证，宜以病之表里大势为主，而量加治咳药于本方。

渴

渴乃热象，温邪为热证，其渴必然。而有不渴者，则唯湿热相兼，热未胜湿，则郁闷心烦而不渴。温邪初从太阴发，胸腹满，则但呕而不渴。在下而不在上，则燥结而不渴。在血分不在气分，则昏沉而不渴。此外则无有不渴者矣。初起在表，发热头痛，舌白而渴，脉必不浮不沉而数，六神通解散加石膏、葛根，或九味羌活汤加石膏、葛根。半表半里，口苦咽干，目胀而渴，脉必数，小柴胡汤加花粉、知母，或亦加石膏，或达原饮加石膏、葛根。邪已入胃作渴，身热自汗，舌现黄苔，或酱色，或黑燥，当察其胸胁少腹，按之无痛处而渴者,为有热无结,脉必洪,宜白虎汤,按之有痛处而渴者,为有热有结,痛在心下,脉必滑大,关上尤甚,小陷胸汤,在脐上及当脐,脉必滑大,小承气汤,在脐下,尺脉滑大,调胃承气汤,心下至少腹俱痛,三部必皆滑大,大承气汤。痛在左胁不可按,左关脉必弦,或涩或芤,桃仁承气汤。痛在右胁不可按,尺脉必数,四苓散、猪苓汤、六一散。汗下后身热已除,而渴不止,余邪未尽也,宜将前所用药,再作小剂以利之。屡经汗下,渴轻于躁。渴有喜饮,而又有喜热饮冷饮之分。在他证不喜冷饮,反喜热饮,则为真寒假热;在温证喜热饮多,斑疹,喜冷饮多,热在血分,若真寒假热,百不一见也。总之温证初起,以渴为机,渴甚则热甚,渴微则热微,在末路尤以渴为有余邪,不渴为无余邪也。

口　苦

热邪在中上焦,则口苦,非特温邪为然,即感风寒口苦,亦属少阳热证。如温邪当恶寒发热,表证正盛时,一见口苦,即于发表诸药中,倍加清热之品,轻则黄芩,重则知母,再重则石膏。不但三阳表证如此,即三阴里证,手足冷,恶寒,呕利,胸腹满,不渴,证状似乎纯冷无热,而一兼口苦,即当于温燥药中加利热之品。如用半夏、苍术、草果、厚朴,必加木通、苓、泽,甚至加知母、黄芩,本吴氏达原之义。口苦为热证的据,每遇证状模糊,寒热莫辨,必借此以决之。至舌苔黄黑干燥,烦躁,热渴,闭结,又清下之不可或缓者也。

口　甘

口苦、口甘,同为热证。苦为燥热,在上中下三焦,多渴,属三阳；甘为湿热，在中下二焦，属三阴。盖脾胃属土，稼穑作甘，邪涉肾位，水土相蒸，甘味上溢于口，多兼呕吐。人每误认胃寒，而用温燥之剂，不知湿热在下焦，土能克水，温之燥之，必致肾水告竭，渐至昏沉而死。危哉！口甘一证，在诸证初起，犹或有宜于温燥者，而在温证，必以清热为主，消痰为辅，即使停饮太甚，亦不过加苍术、半夏而已。如二陈去甘草，加山栀（姜汁炒）、黄连（姜汁炒）、竹茹、黄芩等类为口甘要药。乌梅更妙，酸能胜甘，盖五行克制，自然之理也。或四苓散加山栀亦得，然必以时邪之大势，为用药之权衡，斯可耳。

齿　燥

温证齿燥有三。轻浅者，为阳明经热，前板燥，身热目痛，鼻干不得卧。此将发斑疹及衄血之先兆，葛根为主，黄芩、知母、石膏为辅。重者为胃府燥热，通口皆燥，甚则黑如煤炭，三承气、三黄石膏汤选用。至重者为阴火煎熬，亡血太甚，肾水涸竭，当峻补其阴，知母、黄柏、生地、元参、天冬、麦冬、丹皮，大作汤液，加童便、金汁，昼夜兼进。药轻治缓，则殆矣。

鼻孔干

温证鼻孔干有四。风热则鼻鸣，荆芥、葛根、薄荷为主。阳明经热则烦躁，葛根、石膏为主。胃府热证则大渴，舌黄，三黄、石膏为主。亡津液而肺燥，麦冬、生地、五味为主。大抵由上二者十之五六，由下二者十之二三。非谓大热，而鼻孔反不干也，以烦渴大热证见，则不觉鼻孔之干与否耳。

耳 聋

耳聋者，少阳邪热挟痰上壅也。温证耳聋者多，盖邪之传变，出表入里，必于少阳，又温邪属热，热气上升，挟痰涎浊气壅于隧道，故耳聋也。治法以温邪大势为主，见于初起传表时，于表药中加荆、防、川芎。见于入里时，于里药中加黄芩、知母。屡经汗下，耳聋不愈，不可急治，养阴调胃为主。须待粥食如常，二便调匀，始由渐而愈也。

鼻如烟煤

温证鼻如烟煤者，邪热燥热也。由鼻孔干而来，急当清下，少缓则肺胃枯绝矣。三承气合白虎汤，或小陷胸加犀角，或三黄石膏加青黛，视其兼证，择而用之。

鼻孔煽张

鼻孔扇张有三。一痰壅于肺，气出入有声，喘咳胸满，不渴，宜瓜蒌、贝母、桑皮、苏子泻肺，肺气通自愈。一郁热于肺，气出入多热，有微表束其郁热，古人独主越婢汤，盖散其外束，清其内郁也。用于温证中，以葛根换麻黄，或葛根黄芩黄连汤亦可。一肾气虚而上逆，气出入皆微，多死。此证必得之屡经汗下，或兼多汗，心悸耳聋，急宜大剂六味合生脉散，加牛膝、枸杞，或百中救得一二。

咽干咽痛

咽干者，邪热淫于膈上也。在伤寒为少阳热证，温邪亦然，宜黄芩，甚则佐以花粉、知母。至于咽痛，则为热淫于肺矣。当视其咽中有结无结，无结者，微红，以桔梗、花粉、黄芩、元参治之。有结者，红肿，当加牛蒡、赤芍消其肿结。甚则起紫泡、白泡，是为乳蛾，必以针刺去恶血，再服清热之药方妙。温证中常有结喉风、急喉痹二险证，旦发夕死，不可不察也。急喉风，咽痛而喘，乃痰热壅肺，古方用胆矾，吐其痰涎恶血，或皂角吐之。治之稍缓，则气闭而死。急喉痹即乳蛾，速长闭塞喉咙，亦以刺去恶血为主，甚或用刀大开其脓血，此必其人平素贪厚味，多郁怒，肝火妄动而致此也。

舌燥

舌乃心苗，肾窍通其本，脾脉络其下。温证舌燥，为火炎土燥，中宫堵截，肾水不能上交心火，须察其苔之有无，与色之深浅施治。白苔而燥，时邪在表，痰已结于膈上也，达原饮加石膏、贝母、蒌仁、大黄。此吴氏名曰砂苔。热极不变黄色，下之即黄，不可缓也。黄苔而燥，则温邪传胃矣，小承气、小陷胸、大柴胡选用。酱色苔而燥，则温邪传胃，且深及中下二焦矣，调胃承气汤。黑苔而燥，热之甚也，温邪入胃至深，伤及下焦，大承气汤。燥成块裂，或生芒刺，热更甚也，大承气汤倍其分两。各燥苔下之渐减，不即净尽，为药已中病，力未到耳，当再下之，有下之三、五次、十余次而后愈者。若屡下而燥苔愈长，不可更下，当察其腹中，若揉按作响者，痰饮结于中焦，脾胃受困，津液不能上潮，改用平胃、二陈温燥之剂即愈。又若肾阴竭涸，则愈下而愈亡其阴。燥苔不回，目无神，耳聋心悸，腰酸，再下必死，宜六味地黄汤合生脉散。至无苔而燥，须辨其色。如正赤，或深紫，热归心包血分。如热极之证，石膏、知母、黄连、羚羊、犀角、牛黄为主。

热极而亡阴者,二冬、生地、元参、阿胶、知母、人参为主。大抵舌无苔,则胃无物,可清润,不可攻下。

舌 强

温证舌本强硬,为热而兼痰,宜清下无疑,而又必加清痰之药。兼白苔者,膈间未经煎熬,其苔尚湿,清下中佐以半夏,大柴胡汤是也。兼黄苔者,热极,必佐以牛黄方效。若无痰而苔色正赤、深紫,裂燥而强者,热毒蕴于心包也,三黄石膏汤加犀角、牛黄,急清其热。凡舌强虽与舌燥相类,而燥属胃主热,强属心主痰。又舌痿软而枯小,与舌强硬而不缩有异,乃虚脱已极,大补滋润,百中或救一二。若屡经汗下,清热消痰,而舌强者,虽不至痿,亦当与舌萎同治。

舌卷短

温证之舌,一见黄苔,即当下,失下则由黄而变酱色,变燥,变黑,变生芒刺,再失下则变卷,变短,斯为下证至急之际,宜大下屡下,稍缓则不救。

胸满痛

温证胸满而不痛,为邪未结,为无形之气。痛而不满,为病在经络,有虚有实,有虚实相兼。满而痛,为邪已结,须分痰食血以施治。此大较也,而更即邪之未结已结者申论之。属无形之气者,按之不痛,温证初起,邪在膜原,多有此证。宜达原饮加半夏、莱菔子,或小柴胡汤加莱菔子。病在经络,痛而不满者,初起属热,于解表药中加延胡、乌药,舒其筋络之气。血病久,屡经汗下,则多虚,于养气药中倍当归。更有虚中夹实者,于解表清里药中加乳香、没药最妙。满而痛不可按,邪已结矣。痰结者,牵引窜痛,兼呕,小陷胸、大柴胡汤,或二方合用。甚则大陷胸汤、大陷胸丸。食结者,硬痛,或有块痛不可按,多在心下,宜平胃散加枳实、苏子、莱菔子、白芥子。亦有在膈上者,为危证,当吐之,宜瓜蒂散。此二证不可便下,须待其转动,方可下之。盖在上焦属气分,下之太急,则气逆呕吐,外用按揉之法为妙。血结者,不可按,按之软,脉芤涩弦,宜于解表清里药中,加桃仁、红花、三七、归尾,甚则桃仁承气汤。大凡温邪,多实多热,胸膈而至满痛,又属实邪,非虚证。独有屡经攻下,而胸痛更甚者,乃脾肾两虚,下气上逆,宜温理脾胃,主以建中,甚则导火归原,纳气归肾皆可,然不多见,须消息斟酌,不可轻试。

胁满痛

胁满痛与胸满痛,同而不同,亦不同而同。胸满痛,有宿食为病,胁满痛,却不关宿食。然亦有因胸腹之宿食,而满痛及胁者。温证胁满痛,是痰、气、血三者为病。其中亦有满而不痛,痛而不满,满、痛并作之分。其满而不痛者,膜原之邪,未经传变,宜达原饮。兼寒热往来者,大柴胡汤。痛而不满者,邪分布于少阳之经,宜小柴胡汤。满、痛并作者,当分左右,左属血,小柴胡去人参,加延胡、归尾、红花、桃仁。甚者,加莪术、三棱、三七、五灵脂。右属痰与气,痰则大柴胡倍半夏,加牡蛎、莱菔子。甚则加白芥子、甘遂、大戟、芫花。气加青皮、莱菔子、木香、大腹皮。痰与气痛,皆无常所,而有聚散。痰散仍有所苦,气散则无所苦。若屡经汗下清利,而胁痛更甚者,虚证也。气虚必呕利,养气为主;血虚必烦热,养血为主。此亦十中一二。胁痛与胸腹痛又不同,胸腹譬之冲衢,塞不能久,胁则譬之僻巷,塞则难开,用药须明此意。温证胁痛,虽有痰、气、血之殊,而总不离乎热,黄芩是为主药。甚则黄连、山栀,在所必需。至若他病胁痛,有寒有热者,不在此例。

腹满痛

温证腹满痛,属宿食为邪热所结者,十之七八,属气血痰水者,十之二三。盖腹为胃与小肠之正界,非胸胁少腹之地可比。腹满而不痛者,属邪在气分,属水谷散漫而未燥结。气分脉多沉,或弦,水谷脉滑。气分通腹皆满,水谷满有分界。气分者,厚朴、腹皮、青、陈、枳、桔为主。水谷者,半夏、山楂、麦芽、神曲、莱菔、枳实为主。温气为热证,腹满亦当清热,兼以顺气消食可也。若舌多黄苔,虽满而不痛,为邪已传胃,宜小承气汤下之。痛而不满者,属邪在血分,属水谷燥结,他病或有属冷者。温气总属热证,痛不可按,而无硬处者,于清里方中加赤芍。不可按而有硬处者,调胃承气汤。满痛兼作者,为郁热在气,燥热在血。此大实大热之证,大承气汤。诸病腹满痛,或兼自利,当责之虚冷。温证自利,属热结旁流,下之则止,不可疑为虚冷而温之。至若满痛而喜燥喜湿,或恶寒,手足冷,清利之而益甚,或右关迟紧,此非本病,乃因烦渴饮冷太过,或用清凉太过太早所致,又当以温燥为主,不可执一。然此亦治药弊,非治本病也。

少腹满痛

温证少腹满痛,为邪热结于下焦。下焦乃大肠、膀胱,及厥阴分界,与中焦异。亦有满而不痛,痛而不满,满痛兼作之不同。

初起满而不痛者，湿胜气滞也，槟榔、厚朴、苍术为要药。痛而不满，手不可近者，热伤厥阴血分也，黄芩以清热，赤芍、归尾以活血，柴胡以升厥阴之气。若牵引阴器，及两胯夹缝者，加秦艽即愈。满痛兼作者，不论初起、末传，当视其前后。在前小水不利，蓄水也，四苓、猪苓、益元等方选用。在后大便不利，有燥矢也，三承气选用。小便利而大便色黑，满痛拒按而软者，蓄血也，抵挡汤、桃仁承气汤选用。此固以大小便之通塞为辨，足矣。至于温证末路，满而不痛，痛而不满，喜温喜按者，则为虚证，便当细询来路。若屡经清下太过，当消息温补，以培养阴阳，不可执温证为实邪热证，而不变通也。然此亦十中一见耳。

上满痛诸证，乃温邪里证之大端，总属实邪内陷，不得例以风寒暑湿诸门，而谓虚实寒热之俱有也。唯在温邪，已经传变，而见之于躁渴燥热既显之后者，其为热证易辨。独其未经传变之先，乃邪毒郁而未发，多不渴，多不发热，甚至有手足反厥冷者。依风寒治则当温，依温证治则当清，毫厘千里，反掌生死，以五辨法细察而详辨之，则无或误。

自　利

温证自利，皆热证也。其所利之物，与内虚内冷者自别。冷利之色淡白，热利之色正黄，甚有深黄、酱色者。冷利稀薄，热利稠粘。虚冷利，散而不臭；热利，臭而多沫。冷利缓下，热利暴注下迫而里急。此辨温证热利与诸冷利之大概也。温证初起，有手足厥冷，恶寒呕吐，腹痛自利者，全似太阴寒证，何以辨其为热？此只在利中秽气作粘，舌上白苔粗厚，小便黄，神情烦躁者，即知其非寒中太阴，而为温邪发于太阴也。烦躁轻则藿香正气散，烦躁甚则用达原饮，一二服后即见三阳热证矣。此时若用温中药，转见四肢逆冷，手足青紫而死，不可不细察也。温证初起，头疼发热而自利，九味羌活汤。传变而至太阳、少阳合病，身热口苦，咽干目眩而自利者，黄芩汤。兼呕，加半夏。传里舌黄、谵妄而自利者，按其心下至少腹有硬痛处，大承气汤，无硬痛处，小承气、小陷胸、大柴胡选用。此在下，其热不必以结为主，故虽无硬痛，亦主大黄。温邪自利，而小便不利，腹满而无硬块，时作肠鸣者，热在小肠膀胱而蓄水也，四苓散、猪苓汤、益元散选用。大凡温证自利，受补者少，独至屡经汗下，无表里证之自利，渐至清谷，而脉微细者，则六君子汤、补中益气汤、理中汤，又所当酌用也。

便　血

温证便血，热邪深入也。当先辨其血色，鲜红者，清热为主，黄芩汤、三黄石膏汤、犀角地黄汤。血色紫暗，成块下者，逐瘀为主，归脾、八珍、补中益气可借用，并加乌梅。温证便血之后，多亡阴证，神昏耳聋，舌无苔而燥，痛至不可转侧之类皆是，生脉、六味加阿胶，峻补其阴，然多不救也。

便脓血

温证便脓血与便血，有燥湿之分。便血属燥热，凉润为主；便脓血属湿热，清热兼分利为主。温证初起，头痛发热，便脓血者，即古所谓自利是也。不必治脓血，但解其表，表解则便数自减。决不可早施清里攻下之药，即分利清凉，亦所当慎。盖邪方在表，清里则邪内陷深入，后极难治。且温证一见便脓血，则烦渴之热势反缓，盖热随利减也。唯以仓廪汤为主，详见夹利条下。温邪传变至半表半里便脓血者，柴葛解肌汤加苓、泽、木通、黄芩。传变入里，烦渴谵语妄悉具，而便脓血者，黄芩汤、葛根芩连汤选用。兼里急后重，腹中拒按者，加槟榔、大黄。屡经清下而便脓血滑利者，当以调气养血为主，清热为佐。老人、虚人仿此例。

大便闭

温证属湿热，大便闭者少，而有便闭者，乃平素胃阳强盛，多燥气也。夫本来阳盛，复受温邪，则湿热皆变为燥热，故亦与伤寒不同。伤寒邪从表入，未汗不可攻里。温热邪从内发，虽有表证，往往发表而不得汗，必待里气通，而始得汗者。所以温证当大便一闭，即有表证，亦当下之，不可逡巡也。若初起未经表散，则当用三消饮下之为当。有表证尚可下，则烦渴、谵妄、舌苔黄黑、燥裂、卷短、胸腹硬痛诸证备见者，更当分别轻重下之无疑矣。又有大便闭而屡下不通者，此则必有夹邪，便当审之。有夹水者，水在肠中，则不下而自利。水在胃脘以上，则脉多弦多缓，往往上呕而不下利，且舌白而心下按之作响，虽用承气不能下行，故下之不通，当先用半夏、茯苓消其水，而后下之。甚有胸上痛，而手不可近者，必用大陷胸汤，方为药与邪敌。有夹气者，气滞于胸膈之间，主上逆而不可下降，胸腹窜痛而脉沉，当先以苏子、莱菔、木香、槟榔顺其气，而后下之。有气虚而屡下不通者，此则老人、虚人，其脉必弱，其色必悴，其神必散，其肌肉必缓。若下证全具，当与大承气加人参，一服而宿垢顿下，或陶氏黄龙汤，或麻仁丸，参汤下，酌其里证之多寡而用之。有血虚而屡下不通者，属妇人产后痈疽溃后，或平素阴虚及亡血，其脉必兼涩，四物、六味、生脉及吴氏诸养营方、麻仁丸选用，仍须蜜煎、猪胆汁导之。大凡温热，大便一闭，即当下。但当询其有无所苦，若无所苦，下尚可缓，有所苦而下，下之而仍不通者，又须察有无夹邪及虚也。当下者十之五，可缓者十之三，夹邪与虚者十之一耳。温证如此，他病则不然。古语云：伤寒下不厌迟，温证下不厌早。诚哉斯言也。

小便不利

温证初起，在表时头痛发热，小便不利者，热入膀胱也，益元散主之，四苓散、猪苓汤皆可用。东垣云：小便不利而渴者，热在上焦，法当淡渗；小便不利而不渴者，热在下焦，法当苦寒。此可为据。温邪传里，大便闭而小便不利者，当先通大便，大便通，小便自利。此唯温证为然，他病则否。温热屡经汗下，小便不利者，阴竭也，为难治，知母、黄柏、生地、麦冬之类，或生脉、六味随宜用之。然多致少腹如鼓而不救者。凡小便不利，日久下关不通，必反于上，往往有呕吐呃逆，涓滴不能下咽，至汤药不进者，当用敷脐法：大田螺一枚，捣烂，入麝香三厘，敷脐上，帛束之即通，一见点滴，即受汤药。古法有用葱熨及井底泥敷少腹者，俱可参用，但不宜于阴竭之虚人。

小便黄赤黑

温邪未传变时，小便多如常。热一入里，则黄热，甚则赤，热入血分，蓄血则黑，于此可验里热之有无、深浅、多寡，但不可以作专证。温邪在表，小便黄，即于解表中加清凉药。邪入里，小便黄赤，虽手足逆冷，亦当攻里逐热。温邪已退，表里俱和，小便黄赤未退，仍当清利余邪。唯小便黑者，当逐瘀清热为主，犀角地黄汤加大黄等类。至若屡经汗下，清凉太过，表里俱无热邪，而滑泻腹痛，小便黄赤者，则当以理脾升阳为主，亦治药，非治病也。

小便多

温邪为湿热，小便多者甚少，传里之后，或有小便多者，乃胃土变为燥热也，急下之。大抵未下之先，属燥热，而小便多者，色必微黄，必烦热，渴而喜饮。既下之后，小便多者，属虚也。气虚则不喜饮，而寸脉不及尺，浮不及沉，益气升阳为主。阴虚则喜饮，而尺脉不及寸，沉不及浮，六味地黄汤加五味子。失治日久，则变消渴。温证小便多者如此。若夫风寒小便多，则属阳虚，不在此例。

遗　尿

温证初起遗尿者，多属三阳合病。盖邪入于阳则阳实而阴虚，热甚于表，则里为之不守，神昏于上，则不自知其下部之出入，故遗尿也。合之腹满身重，口不仁而面垢，谵语，仲景独主白虎汤。此证不可下，以邪正在表在经，下之则表邪内陷，而额上生汗，手足逆冷，尤不可汗，以邪本属热，汗之则愈增其热，而心愦愦，反作谵语。唯以白虎汤清其浮越之热。若别兼燥结硬痛者，可于白虎加大黄下之。

囊　缩

温证囊缩，乃热入于厥阴也。有结有热则下，有热无结则清，热退而囊自纵矣。此与囊缩之属阴证者病同，而治亦易。混以阴证，囊缩必身冷厥逆，脉沉，温证囊缩，亦身冷厥逆，脉沉也。然一寒一热细，辨之自有不同。阴证之缩，阴茎痿缩，或缩入腹，有如妇人；温邪热厥之缩，阴茎如常。阴证之缩，小便清利，少腹牵引作痛而不满，喜温按，多自利，神清不烦；温证之缩，小便赤，少腹满而硬痛拒按，大便闭，烦而神昏，此可审。

谵语发狂

温证而多言者，谵语之渐也，然犹是邪热蒸胸所致耳。至于谵语，则热蒸心矣。温证一见谵语，即当清热，而清之之法则有六。有经热蒸心而谵语者，邪在三阳，表证多有之，脉浮大，头痛发热，舌白皆是，吴氏三消饮最当，六神通解散、九味羌活汤、防风通圣散、白虎汤、栀子豉汤，皆可选用。有膈热蒸心而谵语者，脉沉，身热汗出，不恶寒，反恶热，胸中无结者，是白虎汤、黄芩汤选用。有痰涎搏结，其热聚于中上二焦，而谵语者，脉弦滑，胸痛及心下痛拒按者，是小陷胸汤、大柴胡汤选用。有胃热蒸心而谵语者，脉滑实大，舌黄及黑，及燥及芒刺，腹满拒按者，是三承气汤选用。轻者只用平胃散，加山楂、麦芽、莱菔子即效。有热入血分而蓄血，血热蒸心而谵语者，脉沉结，或涩，心下至少腹，凡有痛处拒按而软者，是犀角地黄汤、桃仁承气汤、抵当汤选用。有热入小肠、膀胱，蓄水之热，上蒸心而谵语者，脉浮数，少腹痛，小便不利者，是四苓散、猪苓汤、益元散选用。以上皆实证谵语也。若屡经汗下，二便清利，胸腹无滞，六脉虚、散、结、代微弱而谵语者，阴阳两虚，神无所倚也。虚在上焦，必心悸神倦，生脉散加枣仁、天王补心丹；虚在中焦，必面色痿黄，四肢倦怠，归脾汤；虚在下焦，必耳聋，目直视，六味地黄汤加远志、五味、龙骨、茯神。至于发狂，则又谵语之甚者矣。总之不外乎邪热蒸心，而虚狂亦有之，治之不可或误。

善 忘

温证善忘者，蓄血之所致也。蓄血在上焦，其脉芤，胸前及心下必痛，必拒按而软，犀角地黄汤主之。蓄血在中焦，其脉或芤，或弦，或涩，两胁及脐上必有痛处，拒按而软，桃仁承气汤主之。蓄血在下焦，其脉多沉结，脐下必有痛处，拒按而软，抵当汤主之。善忘虽为蓄血证，然必验之大小便。屎虽硬，大便反易，其色必黑，小便自利，方为蓄血的证。否则，仍当以多言、谵狂诸法参之。

昏 沉

温证昏沉，热入至深，极险证也。盖热初蒸及心之经，则心神不安，多梦呓，醒时自清。蒸心之经渐深，则心神渐烦而多言，然所言皆日用常行之事，无糊涂语。蒸及心包，则精神间有昏处，多言，间有糊涂之语，然犹清白语多。迨蒸心包渐深，则心神昏处居多，渐致妄言妄见，甚则疑鬼疑神，非人见闻者，然犹省人语也。至热直入心脏，则昏沉而全不省人事矣。此热入浅深之次第，见证轻重之辨也。所以多言谵语，热之浅者，栀、芩、知、膏可解。热之深者，硝、黄可解。至热之至深，则非犀角、黄连、羚羊角、牛黄莫能解矣。昏沉之系热深固已然，更有夹痰气、夹胃结、夹血结之分。胸满舌白，系夹痰气，当加川贝、瓜蒌、半夏、莱菔于犀、连诸药中。舌黄及燥黑，腹痛硬满者，胃结，当加犀、连于三承气汤中。痛而软者，蓄血，加桃仁、丹皮、赤芍于犀、连药中。治昏沉之大法备矣。以上皆实证，更有虚证，亦所当知。屡经汗下清利之后，表里无热，胸腹无阻，二便自利，而神情由倦而渐昏，由昏而渐沉，乃大虚之危证。大剂生脉散加桂、附、芪、术、苓、芍急救其阴阳,亦不逮矣。

循衣摸床撮空

温证循衣摸床撮空者,热盛神昏,而四肢实也。当察其舌,舌苔白,或无苔,有热无结也,即以黄连、石膏为主。舌有燥苔,或黄黑,燥裂芒刺,有热有结也,大黄、芒硝为主。屡经汗下后,胸腹仍有拒痛者,邪未尽也,仍宜清利,无拒痛者,阴虚而阳亢也,生地、麦冬、枣仁、茯神安神为主。

多　睡

温证初起,多睡兼身重者,热邪阻滞于经脉也,有汗白虎汤,无汗或加麻黄。屡经汗下后,表里热愈甚,二便俱利,而身痛多睡者,阴伤也,四物、六味、生脉三方合用,大剂养阴方效,失治即危。服此数剂,身痛已和,表里热退,而仍多睡者,于三方中加枣仁即愈。若夫平日脾虚,有痰而多睡者,一受温证,必更嗜睡,当于温证药中,参之以理脾消痰之品。

身　冷

诸病身冷,皆属阴证,在温热,皆属热证,须从五辨法辨之。果系温邪,则当以初、中、末分治,不可紊也。初起往往有身冷自利,腹痛作呕,全似阴证者。若有厚白苔,身有秽气,心烦多汗,面色油垢,小便黄、短、数,一二现证,便是温邪直入太阴,先里后表,非真阴寒证也。兼呕利,藿香正气散。无呕利,达原饮。服一二剂后,即发热矣。温证传变发热之后,谵昏舌燥,腹满便利,而身冷者,先表后里证,三承气、大柴胡选用。无结者,白虎主之。至末路屡经汗下，表里无邪，胸腹无滞，二便自和，而身冷者，以脉为主。脉虚细不振者，用药太过而成脱证也，急宜温补，少缓即死。生脉散加芪、术、苓、芍，平补阴阳。冷甚者，加熟附子。温热身冷一证，最难下手。若初起时寒热不辨，此时且勿妄投汤剂，当少待之，多则一二日，少则半日，多有自行传变，即发热、烦渴者，此时易于用药。若已经发热后，变为身冷、舌干、口燥、不得卧诸证，则药不可缓矣。缓则热深厥深，虽下后厥回，往往亡阴而死。身冷与恶寒不同，而病机颇同，当与寒热条参看。

呃　逆

温证呃逆与伤寒不同：伤寒呃逆，虚、实、寒、热俱有；温证呃逆，唯热结下焦而已。凡见呃逆，即当下之，下之不止，按其脐腹，有硬痛拒按者，仍当下之，有下之十数次方止者。总之逐尽结热，肠胃通达，其呃逆自止。慎勿用丁香柿蒂汤，结热而致成危证也。

吐　蛔

伤寒吐蛔，多寒热错杂；温证吐蛔，则有热无寒。治此证之当汗、当清、当下，一以传变之大势为主，唯加乌梅、黄连以安之。慎勿用乌梅丸中诸辛热药，致成危笃也。

广温热论卷之四

汗　法

温证贵解其热邪，而邪热必有着落。方在肌表时，非汗则邪无出路，故汗法为治温证之大要也。但风寒汗不嫌早，温证汗不嫌迟。风寒发汗，必兼辛温辛热以宣阳；温证发汗，必兼辛凉辛寒以救阴。风寒发汗，治表不犯里；温证发汗，治表必通里。其不同有如此。故方温邪传变出表时，轻者亦可得表药而汗散，若重者，虽大剂麻黄、羌、葛，亦无汗，伏邪发而不尽也。又有不用表药，而自汗淋漓，邪终不解者。盖自汗缘里热郁蒸而出，乃邪汗，非正汗，必待伏邪尽发，表里全彻，然后或战汗，或狂汗而解，所谓汗不嫌迟者此也。辛凉发汗，则人参败毒散是；辛寒发汗，则大青龙、九味羌活汤、大羌活之类是；发表兼通里，则吴氏三消饮、六神通解散、防风通圣散之类是。此外又有不求汗，而汗自解者四焉。如里热闭甚，用大承气以通其里，一不已而再，再不已而三，直待里邪逐尽，其表里自和，多有战汗而解者，此其一也。又如里热燥甚，病者思得凉水，久而不得，忽得痛饮，饮盏落枕，而汗大出，即解者，此其二也。又有平素气虚，屡用汗药，而不得汗，后加人参于诸解表药中，覆杯即汗者，此其三也。又有阴虚及夺血，枯竭之极，用表药无汗，用大滋阴、润燥、生津药数剂，而汗出如水者，此其四也。总之，温邪汗法，不专在乎升表，而在乎通其郁闭,和其阴阳。郁闭在表,辛凉辛寒以通之;郁闭在里,苦寒攻利以通之。阳亢者,饮水以济其阴;阴竭者,滋润以回其燥。气滞者开导,血凝者消瘀。必察其表里无一毫阻滞,乃汗法之万全,此温证汗法,大不同于风寒也。撮诸汗证,详列于下:

发热　恶寒　无汗　头项痛　背痛　肩痛　腰膝痛　足胫痛　周身肢节痛

下　法

温证下法,亦与伤寒不同。伤寒下不嫌迟,温证下不嫌早。伤寒在下,其燥结;温证在下,其郁热。伤寒里证当下,必待表证全罢;温证不论表邪罢与不罢,但兼里证即下。伤寒上焦有邪,不可下,必待结在中下二焦,方可下;温证上焦有邪,亦可下,若必待结至中下二焦始下,则有下之不通而死者。伤寒一下即已,仲景承气诸方,多不过三剂,温证用下药,至少三剂,多则有一二十剂者。温证下法有六,结邪在胸上,贝母下之,贝母本非下药,多用至即解;结邪在胸及心下,小陷胸下之;结邪在胸胁连心下,大柴胡汤下之;结邪在脐上,小承气下之;结邪在当脐及脐下,调胃承气下之;痞满燥实,三焦俱结,大承气下之。此外又有本质素虚,或老人久病,或屡汗屡下后,下证虽具,而不任峻攻者,则麻仁丸、黄龙汤、蜜煎导、猪胆导法为妙。下法之轻重缓急,总以见证为主。若缓下者不下,则必渐重而为当下证。当下者缓下,则必加重而为急下证。急下者失下,则虽下之,亦不通而结热,自下逆上,胀满,直至心下,上透膈膜,至胸满如石,咽喉锯响,目直视反白，或睛盲、瞳散、耳聋，九窍不通，虽有神丹，莫能救矣。外更有蓄水、蓄血宜下证，前已散见诸条，兹亦并详列于下：

舌干　舌卷短　舌生芒刺　舌黑　齿燥　鼻如烟煤　胸腹满痛　狂　昏沉　发热多汗　身冷　呃逆

以上急下证。

舌黄　谵语　多言　善忘　协热利　头胀痛　烦躁

以上当下证。

舌淡黄苔　微渴　大便闭　小便黄赤　潮热　齿燥

以上缓下证。

小便不利　大便微利

以上蓄水证。

小便自利　大便黑

以上蓄血证。他若蓄水、蓄血在胸胁，不当下者，此不赘。

清　法

温证为热证，未有不当清者也。其在表宜汗，使热从汗泄，汗法亦清法也；在里宜下，使热从下泄，下法亦清法也。若在表已得汗而热不退，在里已下而热不解，或本来有热无结，则唯以寒凉直折以清其热而已。故清法可济汗下之不逮，三者之中，可合而亦可分。凡清热之要，视热邪之浅深。热之浅者在营卫，以石膏、黄芩为主，柴葛为辅；热之深者在胸膈，花粉、知母、蒌仁、栀豉为主。热在肠胃者，当用下法，不用清法，或下而兼清亦可。热入心包者，黄连、犀角、羚羊为主。至热而直入心脏，则难救矣。用牛黄犹可十中救一，但须用至钱许，少则无济。非若定惊

风诸方,每用分许,即可有效也。当清诸证,详列于下:

身热汗自出　不恶寒反恶热　身重　头面项红肿　周身红肿　发斑　发疹　鼻孔干　唇口燥　烦躁　遗尿　舌苔白

以上热在营卫证。

身热反减　渴　呕　咳　咽干　多言　谵语　胸前红肿　舌苔厚白

以上热在胸膈证。

便血　便脓血

以上热在肠胃证。

狂　沉昏　多睡　舌黑

以上热在心包及心脏证。

和　法

寒热并用之谓和,补泻合剂之谓和,表里双解之谓和,平其亢厉之谓和。所谓寒热并用者,因时疫之热,夹有他邪之寒,故用此法以和之也。凡方中有黄连与生姜同用,黄芩与半夏同用,石膏与苍术同用,知母与草果同用者是。所谓补泻合剂者,因温证之邪气实,人之正气虚,故用此法以和之也。凡方中有参、芪、归、芍与硝、黄、枳、朴同用者是。所谓表里双解者,因温邪既有表证,复有里证,故用此法以和之。凡方中有麻、葛、羌、柴与硝、黄、枳、朴、栀、芩合用者是。所谓平其亢厉者,因温邪大势已去,而余邪未解,故用此法以和之。或用下法而小其剂料,缓其时日;或用清法而变其汤剂,易为丸散皆是。凡此和法,虽名为和,实寓有汗、下、清、补之意,而更有所以为和者,热不得清,用清凉药而不效，即当察其热之所附丽。盖无所附丽之热，为虚而无形，如盛夏炎蒸，遇凉即解。有所附丽之热，为实而有物，如痰滞血积之类，不去其物，但清其热，何以效？必唯视其附丽者为何物，而于清热方中加入何药，则其效始捷。此和法之精微神妙，可以意会，而不可以言传者也。至于见证，凡表里虚实寒热之相兼者，不可枚举。列其要者于下：

寒热往来　盗汗　口苦　咽干　头眩　舌强　口渴　胸胁满　耳聋　小便黄　呕吐下利而心下痛　口干舌强而恶寒　大小便闭而寒热　痞满而兼悸　二便自利而舌苔　形体瘦损而舌苔

其有似和而实非和证者，详后辨似条。

补　法

温证本不当补，而有屡经汗、下、清解不退者，则必待补而愈。此为病药所伤，当消息其所伤之在阴在阳，以施补阴补阳之法。温邪为热证，伤阴者多，然亦有用药太过而伤阳者，则补阴补阳之法，又不可偏废也。凡屡经汗、下、清、和而烦热加甚者，当补其阴，所谓寒之不寒，责其无水者是，六味、四物、生脉、养营诸方酌用。屡经汗、下、清、和，热退而昏倦，痞利不止者，当补其阳，所谓养正以却邪者是，四君、异功、生脉、六君、理中、附子等方酌用。诸证详列于下：

舌干无苔　舌黑无苔　耳聋　目直视　目不明　服清凉药渴不止　服清凉药烦热加甚

服攻下药舌苔芒刺燥裂愈甚　身体枯瘦　用利水药小便愈

不通　腰膝痿软　周身骨节痛不可移动　多睡

以上当补阴证。

冷汗　汗出身冷经日不回　小便清而多　大便清谷　呕吐用清热开导药愈甚　自利用清下药愈甚　痞满

以上当补阳证。此外更有四损、四不足、三复证当补，详见后。

四　损

大劳、大欲、大病、久病后为四损。气血两虚，阴阳并竭，复受温邪，正虚则邪入愈深，邪深则传化难出，汗、下伤正而正脱，补助郁邪而邪锢，多不可治。当此两难之际，于是乎有补泻合用之法，有先补后泻之法，先泻后补之法。凡人参败毒散、黄龙汤、竹叶石膏汤，皆补泻合用之法也。先用补剂，后施汗下，先补后泻之法也；先用汗下，后施补剂，先泻后补之法也。当询病之来路，斟酌施治，尤当审现在之证。若纯见实证，亦不可以疑似之间误人。大凡周身俱见大实大热之证，而一二处微见虚象，则吃紧照顾其虚，周身俱见虚象而一二处独见实证，则吃紧斡旋其实，此治病之权衡。若夫汗之而表证愈增，如头痛、身痛更甚之类，清下而里证愈增，如烦渴、痞满更甚之类，则大虚有盛候也，急宜补之无疑。既辨其证，尤当细辨其脉。凡遇脉之浮候盛大者，须谨察其沉候有无力处。六部脉皆盛者，须谨察其一部有独无力处。果得其一部一候之真无力，便可略其诸部诸候之假有余，从而施治，自有如神之妙。夫既询其来路之大概，又察其轻重之确凭，再加之脉理精详，则烛照无遗矣。其损证之状甚多，当参后四不足条看。

四不足

四损由人事,四不足由天禀。四损在暂时,四不足在平素。然四不足亦有由四损而来者,不得谓四损外,便无不足也。四不足者,气、血、阴、阳也。气不足者,少气不足以息,语言难出也。感邪虽重,反不成胀满、痞塞。凡遇此证,纵宜宣伐,必以养气为主。血不足者,面色痿黄,唇口刮白也。感邪虽重,面目反无阳色。纵宜攻利,必以养血为主。阳不足者,或四肢厥逆,或肌体恶寒,恒多泄泻,至夜益甚,或口鼻冷气。受邪虽重,反无发热、苔刺、烦渴等证。纵宜攻利清热,必先之以温补,待其虚回,实证全见,然后以治热之法治之。阴不足者,自然五液枯干,肌肤甲错。感邪虽重,应汗不汗,应厥不厥,纵宜攻利,必先之以养阴,待其气化津回,邪多不治自退。设有未退,酌用清利攻之。若早,其病益甚。以上四不足,合前条四损,总不可正治其邪,必以养正为先。先服养正药,待其实证悉见,方可攻邪。若服攻邪药,虚证复见,仍当调补其虚,养正以达邪,祛邪以安正,互相增减,迭为进退,必使邪尽去而正不伤,方为善治。

三　复

三复者,劳复、食复、自复也。劳复者,大病后因劳而复也,不必大费气力,即梳洗、沐浴,亦能致复。复则诸证复起,唯脉不沉实为辨。轻者静养自愈,重者必大补,以调其营卫,和其脏腑,待其表里融和方愈。误用攻下、清凉,必致不救,安神养血汤主之。若因饱食过多而复者，舌苔必复黄。轻者损谷自愈，重者消导方愈。若无故自复者，乃伏邪未尽也。当问前见何证，服何药而解，仍用前药以涤其余邪则愈。温邪复证，有复至再三者，屡复之后，必兼四损、四不足，宜参前条加减进退法治之。

辨　似

凡病俱以虚、实、寒、热四字为大纲，温证何独不然？但虚、实、寒、热之真者易辨，似者难辨。前所列温热表里诸证，皆实邪热邪，而实热中亦有虚寒。四损、四不足皆虚邪、寒邪，而虚寒中亦有实热，余于逐条下已细辨之矣。然有实证似虚，虚证似实，热证似寒，寒证似热者，尤不可不细辨也。故复通论而详述之。所谓实证似虚者，即以表证论之，头痛、发热，邪在表也。其脉当浮，证当无汗而反自汗，脉无力，用发表药，而身反疼痛，则似虚矣。故人惑于多自汗，而误用桂枝汤者有之；惑于脉无力，而引仲景太阳篇，发热恶寒，脉微弱为无阳，而误用建中汤者有之；惑于身疼痛，而引仲景若不瘥，身体疼痛，当温其里，误用四逆汤者有之。不知温邪之在表，其自汗者，邪热自里蒸出于表，非表虚也。其脉无力者，热主散漫，散漫则脉软，非比寒主收敛，而脉紧也。身体反疼者，伏邪自里，而渐出于表，非比阳虚，不任发表也。此在表之实证似虚者也。又以半表半里论之，寒热往来，胸胁满，邪在半表半里也。其脉当弦，其口当渴，而脉反沉，口不渴，则似寒矣。故人惑于脉沉，而以胸胁满为太阴，口不渴为内寒，而误用理中汤。不知温邪之半表半里，其脉沉者，邪伏于膜原，而未出表，故脉不浮，非阳虚也。其不渴者，邪未传变，未入胃府，故不能消水，非内寒也。此半表半里之热证似寒者也。又以里证论之，口燥咽干，不得卧，邪在里，其脉当洪，其身当热，其便当结，而脉反沉微涩弱，身反四逆厥冷，大便自利，则全似虚寒矣。人惑于脉微涩弱，而用参、芪者有之；惑于厥逆，而用桂、附者有之；惑于自利，而用参、术、干姜者有之。不知温邪在里，其脉沉微涩弱者，乃邪热结于肠胃，气不达于营卫也。其身反厥冷者，邪热结于里，而不达于外，气结于下，而不通于上也。其自利者，乃热结旁流也。此在里之实证似虚，热证似寒者也。总之，温邪为热因，与风寒之寒因大异。故脉证虽有似虚似寒之时，而一辨其为温证，则属邪盛，而反见虚寒之假象，明眼人不当为其所惑也。所谓虚证似实者，即以表证论之，头痛、发热、身疼痛、自汗、脉浮大，邪在表也。而屡用清凉表散，其证不减者，非药力之不专，乃正气不能使药力达表，阴液不能随阳气作汗也。此邪在表时，虚证之似实者也。气虚者，加参、芪于表药中即汗；阴虚者，加润剂于表药中即汗。若不知其气血之两亏，而宣表不已，势必暴厥而脱。更以半表半里论之，胸胁满、耳聋、呕吐、如疟状、脉弦，邪在半表半里也。而屡用和解消导，其证更加者，非药力之不到，乃中焦脾胃伤，而气不运，肝木伤而火更燥也。此温邪在半表半里时，虚证之似实者也。必合四君、六君于和解药中，合四物于清解药中，始能战汗而解。若更消导清解不已，必至胃气绝而死。更以里证论之，舌苔黄黑、裂燥、芒刺，胸腹胁脐硬痛，大小便闭，六脉数大，邪在里也。而屡用攻利药，或总不得利，或利后愈甚，乃正气不能传送肠胃，血液不能滋润肠胃，非药力之不峻也。此温邪传里时，虚证之似实者也。气虚者，助胃以资传送;血枯者,养阴以藉濡滑。气行津化,方得通利。若不知其亏竭,而恣意攻利,必昏沉萎顿而死。总之,药不中病,则伤正气。伤其下,则正气浮越而上逆;伤其中,则正气解散而外张。脉证虽有似实似热之时,而一询其来路,若已治之太过,则属气从内夺,正气夺则虚,明眼人当不为其所惑也。夫一证而虚实互异,用药稍误,而生死攸分,将以何者为辨证之把柄乎?曰:以开卷所列五辨法辨之,则了然矣。而更以曾经误治与未经误治,辨其温邪之为实为虚,则得其大纲,而更得其细目,然后似是而非之证,断不能惑矣。余于前各条下,每证已细辨其虚实,而此复重言以通论之者,则以散见诸条,尚恐略过,故复总论其吃紧处也。至若寒极似热,则唯伤寒诸证有之,而为温证之所绝无,故不论及。

遗证附(属病后不表里证)

发　肿

温证大势已平,寒热已解,而面目肢体浮肿者,有食滞中宫、水停心下、气复未归三种,当分别以施治。食滞中宫者,乃病后脾胃大虚,不能消谷也。病者胃中犹燥,偏欲多食,食停心下脐上,则水不得上输于肺,肺亦不能通水道于膀胱,故溢于肢体而为肿。其证以心下脐上有硬处,按之则痛为异,小便或利或不利,当用平胃散加枳实、山楂、麦芽、莱菔、青皮、神曲为主,硬处消则肿自愈,或加苓、泽兼利水亦可。水停心下者,乃脾虚不能消水也,与食滞异者,心腹无硬痛处,而小便必不利也。用苓、泽、车前、木通之类，利其小便而愈。气复未归者，吴又可所谓病后气复血未复，气无所归，故作肿也。不可治肿，调其饮食，节其劳役，静养自愈。其异于停水、食滞者，停水身重而小便不利，气肿身轻而小便自利，食滞腹中有结，气肿腹中自和也。

发　颐

温证愈后有发颐者，乃余热留于营血也。治以解毒、清热、活血、疏散为主。误则成脓不出，而牙关紧，咽喉不利，多不能食而死。毒内陷而复舌燥、神昏，亦死。出脓后，气虚血脱，亦死。故宜早治也。古方以普济消毒饮为主。发在耳后，以柴胡、川芎为主；在项下，以葛根为主；在项后，或巅顶，加羌活。此证不可轻补于未溃之前，补早则成脓，尤不可纯用寒凉于将发之际，恐闭遏而毒不得发，故必兼疏散为要，外治以葱水，时时浴之。

发　疮

温证愈后，发疮者极多，余热淫于肌肉也。多服清凉养气血药自愈。

发　痿

温证愈后，四肢不能动移者，热伤筋脉也。吴氏诸养营汤酌用，轻者粥食调理自愈。

皮肤甲错

温证愈后，身体枯瘦、皮肤甲错者，热伤其阴也。养阴为主，诸养营汤酌用,亦有粥食调理自回者。

发 蒸

温证愈后,有发骨蒸如痨瘵者,乃余热留于阴分也,不可以其羸瘦而遽用虚损门治法。必察其六腑,有结邪,则仍以攻邪为主;次察其筋络,有瘀瘀,仍以通瘀为主;次察其气道,有痰涎,仍以利其痰涎为主。数者俱无,方可清热。或无邪而阴伤,方可纯用养阴之药。或分其余邪之轻重,亏损之多少,而兼用养阴清热药,进退加减以和之更妙。

妇 人

妇人温证,悉与男子同,唯当经期,则治法略异,以其关乎血室也。凡遇感邪随经期者,治法必兼少阳,以少阳与厥阴表里,厥阴为血室,血一动则邪必乘虚犯之。此须分经适来因受病而止、经适来受病而自行、经适断而受病三种,则实与虚自见。凡经水适来而受邪遽止者,必有瘀血,再察其腰胁及少腹,有牵引作痛拒按者,必以清热消瘀为治,小柴胡加赤芍、延胡、桃仁、归尾、丹皮。凡经来而受邪,病发而经自行者,不必治经,但治其邪,而病自愈。盖病本未犯血室,故经行如常,仲景所谓勿犯胃气及上二焦,必自愈者,正指此,非谓总不用药也。凡经适断而受邪者,经行已尽,则血海空虚,邪必乘虚而陷,若见腰胁及少腹满痛者,大柴胡汤加桃仁、赤芍,逐其血室之邪始愈。凡妇人受邪,但见昼日明了,至夜谵语,即当询其经期,以杜热入血室之渐。

妊娠

妊娠感温邪,须治之于早,则热不深入而伤胎。当汗当清之证,当速治不待言,而当下之证,尤不可迟。若因妊娠忌下伤胎之说,因循迟误,则胎受热蒸,其胎反堕。故一见里证,必速下之,以安其胎。盖有病则病受之,《内经》所谓有故无殒,于此有历验不诬者。若失下而至舌黑腰痛,少腹下坠至急,则其胎将死腹中,且不止于堕矣。此时下亦堕,不下亦堕,然下之胎堕,母犹可救十中二三,不下则母无生理,胎亦不能独存。同一堕胎,而此善于彼,况速下而胎未必死乎?当明言于病家,而后施治下药。虽三承气皆可用,唯芒硝当慎,以其专主伤胎,非大实大热大燥不可试也。

小儿

小儿受温邪,悉与大人同,而时见惊搐,类于惊风,误治多死。用大人治邪当汗当清诸法,减小其剂,以治之则愈。唯小儿不能言,而遇当下之证,既不知其谵妄,复难验其舌苔,则当验其唇,唇赤而燥,即是下证,此幼科之要诀也。

广温热论方

九味羌活汤 羌活 防风 白芷 川芎 苍术 (细辛) 黄芩 生地 甘草 葱白 生姜皮

葳蕤汤 葳蕤 (麻黄) 杏仁 甘草 石膏 羌活 川芎 菊花 白薇 木香

大羌活汤 羌活 防风 川芎 苍术 白术 黄芩 生地 甘草 独活 防己 知母 (细辛)

人参败毒散 羌活 独活 柴胡 前胡 枳壳 桔梗 川芎 薄荷 人参 茯苓 甘草 生姜

达原饮(吴氏) 黄芩 白芍 知母 槟榔 厚朴 草果 甘草

小柴胡汤 柴胡 黄芩 半夏 人参 甘草 姜 枣

柴胡四物汤 柴胡 黄芩 半夏 人参 甘草 生地 当归 川芎 白芍 姜 枣

参胡三白汤 人参 白术 白芍 柴胡 白茯苓

清脾饮 柴胡 黄芩 白术 草果 厚朴 青皮 茯苓 甘草 生姜

仓廪汤 羌活 独活 柴胡 前胡 枳壳 桔梗 川芎 人参 茯苓 甘草 陈仓米

柴葛解肌汤 柴胡 葛根 羌活 白芷 桔梗 黄芩 白芍 甘草 姜 枣

五苓散　猪苓　赤苓　泽泻　白术　(桂枝)

大承气汤　大黄　芒硝　厚朴　枳实

小承气汤　大黄　厚朴　枳实

调胃承气汤　大黄　芒硝　甘草

黄龙汤　大黄　芒硝　厚朴　枳实　甘草　人参　当归　姜　枣

人参白虎汤　人参　石膏　知母　甘草　粳米

越婢汤　麻黄　石膏　甘草　姜　枣

阳旦汤　桂枝　白芍　甘草　黄芩　姜　枣

白虎汤　石膏　知母　甘草　粳米

黄芩汤　黄芩　白芍　甘草　大枣

天水散(一名益元散,一名碧玉散,即六一散)　滑石　甘草

栀子豉汤　栀子(先煎)　香豉(后入)

黄连解毒汤(即金花丸)　黄连　黄芩　黄柏　栀子

导赤散　生地　木通　甘草　竹叶

三黄泻心汤　大黄　黄连　黄芩

猪苓汤　猪苓　茯苓　泽泻　滑石　阿胶

三消饮(吴氏)　黄芩　白芍　知母　槟榔　厚朴　草果　甘草　羌活　葛根　柴胡　大黄　姜　枣

六君子汤　人参　白术　茯苓　甘草　陈皮　半夏　姜　枣

大柴胡汤　柴胡　黄芩　半夏　枳实　白芍　大黄　姜　枣

清燥养营汤(吴氏)　知母　花粉　生地　当归　白芍　甘

草 陈皮

三黄石膏汤 黄芩 黄连 黄柏 石膏 麻黄 栀子 豆豉

瓜蒂散 甜瓜蒂(炒黄) 赤小豆 为末,水调服,或以搐鼻。

逍遥散 当归 白芍 白术 茯苓 甘草 柴胡 薄荷 煨姜

葛根葱白汤 葛根 白芍 知母 川芎 葱白 生姜皮

平胃散 苍术 厚朴 陈皮 甘草 姜 枣

小陷胸汤 半夏 黄连 瓜蒌仁

承气养营汤(吴氏) 大黄 厚朴 枳实 生地 当归 白芍 知母 姜

凉膈散 大黄 芒硝 连翘 山栀 黄芩 甘草 薄荷 竹叶

四苓散 猪苓 茯苓 泽泻 白术

桃仁承气汤 大黄 芒硝 甘草 桃仁 桂枝

茵陈蒿汤 茵陈 山栀 大黄

举斑汤(吴氏)升麻 柴胡 白芷 当归 白芍 穿山甲 姜

白虎化斑汤 石膏 知母 甘草 人参

犀角地黄汤 犀角 生地 丹皮 白芍

藿香正气散 藿香 厚朴 苍术 陈皮 紫苏 半夏曲 桔梗 白芷 大腹皮 姜 枣 甘草 茯苓

橘皮半夏汤 陈皮 半夏 生姜

竹叶石膏汤 竹叶 石膏 粳米 甘草 人参 半夏 麦冬 生姜

大半夏汤 半夏 人参 白蜜

理中汤 人参 白术 甘草

二陈汤 陈皮 半夏 茯苓 甘草

葛根黄芩黄连汤 葛根 黄芩 黄连 甘草

大陷胸汤 大黄 芒硝 葶苈 杏仁

大陷胸丸 即前方为丸,弹子大。

抵当汤 水蛭 虻虫 大黄 桃仁

麻仁丸 麻仁 大黄 厚朴 枳实 白芍 杏仁 蜜丸

天王补心丹 人参 生地 天冬 麦冬 元参 丹参 茯神 枣仁 远志 五味 当归 柏子仁 桔梗 蜜丸,辰砂为衣,灯心汤下。

蜜煎导 蜜 炼蜜熟如饴,捻微长二寸许,内谷道中。

猪胆导 猪胆汁(一枚),和醋少许,灌谷道中。

四君子汤 人参 白术 茯苓 甘草 姜 枣

异功散 人参 白术 茯苓 甘草 姜 枣 陈皮

附子汤 附子 人参 白术 白芍 茯苓

普济消毒饮 薄荷 连翘 牛蒡 柴胡 桔梗 黄芩 黄连 马勃 人参 元参 橘红 生草 僵蚕 板蓝根

蒌贝养营汤(吴氏) 瓜蒌 贝母 花粉 知母 橘红 当归 白芍

柴胡养营汤(吴氏) 柴胡 黄芩 陈皮 甘草 知母 花粉 生地 当归 白芍 姜 枣

柴胡清燥汤(吴氏) 柴胡 黄芩 陈皮 甘草 知母 花粉 姜枣

人参养营汤(吴氏) 人参 麦冬 (五味) (熟地) 归身 白芍 陈皮 知母 甘草

参附养营汤(吴氏) 人参 附子 干姜 生地 当归 白芍

荆防败毒散 防风 荆芥 羌活 独活 柴胡 前胡 枳壳 桔梗 川芎 薄荷 人参 茯苓 甘草

小建中汤 桂枝 白芍 甘草 姜 枣 饴糖

清燥汤 苍术 白术 黄芪 人参 茯苓 甘草 陈皮 麦冬 五味 生地 当归 黄连 黄柏 升麻 柴胡 神曲 猪苓 泽泻

苍术白虎汤 苍术 石膏 知母 粳米 甘草

十枣汤 芫花 大戟 甘遂 大枣(十枚),共为末,枣汤下。强人服一钱。

懋修案:所选各方,除必应删汰者十方,业经删去。其余方中药味,仍有必不可用者,则加括号以别之也。

陆　跋

此书明辨温热与伤寒病反治异，朗若列眉，实足为度世金针。然温热之与瘟疫，则仍混同无别，而其误亦甚大也。因为之改正其文，命儿子润庠手录之，而于书中疫字，未及一一更改，意殊未惬。因再命施生起鹏，用粉笔涂之，以归画一至。各家原序及所自为序，则姑仍其旧名，以存其本来面目。盖必先将吴又可《瘟疫论》改作《温疫论》，再将戴天章之《广瘟疫论》改为《温热论》，以清两君作书之旨，而称名始各当耳。夫伤寒有寒证有热证，温热则纯是热证，绝无寒证，至瘟疫则有温疫，亦有寒疫，正与温热病纯热无寒相反，而治法即大不相同。嗟乎！以著书之人尚不自知其误，而况涉猎者之印目朦心，其能不以讹传讹而贻害无穷哉？

光绪四年戊寅七月陆懋修识

戴　跋

先大父北山先生,以通儒邃医学,所论著《伤寒杂病》诸书,及《咳论注》《疟论注》《广瘟疫》论,凡十数种,皆先世父雪村先生,行楷细字,录存于家。近书坊中有刻本《瘟疫明辨》四卷,祖启购阅之,即先大父存存书屋《广瘟疫论》也。虽易其名,未曾改篡其文,不知何误刻为歙县郑某之书,在先大父固不争,此而子孙见之,不容不正也。因出存存书屋原本,较而刻之,以纠伪传,广先德。因叹《伤寒》一书,注者百家,至程郊倩独辟鸿蒙,复有慈溪柯韵伯论翼出,而《伤寒》之书观止矣。瘟疫一证,古无成书,至吴又可实为独辟鸿蒙,更有先大父此书出,而瘟疫之书叹观止矣。事固有更阅数千年而后,得所折衷者,此类是也。代生名贤,民何幸欤!

乾隆四十七年岁在壬寅七月望后二日孙男祖启谨识

理虚元鉴

[明]汪绮石 撰

重订绮石理虚元鉴自序

绮石先生《理虚元鉴》传于其门下士赵子宗田，而刻于慈溪柯君德修者也。惜赵不言绮石姓氏，唯于原序中，约略知为胜国时人，其少子身遭世变，未经授梓，可见德修以前，世无传本，而德修实得力于是书。故不使其终于沉埋剥蚀，而特寿诸梨枣以表彰之，其用心之厚，诚有如晋亭陈氏所言者，而德修所刊本，亦未盛行于世，故世无多见。此本余自友人处借钞得之，其治虚之所以异于人者，已尽于六因中医药一因，及所辨非弱七证，而于阴虚主清金，阳虚主建中，实超出乎专事医经者，徒以桂、附补火，知柏滋阴之上，葛氏养道丹房，治虚十药，不能专美于前矣。惜余所见传钞之本，体例混淆，先后错杂，所载各方，或书药名，或为歌诀，均未尽善，原本又不可得见，无从校对。乃不自揣，为之第其先后，一其体例，分为五卷，以理虚总论为第一卷，所列病证为第二卷，治病余论为第三卷，用药宜忌为第四卷，脉法列方为第五卷，删繁补漏，层次井然。非敢僭妄雌黄，实以此书确有至理，可取以为治虚法。一经洗刷，遂成完书。既可阐绮石寿人之心，亦不没德修梓传之功云尔。

同治六年丁卯仙诞日元和陆懋修书于梨花里邱氏寓斋

原刻理虚元鉴序

医学祖《灵》《素》《难经》而方不传，制方首推仲景《伤寒论》，嗣后名贤辈出，皆宗仲景。如河间明温暑，子和攻痰饮，东垣理脾胃，丹溪究阴虚，并为医学之大成，而独于虚劳一证，固未有专门也。雍正乙巳仲秋，购得绮石先生《理虚元鉴》一书，实发前人所未发。其治阴虚，主清金，肺为五脏之天也，治阳虚，主建中，脾为百骸之母也。其方甚简，药味无多，而执简驭繁，治法已尽。揆之葛可久《十药神书》，有隐隐相符合者。人读仲景书，而得伤寒之，治读绮石书，而又可得虚劳之治。然则绮石之论虚劳，犹仲景之论伤寒也。韩昌黎谓孟子功不在禹下，绮石岂在仲景下耶？医道大而微，不知天地人，不可与言医，不通儒佛仙，不可与言医。余浅昧，未能贯彻，心窃滋媿，愿世之业此者，广为搜讨，会其指归，则吾道幸甚，斯世幸甚。

乾隆三十六年岁次辛卯慈溪柯怀祖题于复韵斋

华 序

余年未三十，获交柯君德修，今六十有九矣。君业医，余喜地学，辄谈论天下技术，地关一家休咎，医关一人死生，钝根人求名不成，改业图利，相地习医，自误误人，曷有底止耶？夫地误廿载后，医误旦夕间耳。君天资颖敏，幼就塾同学，分授经，悉耳熟能背诵，故潜心医学，亦得深造。本世医，复从明师指授，探源溯流，广搜博记，多购未见书，绮石《理虚元鉴》其一也。君于疑难证立辨，制方不停睫，案简当，老医慑服。入都，名大振，医院诸人避席。太原守某病，邀入幕，山右抚军以下，咸以扁卢目之。君善导引术，长余数年，健食如虎咽，步履捷于少壮。余则日就衰颓。君每以屏俗缘，毋懈元功为勖。君之邃于医，不独贯串诸家，盖得于静悟者尤多。尝来余家，剧谈不厌，延治者急甚，久之乃去。今欲刻《理虚元鉴》公诸世，余为四十年知己也，述其概，弁诸简端。

乾隆辛卯三月朔日华杰撰

陈　序

岁甲戌，予守毗陵，得一士，曰柯子心斋。其先世浙慈人也。家传忠厚，多业医者。令祖锦堂先生，乔寓锡邑之鹅湖，遂家焉。心斋性聪颖，倜傥不附时俗，文章有奇气，精书法，兼通家学，隐识为远到材，迄今二十载矣。一衿潦倒，蹭蹬场屋，岂为其爱博而不专欤？顾多才者多艺，不相妨也，遇合会有时耳。予患头风，访医尝药，无纤毫之效。心斋诊予脉，乃云治病不求其本，真为头痛治头。爰制一方，却与所患之病不相涉，服后渐愈，真不啻陈琳之檄。及见令伯德修所刊《理虚元鉴》，因知心斋制方之意之所由来也。德修虽未晤言，而其学业之深，已于所订者窥见一斑。且是书沉埋剥蚀，历有年所，当世不知有是书，即见之，谁复知为绮石作者？今德修不掠前人之美，参订以表彰之，遂付剞劂，更可见其用心之厚矣。噫！学固贵崇其本，业必有待乎时，不独医道也。是为序。

乾隆三十六年闰中陈焱晋亭氏题于姑苏官廨

赵 序

绮石先生，抱道在躬，精纯邃密，悯世人之病虚劳者，委命庸医，轻病致重，重病致剧，深为痛伤。乃发昔贤之书，几千百家，欲汇其全，以求折衷，而如四时各司一气之偏，未逢元会。乃更披览《素》《灵》，得其要领，一一辨证施治。审脉法，正药讹，参订补注，俾世之治虚劳者，有所矜式。其功岂浅尠哉！奈书成身殁，易箦之日，犹谆谆以山中事业，属之两世兄，及诸门下士，而不肖亦与闻遗命焉。今先生已逝，道在人间，长君伯儒，能读其书；仲君东庵，能继其志；犹子济明及门下武林沉子君实，能广其传。然则先生虽逝，固夫尝逝也。仲君会世变之亟，遂弃棘闱，而潜心于医，是书之成，实其发明者居多。洵箕裘之克绍矣。所恨身丁丧乱，授梓无人，大惧湮没。是望后之人，体先生之心，登此书于梨枣，而广传之，则吾侪幸甚，天下后世读其书、饮其泽者幸甚。受业赵何宗田氏谨志。

理虚元鉴卷之一

理虚三本

理虚有三本，肺、脾、肾是也。肺为五脏之天，脾为百骸之母，肾为一身之根，知斯三者，治虚之道毕矣。李东垣专主脾胃，朱丹溪最重滋阴，薛立斋首明补火，三先生者，皆振古之高人，能挽一时之习尚。至后之人，不善体会三先生之法，而施治遂误。是以脾胃之说，出于东垣则无弊，若执东垣之说以为治者，未免以燥剂补土，有拂于清肃之肺金；滋阴补火之说，出于丹溪、立斋则无弊，然执丹溪、立斋之说以为治者，当夫虚劳之来，仍以苦寒降火，有碍于中州之土化。辛热助火，有伤于天一之真阴，则三先生之所不及料也。慨自沿袭成风，不分已成未成，凡遇虚火虚热，阴竭阳亢之证，仍以黄柏、知母二味为治，未能生肾家真水，反以熄肾家真火。夫肾者，坎象一阳，居二阴之间。二阴者，真水也，一阳者，真火也。肾中真水，次第而生肝木，肝木又上生心火；肾中真火，次第而生脾土，脾土又上生肺金。故生人之本，从下而起，如羲皇之画卦然。盖肾之为脏，合水火二气以为五脏六腑之根，真水不可灭，真火独可熄乎？然救此者，又执立斋补火之说，不离鹿茸、桂、附之类，而不顾其人之有郁火无郁火，有郁热无郁热，更不虑其曾经伤肺不伤肺。夫虚火可补，理则诚然。然即补中益气之用参、芪、术、草，以甘温除大热，苟非其清阳下陷，犹不敢轻入升、柴、归、姜辛热之品，乃反施诸郁热郁火之证，奚啻抱薪救火乎？余唯执两端以用中，合三部以平调。一曰清金保肺，无犯中州之土，此用丹溪之说，而不泥于丹溪也。一曰培土调中，不损至高之气，此用东垣之说，而不泥于东垣也。一曰金行清化，水自流长，乃合金水于一致，此则不用立斋之说，而实以济立斋之穷也。唯三脏之既治，而水升火降，自复其常，但主脾主肾，先贤互有发明，而清金保肺一著，尚未有透悉其精微者。故余于论肺独详，此治虚之三本，宜先切究也。

理虚二统

余既明理虚之有三本矣，而三本之中，又有二统，则统之于肺、脾而已。人之病，或为阳虚，或为阴虚。阳虚之久者，阴亦虚，终是阳虚为本；阴虚之久者，阳亦虚，终是阴虚为本。凡阳虚为本者，其治之有统，统于脾也；阴虚为本者，其治之有统，统于肺也。此二统者，与前人之治法异。前人治阳虚者，统之以命火，八味丸、十全汤之类，不离桂、附者是；前人治阴虚者，统之以肾水，三补丸、百补丸之类，不离知、柏者是。余何为而独主金土哉？盖阴阳者，天地之二气。二气交感，乾得坤之中画而为离，离为火，坤得乾之中画而为坎，坎为水。水火者，阴阳二气之所生也。故乾坤可以兼坎离之功，坎离不能尽乾坤之量。而凡专补肾水者，不如补肺以滋其源，肺为五脏之天，孰有大于天者哉？专补命火者，不如补脾以建其中，脾为百骸之母，孰有大于地者哉？

阳虚之证统于脾

就阳虚成劳之统于脾者言之，约有三种：曰夺精，曰夺火，曰夺气。精者火之原,气之所主,色欲过度,一时夺精,渐至精竭精夺,则火与气相次俱衰,此夺精之兼火与气也。劳役辛勤太过,渐耗真气,气者火之属,精之用,气夺则火与精连类相失,此夺气之兼火与精也。气为阳,火者,阳气之属,其夺火者,多从夺精而来,亦有多服寒药,以致命火衰微者。此三种之治,夺精、夺火主于肾,夺气主于脾。余胡为而悉统于脾哉?盖阳虚之证,虽有三夺之不同,而以中气不守为最险。故阳虚之治,虽有填精、补火、益气之各别,而以急救中气为最先。大凡有形之精血,不能速生,无形之真气,所宜亟固。此益气之所以切于填精也。助衰甚之火者,有相激之危;续清纯之气者,有冲和之美。此益气之所以妙于补火也。夫气之重于精与火也如是,而脾气又为诸火之原,安得不以脾为统哉?余尝见阳虚者,汗出无度,或盛夏里绵,或腰酸足软,而成痿证,或肾虚生寒,木实生风,脾弱生湿,腰背难于俛仰,胻股不可屈伸,而成脾病,或面色㿠白,语音轻微,咳呛气喘,痰有秽气,而成肺痿类,皆以脾不化食,胃不进食为最危。若脾胃均调,形肉不脱,则神气精血次第相生,何有亡阳之虑哉?此阳虚之治,所当悉统于脾也。

阴虚之证统于肺

就阴虚成劳之统于肺者言之,约有数种:曰劳嗽,曰吐血,曰骨蒸,极则成尸疰。其证有兼有不兼,有从骨蒸而渐至劳嗽者,有从骨蒸而渐至吐血者,有竟以骨蒸枯竭而死,不待成劳嗽者,有竟从劳嗽起而兼吐血者,有竟从吐血起而兼劳嗽者,有久而成尸疰者,有始终只一证而或痊或毙者。凡此种种,悉宰于肺。虽有五劳、七伤之异名,而要以肺为极则。故未见骨蒸、劳嗽、吐血者,预宜清金保肺;已见骨蒸、劳嗽、吐血者,急宜清金保肺;曾经骨蒸、劳嗽、吐血而愈者,始终不可忘生金补肺。此阴虚之治,所当悉统于肺也。

虚证有六因

虚证六因者,有先天之因,有后天之因,有痘疹及病后之因,有外感之因,有境遇之因,有医药之因。试详言之:

因先天者,受气之初,父母或已衰老,或色欲过度,或妊娠失调,此皆精血不旺,致令生子夭弱。唯其根柢先有亏损,故至二十左右易成劳怯,而其机必先现。或幼多惊风,行迟语慢,长而读书不能出声,或作字动辄手颤,或喉中痰多,或胸中气滞,或头摇目瞬,或腰酸脚软。此皆先天不足,宜调和于未病之先,未可以其无寒无热,能饮能食,并可应接世务,而恃为无惧也。即其病,初起无过神倦气短,五心烦热而已,而孰知其危困不在目前,即在日后耶?

因后天者,不外酒色劳倦,七情饮食所伤,或色欲伤肾,而肾不强固,或劳神伤心,而心神耗惫,或郁怒伤肝,而肝失调和,或忧愁伤肺,而肺失清肃,或思虑伤脾,而脾失健运。先伤其气者,必及于精;先伤其精者,必及于气。或发于十五六岁,或二十左右,或三十上下,病虽不一,而理则同归耳。

因痘疹及病后者,痘乃先天阳毒,疹乃先天阴毒。故痘宜益气补中,则阳毒之发也净,而终身少脾病,疹宜清散养荣,则阴毒之发也彻,而终身少肺病。苟一失宜,多贻后患。故凡后此脾泄胃弱,腹痛气短,神瘁精亏,色白足痿,不耐劳动,不禁风寒,种种气弱阳衰之证,皆由痘失于补也。凡肺风哮喘,音哑声嘶,易至伤风咳嗽等类,种种阴亏血枯之证,皆由疹失于清也。至于病后元气尚亏,或不自重,而复劳动以伤其气,纵欲以竭其精,五脏交病,恒致不救,皆由病后之失于调理也。知命者,尤宜慎之。

因外感者,俗语云:伤风不醒,便成痨。在元气有余者,自能达邪使出,或素无郁火,肺金不得猝伤,或肾精素厚,水尚足以救母,若此者,不过小病而已,不至于成痨也。如或酒色无度,或心血过伤,或肝火易动,阴血素亏,肺有伏火,一伤于风,火因风动,而劳嗽之证作矣。当其初起,似乎伤风咳嗽,不足介意,岂知咳久不已,提起伏火,上乘于金,则水精不布,肾源以绝,且嗽久失气,不能下接沉渊,子不救母,母病而子亦病矣。

因境遇者,凡人七情不损,则五劳不成,唯真正解脱,方能达观,外此鲜有不致病者。从来孤臣泣血,孽子椎心,远客有异乡之悲,闺妇有陌头之怨,或富贵而骄佚滋甚,或贫贱而窘迫难堪,此皆能乱人情志,伤其气血。医者未详五脏,先审七情,未究五劳,先调五志,大宜罕譬曲喻,解缚开胶,荡佚者惕之以生死,偏僻者正之以道义,执着者引之以洒脱,贫困者加之以施济,是则仁人君子之所为也。

因医药者,本非劳证,反以药误而成。或病者本非感冒,而重用发散;或稍有停滞,而妄用削伐;或并无衷热,而概用苦寒;或弱体邪侵,未经宣发,因其倦怠,骤患其虚,而漫用固表滋里,遂致邪日胶固,永不得解。凡此能使轻者变重,假者成真,可不慎哉,可不戒哉!

心肾不交论

夫心主血而藏神者也,肾主志而藏精者也。以先天生成之体质论，则精生气，气生神；以后天运用之主宰论，则神役气，气役精。精、气、神，养生家谓之三宝，治之原不相离。故于滑泄、梦遗，种种精病，必本于神治；于怔忡、惊悸，种种神病，必本于气治。盖补精必安其神，安神必益其气也。虚劳初起，多由于心肾不交，或一念之烦，其火翕然而动，天旌摇摇，精离深邃，浅者梦而遗，深者不梦而遗。深之甚者，漏而不止，驯至恍惚健忘，神疲体倦，寖成骨痿，难于步履者。毕竟是少火衰微，别成阳虚一路，不独是阴虚之证，即或心脾少血，肝胆动焰，但未至伤肺络而成蒸热。此时可用养心汤丸，或归脾丸主之。其石莲、肉桂，能交心肾于顷刻。龙眼、木香，甘温辛热，直达心脾，主补中而生血。此经文主明则下安之义，不妨以补火为治。故凡火未至于乘金，则补火正是生土之妙用，而何虑乎温热之不可从治耶？

火刑金论

前论补火之治，盖当火未刑金时用之，自有益而无害。若夫阴剧阳亢，心火肆炎上之令，相火腾燎原之焰，肺失降下之权，肾鲜长流之用。以致肺有伏逆之火，膈有胶固之痰，背畏非时之感，胸多壅塞之邪。气高而喘，咳嗽频仍，天突火然，喉中作痒，咯咽不能，嗽久矢气，气不纳于丹田，真水无以制火。于是湿挟热而痰滞中焦，火载血而气溢清窍。伏火射其肺系，则能坐而不能卧；膈痰壅于胃络，则能左而不能右。斯时唯宜清金保肺，以宣清肃之令；平肝缓火，以安君相之位；培土调中，以奠生金之母；滋阴补肾，以制阳光之焰。一以中和为治，补其虚，定其乱，载其陷，镇其浮，清其热，润其燥，疏其郁滞，收其耗散，庶有济也。若热补火之说，而用辛热之品，则与彼寒凉伤中者，弊亦等耳。

虚火伏火论

诸火可补火，诸热不可补火，又他脏有虚可补火，肺脏有伏火不可补火。斯言实发前人所未发也。何谓诸火可补火？火者，虚火也，谓动于气，而未著于形。其始也，易升易降，倏有倏无；其继也，尽有燎原之势。或面红颊赤，或眩晕厥冒，种种不用，而皆可以温润补肾之剂，收其浮越，引而归于性根命蒂之中，如此者，补之可也。何谓诸热不可补火？热者，实热也。谓其先动于气，久而渐著于形，与烧热之物相似。其见证也，有定时，有定处，无升降，无变迁。其于日晡所发者，为潮热。其夜间准热，日间不热者，为暮热。其胸膈间热，而皮肤未热者，为内热。其热如在骨髓间，蒸出而渐彻于皮肤者，为骨蒸劳热。其心中疼热，兼及手足心俱热者，为五心烦热。如此种种，则有清法，而无温理。何谓他脏有虚火，可补火，肺脏有伏火，不可补火？盖肺与四脏有别，如肝肾龙雷之火，可补而伏，脾胃寒格之火，可补而越，心家虚动之火，可补而定。唯肺之一脏属金，而诸火皆能铄之，故清肃之气最畏火，此以脏质言之也。肺居膈上，其位高，火上冲，则治节失令，故至高之部极畏火，此以部位言之也。其偶焉浮越之火，犹或不犯此禁，独至伏逆之火，出于阴虚阳亢，火乘金位者，谓之贼邪。以其火在肺叶之下，故名伏；以其火只星星，便能肆焰，而与金令扞格，故名逆。其证必痰滞气塞，吸短呼长，其脉必细而数。细，血虚也；数，火胜也。有如此者，亦用清法，无温理，且断不可用补。

理虚元鉴卷之二

劳　嗽

余于劳嗽证，尝列四候以为准。四候者，肺有伏逆之火，膈有胶固之痰，背有非时之感，胸多壅塞之气也。此四候以肺火伏逆为主，余三候则相因而至。盖肺为五脏之天，秉清肃而司治节，故饮食水谷之精微，由脾气蒸发，以后悉归于肺，上荣七窍，下对骨髓，中和血脉，油然沛然，施于周身，而何痰涎之有哉？唯肺为火薄，则治节无权，清肃失令，而精微不布于上下，留连胸膈，化而为痰，中气又无以宣达，则胶固而不可解。且肺主皮毛，外行卫气，气被火薄，无以卫外，于是六气之来，动辄受损，则本病而复标邪乘之。或本火标风，则风助火势，而清火易滞其气，驱风必燥其营；或本火标寒，则寒包火郁，而散寒必火炽，降火必寒收；或本火标暑，则暑火同气，本火标湿，则湿火交煎。虚弱之人一遇此等标邪触发，肺气一伤，百病蜂起，风则喘，寒则嗽，湿则痰，火则咳，以清虚之腑，纤芥不容，难护易伤故也。故当劳嗽初起时，多兼标邪而发，及其既久，邪火与内火交灼，则肺金愈伤，咳嗽因之不止。庸医但知劳嗽为内脏本病，而骤以芪、术滞其气，归、地腻其血，甚至白芍、五味敛其邪，势必引盗入室，久则胶固而难拔矣。余唯先以柴、前轻理标证，继用桔、贝、杏、桑清润而不腻滞。但柴胡可多用几剂，前胡只可用一二剂。若标邪一清，柴胡亦当急去。此则初治法也。至于火盛烁金，水不救母，金气大伤，则一以保肺为主，兼进滋阴益气，微渐之防，又岂容少缓哉？

吐 血

有不从劳嗽，而吐血先之者，心火、肝木之为病主也，而又有煎厥、薄厥之分。煎厥者，有煎熬之势，从阴虚火动，热伤阳络，驯至吐血，其势较缓；薄厥者，如雷风之相薄，热甚生风，风火交煽，厥逆上冲，血遂菀乱涌出，其势较急。煎厥单动于心火，未挟风升，故无势而缓；薄厥兼动于肝火，火得风助，故有势而急。大抵性阴多欲者，往往成煎厥；性急多欲者，往往成薄厥。煎厥之治，始虽未至于劳嗽，而亦以清金保肺为主，金令既肃，火不能肆其焰，即使骨蒸之久，热灼真阴，亦唯急救化源，则水得所养，而火亦渐熄。薄厥之治，首当防其瘀血渗入肺系，郁而不散，以致积阳为热，积阴为疰，喘嗽交加，而成劳嗽，故当吐血正涌之时，即宜止血，以炒蒲黄、侧柏叶、棕榈灰三味为主，佐以紫菀、白芍、犀角、地黄、清金散、碧玉丹之类，一坠其火，其火即降。若不止，再加童便。甚至血势涌溢，并汤药无隙可进者，须以热酒濯其两足，自能引火下行，而血渐止，然后投以上药可也。若夫血奔气冲，喘汗并作，势欲厥脱者，则唯参、附大力，可以挽回于无何有之乡，而又非犀角、地黄之任矣。

干 咳

干咳者，有声无痰，病因精血不足，水不济火，火气炎上，真阴燔灼，肺脏燥涩而然。晨咳木旺也，午后咳阴虚也，黄昏咳火气上乘于肺也。丹溪云：此系火邪郁于肺中，而不能发，水火不交所致。法宜补阴降火。证从色欲来者，唯琼玉膏为最捷。然当初起之时，亦宜先以清润，未可早投补剂也。

痰　火

无病之人，饮食入胃，生津化液，灌溉周身，本无所谓痰也。一遇五志之火，而水谷之精微，为火煎灼炼而成痰，有如煮海水以为盐，《吴都赋》所谓熬波出素者是也。其证气高而喘，天突作痒，咯不出，咽不下，喉中如有破絮黏塞之状，肺气不得下输，胸膈自然不利，胸膈之间，心肺交加之部，而肝肺升降所必由也。其由心火来者，当于清金剂中，加茯苓淡渗以泻之；由肝火来者，当于清金剂中，加丹皮辛润以抑之，均不得用宽胸理气之剂。

水泛为痰

痰火之治，余既明之矣。至于木得火势，而上乘华盖，肺失降下，而水乏化源，木强侮土，土受其制，水寡于畏，乘风肆虐。因而混淆胸膈，以致痰涎壅塞，胶固稠黏，不可开豁，以碍清肃之化者。粗工每以陈、半、朴、枳治痰之标，殊不知痰薄而白，其味多咸者，此乃肾水上泛，化而为痰，比之杂证二陈，所主之痰，迥乎不同。但于清金剂中，加牛膝、车前、泽泻，导水下行，土安其位，金水平调，天地清肃，则不治痰而痰自治矣。

痰中带血

此证大都皆因志节拘滞，忧愤伤心，或郁怒伤肝，不能发泄而起。始也郁火肺伤，肺金受邪，金不生水；继也水火不相济，则阴火复炎，遂致痰血凝结，而成斯证。微则如珠如丝，甚则成点成片，乃煎厥薄厥之见端也。有时夹痰而出，有时无痰而亦出，或仅见于清晨，或时时之频见，即煎厥也，或值怫郁愤怒，则随时而随见，即薄厥也。有一于此，不早治之，则病笃矣。治法详吐血条内。

骨 蒸

虚劳发热，多由内伤七情而成。凡人饮食起居，一失其节，皆能成伤。伤久则营卫不和而发热，热变蒸，蒸类不一，凡骨脉皮肉，五脏六腑，皆能作蒸。其原非因醉饱入房，及忧思劳役，或病后饮食失调，即因大喜大怒，大痛大泪，严寒酷暑，不能调摄，以致邪气入内而成疰。疰之为言住也，外邪深入，连着停住，而不能去也。疰而失治，则内变蒸，蒸而失治，则咳吐痰血，而病日危矣。凡日晡潮热，胸膈间热，五心烦热，皆为劳热，而唯蒸热于骨髓中者为最甚也。治法以清金润燥，养营抚羸为主。

尸疰及传尸劳

夫劳极之候，血虚血少，艰于流布，蓄之日久，周身血走之隧道，悉痹而不行，于是气所过处，徒蒸瘀血为热。热久则蒸其所瘀之血，化而为虫，遂成尸疰，此为瘵证。其因湿火蒸化，或因死痰渗入清窍而成者，皆此类也。自此竭人之神气，而反以养虫之神气，人死则虫亦死。其游魂之不死者，传亲近之一脉，附入血隧，似有如无，其后虫日荣长，人日凋瘁，而命随以殒。故传尸劳，又与尸疰不同。尸疰由本人之先病虚损，而成传尸，则平素未尝虚损，而一传染间，即现劳怯之候。或发热、骨蒸，或咳嗽、痰血、唇红、面青诸状。而其所传亦分五脏，在脾则肠澼，在心则吐血，在肝与肺则咳嗽也。治尸疰以清金养营为本，犯传尸者，一见其骨蒸痰血，唇红面青，比常健啖而人渐瘦不已者，必有虫也。其杀虫断祟，皆当用獭爪、獭肝等药治之。

遗精梦泄

精虽藏于肾，而实主于心。心之所藏者神，神安则气定。气为水母，气定则水澄，而精自藏于命门。其或思虑过度，则水火不交；快情恣欲，则元精失守。所以心动则神驰，神驰则气走，精于是乎逐而流也。且心主血，心血空虚，则邪火上壅，而淆其灵舍。由是神昏志荡，天旌摇摇，淫梦恍惚，而精以泄。其甚者，不待梦而亦泄。此时以降火之法治之，而火不可降，即以涩精之法施之，亦属随止随发。殊不知神不归舍，斯精不归元，故肾病也。而当治其心，如以养气安神为主，以润燥滋血为先，君火既安，相火自能从令，神清气爽，而精安有不固者哉？夫精融化于周身，如树中胶汁，本无形质，其所出者，已为精之死物矣，是不独精出于肾然也。他如贪心动则津出，哀心动则泪出，愧心动则汗出，皆为精所施化，多出皆能伤精。但与遗精者相较，则感有浅深，质有厚薄，伤有轻重耳。

肾 痹

此即遗精痿证也。其初起于酒色不节，精血日竭，水火俱衰，而后肝实生风，脾弱生湿，肾虚生寒，三气合聚而为肾痹。宗筋弛懈，不能束骨节而利机关，足难步履，腰背难以俛仰，坐卧难支，总因精遗不止，倾尽真元，而筋骨日疲，形神日瘁也。治法亦唯清气安神，以养心脾之血，润燥滋血，以育肝肾之阴。

白浊白淫

白浊白淫，从新久定名，而施治亦异。初出茎中，痛而浓浊如膏者，谓之白浊。治不过八正、导赤加减而已。久之精微薄而弱，痛亦渐减，至后闻淫声，见女色，偶一触动，精即下流而清稀不痛者，则谓之白淫也。白浊全属火，至白淫则火衰而寒胜矣。此因肾家元气降而不升，故黏丝带腻，马口含糊不已。法当回其阳气而使之上升，固其精元而不使下陷，此则宜从虚治。外此有饮食兼人，而湿热下注者，又有所求不遂，志意郁结，而走泄者，皆非虚病，不得遽以治虚之法施之。

老年怯证

谚有少无瘫痪老无痨之说，故中年以后，人往往有劳嗽、吐血、咳血证。不肯自认为怯证，曰不过是血虚痰火而已。不知少年精血易生，老年气血易亏，精力不长，病此更难得愈。然则施治有老少之别乎？曰少年之病，难治而易愈；老年之病，易治而难愈。所以易治者，为其相火已衰，色欲自淡，性气已灰，怒气少动故也。若二者不戒,死期更促耳。至于治法,则从同也。

女人虚劳

女人虚劳,有因抑郁而致者,有因崩带而致者,有因缛劳而转属者,大略不外此数端。其因抑郁致病者,虽以调肝为急,终贵金能克木;崩带致虚者,虽以补肾为急,终贵金能生水。此阴虚成劳,总不离乎清金以为治也。缛劳非即劳嗽,而以缛劳之重,驯至伤肺而成劳嗽者,治当以归脾、养营,兼清金主之。别有干血劳一种,始而经闭,继而血枯,俗又谓之百日痨,最为难治。

理虚元鉴卷之三

知　预

患虚劳者，若待其已成而后治之，病虽愈，亦是不禁风浪，不耐辛苦之人矣。善治者，必于其未成之前，审其现何几兆，中何病根，尔时即以一二要言指示之，令其善为调摄，随用汤液十数剂，续用胶丸二三斤，以断其根，岂非先事之善策哉？愿毋俟渴而掘井，斗而铸兵也。

知　节

节，为节省之义。虚劳之人，其情性每有偏执处，往往不能撙节其精神，故须各就性情所失以为治。其在泄而不收者，宜节嗜欲以养精；在滞而不化者，宜节烦恼以养神；在激而不平者，宜节忿怒以养肝；在躁而不静者，宜节辛勤以养力；在琐屑而不坦夷者，宜节思虑以养心；在眷恋而不解脱者，宜节悲哀以养肺。此六者，皆五志七情之病，非药物所能疗，必病者自爱其不再来之身，而能自讼自克，自悟自解，然后医者乃得以尽其长也。

知　防

虚人再经不得一番伤寒，或一番痢疾，或半年几月之疟疾，即轻而风寒感冒，亦不宜再受。所以一年之内，春防风，夏防暑，又防因暑取凉而致感寒；长夏防湿，秋防燥，冬防寒，更防非节之暖而致冬温。此数者，在病者与调护病人者，谨小而慎微；在医师，则当深究五运六气之理，而于时序之推迁，气候之偏重，与以调摄挽救，而制其太过，扶其不足，以补阴阳造化之偏。经云：毋翼胜，毋赞复，闲其未然，谨其将然，修其已然。此之谓也。

知　护

四时贼风，每从风池、风府而入，秽恶不正之气，每从口鼻而入，又或气因食郁，寒自足生，人于初受病邪，每不经意，而不知大病即基于此也。若平时稍有头疼、鼻塞，肩背经络之间，觉有些少洒淅恶寒，肢节酸软拘束，周身振颤光景，即便以两手摩擦脑后发际令热（此即风池、风府，擦热能出暴感之风），或以灯心纸撚搦鼻，连连取嚏，或自摩擦两足心涌泉穴，并能以小劳而取微汗，再则减膳节食，俾略知饥。其稍重者，不妨以煎药一二剂散之，自可脱然而愈。如此等法，殊为秘妙。若时气一染，不自觉察，再加以饮食斗凑，经邪传里，病上加病，恒致大害。

知　候

前者四季之防，六气本而防标之说也。若夫二十四候之间，有最与本证为仇者，其候有三：一为春初木盛火升，一为仲夏湿热令行，一为夏秋之交伏火铄金。此三候中，如有一候未曾透过，虽嗽平吐止，火降痰宁，病者怡然以为无事，而气候之相克，有出于寻常调燮外者，一交三候，遂与本证大逆，平者必复，复者必深，深者不救。是唯时防外邪，节嗜欲，调七情，勤医药，思患而预防之，方得陟险如夷。

知 养

劳证生死之辨，以大肉不脱者为轻，大肉渐消者为重。若大肉脱尽，则万无生理。倘在药食滋补之际，即使虚热未退，红证未止，嗽未除而大肉无恙，或既消削，而脾胃得补渐强，大肉因而渐长，则犹可治。设使仍前不长者，断然难生。虽或饮食自健，颇能酬应，亦不过迁延时日而已。每见久怯之人，起居如常，正当进膳对客之时，忽然晕绝而去者，即此证也。凡患此证者，如能心性开爽，善自调养，则可许治。若性情执滞，多郁善怒，处逆境而抑郁难堪，虑顺境而酒色眷恋，又不恪信医药，死何疑乎！

知 守

知守者，一服药，二摄养。二者所宜守之，久而勿失也。盖劳有浅深，治有定候。如初发，病尚轻浅，固有不药而以静养安乐得愈者。稍重则治须百日，或一年，煎百剂，丸二料，膏一服，便可断除病根。至于再发，则真阴大损，定须三年为期。而此三年间，尤必其起于色欲者节欲，起于怒气者慎怒，起于攻苦者抛书，起于作劳者息力，起于忧思者遣怀，起于悲哀者达观，如是方得除根。至于三发，则不可救矣。且初发只须用生地、元参、桔梗、百合之类，便可收功；再发则非人参不治。是在病者之尽其力，而善其守，识所患之浅深近久，量根本之轻重厚薄，而调治之，勿躁急取效，勿惜费恣情，勿始勤终怠，则得之矣。

知 禁

治劳三禁:一禁燥烈,二禁苦寒,三禁伐气是也。盖虚劳之痰,由火逆而水泛,非二陈平胃等所开之痰;虚劳之火,因阴虚而火动,非芩、连、知、柏等所清之火;虚劳之气,由肺薄而气窒,非青、枳、香、蔻等所利之气。乃至饮食所禁,亦同药饵。有因胃弱而用椒、胡、茴、桂者,其害等于二陈;有因烦渴而啖生冷鲜果者,其害同于芩、连;有因气滞而好辛辣快利之品者,其害侔于青、枳。此三禁不可不知也。

知 难

何以为难?一家中,如父母慈,兄弟友,夫妇挚而有别,僮仆勤而不欺,此四者,在人而不在己,在本家而不在医师,故曰难也。夫治劳之浅者,百日收功;稍深者,期年为限;更深者,积三岁以为期。其日逾久,则厌弃滋生;其效难期,则恩勤易怠。苟非金石之坚,难免交啧之患,一著失算,满盘脱空。虽非医师之过,而医者亦不可不知。

劳伤见血非弱证

有平时心肾不亏,并无弱证,偶有房劳,猝然呕血者,其血从胃中来,不得以怯论。治宜分理安胃为主,不必用黄芩、花粉、元参之凉,亦不必用黄芪、白术、山药之补,只须柴胡、贝母、桔梗、麦冬、白芍、丹皮、泽泻之类治之。至有奔走力作,劳伤筋力而得之者,尤唯调其胃气自愈。

呕吐见血非弱证

有一时呕吐甚多,认为弱证,治必误也。盖此因先伤于怒,怒则伤肝,肝中素有积血,后复伤于寒,寒气入胃,故呕吐。呕吐伤气,故气带血而暴逆耳。是不可与怯证之血同论,当于治呕药中加楂肉,先行其瘀,止其吐,而后除其他证,自可万全。

伤寒见血非弱证

有平素劳倦伤血,瘀积胃络,兼受风寒,病邪迫血,火不得降,以致吐血、衄血,不可以弱证施治。若投凉剂,则寒愈结而血难止。只宜散其风寒,少加调血归经之品,使邪外泄,而火下降,则血自止矣。或问:何以辨之?曰:头痛发热,恶风恶寒,或神烦形躁,或手足逆冷,而其人素无虚证,突然而起者是也。

肠风便血非弱证

肠风便血之证,每得之饥饱劳役,风寒暑湿,乘虚袭之,又或酒湿伤中,脾阳下陷,气阻血凝,而成土崩河决之势。其治何如?曰:不过散其风,燥其湿,宽其肠,行其气,活其瘀,升其陷而已。其散风则用炒黑防风、荆芥为主,此二味,生用则能散风于上部,炒用则能散风于二肠。荆芥尤为要药。燥湿,则用白术、茯苓、泽泻为主;宽肠行气,以炒枳壳为主;行瘀,以紫菀为主,兼有调血归经之妙;升陷,以补中益气汤中之升柴为主。风散湿除,气行瘀散,然后以炒蒲黄、炒地榆等药,一止其血而血即止,更兼调和气血,补助二天,终身可以无患。

阳虚少气非弱证

有脾肾气虚,膝腰无力,目眩耳鸣,形体憔悴,溏泄无度,饮食少进,步履艰难,似乎阴虚弱证,而实非也。何以辨之?曰:不咳嗽,不内热骨蒸,不潮热吐红是也。然其脉必软缓微弱之极。治法当健脾益胃,回阳返本,交补心肾为主,则中枢健运,四脏皆受荫矣。

软懒黄瘦非弱证

有一种懒软之证,四肢倦怠,面色淡黄,或膈间饱满,不思饮食,或饮食不为肌肤。其脉沉迟涩滞,软弱无力。或表气不清,恶寒发热。当其寒,则脉愈加沉涩;当其热,则脉微见细数。或传里而成内热,则脉气沉洪,或兼细濡。总之,定带软弱不清之象。此盖内伤而兼外感,其邪只在肌表筋骨之间,未经深入脏腑,所感尚轻,故不成伤寒疟疾等疾,而为软弱因循之证也。久而不治,或其人肺气不足,流入清虚之腑,则壅为痰嗽。若血虚者,迁延坐误,则成内热,或五心烦热,日晡潮热,渐似骨蒸劳热矣。此证大都得之藜藿穷檐之辈居多,间有膏粱之体,房劳不节,或用心过度,或当风取凉,或喜啖生冷,以致风寒传染,郁而不散,其外象酷似弱证。若审证不的,初时遽投凉剂、补药,则邪正混淆不清,遂若真病者然。此所以难辨,亦难治也。法当于病初起时,即与和解分清,宜苏、藿、桔、枳、二陈、五苓、香砂、楂、麦等味主之,其后都以补中益气、归脾等剂收功。如果血虚内热,少加丹皮、骨皮之类。此证须百日为期,若不服药,往往变成黄证，或竟成硬头黄者。

淋沥白浊非弱证

淋沥白浊，无不关乎心肾，正以心为君火，肾为相火，心有所动，肾必应之，固多得之于房劳者。然亦有不因房劳，而心经有热，下移小肠，其浊必痛涩淋沥以出，其证与癃闭实近。经曰：有癃者，一日数十溲是也。又有因乎脾湿蕴热，下注膀胱者。经曰：脾受积湿之气，小便黄赤，甚则淋。又曰：风火郁于上而热，其病淋。凡此皆与虚劳无涉，法当除湿清热，利水通淋。一经误涩误补，为害非浅。

理虚元鉴卷之四

理虚用药宜忌

黄柏　知母(忌用)

凡治虚劳之证,当分已成、未成二候。《丹溪心法》有云:虚损吐血,不可纯用苦寒,恐致相激,只宜琼玉胶主之。此就已成虚劳者言之也。其所用大补丸,用黄柏一味;三补丸用芩、连、柏三味;滋阴百补丸,并用知、柏二味。此就未成虚劳者言之也。经曰:少阴之客,苦以补之。又曰:水位之主,其补以苦。盖此以苦补肾之法,唯丹溪知之。丹溪而后,则一遇咳嗽、吐血,而早用此二味,则其误甚矣。及其已成虚劳,则咳嗽、吐血,皆因虚所致,而仍用此二味,则其误益甚矣。此时之火,则虚火也,相火也,阴火也,即丹溪所谓虚火可补,人参、黄芪之属是也。今余亦就已成之虚劳言之。夫相火寄于肝肾之间,出入于甲胆,听命于心君,君火明则相火伏,若君火不明,则相火烈焰冲天,上感清虚之窍,耳聋鼻干,舌痛口苦,头晕身颤,天突急而淫淫作痒,肺叶张而咳嗽频频。当斯时也,唯有清气养营,滋方寸灵台之雨露,以熄膻中烦焰,庶几甲胆乙肝之相火,不扑而自灭。盖以阴火为龙雷之火,起于九泉之下,每遇寒水阴曀,其焰愈腾,唯得阳光一照,自然消灭。此三火者,皆无当于知、柏之降火滋阴者也。况当虚劳既成,则黄柏适以伤胃,知母适以滑脾,胃伤则饮食不进,脾滑则泄泻无度,一脏一腑,乃生人之本。经云:得谷者昌,失谷者亡。又曰:阳精上奉,其人寿;阴精下降,其人夭。今以苦寒伤胃,岂非失谷者亡乎?以冷滑泄脾,岂非下降者夭乎?用此二味者,意在滋阴,而不知苦寒下降,最易亡阴,阴亏而火愈炽,意在清金,而不知中土既溃,金源遂绝,金薄而水益衰,吾未见其利,徒见其害耳。大凡虚劳之人,未有不走脾胃而死者,则皆不善用知、柏故也,岂丹溪之过哉?

丹皮　地骨皮(宜用)

夫黄柏、知母其为倒胃败脾之品,固宜黜而不录矣。然遇相火既灼,甚至烁石流金之际,又将何以处此?曰:丹皮、地骨皮,平正纯良,用代知、柏,固有成而无败也。丹皮禀水气而制火,得金味以平肝;地骨皮除有汗之蒸,清骨间之热。骨皮者,枸杞之根,枸杞为补肾要药。然以其升而实于上,故但能温髓助阳。虚劳初起,相火方炽,不敢骤用。若其根,则伏而在下也。以其为根也,故能资真阴之水;以其为皮也,故能滋肺叶之枯。凉血清骨,除热退蒸,其功用较丹皮更胜。且其味本不苦,不致倒胃,质本不濡,不致滑脾,有知、柏之功,而无其害,最为善品。

桑白皮(宜用)

二皮之外,又有桑根白皮,清而甘者也。清能泻肝火之有余,甘能补肺气之不足,且其性润中有燥,为三焦逐水妙剂。故上部得之清火而滋阴,中部得之利湿而益土,下部得之逐水而散肿。凡虚劳证中,最忌喘、肿二候。金逆被火所逼,高而不下,则为喘;土卑为水所侮,陷而失堤,则为肿。喘者,为天不下济于地;肿者,为地不上交于天。故上喘下肿,天崩地陷之象也。是证也，唯桑皮可以调之。以其降气也，故能清火气于上焦；以其折水也，故能奠土德于下位。奈何前人不知，谓无纯良之性，用之当戒，不思物性有全身上下纯粹无疵者，唯桑之与莲，乃谓其性不纯良，有是理乎？

柴胡　前胡（酌用）

柴胡升清调中，平肝缓脾，清热散火，理气通血，出表入里，黜邪辅正，开满破结，安营扶卫，凡脏腑经络，无所不宜。当虚劳初起，或有外感时邪，固为必需之品，至于七情所结，浸淫郁滞，有待宣通，舍此秉性纯良之柴、前二胡，更无有出其右者矣。故每用些少以佐之，然后专用清源补敛之品，乃为十全。即当其调理之时，中间或撄或感，亦必间用柴、防、葛根等味清澈之，然后再用补敛，庶免关门捉贼之患。但其性升散，用当中病即止耳。再有女人抑郁，伤阴之证，必当选用。盖多郁则伤元气，柴胡平肝散郁，功最捷也。后人因陈藏器一言，忌用柴胡，遇内伤而兼外感之证，将反用麻黄、紫苏辈以散之耶？

苏子（不必用）　**白前**（宜用）

虚劳而至，火既乘金，气高不降，治宜平其火而已，不必下其气也。彼杂证之喘急，而气高者，有三子养亲之说，而医者混取以治劳，以为得真，苏子下之，则气可平而火可降，喘可定而痰可消，而不知其病之复也必增剧矣。白前为平喘之上品，凡掇肚抬肩，气高而急，能坐不能卧，能仰不能俯者，用此平之，取效捷而元气不伤，大非苏子可比。

桔梗（宜用）

夫肺如华盖，居最高之地，下临五脏，以布治节之令。其受病也，以治节无权，而致气逆火升，水涎上泛，中州湿滞，五脏俱乖，唯桔梗禀至清之气，具升浮之性，兼微苦之味，升中有降，清中有补。至清故能清金，升浮故能载陷，微苦故能降火。其升中有降也，以其善清金，金清自能布下降之令；其清中有补也，以其善保肺，肺固自能为气血之主。实为治节君主之剂，不但引经报使而已。且其质不燥不滞，无偏胜之弊，有十全之功。服之既久，自能清火消痰，宽胸平气，生阴益阳，功用不可尽述。世之医者，每畏其开提发散，而不敢投于补剂之中，没其善而掩其功，可惜也。

泽泻（宜用）

肺金为气化之源，伏火蒸灼，则水道必淤，淤则金气不行，而金益病。且水停不流，则中土濡湿，而奉上无力。故余治劳嗽、吐血之证，未有不以导水为先务者。古人每称泽泻有神禹治水之功夫，亦尝究其命名之义矣。盖泽者，泽其不足之水；泻者，泻其有余之火。唯其泽也，故能使生地、白芍、阿胶、人参种种补益之品，得其前导，则补而不滞；唯其泻也，故但走浊道，不走清道，非若猪苓、木通、腹皮等味之削阴破气，直走无余。要知泽泻一用，肺、脾、肾三部咸宜，所谓功同神禹者此也。古方于六味丸用之，功有四种，《颐生微论》论之极详。庸医不察，视为泻阴削伐之品，殊谬。

茯苓（宜用）

又有谓茯苓善渗，凡下元不足者忌之，亦非也。夫茯苓为古松精华蕴结而成，入地最久，得气最厚，其质重，其气清，其味淡。重能培土，清能益金，淡能利水。唯其得土气之厚，故能调三部之虚。虚热虚火，脾虚痰湿，凡涉虚者，皆宜之。以其中和粹美，非他迅利克伐者比也。盖金气清肃，自能开水之源，土地平调，自能益气之母，三脏既理，则水火不得凭陵。故一举而五脏均调，又能为诸阴药之佐，而去其滞，为诸阳药之使，而宣其道。补不滞，涩泄不峻利，精纯之品，无以过之。乃治虚劳者，久已与泽泻同弃，殊为良药，惜矣！

生地（宜用，初病审用）

世人以生地为滞痰之物，而不敢用，是不知痰之随证而异也。杂证之痰，以燥湿健脾为主；伤寒之痰，以去邪清热、交通中气为主。唯虚劳之痰，独本于阴虚血少，火失其制，上克肺金，金不能举，清降之令，精微不彻于上下，滞而为痰。治宜清肺，则邪自降；养血，则火自平。故余于清金剂中，必兼养营为主。营者，血也；阴者，水也，润下之德也。清金而不养营，如吹风灭火，火势愈逆，烈焰愈生，兼以养营，则可引水制火，沾濡弥漫，烟氛自熄。故桑、桔、贝母之类，清金之品也；归、地、丹皮之类，养营之品也。而养营剂中，又以生地为第一。以生地治杂证之痰，则能障痰之道，能滞化痰之气，且反能助痰之成。若加之虚劳剂中，则肺部喜其润，心部喜其清，肾部喜其滋，肝部喜其和，脾部喜其甘，缓而不冷不滑。故凡劳嗽、吐血、骨蒸、内热之剂，必无遗生地之理。唯劳嗽初起，客邪未清，痰嗽方盛，却忌生地泥滞。至于内热蒸灼，金受火刑，非生地之清润，以滋养化源，则生机将绝矣。若因畏其滞，而始终不用，乃是不明要义也。

当归（审用）

夫当归之养营，以佐清金也尚矣。然其味未免于辛，其性未免于温,虽有养血之功,究是行血之品。故治血证者,宜待血势既定,君相二火咸调,然后以此大补肾水,自可收功。若执当归命名之义,谓能使气血各得其归,不顾血证新久而用之,亦有误处。

人参(审用)

人参大补元气,而在阳补阳,在阴补阴。《本经》主补五脏,以五脏属阴也,故补气必用人参,补血须兼用之。古法血脱益气,盖阳生则阴长,阴长血乃旺,若独用补血药,血无自而生也。后世不察,概谓人参补火。夫火与元气不两立,正气胜则邪气退。若人参既补元气,而又补邪火,则是反复之小人矣。又何能与苓、术、甘草为四君子耶?故唯脉见弦强紧实,滑数洪盛,长大有力,或右手独见脉实者,此皆郁火内实,自不可用。若浮而芤濡虚大,缓迟无力,沉而迟涩弦细,微弱无力者,皆可用也。古人治劳,莫过于葛可久,其独参汤、保真汤未尝废人参而不用,盖可知矣。总之,右手虚大而嗽者,虽有火邪,此为肾水不足,虚火上炎,乃刑金之火,非肺金自有之火,正当以人参救肺,保其阴液,但须多用,方始得力。若少用,必反增胀满,此又不可不知也。

麦冬　五味子(酌用)

治肺之道,一清、一敛、一补。故麦冬凉,五味敛,人参补,三者肺怯之病,不可缺一者也。然麦、味之清敛,固有道焉。盖虚劳初起,亦由外感而来,故初治必兼柴、前以疏散之。若不分病之新久,而骤清、骤敛、骤补,则肺必满促不安,邪气濡滞,久而不彻,此非药之为害,实用方之不的耳。若夫疏解之后,邪气既清,元气已耗,则当急用收敛、清补为主,舍此三物,更何求焉?况五味不但敛肺为功，兼能坚固心肾，为虚劳必用之药。乃用之不当者，反咎五味之酸，引痰致嗽，畏而弃之。不知病至伏火乘金，金气耗越之际，除却此味，更有何药可使之收敛耶？

黄芪（宜用）

余尝说建中之义，谓人之一身，心上肾下，肺右肝左，脾胃居于中。黄芪之质，中黄表白，黄入脾，故能补中，白入肺，故能实表。虚劳之证，气血既亏，中外失守，上气不下，下气不上，左不唯右，右不维左。得黄芪甘温益气之品，主宰中州，中央旂帜一建，而五方失位之师，各就其列，此建中之所由名也。故劳嗽久久失气，气不根于丹田，血随气溢，血既耗散，气亦飞扬。斯时也，虽有人参回元气于无何有之乡，究不能固真元于不可拔之地，如欲久安长治，非任黄芪不可。盖人参之补迅而虚，黄芪之补重而实，故呼吸不及之际，芪固不如参。若夫镇浮定乱，返本还元，统气摄血，实表充里，其建立如墙壁之不可攻，其节制如将令之不可违，其饶裕如太仓之不可竭，其御邪扰正如兵家之前旄，中坚后劲，不可动摇，种种固本重任，参反不如芪。每见服参久久，渐至似有若无，虽运用有余，终是浮弱不禁风浪。若以黄芪为墙垣，以白术作基址，中气得补，可至风雨不畏，寒暑不侵，向来体弱者，不觉脱胎换骨，诚有赖于此也。除虚劳初起，气火方盛，心肺虽失其和，脾胃犹司其事，此时只宜养营为主。黄芪微滞，尚宜缓投。若久病气虚，肺失其制，脾失其统，上焉而饮食渐难，下焉而泄泻并作，此时若不用黄芪以建中，白术以实土，徒以沉阴降浊之品，愈伤上奉升腾之用，必无济也。

白术(宜用)

虚劳初治,未有不以清金为第一义者,而清金之品,生地、阿胶、丹皮、白芍之外,又有如麦冬之能清心,元参之能降火,为虚劳所必需。然有一种中土素弱之人,脾胃不实,并麦冬亦微恶其冷,元参亦且嫌其寒,久久渐妨饮食,渐陷中气。于斯时也,又宜以培土调中为主,而虚证内培土之剂,只有黄芪、白术、茯苓、山药四味有功无过。夫虚劳之培土也,贵不损至高之气。故二陈之燥,平胃之烈,固有不可,即如扁豆、薏仁,力虽亦能健脾,犹未免于走血。且即四味之中,茯苓、山药虽极冲和,然无峻补回生之力。唯此芪、术二种,不独有益于土部,且能培土以生金,而至高之部,胥有赖也。或谓术性微燥,于虚证似当缓投,然却喜其燥而不烈,有合于中央之土德,且补土自能生金,正如山岳之出云蒸雾,降为雨露,以濡万物,而何病燥之有哉?缪仲醇谓其燥能伤阴,殊不知伤阴者,乃苍术,而非白术,固不得以治敦阜者治卑监也。因一言而废之,而病近收功之际,失此培土之药,浮火终不归根。甚矣,立言之难也!

陈皮(偶用)

杂证之有胸膈气滞,皆由于寒湿侵胃,故用陈皮之辛以利之,诚为至当。乃世医不察虚劳杂证之分,但见胸口气滞,辄以陈皮理气,不知陈皮味辛而性燥,辛能耗肺气之清纯,燥能动阴虚之相火,本以理气,气反伤矣。唯清金之久,化源初动,脾气未健,胃口渐觉涎多,可少加陈皮以快之,使中宫一清,未为不可。又或脾胃濡弱,湿注溏泄,亦可暂用数剂以理之。然亦去病则已,不宜常用。

桂圆(审用)

龙眼大补心血,功并人参,然究为温热之品。故肺有郁火,火亢而血络伤者,服之必剧。世医但知其补,而昧于清温之别,辄投之虚劳病中,心血衰少、夜卧不安之人。殊不知肺火既清之后,以之大补心脾,信有补血安神之效。若肺有郁伏之火,服之则反助其火。或正当血热上冲之时,投此甘温大补之味,则血势必涌溢而加冲,不可不慎也。

杞子(酌用)

虚劳之施治有次序,先以清金为主。金气少肃,即以调脾为之继。金土咸调,则以补肾要其终。故初治,类多用元参、麦冬,渐次芪、术,终治杞子、牛膝、龟鹿胶之类,功收一旦。凡属阴虚,未有不以此为施治之节者也。然杞子之性太温,若君火未明,相火方炽,肺叶张举之时,龙雷鼓动之后,投此则嗽必频,热必盛,溺必涩,血必涌溢而不可止,未可泥于杞子性凉之说也。

青皮　枳壳(不可用)

虚劳之治,曰清金,曰安神,曰培土,曰调肝,曰益肾。而唯补之一字,彻乎终始。故火亦补,痰亦补,滞亦补,三焦、五脏六腑、十二经络无所往而不宜补者。乃有谬妄之流,一见中气塞滞,不究虚实,便用青皮、枳壳以伐之。不知虚劳治气,与杂证不同,其滞也不可以利之,其高也不可以下之,其治满也不可以破之,陈皮、苏子已不当用,况青、枳乎?

理虚元鉴卷之五

理虚脉法总括

虚劳之脉，其来缓者为虚，软、微、弱，皆虚也。弦为中虚；细而微者，气血皆虚；小者，气血皆少。芤者，血脱；沉、小、迟者，气脱。细微而数者，虚热；微缓而滑者，虚痰。凡虚劳脉，小、弱者生，实、大者死；濡滑者生，坚强者死。若见数疾无伦，两手双弦，但弦无胃者，其现证即未甚剧，亦不可轻许以治也。

理虚脉法分类

一、劳嗽、吐血、咳血、咯血、呕血而薄厥者，脉得之濡涩为亡血，芤为失血，涩为血少。

二、咳嗽出血，脉寸数而大，或滑而紧急，阙中弦而涩，即煎厥。

三、咳嗽痰中带血珠、血丝，脉右寸滑而数，或濡而弱，亦煎厥之证。

四、血虚痰火，脉左寸涩而弦数，右寸虚大而滑，或数而涩，尺中虚涩

五、血虚痰火，又有细而紧数之脉。细则血虚，数必咳嗽，紧则为寒。寒因血虚，客于肺经，反作热，故脉数而咳嗽也。

六、虚痰嗽，脉软细弱，气口微细而数，或滑大而虚。

七、干咳嗽，脉左寸涩数，右大急数。

八、骨蒸，脉数大，或滑，或促，或细而急数。

九、夜热，脉微弦虚数，或沉，或涩，软弱而细。

十、心肾不交，脉两寸弦数，两尺涩，左寸脉迟为心虚，涩为失精，右寸微为滑精、气泄。

十一、梦泄遗精，尺寸脉细数，或迟而涩。此心肾不交，真元耗散，精已离位。青年见此，色欲伤也。又或芤动微紧，男子失精，女子鬼交。心脉短小，梦遗精，尺数，相火炽而遗。

十二、肾痹，脉左寸虚弱而涩，尺沉细而数。

十三、漏精，脉右尺弱，如发细，天旋摇摇，寒精自出，马口黏腻，房事不欠，绝孕。

十四、传尸劳，男子平人脉涩为劳，滑大为劳极。

十五、气口脉弦而数者，脉瘘也。

十六、六脉软弱，阳虚极也。

按：虚劳之脉，微、细、软、弱、芤、迟，皆为对证。最可畏者，洪大数疾，或豁大无力，弦急无神，病必不治。

理虚集方一十七道

清金百合汤　一切虚劳初起，咳嗽、痰血主药。

百合　桔梗　甘草　白杏仁　川贝母　桑白皮　天花粉　大麦冬　云茯苓　广橘红

春加佛耳草，夏加苎麻根，秋加金沸草，寒冬加款冬花。发热加柴、前二胡。咽痛加元参、射干。久劳者，加生地、丹皮。

清金桔甘汤 治咳嗽，痰中带血珠、血丝、血片。（此即咯血证。）

桔梗 甘草 川贝母 元参 麦冬 云茯苓 大生地 阿胶 奎白芍 粉丹皮

加减清金桔甘汤 治干咳嗽，为清金至宝。

前方去阿胶、茯苓，加花粉、灯心，河水煎之。

胶菀清金汤 治血中伏火，痰带血腥，宜清血室者。

前方加紫菀、地骨皮，再加犀角。

加味犀角地黄汤 治二火交炽，陡然血冒，大吐大衄者。

犀角尖 大生地 白芍 丹皮 生蒲黄 灯心草（三尺） 鲜荷叶（一大张）

煎汤代水。

清金养荣丸 血证中候调理之剂。

大生地（薄荷汤煮烂） 大白芍 元参 丹皮 川贝母 地骨皮 大麦冬 花粉 炙草

用炼熟白蜜（四两）丸。

清热养营汤 治虚劳，内热骨蒸。

柴胡 当归身 大白芍 生地 元参 大麦冬 茯苓 地骨皮 粉丹皮 加灯心草（三十寸）

河水煎，临卧服。

加味固本胶

生地 熟地 阿胶 天冬 麦冬 元参 川贝母 云茯苓 桔梗 炙甘草

加白花百合，用炼蜜收胶。

集虚胶

生地黄　熟地黄　大麦冬　淡天冬　元参心　桔梗　甘草

白蜜收胶。

琼玉胶

生地　人参　茯苓(各等分)

蜜收。

归养心脾汤　治梦遗滑精。

人参　生地　当归身　芡实　茯神　酸枣仁　炙黄芪　生冬术　怀山药　北五味

参固气,气固则精有摄而不遗;地滋阴,阴滋则火有制而不越。当归养血,芡、味固肾,茯、枣安神定志,芪、术药草,补气调中。气旺神昌,则精固而病自愈。心火甚者,加甜石莲。遗甚者,加萸肉、莲须。寒精自出,加苁蓉、蒺藜、菟丝、鹿茸。不禁,加金樱膏。泄泻,加莲肉、泽泻。腰膝软弱,足痿无力,加牛膝、杜仲、龟鹿二胶。

归养心肾丸

生地　熟地　当归身　茯神　酸枣仁　炙黄芪　生冬术　怀山药　炙甘草　炙北味　山萸肉　芡实

二地滋阴,当归养血,神、枣补心,萸、芡、北味固精滋肾,芪、术、药、草,调气补中。气虚甚者,加参。久遗,加枸杞、金樱子。滑甚,加莲须。

养心固本丸　为收功固本之要剂。

人参　黄芪　白术　甘草　生地　熟地　厚杜仲　淮牛膝　枸子　山萸肉　龟板胶(红麯炒成珠)　鹿角胶(同上)

另用甜石莲(三十枚),将肉桂末(一钱),同煮,竟日,去桂不用,炼蜜为丸。

固本肾气丸 治阳虚遗泄。

人参 黄芪 白术 茯苓 生地 当归身 酸枣仁 炙草 煨姜

加鹿角胶。漏不止,加桑螵蛸(或即以此一味为末,酒浆调服一钱,四服即止)。

还元丹 亦治阳虚诸证。

大熟地 厚杜仲 怀牛膝 枸杞子 补骨脂 锁阳 炙北味 山萸肉 云茯神 怀山药 远志肉 石菖蒲

炼蜜为丸,盐汤下。

百部清金汤 治尸疰。

百部 地骨皮 大麦冬 云茯神 人参 桔梗 粉丹皮 炙甘草

獭爪丸 治传尸劳。

獭爪(醋炙为末) 獭肝(阴干) 生地黄 败龟板 大麦冬 沙参 银柴胡 地骨皮 粉丹皮 百部 桔梗 炙甘草

共为末,或丸,或胶,每以五分或七分,投入煎剂,融化其中,潜令服之,勿使病者知觉。

原刻理虚元鉴后跋

传云：三折肱为良医。《楚辞》云：九折臂而成医。《曲礼》云；医不三世，不服其药。则甚矣，业医者之贵专且久也。曾伯祖韵伯公，以诸生精研医理，家中藏书颇多，刻本钞本若干卷，自著《来苏集》等书，向未梓行。表舅祖陈时行，学于伯祖，而吾伯父又学于时行。继复与琴川杨资生先生讨论有年，则伯父之于医，原本先世，而又参究明师，博资良友，加以故籍冥搜，克穷阃奥，可谓专且久矣。今《来苏集》等书已刊刻风行，是书亦钞本之一。伯父不敢自私，以公于世。今已开雕，用敢述其缘起如此。侄有田跋。

伤寒论注

伤寒论附余

附　伤寒例新注

伤寒论心法

回澜说

时节气候决病法

［清］王丙　撰

伤寒论注卷一

（懋修案：诸家伤寒论注，唯我外曾祖朴庄公此注为《千金翼方》定本，兹谨合《脉经》参校。）

太阳病用桂枝汤法第一（五十七证、方五首）

六经提纲，专主气化，凡云太阳病，皆承首条言之，各经仿此。太阳发热，有自汗、无汗之别。自汗为虚邪，以桂枝治之。（懋修案：读此书者，当先于气化二字着眼。何为气？寒水、燥金、相火、君火、湿土、风木是也。气病而后经病，先生指点极明。又案：经气六日传遍，非病气必以六日相传也。其病气之仍在太阳者，不论经气之传至何经，总是麻、桂二味，即可于各经中所用麻、桂方验之。近读黄氏坤载书更明。）

论曰：伤寒与痓病、湿病，及热、暍相滥，故叙而论之。

滥者，相混也。《内经》曰；治病必求于本。又曰：先寒而后生他病者，治其本。仲师论伤寒，以寒为本也。此论为即病之伤寒设，而伤寒自霜降始，是时介于秋凉之交，有同属太阳而为痓者混于其间，不可不辨也。又此论为不即病，而变为温暑之热病设，是时介于春夏，有同属太阳，而为湿、暍者，混于其间，不可不辨也。唯先知痓、湿、暍之病状，然后可与言伤寒之病状，则名正而方治，可无误矣。若夫伤寒后续感之痓、湿、暍，则论中亦兼言之，从本而及末也。

太阳病，发热，无汗，而反恶寒，是为刚痉。

太阳病者，头项强痛也。秋燥发热，与伤寒不同。不当恶寒，而反恶寒，知其为雨湿之凉气所束也。以无汗，故名刚痉。其证如末条所云者是。

太阳病，发热汗出，而不恶寒，是为柔痉（一云恶寒。懋修案：《脉经》作不恶寒）。

不字疑衍。肺有燥热，热甚则逼汗从皮毛透出，仍恶寒者，病本于凉气之所伤也。证如末条，但较柔软耳。其强急正相同也。

太阳病，发热，其脉沉细，是为痉。

秋燥脉本短而涩，今更沉细。细主湿，沉主筋。盖湿遏燥气，内入于筋，故经云诸痉项强，皆属于湿也。河间云：湿甚则兼风化以制之。然虚有其象，而实非风者是也。○《金匮》言反伏弦者痓，又云痓脉，按之紧如弦，直上下行，是痉证之变重者，由太阳溢入奇经督脉矣，故名曰痓。痓者，恶也。痓与痉有别，但云痉误为痓者，亦未的。

太阳病，发其汗，因痉。

凡六淫之邪，皆从太阳入，不独伤寒也。秋时得太阳病，发汗不得其宜，遂至成痉者，以汗亦湿也，热为湿寒所持之故也。

病者身热足寒，颈项强，恶寒，时头热、面赤、目脉赤，独头动摇，是为痉。

身热足寒，热壅于肺，不下达也。头项强急，太阳病也。恶寒者，湿必兼寒，而伤其卫也。时字贯下三项：头热者，燥气上乘也；面赤者，热在阳明也；目脉赤者，热属火而目脉属心也。独头动摇,即河间湿兼风化之谓。此缘燥热在内,有时发现,而仍为湿所持之故。《金匮》于此下多二句,云:卒口噤者,肺热甚而舌本燥涩也。背反张者,邪客于太阳也。《金匮》痉、湿、暍有方治,而此不及者,意主于辨明伤寒之证也。上痉状。

按:《内经》赫曦之纪、上羽,其收齐,其病痉。赫曦者,六戊之岁,火运太过也。上羽指戊辰、戊戌二岁,为太阳寒水司天也。上者司天,羽者寒水。火运就燥,遇寒水制之,不能乘金,则金之收气,得齐其化,故曰其收齐也。间有收之太过者,为寒水所遏抑,则病痉也。经又言厥阴在泉,客胜则大关节不利,内为痉强拘急,外为不便。厥阴在泉,寅申之岁,客者,每年客气,寅申年秋分后六十日,为客气寒水加临也。厥阴从中必见相火之化,火为寒抑,与赫曦、上羽义同。此运气之痉,属外感者如此。准此推之,凡秋分后六十日,燥金主令,此时燥热在肺,忽为雨湿之水气所束,如烧铁入水淬之,热气内入,柔变为刚,于是而肤致密者为刚痉,疏者为柔痉。其象如末条所云也。此外又有内伤而为痉者,如经言肺移热于肾,传为柔痉。又手阳明、少阳、厥阴厥逆发呕,喉痹痉,及太阳所至为寝汗痉者,是五志动极,君相二火相煽,人身六经,具有风、寒、暑、湿、燥、火之气,自相盛衰,变为痉证,与外感不同。至《千金方》太阳中风,重感于寒湿,则变为痉。此又病后所变,亦与上条一起,即成痉者有别,皆非此论中所言之痉也。论中专指外感之痉,强直而不柔和,独头微动,如打寒噤,背虽反张,不至角弓,其病名既等于湿、暍,则非一起即是危证可知。若瘛疭为动象之著,俗名抽搐者,此经所谓诸瞀瘛疭,皆属于火,火热生风,与痉之属湿者大异。虽痉极,亦有时变搐,然不可混作痉字解也。今不但以瘛为痉,并以诸暴强直之属风者为痉,甚至以肝绝之四肢翕习者,俱归之痉,是名不正矣。凡遇痉证,当先正其名,而视其因,分别内感外伤。肯堂《准绳》语最纯正,喻嘉言谓六淫之邪,至于成痉,乃病证之最多最深最恶最易惑人者,其臆说固不可从,即景岳纯作阴虚论,混外感于内伤,亦属偏见。

太阳病,而不关节疼烦,其脉沉缓,为中湿。(懋修案:《脉经》无不字,当依之。《千金翼方》亦无不字。)

关,谓八关,肘、肩、解膝、环跳各二也。节,谓诸筋节相属处,疼烦者,痛多而作止不齐也。此言天气之湿,所谓清邪中上,故发于太阳。非如地气之湿,必先跗肿,久渍之湿,必流关节者也。脉沉缓者,湿性黏滞,全无鼓动之象。此为太阳中于天气之湿也。

病者一身尽疼烦,日晡即剧,此为风湿,汗出当风,或久伤取冷所致也。(懋修案:日晡即剧,本作日晡所剧。日晡所犹言日晡之一时,注中首句,当增所字,次句即字应汰。下文日晡所发潮热可证。《脉经》亦作即,《千金翼方》亦作即,并当援发潮热句改之。又案:《千金翼方》无当风,或久伤卧冷七字。)

日晡,申时也,即剧者,应时而疼,烦愈甚也。上条但言中湿,此则风与湿合,而伤其卫阳。故日西而阳气衰,便疼烦也。汗出当风,风湿所以兼受,或春夏喜于风凉,风中必兼有湿,久则伤其腠理也。此《金匮》麻杏薏甘汤证。

湿家之为病,其人但头汗出,而背强,欲得被覆(懋修案:《脉经》被覆下有向火二字之义)。**若下之早,即哕。或胸满,小便不**

利(懋修案:《脉经》无不字,《千金》同),**舌上如苔。此为丹田有热,胸上有寒,渴欲饮而不能饮,则口燥也。**(懋修案:《千金》作则不能饮,而口燥。又案:《千金翼方》尚有湿家之为病,一身尽疼,发热而身色似熏黄也一条,在此条之前。)

哕,胃热也。其声浊恶而微长,与呃逆有别,详下《厥阴篇》中。丹田,即石门穴,在脐下二寸。寒,指寒饮。此言久伤取冷者,名为湿家。风主自汗,今为湿所持,故其亲上者,但头汗出耳。背强者,湿侵太阳之经。欲得被覆者,风湿性冷,伤其卫阳也。湿家为外感所束,蕴热于中,是为湿热可下。若但为在表之风湿,当先与麻黄加术汤,否则下之早矣。凡湿家误下之变,伤在三焦。《内经》云:三焦者,决渎之腑,水道出焉,属膀胱。是其脉与膀胱相属也。又云:三焦、膀胱者,腠理、毫毛是其应。是汗出而水道通,即开上窍而下窍亦通之旨也。又《难经》曰:上焦在胃上口,主内(音纳),不主出。其治在膻中,即胸也。中焦在胃脘,不上不下,主热腐水谷,其治在脐旁,属胃天枢穴。下焦当膀胱下口,主分别清浊,主出不主内,以传道也。其治在脐下一寸。一寸当作二寸,即丹田、三焦、膜原也。知此,则风湿在表,宜先开表。或风湿相持,久而化热,始可用下。早下则上、中二焦之气,陷于丹田,胃既寒而丹田之热气并相逆,复出于胃,必即哕也。其较轻者,表邪陷于胸,而胸满,下焦热郁,而小便不利,上焦气阻,津液不得宣通,而舌上如苔。此为丹田有热,而不能分别清浊,故小便不利也。胸上有寒,即上焦如雾之气,变为寒饮,凝于胸上,故胸满也。凡外邪在表,则舌无苔,里虚非热,亦无苔。今似苔非苔,舌上有燥湿之象,明是下热上寒,故半渴不渴,渴饮无多,而时欲得饮也。此湿之有热者,以下早而伤在三焦,非纯是阳虚之湿家也。

湿家下之,额上汗出,微喘,小便利者,死,下利不止者,亦死。

其阳虚之湿家,虽有风湿,亦不能蒸为头汗。唯卫阳已伤,而复误下,伤其中焦之阳,于是额汗出而微喘,心肺之阳欲脱矣。小便利,又下利不止,肾阳、脾阳亦脱矣。上下交脱,不死何待?此又见湿家无热,总无用下之理。

问曰:病风湿相搏,身体疼痛,法当汗出而解。值天阴雨,溜下不止,师云此可发汗之,汗之(懋修案:《千金翼方》无有汗之二字说)**而其病不愈者,何故?答曰:发其汗,汗大出者,但风气去,湿气续在,是故不愈。若治风湿者,发其汗,微微似欲出汗者,则风湿俱去也。**

此言治风湿之汗法,贵徐不贵骤也。成注:值天阴雨不止,明湿胜也。《内经》云:阳受风气,阴受湿气。又曰:伤于风者上先受之,伤于湿者下先受之。风湿相搏,则风在外,湿在内。汗大出者,其气暴,暴则外邪出,里邪不出,故风去而湿在。汗微微出者,其气缓缓,则内外邪皆出,故风湿两尽也。喻嘉言曰:风湿汗法与常法不同,用麻黄汤必加白术、薏仁以去湿,用桂枝汤必去芍加白术,甚者加附子,以温经其取汗,贵徐不贵骤。且有不可发汗者,风湿相搏,多夹阳虚,阳虚即不得发汗,但可用辛热壮气药,抚阳以逐湿而已,此为得之。

病人喘,头痛,鼻窒而烦,其脉大,自能饮食,腹中独和无病,病在头中(去声)**寒湿,故鼻窒,内**(音纳)**药鼻中,即愈**(懋修案:

内药鼻中,是用瓜蒂一物散)。

此清邪中上,雾露之邪,从鼻窍入者也。凡寒湿之从鼻入者,须得阳明气旺,始不内入三阴。当知其能御病处,在脉大,能饮食,腹中无病,故寒湿仅中于头也,病人恶寒发热者也。喘,头痛,鼻窒而烦,皆清阳为寒湿所郁。从鼻入者,仍从鼻中搐去黄水,则清阳之气伸矣。上件湿状。

按王肯堂曰:湿,有天之湿,雾露雨是也。天本乎气,故先中表之荣卫。有地之湿,水、泥是也。地本乎形,故先伤皮肉、筋骨、血脉。有饮食之湿,酒、水、乳、酪之类是也。胃为水谷之海,故伤于脾胃。治天之湿,当同司天法。湿上甚而热者,平以苦温,佐以甘辛,以汗为效。治地之湿,当同在泉法。湿淫于内,治以苦热,佐以酸淡,以苦燥之,以淡泄之。治饮食之湿,在中夺之,在上吐之,在下引而竭之。愚按:此篇湿状,皆天气之湿也。湿家者,久伤于天气之湿者也。

太阳中热者,暍是也。其人汗出,恶寒,身热而渴也。(懋修案:《脉经》白虎汤主之,《金匮》亦载白虎,并一物瓜蒂两方。)

中热者,中于夏令之热气也。暍,即热伤之谓。先汗出,而后恶寒、身热者,暑为病也。热在肺,故渴。河间《原病式》云:邪热在表而浅,邪畏其正。故病热而反恶寒(懋修案:此证不可因恶寒而误用麻、桂)。邪畏其正,言正气尚能作主。

太阳中暍者,身热疼重,而脉微弱。此以夏月伤于水(懋修案:《千金翼方》作冷字),**水行皮肤中所致也**(懋修案:《千金翼方》无所致两字。又案:《脉经》瓜蒂汤主之)。

太阳中暍,如上条之病,身固当热,何以疼重,脉固当虚,何以微弱？此必因中暍后，渴多饮水，水寒之气，虽不入里，必行于皮肤中，故身疼重、脉微弱也。宜用吐以宣其肺，则皮肤之湿行，所以有瓜蒂汤法。

太阳中暍，发热恶寒，身重而疼痛，其脉弦细芤迟，小便已，洒洒然毛耸，手足逆冷，小有劳，身即热，口开，前板齿燥（懋修案：《脉经》作口前开板齿燥。注云：《伤寒论》前开二字倒，《千金翼》同。又案：无身即两字）。**若发其汗，恶寒则甚。加温针，发热益甚。数下之，淋复甚于前。**

夏令之气，暑中有湿，体虚者受之，加以发渴，故兼身疼重也。脉弦细芤迟，暑湿交持之状。小便已三句一贯。水道通时，引动表湿乘里，故如寒噤状，而且四逆也。成注：小有劳，身即热者，谓劳动其阳，而暍即发也。口开，前板齿燥者，里有热也。《内经》曰：因于暑、汗，烦则喘渴。口开，即喘渴之谓。喘渴不止，故前板齿干燥。若发汗以去表邪，则外虚而阳气衰，故恶寒甚。若以温针助阳，则火热内攻，故发热甚。若下以除里湿，则内虚而膀胱燥，故淋甚。愚按：此证《金匮》注家补方皆未的，唯庞安常用大小橘皮汤，即金匮橘皮汤及橘皮竹茹汤六味，甚合。上件暍状。

按：暍，即暑也。变暑言暍者，以暑病属诸伏寒，至夏至后发病之名，故曰中暍，使不相混。此仲师法也。

太阳之为病，头项强痛而恶寒。

六经为标，六气为本。仲景论伤寒，专原其本始。太阳之为病，寒水之气先为病也（懋修案：寒水为病，故主湿散）。头项最在上，皮毛最在外，其象与太阳相应。感于寒，故强痛恶寒也。气化先病,然后太阳之经脉亦病矣。

太阳病,其脉浮。

浮者,表也。寒伤太阳,必由皮毛,俟其气内应于脉,始显浮象。知其始之不遽浮也,又知其浮之必已发热也。此二节,兼下中风伤寒者言之。成本脉浮二字,在前条太阳之为病下。孙真人分列之,则六经提纲之专原本始益明。

太阳病,发热,汗出而恶风,其脉缓,为中风。

此详中风之脉证也。冬以栗烈者为气寒,觱发者为风寒,风即寒中之动气也。太阳病由本及标,标为阳。故发热汗出者,太阳为开,开之太过,则汗出也。恶风较恶寒稍轻。脉缓,承上文脉浮而言,是浮中兼缓也。缓谓微大而不数也。

太阳中风,发热而恶寒。

风中于太阳之始,发热、恶寒,一时并现,此即后条之发于阳者也。

太阳病,三四日不吐下,见浮脉,乃汗之(懋修案:《千金翼方》作见芤,乃汗之)。

此即下条之发于阴者,已见头项强痛,而未发热。此三四日中,尚虑其未能达于太阳,或仍入少阴而为吐下,当从少阴治之矣。唯其不吐下,而又见浮脉,则发热可知,而病已达于太阳,乃可汗也。

夫病有发热而恶寒者,发于阳也;不热而恶寒者,发于阴也。发于阳者七日愈,发于阴者六日愈,以阳数七、阴数六故也。

《内经》论邪之中人,方乘虚时,及新用力,若饮食下出,腠理开而邪中之,中面则下阳明,中项则下太阳,中颊则下少阳。

其中于膺背两胁,亦中其经。其中于阴者,常从臂胻始。盖邪入阴而脏气实,邪不能容,还之于腑。故中阳则溜于经,中阴则溜于腑。所谓邪者,独指风也。首句但言病字,统三阳之病。言发热、恶寒一时并现,知其中阳而溜于经,若不热恶寒,即使后仍发热,而原其始,必中阴而溜于腑者也。凡阴阳变化之机,总以六为纪,而阳常有余,阴常不足。发阳者,病气有余,必在满六日之后,当七日愈;发阴者,病较不足,既能发热而出于阳,则满六日即愈矣。此所以谓阳数七、阴数六也。

太阳病,头痛,至七日以上自愈者,其经尽故也。若欲再作经者(懋修案:《千金》作若欲作再经者),**针足阳明,使经不传,则愈。**(懋修案:据此一条七日以后,针足阳明,则七日以内,太阳经病始竟,明是专在太阳,至七日外再作经,乃为传入阳明,而非七日传遍六经,至七日再传太阳可知。据此可以正一日一经之讹,而知《内经》一日太阳,二日阳明者,谓经气,不谓病气也。)

凡中气病,以六日七日为一经,行尽此一经,则愈。经者,常期也,非经络之经也。头痛者,举太阳之一证以为例,若过一经未愈,则为作再经,又当以六七日为期也。然此六七日中,最虑传入阳明,故针以补之,使不受太阳之邪,邪无所容,必自达矣。针法未详,庞云补足三里穴。

太阳病,欲解时,从巳尽未。

柯韵伯曰:巳午为阳中之阳,故太阳主之。至未上者,阳过其度也。人身阴阳之气,上合于天,藉其旺气而解,此天人感应之理也。

风家表解而不了了者,十二日愈。

不了了者，其人不甚爽慧也。此必发于阴者，六日愈后，而阴阳之气未和，再过六日自愈矣。

太阳中风，阳浮而阴弱，阳浮者，热自发。阴弱者，汗自出，涩涩恶寒，淅淅恶风，翕翕发热，鼻鸣干呕者，桂枝汤主之。（懋修案：《千金翼方》作阳浮而阴濡弱，浮者，热自发，濡弱者，汗自出。）

此与下四条，皆桂枝汤主之，言舍此无他法也。阳浮、阴濡是发热出汗之故，谓之脉证相合。《难经》尺寸终始一寸九分，阳得寸内九分，阴得尺中一寸。故言阴阳，则三部俱在其中矣。阳脉浮，则气浮于表。知其发热，阴脉濡弱，则荣气内孤。知其汗出，涩涩固密之意，淅淅寒噤之状，翕翕有时气聚而热甚也。鼻鸣，嚏也。干呕，风邪干胃也。

太阳病，发热汗出者，此为荣弱卫强，故使汗出，欲救邪风，桂枝汤主之。（懋修案：《千金翼方》无者字，欲字作以字。）

发热汗出，则脉之阳浮阴濡可知。卫行脉外，荣行脉中。卫为风所伤，而过于开，故云卫强。荣气不能内守，随之外泄，而为汗，故云荣弱（懋修案：桂枝解肌，所以泄卫；白芍敛阴，所以固荣）。邪风者，凡八方之虚风，从冲来者皆是。此云救邪，则主春之西风、夏之北风，言之二者，皆从所不胜来，谓之贼邪，故救春夏之邪风，亦莫如桂枝汤。

太阳病，头痛发热，汗出恶寒（一作风）**，桂枝汤主之。**（懋修案：《脉经》作发热汗出，恶风，若恶寒，《千金翼方》作恶风。）

但头痛，不项强，因其发热，亦为太阳病也。汗出之后，不但畏风，并至无风亦畏寒者，是阳虚也。然其发热汗出，与脉合者，亦以桂枝汤主之，以辛甘能补阳也。

太阳病，项背强几几，而反汗出恶风，桂枝汤主之。（本论云桂枝加葛根汤。懋修案：《脉经》桂枝加葛，又一条则云太阳病，项背强几几，无汗恶风，属葛根汤。）

此又言太阳病，不但项强而背亦强。几几，短羽之鸟，欲飞不能之状，形容项背之强，欲伸而不能也。此必发热时，又感寒湿，当无汗恶寒，而反汗出恶风，则脉仍浮濡可知。仍用桂枝汤和之，而寒湿亦解矣。

太阳病下之，其气上冲者，可与桂枝汤，不上冲，不可与之。（懋修案：《千金翼方》无者字、上字。）

此下三条，示桂枝汤之不可与者也。风寒邪在肌肤者，下之则陷，其有中焦不肯受邪，而气上冲者，尚能从表而出，可与桂枝汤。本条重在不上冲不可与之七字。

太阳病，法有可下者，因其素脾约，易于津液凝涩。庞安常所云，有人始得病，变阳盛之证，须便下之，不可拘日子浅深次第也。下之而里气和，则太阳承阳明之气而为汗，以达于表。否则，阳明主阖，反凝太阳之邪，而逆传矣。然结有阴阳之别，阳结者，脉浮而数能食，不大便失下，则三七日必死，先于十七日剧也。阴结者，脉沉迟，不能食，身体重失下，则三六日必殆，先于十四日剧也。阴结宜用温下法，与阳结异治。

太阳病三日，已发汗、吐、下、温针而不解，此为坏病，桂枝汤复不中与也。观其脉证，知犯何逆，随证而治之。

坏病为医所坏也，不必久而坏，三日已坏矣。不必发汗、吐、下、温针全误，有一之误，即坏矣。不必变出别证，苟表仍不解，亦为坏矣。此本是桂枝证，然不中与者何也？以非复阳浮阴濡之脉也。故必先观其脉，次察其证，而救其逆也。

桂枝汤本为解肌，其人脉浮紧，发热无汗，不可与之。常须识此，勿令误也。（懋修案：《千金》作与也，不作与之。）

太阳过开，则风邪由皮肤而留于肌，以桂枝汤解其肌，不欲其过于开也。若伤于气寒，则太阳阖而不能开，岂可反治其开乎？

桂枝汤

桂枝（去皮） **芍药** **生姜**（各三两，切） **甘草**（二两，炙） **大枣**（十二枚，劈）

上五味，㕮咀，以水七升，微火煮取三升，去滓，温服一升，须臾，歠热粥一升余，以助药力。温覆，令汗出，一时许，益善。若不汗，再服如前。复不汗，后服小促其间，令半日许三服。病重者，一日一夜，乃瘥，当晬时观之。服一剂病证犹在，当复作服之，至有不汗出，当服三剂乃解。

桂枝者，能入荣而出卫者也。太阳主开，今风乘之而过于开，则必祛风外出，而太阳之气始复其常，但中风为虚邪，荣气已弱，岂宜漫泄？又风邪已近肌肉，即是木气乘脾，故君以桂枝，而必以养血和中者为臣。古桂枝去皮，即枝干之枝，非嫩枝也。今之桂枝力薄矣。风能化热，以芍药之凉者监之，以炙草缓之，又姜以宣卫，枣以补荣，以微火煮取汁，欲辛之味附于甘，不耗散其辛之气也。如是，则五味并成一味，然后热粥投之，使胃气敷布药力以为汗，则非复中邪之汗，而为邪出之汗矣。病重句至末，作一贯说。言一日夜作三剂服，至周时当愈也。古一两准今七分六厘，一升准今六勺七秒，详见余所著《古方权量考》。

太阳病，发其汗，遂漏而不止，其人恶风，小便难，四肢微急，难以屈伸，桂枝汤加附子主之。（桂枝汤中加附子一枚，炮，即是。）

漏者，形容其汗出不止。犹幸其但恶风，而非恶寒，尚非亡阳可比。然汗多，则邪必不解。小便难者，阳气不化也。四肢微急者，阳虚则柔不能养筋也。仍主以桂枝汤，加附子之炮者，以守于中。一枚，《千金》论准一两。

太阳病下之，其脉促、胸满者，桂枝去芍药汤主之。若微寒者，桂枝去芍药加附子汤主之。（桂枝去芍药中加附子一枚即是，一作半枚，去皮，炮。）

脉来数时，一止复来，名曰促。下后脉促，阳盛可知。此必阳结之宜下者也。胸满者，胃中水谷之气上升于胸，犹未能达于皮毛，主以桂枝去芍，纯是辛甘发散，而汗出解矣。亦有微恶寒者，恐前下药之伤其里阳，故加炮附子于汤中，而斟酌于一枚、半枚间也。

太阳病，得之八九日，如疟，发热而恶寒，热多而寒少，其人不呕，清便欲自可，一日再三发，其脉微缓者为欲愈，脉微而恶寒者，此为阴阳俱虚，不可复吐下发汗也，面色反有热色者，为未欲解，以其不能得汗出，身必当痒，桂枝麻黄各半汤主之。（懋修案：《千金翼方》前太阳病，发汗遂漏，及下之，脉促，及得之八九日，三条在桂枝汤药之下，服桂枝汤大汗，脉洪大之上。）

太阳病，已过一候，欲愈，则必交厥阴。厥阴中见少阳，故如疟状。且热多寒少，为阳胜。其人苟脾胃气和，脉又微缓，日二三度发，邪气已浅，知其欲愈。然既脉微恶寒，又不可不知其阴阳俱虚也。阴阳俱虚者，面色当青白，今反有热色，又不可不知其未欲解也。其故总由乎阴阳虚，不能得小汗出，所以如疟，所以日二三度发，所以面有赤色，而身必痒也。庞安常曰：病传厥阴，脉得微缓，微浮，其证寒热如疟，此为必愈，宜桂枝麻黄各半汤和之。盖微缓，亦厥阴脉。桂枝麻黄各半汤，是和表法，表和则太阳之气清纯，而交于厥阴矣。古人以凡太阳病，皆日传一经，至六七日当传厥阴者，非也。至有谓厥阴再传太阳者，更无此理。

桂枝(一两十六铢)　**白芍**　**炙草**　**生姜**(各一两，切)　**大枣**(四枚，劈)　**麻黄**(一两，去节)　**杏仁**(二十四枚，去皮尖及两仁者)

上七味，以水五升，先煮麻黄一二沸，去上沫，内诸药，煮取一升八合，去滓，温服六合。一本云桂枝汤三合，麻黄汤三合，并为六合，顿服。

各取本方三分之一而合之，分作三服，每一服中，麻黄准今二分二厘耳(懋修案：二分二厘，应作二分五厘)。此剂之最小者，是知表法，非发汗法也。诸药皆补荣助卫，故阴阳俱虚者，得之则辅正以和邪，此制方之妙。

酒客不可与桂枝汤，得之则呕，酒客不喜甘故也。(懋修案：《千金翼方》自此至大下后，复发汗，心下痞，恶寒者，十六条在常须识此，勿令误也之下，桂枝汤方药之上。)

喻嘉言曰：辛甘发散为阳，《内经》之旨也。仲景遵之制方，重申辛甘之戒，可谓虑周千变矣。如酒客平素湿热搏结胸中，才挟外邪，必增满逆，所以辛甘之法，即不可用。辛甘不可用，则宜用辛凉以彻其热，辛苦以消其满矣。后人不察，即不遇酒客，亦诋桂枝为难用，无端变乱《内经》定法，可胜诛哉？

喘家有汗，作桂枝汤，加厚朴、杏仁佳。（懋修案：《千金翼》方少有汗二字。）

喘家指本体之有湿者，虽非酒客，而湿阻于中，易于作喘，又得太阳中风病，则必有汗。治以桂枝汤，加朴、杏，则利气散邪，兼能逐湿。盖以辛散之，而减甘益苦为佳也。

服桂枝汤吐者，其后必吐脓血。

凡中焦湿甚，服桂枝汤，而格不相入，则呕而出矣。湿不甚者，因服桂枝汤过多，或过急，遂至留滞中焦，辛甘化热，上蒸于肺，常漾漾恶心作吐，决其后必吐脓血，吐后热气泄，不药自愈矣。

太阳病，初服桂枝汤，而反烦不解者，当先刺风池、风府，却与桂枝汤则愈。

风池二穴，属足少阳，颞颥后发际陷中。风府属督脉，在项发际上一寸，大筋内宛宛中。桂枝汤煎取三升，初服一升，反烦不解，风将化热之机也。刺风池、风府以泄其热，再服尽二升，则得汗而愈矣。

太阳病外证未解，其脉浮弱，当以汗解，宜桂枝汤。

此下十二节，皆言宜桂枝汤，示人以此方为加减也。重在脉浮弱三字。虽无汗，不宜麻黄汤，以其脉之弱也。

太阳病，下之，微喘者，表未解故也，宜桂枝汤。（一云麻黄汤）

误下微喘，邪热尚向外也，宜桂枝汤，不兼厚朴、杏仁者，非中风误下所宜也。

太阳病，有外证未解，不可下之，下之为逆，解外，宜桂枝汤。

既经误下，则虽属麻黄证，宁可用桂枝汤也。

太阳病，先发汗，不解而下之，其脉浮者不愈。浮为在外，而反下之，故令不愈。今脉浮，故知在外，当解其外则愈，宜桂枝汤。

下后不解，而脉尚弱，则合用桂枝矣。无论有汗无汗也。

病常自汗出者，此为荣气和。荣气和而外不解，此为卫气不和故也。荣行脉中，卫行脉外，复发其汗，卫和则愈，宜桂枝汤。（懋修案：《千金翼方》无荣气和而外不解此为九字。）

此与下条，但言病者，统伤寒有五之病言之，其本皆起于寒也。凡属荣弱卫强，而为自汗出者，皆宜桂枝汤。其加味之法，则当因时制宜。

病人脏无他病，时时发热，自汗出而不愈，此卫气不和也。先其时发汗愈，宜桂枝汤。

此重在脏无他病四字，脏指胃言，胃无他病，则非阳明之发热自汗，而可断为卫气之不和。先其时发汗，迎而夺之也。

伤寒不大便六七日，头痛身热，小便赤者，宜与承气汤。若小便利者，此为不在里，故在表也。当发其汗，头痛者必衄，宜桂枝汤。（懋修案：《脉经》作不大便六七日，头痛有热，与承气汤，其大便反青，一作小便清，此为不在里，《千金翼方》同也。）

此下三条，示伤寒亦可用桂枝汤也。凡条首冠伤寒二字者，皆温暑之伤寒也。其即病之中风伤寒，则名之曰某经病，以此别之。伤寒六七日,服过大青龙汤,过经将入阳明,不大便,头痛身热,有可用承气达邪之道。然必以小便别之,小便色赤者,为里有热,始可下。若小便利,则里无热结,可断其头痛身热,病仍在表也。热甚而由经入络,络热则衄矣。宜桂枝汤和解之,则可以免于衄。

伤寒发汗已解,半日许,复烦,其脉浮数,可复发其汗,宜服桂枝汤。

脉数,为在手,乃手太阳之邪未达,致心经亦热也。以桂枝汤复发其汗,则邪尽达矣。

伤寒,医下之后,身体疼痛,清便自调,急当救表,宜桂枝汤。(懋修案:清即圊字。)

曰伤寒,必已汗矣,乃复下之,知其身体疼痛之为表虚也。若下利不止,先宜救里,今清便自调,急当救表,故以桂枝汤和其荣卫也。

太阳病未解,其脉阴阳俱停,必先振栗汗出而解。但阳微者,先汗之而解,宜桂枝汤。(懋修案:《脉经》又云,但阴微者,先下之而解,属大柴胡汤证。)

太阳病未解,脉必浮,或数或紧,今忽阴阳俱停,知其将交厥阴,为发热恶寒,汗出而解也。若阴停而但阳微者,所谓最虚之处,即是客邪之处,宜桂枝以汗之。

太阳病未解,热结膀胱,其人如狂,其血必自下,下者即愈。其外未解,尚未可攻,当先解其外,宜桂枝汤。

凡太阳病,有由经入腑者,方书以经病为标,入腑为犯本,腑即膀胱也。邪热入腑,气病则水道不利,血病则血为凝结。许叔微云:血在上则喜忘,在下则如狂。盖心主血,血热则心之神明为热所煽也。膀胱为多血之经,又主精液,蓄热虽深,不至干涩,其血必从大小便出,浊阴一降,清阳自升,濈然汗出解矣。此因热结膀胱后,其外已不恶寒,邪专在血,故得自汗而愈。若外未解,表犹恶寒,无论其邪未全结,即此腠理毫毛之气未和,已若吸住其瘀而不得下,故当先与桂枝汤也。膀胱血自下,注家从无云尿血者,唯节庵《明理续论》言之,并云宜延胡索汤。愚意既能自愈,亦无须药也。

伤寒大下后,复发汗,心下痞,恶寒者,不可攻痞,当先解表,宜桂枝汤。(懋修案:《脉经》云:攻痞,宜大黄黄连泻心汤。)

伤寒因大下,而心下痞,复发汗,而仍恶寒,病已误于先攻后表,岂可复攻其痞?然先解外,又非大青龙可任,唯用桂枝汤,仍不失安内攘外之旨。

服桂枝汤,大汗出,若脉洪大,与桂枝汤。其形如疟,一日再发,汗出便解,宜桂枝二麻黄一汤。

大汗出而脉洪大,若大烦渴,是转阳明,否则仍是卫气之强也。与桂枝汤如前法,从谷气以发其汗,则荣卫和矣。若形如疟,是太阳将交厥阴也。桂枝二麻黄一,比各半为尤轻,故云取微汗而已。

桂枝(一两十七铢)　**麻黄**(十六铢)　**生姜**　**白芍**(各一两六铢)　**炙草**(一两二铢)　**杏仁**(十六枚)　**大枣**(五枚)

上七味,以水七升,煮麻黄一二沸,去上沫,内诸药,煮取二升,去滓,温服一升,日再服,取微汗而已。一本云:桂枝汤二分,麻黄汤一分,合为二升,分二服。今合为一方。

太阳病，发热恶寒，热多寒少，脉微弱，此无阳也，不可发汗，桂枝二越婢一汤主之。

此亦太阳向愈时，欲交厥阴而未能者，因其标阳有余，而本阴不足也。脉微弱，非微缓之比。缓者津液未伤，弱则乏矣。无阳，即无津液之互辞。津为阳所化，纯用辛甘发汗，则阳亢而不能生阴；不用辛甘，则阴药亦未能化津。故取桂枝之芍药以和阴，且用越婢之石膏，辛凉以辅之，而麻桂始得运其生津彻表之功。此又桂枝之变法，而发无阳之汗者之主方也。越婢，《外台秘要》作越脾，言发越在内之热，使脾气散津于肺，寓微发于不发中也。

桂枝　**白芍**　**炙草**　**麻黄**（各十八铢）　**生姜**（一两二铢）　**大枣**（四枚）　**石膏**（二十四铢）

上七味，以水五升，先煮麻黄一二沸，去上沫，内诸药，煮取二升，去滓，温服一升。一本云：当裁为越脾汤，桂枝合之，饮一升。今合为一方，桂枝汤二分。

服桂枝汤，下之，颈项强痛，翕翕发热，无汗，心下满，微痛，小便不利，桂枝去桂加茯苓白术汤主之。

解表后，下早则伤中，中虚生湿，湿盛则兼风化之象，故项强发热似痉状。以其无汗，而不恶寒，知风邪已解，无须桂枝矣。心下满，微痛，湿饮内停也。小便不利，太阳气化不行也。以芍、草、姜、枣和其中，加苓、术各三两以宣其湿，此从太阴之开，而太阳亦复其开之常也。凡病之兼湿者，用白术代桂，苍术代麻，真人殆为后贤开一法门。

茯苓　**白术**（各三两）　**白芍**　**炙草**　**姜**　**枣**

于桂枝汤中，去桂加苓、术各三两，使小便自利，即愈。

太阳病用麻黄汤法第二（一十六证、方四首）

此治太阳病，无汗者，为实邪之法也。凡冬月中风，风中有寒，冬月伤寒，寒必兼风，风寒只是一气，荣卫亦自相贯，但以有汗、无汗，脉缓、脉紧，分出麻、桂两方。勿泥风伤卫，寒伤荣，截作两橛。

太阳病，或已发热，或未发热，必恶寒体痛，呕逆，脉阴阳俱紧，为伤寒。

已发热、未发热，即上篇发于阳、发于阴之例也。恶寒，寒郁之甚。体痛者，遍体皆痛。呕，寒水之气，聚于胸而上逆也。紧如转索之无常，脉证如是，则非中于寒风，而伤于气寒矣。脉不言浮，或尚未浮耳，少顷发热，则当浮矣。此为即病之伤寒，故仍冠以太阳病也。

伤寒一日，太阳脉弱，至四日，太阴脉大。（此条未详）

伤寒一日，太阳受之，脉若静者为不传；颇欲呕，若躁烦，脉数急者乃为传。

伤寒病，寒极生热，极阴变阳，邪势充斥，太阳受之，为头项痛，腰脊强。此病之本在寒水之气，而病之标则在太阳经脉也。脉紧而不数为静。颇欲呕，言气虽上逆，而不致极甚耳。庞安常曰：《素问》云：诸浮不躁者，皆在阳，则为热。其有躁者，在手。假令第一日，脉不躁，是足太阳膀胱先病，脉加躁，又兼手太阳小肠矣。又云：诸细而沉，皆在阴，则为骨痛，其静者在足。假令第四日脉静，是足太阴始传病，脉加数，又兼手太阴肺病矣。故六日亦能传遍脏腑也。《素问》云：躁谓脉数，静为脉不数也。

伤寒，其二阳证不见，此为不传。

二阳证，谓阳明经脉之证，如目疼、鼻干、不得眠之类。无此证，则同属太阳，六七日为一经之例矣。按：此条独指伤寒言，可知即病者，无日传一经之说也。

太阳病，头痛发热，身体疼，腰痛，骨节疼，恶风无汗而喘，麻黄汤主之。

此较首条多腰痛骨节疼五字。寒邪伤阳气，最操切。太阳主开，为寒所阖，则阳气不得通也。上言恶寒，此言恶风，互举之也。上言呕逆，此独言喘。寒水上逆不呕，即喘也。麻黄汤主之，是发肺中火郁，舍此无他法也。

太阳与阳明合病，喘而胸满，不可下也，宜麻黄汤。

凡言合病者，皆温暑之伤寒也。合则不复传矣。合病之外证，如《内经》热病论所指，太阳则头项痛，腰脊强，阳明则目疼、鼻干、不得眠，合成一病也。太阳不开则喘，阳明不降则胸满，邪不在胃，不可下也。太阳一开，阳明之气亦从而俱开矣。按：成本是麻黄汤主之，今《翼》本云：宜麻黄汤。疑必与下条相讹。

病十日以上，其脉浮细，嗜卧，此为外解。设胸满胁痛，与小柴胡汤。浮者，麻黄汤主之。

病字，承上文合病言，既服麻黄汤后，至十日以上，初起之脉，本浮而大者，今转为浮细，则阳明无病矣。嗜卧者，两阳合病，今得阴而解也。设胸满胁痛者，尚有微邪，在半表半里，以小柴胡和之。庞安常云：细而迟者，勿与也。若脉但浮，必不胸满胁痛，仍以麻黄汤从太阳开之。

太阳病，脉浮紧，无汗而发热，其身疼痛，八九日不解，其表证仍在，此当发其汗。服药微除，其人发烦，目瞑。剧者必衄，衄乃解，所以然者，阳气重故也，宜麻黄汤。

宜麻黄汤四字，当在服药微除之上。微除者，亦得汗，而身之疼热稍除也。太阳不开，则荣卫二气俱闭，而发为热。以麻黄汤发之，卫气开而荣热欲出矣，故微除也。发烦者，血分之热动也。目上纲属太阳，热胜则肿，故目瞑也。阳盛欲衄，衄则热随血散，表有可解之机，故曰衄乃解也。衄后，宜与和阴清热之药。

脉浮而数者，可发其汗，宜麻黄汤。（懋修案：《脉经》属桂枝汤证。）

浮为在表，数为荣热。此承上文发汗、无汗言，其数必有力，故宜麻黄汤。

伤寒，脉浮紧，不发其汗，因致衄，宜麻黄汤。

凡杂病鼻衄，责其里热；伤寒鼻衄，责其表热。表邪出于经，则衄为热解；表邪入于经，则衄为热郁。其血必不成流，脉虽衄后仍浮紧也。与麻黄汤，所谓夺汗者无血也。

脉浮而紧，浮则为风，紧则为寒。风则伤卫，寒则伤荣。荣卫俱病，骨节烦疼，可发其汗，宜麻黄汤。（懋修案：此条与《脉经》并有宜麻黄汤四字，则麻黄汤之必不与桂枝汤为对峙可知，且桂麻二汤之必不与大青龙汤为鼎立更可知矣。）

申言脉浮而紧之故也。卫行脉外，风性浮，故浮脉应之；荣行脉中，寒与血搏，故紧脉应之。骨节为荣卫通行之处，风与寒并则疼，寒郁而热则烦。发其汗，则荣热随出，而荣卫和矣。成本但云可发汗，而不知真人本有宜麻黄汤四字。苟明乎此，则知寒伤荣，属麻黄，风寒两伤荣卫，属青龙之为谬说无疑也。

太阳病下之，微喘者，外未解故也，宜麻黄汤。（一云桂枝汤，一云桂枝加厚朴、杏仁汤。懋修案：《脉经》桂枝加朴、杏。）

此外无汗而外未解者，与前条证同方异，以有汗无汗别之。

麻黄汤

麻黄（去节，三两） **桂枝**（二两，去皮） **炙草**（一两） **杏仁**（七十枚）

上四味，以水九升煮麻黄，减二升，去上沫，内诸药，煮取二升半，去滓，温服八合，覆取微似汗，不须啜粥，余如桂枝法。

麻黄，泄卫者也。太阳不开，非此无以泄之。但寒伤在荣，必得桂枝、甘草方能领荣分之邪，而出于卫外。兼杏仁，以理肺气，肺降则治节行，而汗始得周于身。桂枝汤用姜、枣，是调脾而使之为胃行其津液。若麻黄证，不用姜、枣，因其津液凝滞于肤腠，故专泄肺卫，其妙处在麻、桂合用也。麻黄先煮，去沫，以沫之气浮，非能领出荣分之邪者也。

太阳病，项背强几几，无汗恶风，葛根汤主之。

葛根（四两） **麻黄**（三两） **桂枝** **白芍** **炙草**（各二两） **生姜**（三两） **大枣**（十二枚）

上七味，以水九升，先煮麻黄、葛根，减二升，去上沫，内诸药，煮取三升，去滓，分温三服，不须与粥，取微汗。

此亦太阳中风，重感于寒湿者。项强恶风与上篇同，此独无汗，故以桂枝汤治风，兼麻黄以泄卫。君葛根者，无汗则风热必郁而蒸肺，故取葛根之甘凉而升者，以清烦热，而开腠理。《本草》云：轻可去实。麻黄、葛根之属，麻性温，葛性凉，用各有当。

此事合为一，使风热寒湿齐解也。又可见治无汗之实邪，麻黄外首推葛根矣。洁古以葛根为阳明经药，或未必然。此味性升，未始不行太阳也。

太阳与阳明合病，而自利（懋修案：《脉经》作自利不呕者），**葛根汤主之。**（一云用后葛根黄连黄芩汤。）

凡二阳合病多利，三阳合多汗者，寒毒藏于肌肤，肌肤胃所主也。胃热不宣，气阻而饮积，辨脉法所谓晚发水停者也。合病则气并于阳蓄饮内动，寻路而出，故利。主以葛根汤，升其清阳，则两阳之热，从皮毛而解，不治利而利自止矣。

不下利，但呕，葛根加半夏汤主之。（葛根汤中加半夏半升，洗，即是。懋修案：《脉经》亦属太阳阳明合病。）

不下利，但呕者，水气随病气所之得路即出也。呕为胃气不降。两阳之邪，合于胸，而胸满可知矣。用葛根汤升散，必加半夏以降其逆，治其所合之地也。半夏半升，《千金》云：准二两，约今一钱五分二厘。

太阳病桂枝证，医反下之，遂利不止，其脉促，表未解，喘而汗出，宜葛根黄芩黄连汤。

葛根（半斤）　**炙草**（二两）　**黄芩**　**黄连**（各三两）

上四味，以水八升，煮葛根，减二升，内诸药，煮取二升，温服。

桂枝证，因脾约而妄下之，下后风邪入里，挟素蕴之内风内火，而鼓于中，下奔则利，上奔则喘。因其汗出，脉促，不至结胸，尚有可解之机耳。然非辛温可任，故以葛根之甘凉者君之，以熄其内外之风，而仍领邪以达于皮毛，佐以芩、连，苦能泄肺之逆，又能止利也。使以甘草,甘以缓中也。

懋修案:桂枝证,本太阳病也。医反下之,则太阳之表病,因下而变阳明之里热矣。而脉促喘汗,则尚能为阳明表证,故凡阳明表证,当以此为主方。不必因乎误下,亦不必有下利证,但见脉促喘汗,即可用此方耳。

太阳病用青龙汤法第三(四证、方二首)

此篇皆治太阳寒水之气,并暑湿之本于伏寒者,青龙行水者也。柯韵伯曰:化肺中之水气而为汗,故名大青龙;化心下之水气而为汗,故名小青龙。

太阳中风,脉浮紧,发热恶寒,身体疼痛,不汗出而烦躁者(懋修案:《千金翼方》无躁者二字),**大青龙汤主之。若脉微弱,汗出恶风者,不可服之,服之则厥逆**(懋修案:《千金翼方》无逆字),**筋惕肉瞤,此为逆也。**

此即例云:五月六月,阳气已盛,为寒所折,病热则重也。中风者,中于春夏暴寒之风,从西北来,挟寒水之气,与阳气相搏,故脉浮紧,发热恶寒,身体疼痛也。例所谓阳气之盛,即春夏生长之气,湿与热兼蕴于里而达于表,全赖太阳之开,以畅遂之。今为寒所束,湿热欲出而不能,气郁上焦,所以不汗出而烦躁也。烦者,心内自扰;躁者,愤极而手足躁扰。主之以大青龙,则湿热去而烦躁除矣。若本桂枝证,而误与大青龙,则逆厥而四肢厥冷。惕,跳动;瞤,微颤也。皆阳虚不能敷布之象,为太阳转入少阴。言此以见太阳烦躁,不可不谛审其脉证也。

麻黄(六两) **桂枝** **炙草**(各二两) **杏仁**(四十枚) **生姜**

(三两) **大枣**(十二枚) **石膏**(如鸡蛋大,碎绵裹)

上七味,以水九升,先煮麻黄,减二升,去上沫,内诸药,煮取三升,去滓,温服一升,取微似汗。汗出多者,温粉扑之。(懋修案:《千金方》温粉扑之,下有一服汗者,勿再服,若复服,汗出多,亡阳,遂虚,恶风躁,不得眠二十三字。扑之,作粉之。)

热病,非汗不解,而内之湿热,与外之风寒,争持于皮毛之间,所以汗不得出,必先除其湿中之热,而风寒始从外解。石膏禀秋肃之气,湿中之热,得之而清,又合麻桂两方以发之,而表邪乃可尽解。唯石膏性从金收,故麻黄用至六两,而桂枝汤中必去芍也。服之取微似汗,得浃至足即止,过多则恐亡阳,故又以温粉扑之。温粉载《活人书》:白术、藁本、川芎、白芷等分为细末,每末一两,以米粉三两和之。粉扑周身,止汗。

伤寒脉浮缓,其身不疼,但重,乍有轻时,无少阴证者,可与大青龙汤发之。(用上方)

此即春夏变为温暑之伤寒也(懋修案:此句不可从)。脉浮者,伏邪从外达也。缓者,春夏湿热司令,阳气发生,因鼓动其荣卫之滞也。凡暑病脉虚,久则自气入血,而脉洪实(见《易思兰医案》);寒病脉紧,久则自荣达外,而脉缓大。其身不疼,独头痛也。身重乍轻,兼时令之湿。无少阴证者,无口燥、舌干而渴之证,是专在太阳,非两感也。如是,则可与大青龙矣。河间云:表里俱热者,宜大青龙。盖专为伏寒之温暑而言。

伤寒表不解,心下有水气,咳而发热,或渴,或利,或噎,或小便不利,少腹满,或喘者,小青龙汤主之。

伤寒表不解,即寒毒藏于肌肤,而未成病者也。然而荣卫不和，能使肺之治节不行，而气阻液停，寒水之气又同类相从，于是心下有水气，水寒射肺而咳矣。心下当人字骨空处一寸，在胃上脘穴之上。或为多证者，水流行不一，动则无所不至也。主以小青龙，化水气以出表。

麻黄　桂枝　白芍　炙草　细辛（各三两）　**干姜**（三两）　**半夏　五味子**（各半升，洗）

上八味，以水一斗，先煮麻黄，减二升，去上沫，内诸药，煮取三升，去滓，温服一升。渴则去半夏，加栝蒌根三两。微利者，去麻黄，加荛花一鸡子大，熬令赤色。噎者，去麻黄，加附子一枚，炮。小便不利，少腹满，去麻黄，加茯苓四两。喘者，去麻黄，加杏仁半升，去皮。

小青龙汤，以发热而咳为主证。细辛，《本经》主咳逆上气，又其幽香，能通手少阴心，此本方之君药也。咳由水寒射肺，不关肺热，故用干姜之辛以散寒。咳则肺虚，故兼五味之酸以收逆者为臣，佐以麻、桂，通水气以出表也。用半夏者，助干姜以涤饮也。胃不输精于肺，故渴。恶半夏之降去之，而加栝蒌，所以引胃液上行。微利，加荛花以导水。噎者，水寒之气窒于胸，加炮附子以宣上焦之阳。小便不利，故少腹满，加茯苓以渗之。喘者，气因水激，加杏仁以下其气。自微利加荛花以下，皆不用麻黄者，利水则膀胱之气化行，而表自解矣。喻嘉言曰：娄东吴卣臣，夙苦痰饮为患。夏月地气上升，小有外感，膈间痰即内动，当膺时结小痤，投以小青龙，即安。盖无形之感，挟有行之痰，互相激动，其当胸窟宅，适在太阳经位。唯于麻、桂方中，倍加半夏、五味，以涤饮而敛阴，加干姜、细辛，以散结而分邪，令药力适在痰邪缩结之处，攻击片时，则无形之感从肌肤出，有形之痰从水道出，顷刻分解无余，而膺胸空旷，不复丛生小痤矣。此唯膀胱之气化大行，地气不升，则天气常朗也。若泥麻、桂甘温，减去不用，则不成其为龙将，恃何物为翻波鼓浪之具乎？

伤寒，心下有水气，咳而微喘，发热不渴，服汤已而渴者，此为寒去，为欲解，小青龙汤主之。

此与上条同，重言以明小青龙之用也。先服小青龙，去麻黄加杏仁。方尽三服已而渴者，寒饮虽降，欲解未解。再与小青龙，去半夏加栝蒌根之方，则全解矣。

太阳病用柴胡汤法第四（一十五证、方七首）

寒邪由太阳转入少阳者，多因病中又感异气，必有邪结于胸，结则非麻黄所能通。唯柴胡之幽香，《本经》专主心腹肠胃中结气，故以为君也。太阳不开，病结于少阳之枢，枢转而太阳开矣。后贤袭洁古太阳，慎用葛根之说，而推之谓柴胡，是少阳引经药，用早反引贼入门，此拘牵之论也。

血弱气尽，腠理开，邪气因入，与正气相搏，在于肋下，正邪分争，往来寒热，休作有时，嘿嘿不欲食饮，脏腑相连，其痛必下，邪高痛下，故使其呕，小柴胡汤主之。

《内经》云：月郭空，则海水东盛，人气血虚，卫气去，形独居，腠理开。当是时，遇贼风，则易深入，其伤人也卒暴。准此为例，寒邪发汗后，如月郭空之时也。腠理者，腠为三焦通会元真之处，气血所注；理为皮肤、脏腑之文理也。邪气者，风也。邪欲深入，正复内拒，扭合于半表半里，故结于肋下也。唯其搏结，势必分争，邪畏正则寒，正胜邪则热，分为寒热之休时，争为寒热之作时。少阳之病，生于火，相火乘胃，则嘿嘿不欲饮食。胃脉络脾，一脏一腑，以膜相连。胃郁则脾亦郁，故痛在腹中。云必下者，言痛不在躯壳也。脾气郁于下，而邪气据于上，郁极求伸，故使呕也。主以小柴胡，从少阳之枢以达之。

得柴胡而渴者，此为属阳明，以法治之。（懋修案：《千金翼方》连上为一条。）

得柴胡汤，汗出之后，结亦散矣。少阳邪解，而又增渴，则所谓少阳阳明者，发其汗，胃中必燥实也。法者，指阳明篇中之法。

得病六七日，脉迟浮弱，恶风寒，手足温，医再三下之，不能食，其人胁下满痛，面目及身黄，颈项强，小便难，与柴胡汤，后必下重。本渴饮水而呕，柴胡复不中与也，食谷者哕。

得病六七日，句中含汗出、大便难等证，似有可下之象。然其脉迟浮弱，恶风寒，手足温，此合用桂枝汤者。乃再三下之，阻其气机，遂逆传阳明，为不能食，为面目及身黄；逆传少阳，为胁下满痛，颈项强，而三焦之气化，亦不行矣。用小柴胡达其枢，少阳之结可解，而阳明之燥难复，知其后必下重也。若本渴饮水呕者，则为水逆之五苓证矣，柴、芩更非所宜。食谷则哕，即水逆之候。

伤寒四五日，身体热，恶风，颈项强，胁下满，手足温而渴，小柴胡汤主之。

此伤寒之不能全达于太阳，而羁留于三焦者也。颈与胁下，皆属少阳。手足温而渴，少阳将移热于厥阴矣。用小柴胡去枣半，加牡蛎、栝蒌根，以转其枢。

伤寒，阳脉涩，阴脉弦，法当腹中急痛，先与小建中汤，不瘥，与小柴胡汤。（小建中汤，见杂疗法中。）

此伤寒之不能全达于太阳，而羁留于太阴者也。缘其人中气素虚，故阳不上通，而阳脉涩，寒由下郁，而阴脉弦。夫关前为阳，关后为阴，病在中焦，是以两不相连也。法当腹中急痛者，脾胃之络，以寒而急，以气不通而痛，自当先治其阴脉之弦。用桂枝汤，以辛甘化热，加芍以泄脾胃之络，复加饴，以留恋于中，则阴脉和，而急痛可解矣。身热未瘥，更以小柴胡之去芩加芍者，治其阳脉之涩，是引中气从关以达于阳，即引太阴以顺传于少阳之枢也，枢转而病亦瘥矣。

伤寒中风，有柴胡证，但见一证便是，不必悉具也。凡柴胡汤证而下之，柴胡证不罢，复与柴胡汤者，必蒸蒸而振，却发热汗出而解。（懋修案：《千金翼方》并下段为一条。）

伤寒与中风并言，是伤寒后复中风也。病由太阳，转属少阳者，但见一证，便知枢不运转。里气常阖，往往下之不得利，而柴胡证仍在者，仍宜柴胡汤也。蒸蒸微有汗出之意。振，寒颤也。盖既误下，又多一层郁遏，故必蒸蒸而振，则枢方外转，与未服柴胡前之往来寒热有别，可决其必发热汗出而解也。

伤寒五六日，中风，往来寒热，胸胁苦满，嘿嘿不欲饮食，心烦喜呕，或胸中烦而不呕，或渴，或腹中痛，或胁下痞坚，或心下悸，小便不利，或不渴，身有微热，或咳，小柴胡汤主之。

往来寒热，邪正分争也。太阳之气，不能从胸而出，少阳之气，又将从胁而结，故均苦满。嘿嘿者，心阳之不开；不欲饮食者，胃阳之不开，皆枢闭之状也。心烦者，相火扰之。喜呕者，胃郁求伸,非常自呕也。柯韵伯曰:寒热往来,病情见于外;苦喜不欲,病情见于内。看苦、喜、欲等字,非真呕、真满、真不能饮食也。看往、来二字,见有不寒热时。寒热往来,胸胁苦满,是无形之半表;心烦喜呕,嘿嘿不欲饮食,是无形之半里。或为七证,皆偏于里,唯微热为在表;皆属无形,唯心下悸为有形;皆风寒通证,唯胁下痞硬,属少阳。总是气分为病,无实可据,故从半表半里治法。

柴胡(八两) **黄芩** **人参** **炙草** **生姜**(各三两) **半夏**(半升) **大枣**(十三枚)

上七味,以水一斗二升,煮取六升,去滓,再煎,温服一升,日三。若胸中烦,不呕者,去半夏、人参,加栝蒌实一枚。渴者,去半夏,加人参,合前成四两半。腹中痛者,去黄芩,加芍药三两。胁下痞坚者,去大枣,加牡蛎六两(懋修案:牡蛎耎坚,故能解痞)。**心下悸小便不利者,去黄芩,加茯苓四两。不渴,外有微热者,去人参,加桂三两,温覆,微发其汗。咳者,去人参、大枣、生姜,加五味子半升、干姜二两。**

此用柴胡为君,甘草为臣,以升散少阳之结也。少阳病生于火,相火宜散。柴胡最为幽香,其性升缓,以甘草则能入少阳而散其结。其余五物,芩以清火,半以涤饮,参以补正,姜、枣以宣荣卫,皆和中之助,可留可去。胸中烦者,相火扰肺,肺热去参,即半夏亦嫌其刚,故加栝蒌实以涤其饮。渴者,火烁胃津,故去半夏加人参以养之。脾络急,则腹中痛,故去黄芩之苦坚,加芍以泄脾急。邪结胁下,则痞硬,故去枣之滞,加牡蛎之禀离火者以散之。心下悸,小便不利者,水蓄不行也。黄芩苦寒,恐伤君火,故加茯苓以保心气,而导水邪。若不渴,身有微热,未离太阳,不当用人参以固其肺之合,故加桂枝,而仍取其汗。咳者,必素有寒饮。生姜恶其升,参、枣恶其滞,故加干姜以开寒饮,五味以收肺逆也。

伤寒五六日,头汗出,微恶寒,手足冷,心下满,口不欲食,大便坚,其脉细,此为阳微结,必有表,复有里。沉则为病在里。头汗出,亦为阳微,假令纯阴结,不得复有外证,悉入在于里。此为半在外、半在里。脉虽沉紧,不得为少阴,所以然者,阴不得有汗,今头大汗出,故知非少阴也,可与小柴胡汤。设不了了者,得屎而解。(用上方)

此辨阳结似阴结者也。《平脉法篇》论阳结阴结中,有非纯阳纯阴者,不可不辨,辨之于头汗出而已。头汗出在伤寒一经时,兼见微恶寒,手足冷之半表,又兼见心下满,口不欲食,大便坚,其脉细之半里,此为阳微结而非阴结可知。盖少阳之脉,不上循于头,必无独头汗出之理。若以细为少阴脉,则细必兼沉,且无头汗出之外证以杂之。始是少阴若有表证,则脉虽沉紧,安知非沉为半里,紧为半表?如少阳篇亦有合用小柴胡,而不得为少阴者,况但细耶?凡头汗出,总因邪阻,如瘀血、水气,湿家多有此证,今则因邪结心下而然。盖胸中为表,腹中为里,心下则其枢也。枢不转,则但升不降,故独头汗出而津液不下通。此非全是少阳,名之以微阳可也。与小柴胡,以转其心下之枢,大便亦当自行。设不了了,其加芒硝可知。少阴有汗出亡阳者,此云不得有汗,言头不得独汗也。头汗与额汗有别。又关格证,头有汗者死,皆须识之。

伤寒,十三日不解,胸胁满而呕,日晡发潮热而微利者,此本当柴胡下之,不得利,今反利者,故知医以丸药下之,非其治也。潮热者,实也。先再服小柴胡汤以解其外,后以柴胡加芒硝汤主之。(小柴胡中加芒硝六两,即是。懋修案:《千金翼方》作二两。)

潮热者,发于申酉时,一日一发,属阳明胃实证也。伤寒已过二经,胸胁满而呕,转入少阳。医不知柴胡证而下之,又不得利,改用丸药,必有热毒留胃,所以增出日晡潮热,阳明胃实之证。其热已而即微利者,丸药性缓,以热攻热,故其利不畅而微也。于此欲攻其里,宜于一日中,煮取小柴胡三升,先服二升,以解其外,后一升加芒硝二两以主之。汪苓友曰:医用丸药,是许学士所云巴豆小丸子药,强迫溏粪而下。夫巴豆辛烈,大伤胃气。若仍用大柴胡汤,则枳实、大黄之峻,胃中之气更不堪受其削矣。故易小柴胡加芒硝汤,用人参、甘草以抚胃气,微利之后,溏者既去,燥者自留。芒硝能胜热攻坚,其性速下,而无碍胃气,乃一举而两得也。

伤寒,八九日下之,胸满烦惊,小便不利,谵语,一身尽重,不可转侧者,柴胡加龙骨牡蛎汤主之。(懋修案:《千金翼方》无尽重二字,亦无者字。)

此手少阳三焦之枢,逆而不通也。太阳过经不解,医误以为再经,已传阳明而下之。大约如上条,丸药有巴豆、甘遂者,劫之使利,既夺津液,复加热毒,致少阳三焦之气为之俱逆。逆于上焦,则胸满烦惊,膻中不怡,热迫心包,风火相应也;逆于下焦,则小便不利也;逆于中焦,则火铄胃津,而谵语也。三焦者,中清之腑,总领五脏六腑、荣卫经络、内外左右上下之气。三焦通则内外左右上下皆通,调和荣养,莫大于此。逆则一身尽重,不可转侧矣。病重势迫,治法须有纲领。胸满为邪结之所,必专治其上焦,使之开散,而佐以滋阴和阳之品,则少阳之枢转,而三焦俱通,太阳之气亦伸矣。

柴胡(二两十六铢) **黄芩**(两半) **半夏**(合半) **生姜**(两半) **大枣**(六枚) **人参**(两半) **龙骨** **牡蛎**(熬) **桂枝** **茯苓** **铅丹**(各两半) **大黄**(二两)

上一十二味,以水八升,煮取四升,内大黄,切如棋子大,更煮一两沸,去滓,温服一升。本云:柴胡汤,今加龙骨等。

柴胡宣发上焦,以之为君,而减去大半,防其过动而升也。去甘草者,防前药中之或有甘遂也。其名加龙骨、牡蛎者,以二味皆水中物,专治惊狂,能滋阴以和阳。且龙属木,蛎属火,一飞一潜,与少阳相火同气相求,凡火逆证咸藉之也。铅丹以治惊,佐半夏以降逆,兼复其心之神明。苓、桂两通太阳表里,又以养心。大黄则但煮一二沸,使气入胃,止其谵语而已,不欲其循熟路,而遽下也。

伤寒六七日,发热微恶寒,支节烦疼,微呕,心下支结,外证未去者,宜柴胡桂枝汤。

支节,四肢之节也。心下支结,近肋处也。此伤寒后中风之轻者,略兼少阳,以柴胡桂枝两汤合治,所以和荣卫而通津液。此节当与下条参观之。

发汗多,亡阳狂语者,不可下,以为可与柴胡桂枝汤,和其荣卫,以通津液,后自愈。

亡阳,当作无阳。此口无津液,由于胃汁之干也。狂语,属阳气之外浮,而不交于荣,岂可下之?云后自愈者,俟其津液回,而荣卫始和,不能欲速也。

柴胡(四两) **黄芩** **人参** **生姜** **桂枝** **白芍**(各一两半) **半夏**(二合半,洗) **炙草**(一两) **大枣**(六枚)

上九味,以水六升,煮取二升,温服一升。本云:人参汤,作如桂枝法,加柴胡、黄芩,复如柴胡法,今用人参作半剂。

伤寒五六日,其人已发汗,而复下之,胸胁满,微结,小便不利,渴而不呕,但头汗出,往来寒热而烦(懋修案:《脉经》而烦作心烦)**,此为未解,柴胡桂枝干姜汤主之。**

柴胡(八两) **黄芩** **桂枝**(各三两) **栝蒌根**(四两) **干姜** **牡蛎**(熬) **炙甘草**(各二两)

上七味,以水一斗二升,煮取六升,去滓,再煎,温服一升,日二服。初服微烦,汗出愈。

误在汗后复下也。寒药从口入,与更感邪气,结于胸胁者无异(懋修案:寒药入口,当比外感寒邪为更甚),故用小柴胡。本方因渴,故去半加蒌。因胸胁满微结,故去枣加蛎。小便虽不利,而心下不悸,故不去黄芩。因头汗出,故不加茯苓之渗。因其烦而不呕,故去人参。因其为寒药而胸满,故用干姜、桂枝。初服微烦者,干姜之辛也。然其散中焦之寒,协柴、桂以达表,亦因乎此,故汗出而愈。

太阳病,过经十余日,反再三下之,后四五日,柴胡证续在,先与小柴胡汤,呕止小安(一作呕不止,心下急。懋修案:《千金翼方》作呕止小安)。**其人郁郁微烦者,为未解,与大柴胡汤,下之则愈。**(懋修案:《千金翼方》作下者止,无下之则愈字。)

凡邪由胸而入心下，则治法当变小柴为大柴。盖去参、甘而加枳、芍，即是下法。以其能大散其结，开从表出，使结者自下也。此盖下后续呕而发热，仍与小柴，虽小安，但不能振振而变，反郁郁微烦。知其邪结之处，必在心下，尚可从枢而转。故与大柴胡，以下其结，则汗解矣。

伤寒十余日，邪气结在里，欲复往来寒热，当与大柴胡汤。（懋修案：《脉经》作热结在里。）

平脉法，以皮肤为表，骨髓为里，凡病在躯壳之里，即名为里。其伏寒已久，毒藏肌肤，寒极化热，故与大柴胡以双救其表里。大柴胡汤，一方加大黄二两，说可并存。

伤寒发热，汗出不解，心中痞坚，呕吐下利者，大柴胡汤主之。

发汗而热不解，则伏邪必在胃矣。在胃宜用承气。今则心中痞坚，其部位在心下之上，此结不开，其邪上奔则呕，下奔则利。必以大柴胡散其结，所谓射人先射马也。此等证，其色脉俱显，邪气盛则实之象，当善会之。

病人表里无证，发热七八日，虽脉浮数，可下之，宜大柴胡汤。

表无证，不恶寒也；里无证，胃不实也。何以发热久而不解？此血热也。脉虽浮数，非汗能解。且热已七八日，邪结于血矣。大柴胡汤，亦能散血中之结也。（懋修案：此所谓表，专指太阳；此所谓里，专主阳明。以太阳为阳明之表，阳明为太阳之里，而恶寒为太阳之专证也。）

柴胡（八两）　**枳实**（四枚，炙）　**生姜**（五两）　**黄芩**　**白芍**

(各三两)　**半夏**(半升)　**大枣**(十二枚)

上七味，以水一斗二升，煮取六升，去滓，更煎，温服一升，日三服。一方加大黄二两，若不加，恐不名大柴胡汤。(懋修案：此亦《千金翼方》原注。)

大柴胡方，仍用八两为君，重在大散其结也。结处必有热聚，故佐以芩、芍之酸苦而寒者，结处必有痰，故使以枳、半之辛苦而温者，姜、枣则和其中以散之也。

伤寒论注卷二

太阳病用承气汤法第五(九证、方四首)

凡病有因平素脾约,而为阳结者,燥气有余,所谓太阳阳明,有可下之例也。人身天真之气,本自阳明交出太阳,太阳者,承阳明之气者也。今因脾约而内燥,病势不解,必用承气汤,使胃之津液得和,始肯输之于太阳,然后承之以为汗,则濈然而解矣。

发汗后,恶寒者,虚故也。不恶寒,但恶热者(懋修案:《千金翼方》无恶字)**,实也。当和其胃气,宜小承气汤。**

无汗恶寒,与汗后恶寒大异。汗后恶寒为虚,宜芍药附子炙甘草汤。若汗后不恶寒,为太阳已解,更兼但热,是胃实也。胃实尚在初起之时,未定其胃中之必有坚燥,故但以小承气和之,不用芒硝之开结润燥也。

太阳病未解,其脉阴阳俱停,必先振汗出而解,但阳微者,先汗出而解,阴微者,先下之而解,下宜承气汤。(一云大柴胡汤)

先汗而解以上,详上桂枝法中。若其脉之阳停而阴微者,则是津液内燥,致不下通。宜承气汤,而视其证,以斟酌于大小二方之间。

伤寒十三日,过经而谵语,内有热也,当以汤下之。小便利者,大便当坚而反利,其脉调和者,知医以丸药下之,非其治也。自利者,其脉当微厥,今反和者,此为内实,宜承气汤。

此不传经之伤寒，亦以六七日为一经，十三日则已过二经矣。谵者，语多也。胃热生风之象，尤为可下之征。此证因大便利，似不宜承气，因反复辨之于脉。平脉法云：寸口、关上、尺中三处，大小、浮沉、迟数同等。虽寒热或有不解，而脉则阴阳和平，虽剧当愈，即是此证。故曰其脉调和也。本论云：脉厥者，脉初来大，渐渐小，更渐渐大，是其候也。今脉无此微厥之意，而反调和，则自利乃丸药所致。安知其无巴豆之热毒，必当从承气治之矣。

太阳病，过经十余日，心下温温欲吐，而胸中痛，大便反溏，其腹微满，郁郁微烦，先时自极吐下者，宜承气汤。

过经十余日，则二十余日矣。心下温温欲吐，而胸中痛，似小柴胡证。大便反溏，腹微满，郁郁微烦，又似大柴胡证。云反溏者，疑其不似承气证也。审其未过经之先，自极吐极下而来，知其伤损胃气，邪气乘虚入胃，留而不去，其病为实，当治之以承气矣。

按伤寒例中所云：甘遂妄攻者，即导水散也。方用白芷、甘遂水服，甘遂性能作利，又令病人饮冷水，腹满则吐。一名濯腹汤。此言极吐下者，疑即此药也。

二阳并病，太阳证罢，但发潮热，手足漐漐汗出，大便难，谵语者，下之愈，宜承气汤。

并病者，伤寒有之，不即病之伤寒，亦有之，病之传者也。但非日传一经者耳。两经之病，参差并见，其后太阳之头项强，恶风寒，腰痛身疼俱罢，但见阳明胃实之证，承气下之则愈矣。

太阳病三日，发其汗不解，蒸蒸发热者，属胃也，调胃承气汤

主之。(懋修案:《千金翼方》无属胃也三字。)

蒸蒸,汗出之貌,里热之征也。虑其胃之致有燥屎,必用芒硝以开燥结,故以调胃承气汤主之。

伤寒吐后,腹满者,承气汤主之。

伤寒本有伏热,表邪从吐而散,而伏热之在里者,因吐后而内燥,变为腹满。经云:诸胀腹大,皆属于热。又曰:先热而后生中满者,治其标。故必以承气汤主之也。

太阳病,吐下发汗后,微烦,小便数,大便因坚,可与小承气汤和之,则愈。

此微阳阳明证也。因太阳病,而耗其精液,致胃中燥实者,与小承气以和之。

大承气汤

大黄(四两)　**厚朴**(八两,炙)　**枳实**(五枚,炙)　**芒硝**(三合)

上四味,以水一斗,先煮二味,取五升,内大黄,更煮取二升,去滓,内芒硝,更煎一沸,分再服,得下者止。

小承气汤

大黄(四两)　**厚朴**(二两,炙)　**枳实**(大者三枚,炙)

上三味,以水四升,煮取一升二合,去滓,温分再服。初服,谵语即止。服汤,当更衣,不尔,尽服之。(懋修案:大黄四两,准今不过三钱四分。大承气朴枳重用,小承气朴枳轻用,调胃承气朴枳不用,而加甘草、桃核,承气亦不用朴枳,而加桂枝、甘草,以此为识,其芒硝,则唯小承气不用耳。)

调胃承气汤

大黄(四两)　**炙草**(二两)　**芒硝**(半两)

上三味,以水三升,煮取一升,去滓,纳芒硝,更煎一沸,顿服。

承气三方,各异其旨。大承气主攻者也,厚朴倍于大黄,佐以枳实,是气分为君,取燥淫所胜,平以苦温之旨。先煎朴枳,后内大黄,使随气药而运。芒硝最后烊化,欲其锐于开结也。小承气主和者也,大黄倍于厚朴,是血分为君,又复同煎,以苦寒者下其热,以苦温者治其燥,则胃中之阴阳和,而地道渐通也。调胃承气主化者也,去枳朴而加甘草,以缓大黄之性,不欲扰动其气,但取芒硝,以徐开其结,则胃中之阴生,而化为津液。《千金翼》论药补五脏者,首推大黄,非通天手眼,何以知之?(懋修案:《本经》大黄条下,有安和五脏四字,后之作本草者,皆去之,而大黄之功用遂隐。又案:此即《灵枢》泄其实,而出其汗,实其阴,以补其不足之谓,决非今之滋阴增液也。)

太阳病不解,热结膀胱,其人如狂,血自下,下者即愈。其外不解,尚未可攻,当先解其外。外解,少腹急结者,乃可攻之,宜桃核承气汤。

血下自愈,解已见前。其有人未如狂,而少腹急结者,须辨恶寒与否。恶寒者,先解之。但存少腹急结一证,原非全属膀胱部位,攻血从大便出可也。

桃仁(五十枚)　**大黄**(四两)　**桂枝**　**炙草**　**芒硝**(各二两)

上五味,以水七升,煮取二升半,去滓,内芒硝,更煎一沸,分温三服。

此于调胃承气中,加桃仁、桂枝二味。桃仁以润燥破瘀,桂枝以入荣出卫也。柯韵伯曰:此方治女子月事不调,先期作痛,与经闭不行者，最佳。

太阳病用陷胸汤法第六（三十一证、方一十六首）

凡邪之初结，有偏于半表者，尚可从枢以出，则用柴胡以散之。若结偏于里，则非陷之泻之不可矣。陷如锐师直入，泻如拨乱反正，诸多治法，非深明乎太阳少阴，标本相合，水火相济之理者，不能创也。

问曰：病有结胸，有脏结，其状何如？答曰：按之痛，其脉寸口浮，关上自沉，为结胸。何谓脏结？曰：如结胸状，食如故，时下利（懋修案：《千金》作时小利），**阳脉浮，关上细沉而紧，名为脏结。舌上苔滑者，为难治。脏结者，无阳证，不往来寒热，其人反静，舌上苔滑者，不可攻也。**

凡心下满，不按亦痛者，属大结胸；按之痛者，为小结胸。此结于腑者，故皆不食不利。脏结则不然，以脉言之，同是寸浮关沉而结胸，则关上虽沉不细，脏结则细沉而紧。又脏结舌苔白滑，与脉不合，脉为上热下寒，舌则上寒下热，调其阴阳，大非易事。若表无阳证，其人反静，不可以舌之滑，而妄攻其痰也。此条未出方治，《外台秘要》载西晋崔行功，治时行病，大下后，或不下，皆患气急厥逆，心胸高起，手不得近，二三日辄死，用大小陷胸汤不效。谓是下后气虚，毒复上攻，搏结于胸所致。当先理其气，次攻诸疾，用人参、白术、炙草、栝蒌根、茯苓、牡蛎、炮姜、枳实八味，蜜丸如弹子大，名增损理中丸。与之，下喉即折，不过服五六丸，胸中豁然矣。用药之速，未尝见此。因以告韩康伯、毛仲祖、王道豫、顾君苗、商仲堪诸人，并用之于时，枳实乃为之贵云。

夫病发于阳，而反下之，热入因作结胸；发于阴而反汗（一作下）**之**（懋修案：《脉经》作下，《千金》作汗），**因作痞。结胸者，下之早，故令结胸。结胸者，其项亦强，如柔痓状，下之即和，宜大陷胸丸。**（懋修案：《千金》连上作一条。）

发于阳，发于阴，解见桂枝篇。太阳误下，必因其人之脾约而然。然以太早，故下后多变证也。热入者，太阳之表热陷入于里也。寒水之气升于胸，可作汗解，乃以下之。故而无形之气，先结于胸；有形之水气，又结于心下及胁与少腹矣。发阴作痞，是少阴之邪，正欲外出，遽下之而其枢不转，则痞塞心下也。项强如柔痓，指几几汗出之状。知其表已解，此热结之由胸而上于项者，故用丸以从上而缓下之。按：此为结胸初起主方，下条变丸为汤，则因其势加重，故以汤荡之也。

懋修案：误下而致结胸，必再下之，结始可解。今人但知下之既误，必当便补，此则误之又误矣。故同一大黄也，一为误用之大黄，一即为正误之大黄，一药之用如此，推之群药皆然，非有圆机之士，乌足以语于斯？

结胸证，其脉浮大，不可下之，下之即死。

上文言关上脉沉，便含紧实意，故可下也。若脉浮大，浮为表，大为虚，当与增损理中丸下之，则阴阳俱离矣。

结胸证悉具，烦躁者死。

云悉具，则脉沉可知。误于失治，以致发躁，则孤阳飞越矣。成注：躁者，欲于泥水中卧，但饮水不欲得入口，此气欲脱而争，譬诸灯将绝而暴明也。

太阳病,脉浮而动数,浮则为风,数则为热,动则为痛,数则为虚,头痛发热,微盗汗出,而反恶寒,其表未解。医反下之,动数则迟,头痛即眩(一作膈内拒痛),**胸中空虚**(懋修案:《脉经》作胃中空虚,《千金》亦作胃),**客气动膈,短气躁烦,心中懊憹,阳气内陷,心下应坚**(懋修案:《脉经》作心下因坚,《千金》亦作因),**则为结胸,大陷胸汤主之。**

此结胸之最重者,迟治则必躁,不得不以汤荡之也。眩,眼黑也,客气邪气也。膈在心下,前齐鸠尾,后齐十一椎,所以使浊气不干心也。懊憹,烦闷之极也。阳气,太阳表热,脉所由动数者也。太阳病脉,躁者在手,浮而动数,手太阳亦病也。浮数为中风发热,兼动则头痛必甚,兼数则热乘营虚,至于微盗汗出,似邪欲出表,然反恶寒,则正须解表,误下则逆也。动数变迟,邪将结于心胸间矣。头痛即眩者,心下有支饮也。下后胃中空虚,邪气客之,而内动于膈,以致短气烦躁,心中懊憹,皆胸中邪结,势极迫切之象。由是而阳气内陷,浮迟之脉,必变为沉迟有力,按其心下,其坚可知。主之以大陷胸汤,以逐其水,一鼓而下,心阳始安。人知三物之峻利,孰知其有起死之功乎?凡病之但躁不烦,及先躁后烦者,皆不可治。此躁烦幸在未成结胸前,因客气动膈所致,急乘其乍结而下之愈矣。

若不结胸,但头汗出,其余无汗,齐颈而还,小便不利,身必发黄。(懋修案:《脉经》属柴胡栀子汤。注云:吴本无此句,与《伤寒论》合,又案:《千金》连上作一条。)

承上言,误下不致结胸,幸头汗出之故。盖太阳之气,尚能伸于上,则心阳不致受侮。但以胃气既伤,湿停不行,热不得越,反蒸其湿,身必发黄。此变证之轻者也。

伤寒六七日,结胸热实,脉沉紧,心下痛,按之如石坚,大陷胸汤主之。

此伤寒之变为结胸者,不因误下而来,乃传里之实热也。病过一经,不传阳明,而结于胸,郁为实热。脉之浮紧者,变而沉紧,必身热而不恶寒,沉为在里,紧为水气。有心下痛,按如石坚之证,主之以大陷胸无疑。喻氏曰:热实者,邪热填实于胸,而不散漫也。

但结胸,无大热,此为水结在胸肋,头微汗出,大陷胸汤主之。

水结者,亦热邪之实也。张令韶曰:无形寒水之邪气,结而为有形之水气,逆于胸肋而不得外越,故但头微汗出,大陷胸汤主之。水气泄于下,则正气出于上,结去而枢转,亦何难之有?

太阳病,重发汗,而复下之,不大便五六日,舌上燥而渴,日晡如小有潮热,从心下至少腹坚满而痛,不可近,大陷胸汤主之。

汗下重伤津液,加以日晡潮热,纯是阳明燥急之象。然自心下至少腹,硬满而痛,不可近,则证极危恶。承气尚未周到,以但能清肠胃,未能涤胸肋也。张子和云:燥与湿兼下之可。故主以大陷胸,而胜算尤在甘遂也。

若心下满而坚痛者,此为结胸,大陷胸汤主之。(懋修案:《千金》连上为一条。)

若字,承上少腹坚满言,但见心下满而坚痛,已为结胸,大陷胸主之无疑也。

大黄(八两)　**葶苈子**(熬)　**杏仁**(去皮尖、两仁者)　**芒硝**

(各半升)

上四味,和捣取如弹丸一枚,别捣甘遂末一钱匕(懋修案:《千金》无别捣两字)**、白蜜一两、水二升,合煮取一升,温顿服,一宿乃下。**

《本草》云:泄可去闭,葶苈、大黄之属。兹更以杏仁佐葶泄气分,芒硝佐黄泄血分,计一剂,准今一两,甘遂一钱匕,准今五分六厘。别捣者,欲其足此一钱匕之力耳。然丸者缓也,云一宿乃下,必非顿服,甘遂五分六厘,可知其方义,则喻氏言之详矣。

大黄(六两) **甘遂**(一钱匕,末) **芒硝**(一升)

上以水六升,先煮大黄,取二升,去滓,内芒硝,煎一两沸,内甘遂末,分再服,得快利,止后服。

按:大陷胸汤证,较丸证略下一层。故不须葶、杏射肺,但用大黄熟煎之,合芒硝以开热结,甘遂独用生末,取其力锐以导水。然得快利,即止后服,是节制也。

小结胸者,正在心下,按之即痛,其脉浮滑,小陷胸汤主之。

喻嘉言曰:小结胸正在心下,则不如大结胸,高在心上矣。按之则痛,比手不可近较轻,而脉浮又浅于沉滑,又缓于紧,可见外邪陷入原微,但痰饮素盛,挟热内结,所以脉见浮滑耳。黄、半、姜、实,药味虽平,而泄热散结,亦是突围而入,故名为小陷胸汤也。张兼善曰:从心下至少腹,石坚而痛,不可近者,大结胸也。正在心下,未及腹肋,按之痛,未及石坚,小结胸也。形证之分如此。盖大结胸,是水结胸腹,故脉沉紧。小结胸,是痰结心下,故脉浮滑。水结宜下,故用甘遂、葶、杏、硝、黄。痰结宜消,故用栝蒌、半夏也。张令韶曰:汤有大小之别,证有轻重之殊。

今人多以小陷胸汤治大结胸证,皆至不起。遂诿结胸为不可治。不知结胸之不可治者,止一二节,余皆可治者也。苟不体认经旨,必至误人性命,其可叹也夫!

黄连(一两) **半夏**(半升) **栝蒌实**(大者一枚)

上三味,以水六升,先煮栝蒌,取三升,去滓,内诸药,煮取二升,去滓,分温三服。

栝蒌最清胸中之热,平人服之,能使心气内洞,故以为君。又先煮之半夏,辛以降逆,黄连苦以涤热。分温三服,亦以缓治上之法。

懋修案:今人于太阳病,表邪方盛时,辄用栝蒌、天花粉,连进数剂,逆邪入内,遂致不救者多矣。熟读先生心气内洞句,能弗凛然。

太阳病二三日,不能卧,但欲起者,心下必结,其脉微弱者,此本有寒也。而反下之,利止者,必结胸。未止者,四五日复重下之,此为挟热利。

此下叙结胸之因于寒者,非大小陷胸汤可治也。不卧欲起,心下结而脉微弱,是有寒饮,宜吐而反下之,若利止,必作结胸,当与增损理中丸。利未止者,须候太阳一经,后乘其归足阳明,当复下之。盖前者之下之未是故也。挟表热而利者,必传至阳明,始可下,故末又申言之。

太阳少阳并病,而反下之,结胸,心下坚,下利不复止,水浆不肯下,其人必心烦。

太少并病,误下成结胸危证,下利不复止,挟表热而利也。水浆不肯下,渴不欲饮也。此水下火上,而成未济之象,故心烦。

成氏谓此仍属阳邪内结,法当先治其烦,宜亦与下条之文蛤散可知。

病在阳,当以汗解,而反以水潠之,若灌之,其热却不得去,益烦,皮粟起,意欲饮水,反不渴,宜服文蛤散。

阳明病,有心下硬满,不可攻之,戒是当以汗解者也。潠,口喷水也。潠之灌之,热气入肌,而不得外出,故烦。烦者,时欲引衣自覆,覆后即不胜其热也。皮粟起者,表为寒郁。欲饮水者,热在肺。反不渴者,有水气也。文蛤散以清其膻中,表如未解,然后从两解表里法。

文蛤(三两)

上一味,捣为散,以沸汤五合,和服方寸匕,若不瘥,与五苓散。

文蛤,即海蛤。《本经》治上气烦,满胸痛寒热。所以然者,为能治水气也。蛤属离壳,为离之外刚,能导湿而不燥,能复心阳而达表,又能散膻中血聚。故许叔微云:小肠通利,则胸膈血散,膻中血聚,则小肠壅。宜以海蛤散。用海蛤、滑石、炙草一两,芒硝半两为末,鸡子清调下。专治妇人伤寒,血结胸膈,揉之痛不可近者。若血散而小便数行,更宜桃花汤、桂枝汤,发其汗则愈。《活人书》云:此方疑非仲景,然其言有理,当存之。

猪苓　**茯苓**　**白术**(各十八铢)　**泽泻**(一两六铢半)　**桂枝**(半两)

上五味,各为散,更于臼中治之,白饮和服方寸匕,日三服,多饮暖水,汗出愈。

柯韵伯曰:猪苓色黑入肾,泽泻味咸入肾,具水之体;茯苓味甘入脾，色白入肺，清水之源；桂枝色赤入心，通经发汗，为水之用。合而为散，散于胸中，则水精四布，上滋心肺，外溢皮毛，通调水道，一汗而解矣。愚案：凡用散末，皆取其留恋胃中，妙在多饮暖水，以鼓桂、术之气，正如啜粥助汗法也。（懋修案：茯苓为松下所结，猪苓为枫下所结。）

寒实结胸，无热证者，与三物小白散。

桔梗　贝母（各三分）　**巴豆**（六铢，去皮心，熬黑，研如脂）

上三味，捣为散，内巴豆，更于臼中治之，白饮和服，强人半钱匕，羸者减之。病在上则吐，在下则利。不利，进热粥一杯；利不止，进冷粥一杯（懋修案：一云冷水一杯。此《千金翼方》原注）。**身热，皮粟不解，欲引衣自覆，若以水潠之洗之，更益，令热却不得出，当汗而不汗，即烦。假令汗出已，腹中痛，与芍药三两，如上法。**

此较上条为尤重，故云寒实也。实者，实于胸也。热结在里，而外无热证，是外水之寒，毕集于胸，非文蛤所能胜任，势当劫夺之。故用桔梗、贝母以开肺，佐巴豆之禀火气，而捷于吐利者，以摧水邪，而复心阳，自得汗出而解。身热以下，皆申言寒实之故。因潠洗不止一次，所以寒实而热烦更甚也。服小白散吐利后，必有汗，若汗后，或腹中痛，则当与芍药散。末云如上法者，即上条服方寸匕云云也。

太阳与少阳并病，头（一作项强）**痛，或眩冒，如结胸，心下痞而坚，当刺肺俞、肝俞、大椎第一间。慎不可发汗，发汗即谵语，谵语则脉弦，五日谵语不止者，当刺期门**（肝俞）。

此言似结胸，而实非结胸者，宜针不宜药也。冒者，如有物蒙蔽其首也。风邪并相火而盛于上时,如结胸,太阳之气不开也。心下痞而坚,少阳之枢不转也。肺俞三穴,俱在背上,刺之则两阳齐解矣。汗则相火挟风而动,故谵语。谵语忌短脉,今风邪干胃,则弦而长,宜静以俟之。若过五日,谵语不止,则惧少阳之传入太阳,为腹满,而肝乘脾也。故当刺期门,其穴值乳第二肋,肝之募也。

心下但满而不痛者,此为痞,半夏泻心汤主之。

半夏(半升) **黄芩** **干姜** **人参** **炙草**(各三两) **黄连**(一两) **大枣**(十二枚,擘)

上七味,以水一斗,煮取六升,去滓,再煮,取三升,温分三服。(懋修案:《千金》作温服一升,日三服。)

此病发于阴,作痞者之主方也。泻心者,泻心下之湿热也。湿热壅于气分,当按之痛,滞于血分,故按之不痛。本方以半夏涤饮降逆为君,妙用芩、连二味,清血中之湿热,又取干姜之辛以通之,参、甘、大枣以和之,去滓复煎,仍是调补其气,由气以通血分之滞也。

懋修案:三泻心汤、半夏方、炙甘草方,皆干姜三两、黄连一两,生姜方则干姜一两、黄连一两,以既有生姜,则干姜可少用耳。

脉浮紧,而下之,紧反入里,则作痞,按之自濡,但气痞耳。

痞,即脏结也。紧反入里,则阳脉浮,而关细沉紧可知。按之自濡,是不痛也。但为湿热之气所阻耳。

太阳中风,下利(懋修案:《千金》作吐下)**,呕逆,表解乃可攻之。其人漐漐汗出,发作有时,头痛,心下痞坚满,引胁下,呕,即**

短气汗出，不恶寒者，此为表解，里未和，十枣汤主之。（懋修案：《千金》无汗出不恶寒者六字。）

此言痞证之痛引胁下者，漐漐汗出，不甚多也。发作有时，汗非时自出也。头痛亦有里证，如伤寒不大便六七日，头痛有热，与承气汤之类。心下痞坚满，引胁下痛，纯是水气，故干呕。短气而汗出，不恶寒，则非表解后虚象。故以十枣汤主之。喻氏曰：此证与结胸颇同，但邪结于胸，其位高，此在心下及胁，其位卑，而必表解，乃可攻里则一也。十枣亦与陷胸汤相仿，因伤寒下法，为胃实而设，不得不用硝黄荡涤之。今证在胸胁，而不在胃，则荡涤之药无所用，故取蠲热逐饮于胸胁间，以为下法也。

芫花（熬）　**甘遂**　**大戟**（等分）

上三味，捣为散，以水一升五合，先煮大枣十枚，取八合，去枣。强人内末药一钱匕，羸人半钱匕，平旦温服。若下少不利者，明旦更服，加半钱匕，得快下，糜粥自养。

芫花、甘遂，皆逐水峻品，大戟更能引入胁下。恐伤脾胃，重用大枣保之。强人一钱匕，羸人减半，慎于节制也。糜粥自养，病退后俟其自复，勿轻议补也。此方必表解后，始可用。若合下不下，必至胀满，遍身浮肿。昔杜壬语孙兆曰：里未和者，痰与燥气壅于中焦，故头疼。干呕、短气、汗出，是痰隔也，非十枣不治。但此汤不可轻用，恐损人于倏忽也，慎之！

太阳病，发其汗，遂发热恶寒，复下之，则心下痞，此表里俱虚，阴阳气并竭，无阳则阴独，复加烧针，胸烦，面色青黄，肤瞤，此为难治。今色微黄，手足温者，愈。

此痞证之涉虚者也。汗早则表虚，下早则里虚。无阳阴独者,成注谓表证罢为无阳,里有痞为阴独。加烧针以补阳,而虚不胜火,火气内攻,必致虚烦。面色青黄,土虚而木侮之也。肤瞤动,阳气不充于身也。若色微黄,而手足温,则中阳未伤,虽胸烦,后必自愈。言此以见无阳阴独之时,当用理中,或兼用连理法缓以调之,毋欲速也。

心下痞,按之自濡,关上脉浮者,大黄黄连泻心汤主之。

大黄(二两) **黄连**(一两)

上二味,以麻沸汤二升渍之,须臾去滓,分温再服。(懋修案:此方必有黄芩。)

此伤寒之变成痞者,不因误下而来。故关上脉,但浮而不沉。盖湿热在心下,必以苦降之。方用三黄,以沸汤泡渍,即绞去滓,是专取气味之清,使温中之热,乘此苦寒之气而解,则湿亦下行,而痞自解矣。

心下痞,而复恶寒汗出者,附子泻心汤主之。

附子(一枚,炮,别煮取汁) **大黄**(二两) **黄芩** **黄连**(各一两)

上四味,以麻沸汤二升渍之,须臾去滓,内附子汁,分温再服。

承上条言,伤寒恶寒已解,有因痞而复恶寒汗出者,此湿热盛而表阳虚也。经云:卫气出于下焦。故以熟附煎汁,直温其下,复以三黄之苦寒者,督之下行,自然化汗解痞,湿热清,卫阳回,真旋乾转坤手也。三黄渍久,但欲稍得苦味,以逼附子之深入耳。

本以下之,故心下痞,与之泻心,其痞不解。其人渴而多躁

烦(懋修案:《千金》作口燥烦)**,小便不利者,五苓散主之。一方言忍一日,乃愈。**

误下作痞,属半夏泻心证。痞不解者,火虽降而水未升,故渴而躁烦也。小便不利,膀胱水蓄也。乘其渴,与五苓散,汗出而水道通矣。忍之一日,乃愈者,躁渴必思凉水,不与水,则阳气亦能自达,仍得微汗而痞愈也。

伤寒,汗出解之后,胃中不和,心下痞坚,干噫,食臭,胁下有水气,腹中雷鸣而利,生姜泻心汤主之。

生姜(四两) **半夏**(半升) **干姜**(一两) **黄连**(二两) **人参** **黄芩** **甘草**(各三两) **大枣**(十二枚) (懋修案:据《千金翼方》黄连一两。)

上八味,以水一斗,煮取六升,去滓,再煎,取三升,温分三服。(懋修案:《千金》作去滓,温服一升,日三服。以下凡云再煎,取三升,温分三服者,皆就原文细推之,以令人明白也。不逐条改。)

伤寒发汗法,如大小青龙汤,汗出解后,何至胃中不和?此必妄以神丹发汗。如《外台秘要》所载,既有乌、附之毒,又投热粥,且饮水以解药毒,故有干噫、食臭等证。此缘胃中不和而痞,故即用前半夏泻心法,以生姜为君,而减干姜,倍黄连,一面和中,一面散邪,仍使之从汗解也。

伤寒中风,医反下之,其人下利,日数十行,谷不化,腹中雷鸣,心下痞坚而满,干呕而烦不能得安。医见心下痞,谓病不尽,复重下之,其痞益甚。此非结热,但胃中虚,客气上逆,故使之坚,甘草泻心汤主之。

炙草(四两)　**黄芩**　**干姜**(各三两)　**半夏**(半升)　**黄连**(一两)　**大枣**(十二枚)　(懋修案:一方有人参三两。又案:据《千金》口气,当不用人参。)

上以水一斗,煮取六升,去滓,再煎,取三升,温分三服。

伤寒后中风,柴胡证也。反下之,风为飧泄,故下利,日数行,谷不化,腹中雷鸣也。干呕,心烦不得安,风挟相火而动,固是热象。若见心下痞,而重下之,痞坚必益甚。此非伤寒之结热,但以屡下胃虚,而新受之风邪,因而上逆,故成坚满。仍从半夏泻心法,去人参者,风邪不可骤补也。君甘草者,胃虚则补以甘也。满在心下,不在腹中,非中满忌甘宜泻者比也。且使之恋于中,统诸药以调和胃之阴阳,则风邪自运而出矣。

伤寒服汤药,下利不止,心下痞坚,服泻心汤,复以他药下之,利不止。医以理中与之,而利益甚。理中者,理中焦(懋修案:《千金》作其理中治中焦)**,此利在下焦,赤石脂禹余粮汤主之。**(懋修案:《脉经》又云,若不止者,当利其小便。)

赤石脂　**禹余粮**(各一升)　(懋修案:《千金》作赤石脂一斤,碎,太乙禹余粮一斤,碎,不云各一升也。)

上二味,以水六升,煮取二升,去滓,分温三服。若不止,当利小便。

痞因误下而利不止,理中原不为过,所失在中下焦之别。故当以石脂、余粮之质重力专者,理下焦也。人知二石性涩,不知其涩而能通,故治利亦能治痞。若不止者,言痞犹未愈,则以五苓利其小便,而痞自愈也。

伤寒吐下发汗,虚烦,脉甚微,八九日心下痞坚,胁下痛,气

上冲喉咽,眩冒,经脉动惕者,久而成痿。

汗吐下后,津液重伤,胃虚邪燥,正气不复,以致痰壅心下,余邪转入经络,久必成痿。本条不出方,合下条读之,知当从旋覆代赭汤治也。按:《本经》旋覆治结气胁满,消胸上痰结如胶漆,通血脉;代赭亦入肝与包络血分,而化热坠痰。此专治肺燥之痞结者。合参、甘、半夏、姜、枣以和胃,必可愈也。张璐玉《绪论》载一误汗吐下者,六脉如丝,喘息噫气,四肢逆冷,不能动移。与旋覆代赭汤,连夜灌之,侵晨喘、噫皆除,但口不能言,目不能开,而其脉已三倍于昨。夫喘不能言,气上冲咽喉也;目不能开,眩冒也;四肢不能动移,痿象也;六脉如丝,则微甚也。叔和以此二条并列,其旨深矣。

伤寒,发汗吐下解后,心下痞坚,噫气不除者,旋覆代赭汤主之。

旋覆花　**炙草**(各三两)　**人参**(二两)　**生姜**(五两)　**半夏**(半升)　**代赭石**(五两)　**大枣**(十二枚)　(懋修案:《千金翼方》作代赭一两,碎,不云五两)

上七味,以水一斗,煮取六升,去滓,再煎,取三升,温分三服。

此胃虚肺燥也。噫气者,《内经》言寒气客于胃,厥逆从下上复出于胃是也。以旋覆入肺润燥,治结气有旋转覆下之功,合半夏以开痞,代赭寒降,专治噫气,加姜以济之,参、甘、枣以和之。制方之义,复煎之法,俱不可忽。

太阳病,外证未除,而数下之,遂协热而利不止,心下痞坚,表里不解者,桂枝人参汤主之。

桂枝　炙草(各四两)　**白术　人参　干姜**(各三两)

上五味,以水九升,先煮四味,取五升,去滓,内桂枝,更煮取三升,去滓,温服一升,日再夜一服。

协热而利,非阴邪自利也。但因数下,而中气大伤,则当以理中为主。加重甘草,载之使上也。法又先煎四味,后内桂枝,使先煎者留中,后内者行表,仍不失先解其外之义。

懋修案:挟热利有两种,以里寒里热而分。此方治里寒者,葛根芩连一方是治里热者。景岳只说一面,所以偏也。

伤寒大下后,复发其汗,心下痞,恶寒者,表未解也。不可攻其痞,当先解表,表解乃攻其痞。解表宜桂枝汤,攻痞(懋修案:《千金》无解表宜桂枝汤,攻痞八字)**宜大黄黄连泻心汤。**(用上方)

伤寒攻痞,以大黄、黄连为主方,专为湿热之郁久者设,亦可见发表不远热,攻里不远寒,专为伤寒言之也。

病如桂枝证,头项不强痛,脉微浮,胸中痞坚,气上冲喉咽,不得息,此为胸有寒,当吐之,宜瓜蒂散。

此以痞之可攻者结之,见病机之不一也。《内经》邪中于膺,本属阳明,以病结于至高,亦可入太阳例。曰如桂枝证,则发热汗出,恶风寒,皆有之。独头项不强痛,邪不自背入也。寸脉微浮,邪在上也。胸中痞坚,未经误下,非因热入而作也。气冲咽喉,邪不得从表出,故上冲也。胸为清阳气通,而出入有常度,今为寒饮横格于中,故不得息也。当吐之,所谓自上者,因而越之也。

懋修案:以水饮解胸有寒之寒字,自是特识,凡论中胸有寒,里有寒，胃中虚冷字，皆当作水饮解，以水饮本属寒饮也。唯得火煎熬，乃成痰热耳。

瓜蒂　赤小豆(各一分)

上二味，捣为散，取半钱匕，用豉一合、汤七合渍之须臾，煎成稀糜，去滓，内散汤中和，顿服之。若不吐，稍加之，得快吐止。诸亡血虚家，不可与瓜蒂散。

按柯韵伯曰：瓜为甘果，而熟于长夏，清胃热者也。其蒂为生气所系，色青味苦，象东方甲木之化，得春升生发之机。故能提胃中之气，除胸中实邪，为吐剂第一品，然必用谷气和之。赤豆甘酸下行，取其反佐以制太过；豉性沉重，糜熟而使轻浮，引阳气以上升，虽快吐而不伤神。此制方精义。赤豆为心谷主降，香豉为肾谷反主升，既济之理也。愚按：亡血虚家不可用者，庞安常云：宜枳壳散，厌气毒痰水，至五六日，痰入胃，乃可微下之。方用枳实细末，米饮调二钱，日可三四服。若虚寒，手足冷及脉微弱者，枳实二两加桂枝一两，同末，如前服。

太阳病杂疗法第七(二十证、方一十三首)

病机错杂，仲师多为之设法关防，合成一卷，名以杂疗法。

中风发热，六七日不解而烦，有表里证，渴欲饮水，水入而吐，此为水逆，五苓散主之。

此太阳病，兼水邪为逆者，表以恶寒言，里以烦渴言(懋修案：得此等解，则于表里两字，绝无所混，岂一表里可通称乎？)。水，冷水也。太阳一经已过，汗多津耗，故烦且渴。水入而吐，饮多致积，寒水之气，因而逆也。以五苓化寒而导热，多饮暖水以助汗,而烦渴自止,是表里两解法。

伤寒二三日,心中悸而烦者,小建中汤主之。

桂枝　**生姜**(各三两)　**炙草**(二两)　**芍药**(六两)　**大枣**(十二枚)　**胶饴**(一升)

上以水七升,煮取三升,去滓,内饴,更上微火,消解温服一升,日三。呕家不可服,以甘故也。(懋修案:《千金》无更上微火消解六字,亦无日三两字。又案:以下每方所云几味两字,皆不再添,无关于用方之义也。)

此亦伏寒之心下有水气者,因其人阴阳两虚,故以甘药和之心中膈间也。水逆膈间,心阳为水气所凌,则悸,阳郁不升,则烦。君以芍药,取其能止心烦,兼协诸药以和脾,不令寒入腹中,而急痛也。桂、甘、姜、枣所以急通心阳,不使水邪凌心而悸也。以饴代参,取其由中而四迄,不致固其表也。

伤寒脉浮,而医以火迫劫之,亡阳惊狂,卧起不安,桂枝去芍药加蜀漆牡蛎龙骨救逆汤主之。

桂枝　**生姜**　**蜀漆**(各三两,洗去腥)　**甘草**(二两,炙)　**牡蛎**(五两,熬)　**龙骨**(四两)　**大枣**(十二枚)

上以水八升,先煮蜀漆,减二升,内诸药,煮取三升,去滓,温服一升。(一法以水一斗二升,煮取五升。)

此下四条,皆太阳病兼火邪为逆也。伤寒脉浮,汗之可也。然汗为心液,火迫劫之,则汗出多而心阳亦因之外越矣。心液一虚,神气失守,失守则舍虚,舍虚则痰入,由是而卧则惊,起则狂。不安者,多起少卧,亦才卧即起也。故治惊,必先安神,而神之所宅,痰已入之,又必先治其痰。蜀漆,治痰之品也。先煎之,则性不急于上涌，而后以桂枝全方，大和其心阳，且加龙、牡以安神，使留恋于胃，服后痰自出，而心阳自安矣。去芍者，恶其酸凝也。

烧针令其汗，针处被寒，核起而赤者，必发奔豚，气从少腹上冲者，灸其核上一壮，与桂枝加桂汤。

桂枝（五两）　**芍药**　**生姜**（各三两）　**大枣**（十二枚）　**炙草**（二两）

上以水七升，煮取三升，去滓，温服一升。本云桂枝汤，今加桂满五两，所以加桂者，以能泄奔豚气也。

烧针入穴，既开难闭，汗出后，寒易袭之，凝于穴道，肉为之僵，故核起。血为之郁，故色赤。必发奔豚者，寒气从穴入，则心气愈衰，肾中之气，必从少腹上而冲心也。灸之，寒即出矣。以桂枝汤和之，《难经》所谓损其心者，调其荣卫也（懋修案：今之以胃热蒸心，即指为心经病，而用犀角、牛黄、珠粉者，其曾读此二语乎？苟能明之，则即果病及心，亦可知所从事）。且肾水之动，必挟肝而升，桂能伐肝也。

火逆下之，因烧针烦躁者，桂枝甘草龙骨牡蛎汤主之。

桂枝（一两）　**炙草**　**龙骨**　**牡蛎**（各二两）

上为末，以水五升，煮取二升五合，温服八合，日三服。

误灸为火逆，从而下之，已伤其阴，复用烧针，则血流不行，更发热而烦燥矣。虽不惊狂，君火未乱，而燥极生风，相火已动。故以甘草缓其风，龙骨治其烦，牡蛎治其躁，桂枝和其荣。又为末以同煎，使龙牡之阴与桂甘之阳，交相为济。盖唯恐气味之不足，而驯至惊狂也。

太阳伤寒，加温针必惊。

喻嘉言曰：温针欲以攻寒，而荣血得火，反增其热，引邪内逼，必致神乱而惊狂也。

太阳病六七日，表证续在，脉微而沉，反不结胸，其人发狂者，以热在下焦，小腹坚满，小便自利者，下血乃愈。所以然者，以太阳随经，瘀血（一作热）**在里故也，宜下之以抵当汤。**（懋修案：《千金》作瘀热，无血字。）

此下三条，皆太阳病之夹宿瘀者也。凡太阳病，脉浮变沉者，主邪热内入，法当结胸，而今独如狂，则是下焦有热，必少腹坚满，小便自利，为血瘀宜下之证无疑。盖瘀久在里，因太阳之发热，以蒸动之，即随此六七日之经中，而宿瘀益增其热，亦能使人身热头痛。表证之所以续在者在此，计唯有攻下之法，以抵当之而已。

太阳病，身黄，脉沉结，少腹坚，小便不利者，为无血。小便自利，其人如狂者，血证谛也，抵当汤主之。

此详言抵当之证，戒人勿妄用也。湿热病，身亦黄，不必瘀血也。结为气塞之征，痰食滞者结，气虚亦结，不必瘀血也。少腹坚，有宿滞在肠者，有为肾者，为瘕积者，不必瘀血也。唯小便自利，乃信为血瘀之身黄，脉沉结，少腹坚也。加以如狂，则益信谛确切也，抵当汤无疑也。

伤寒有热，少腹满，应小便不利，今反利者，为有血也。当须下之，不可余药，宜抵当丸。

此言审是宿瘀，必专用抵当也。曰有热者，指里热言。有烦乱意，即如狂之几也。既有伏寒，又见少腹之满，假使小便不利，尚可疑为水阻下焦，而今反利，其有瘀可知。下宜用抵当丸，不可因其伤寒,而以他药投之。变汤为丸者,取缓行以下达病所也。

大黄(二两) **桃仁**(二十枚) **虻虫**(去翅足,熬) **水蛭**(各三十枚)

上以水五升,煮取三升,去滓,温服一升,不下更服。

大黄(三两) **桃仁**(二十五枚) **虻虫** **水蛭**(各二十枚,熬)

上四味,捣,分为四丸,以水一升煮一丸,取七合服,晬时当下,不下更服。

血蓄于下,非大毒驶剂,不能抵当,故以抵当为名。咸胜血,血蓄在下,必以咸为主,水蛭咸寒,故用为君;苦走血,血结不行,必以苦为助,虻虫苦寒,故用为臣;血聚则肝燥,桃仁能散血缓肝,故以为佐;湿在下,以苦泄之,血亦湿类也,大黄苦寒,能荡血逐热,故以为使,方义精矣。

妇人中风,发热恶寒,经水适来,得七八日,热除而脉迟身凉,胸胁下满,如结胸状,谵语。此为热入血室,当刺期门,随其虚实而取之。

此下三条言,太阳病之热入血室也。血室,即胞中,冲任脉起于此。冲为血海,诸经朝会,男子则运而行之,女子则停而止之。男既运行,故无积而不满;女既停止,则有积而能满。满者,以时而溢,象月盈则亏也。期门为肝募,《图经》云:凡发热无汗,刺之能使汗出者也。言妇人得中风病,在经水适来时,至七八日,热除宜愈,而见迟脉,则热邪必在肝脏。肝脉之上,贯膈肋者,必壅而不通,故有如结胸状。谵语者,血之热也。刺期门,则血热得泄,而汗自解矣。随其虚实而取之,谓胸满之左右,必有一边更甚处，取而刺之，若俱满，则俱刺也。

妇人中风七八日，续得寒热，发作有时，经水适断者，此为热入血室，其热必结（懋修案：《千金》作其血必结），**故使如疟状，发作有时，小柴胡汤主之。**

此言血结胞中也。适断者，不应止而忽止也。中风愈后，续如疟状，非麻桂各半证矣。以其经水适断，知必血结。盖血室原属半里，血既结，此邪正即于此分争，不比上条血室空虚，热入而流布肝经也。以小柴胡解，其余邪便从枢转出，而血结自行，即不行，至后期自下矣。

妇人伤寒发热，经水适来，昼日了了，暮则谵语，如见鬼状，此为热入血室，无犯胃气及上二焦（懋修案：《脉经》及作若，义同，《千金》作及），**必当自愈。**

此言热入血室之不治自愈者也。伤寒发热，荣为寒郁也。经水适来，则荣中之热，已有出路。盖冲为十二经脉之海，此脉已通，不须汗出矣。所以昼日明了，暮则谵语者，阳虽无病，阴分不和，静以俟之，血室之热，必随经水以去也。成氏曰：无犯胃气及上二焦者，谓恐以谵语为阳明内实而攻之，犯胃气也。此无胸胁之邪，恐刺期门，犯中焦也。无血结，恐与小柴胡汤，犯上焦也。卫气出上焦，小柴胡解散，则动卫气，是犯上焦也。荣气出中焦，刺期门，则动荣气，是犯中焦也。

伤寒无大热，口燥渴而烦，其背微恶寒，白虎汤主之。

此下三条，皆言伤寒之更感于暑者，身无大热，表已解矣。乃燥渴而烦，背又恶寒，必暑邪复烁其太阳之表，故以白虎汤主方也。

伤寒脉浮，发热无汗，其表不解，不可与白虎汤。渴欲饮水，无表证，白虎汤主之。

此言用白虎之法也。脉浮无汗，表不解者，即有暑邪，当用大青龙发之，不可与白虎汤也。必渴饮无表证者，用之始合。程扶生曰：温热病无汗，表不解者，宜青龙。汗出无表证者，宜白虎（懋修案：程扶生数语，实足以为温热证立一标准，聚讼纷纭，得此当可尽息）。盖东方木气，可以发散严寒，故凡内伏热邪，本于冬时伤寒，及四时伤风，更为寒抑。不得发者，皆当以青龙汗之。西方金气，可以清解酷热，故凡表证除而有里证，及表里交热者，皆当以白虎解之。但用青龙者，伏热之气，妙在于先时发之，逮既发，则难为力矣。用白虎者，烦渴之极，妙在以人参润之，倘不渴，则人参又可商矣。识此而后九味羌活、冲和、六神、三黄、石膏，用之无不如意也。（懋修案：议此以下，当是朴老申明程说，若能遵之，温热不难治矣。）

伤寒脉浮滑，此以表有热，里有寒，白虎汤主之。

此言白虎，宜早用也。《内经》脉缓而滑者，热中，浮而兼滑，热蒸于外矣。表里俱热，而云里有寒者，推本言之也。盖兼受之暑邪在表，久蓄之寒邪在里，唯其寒极生热，故得暑而表里俱热也。

懋修案：成注寒字，即作邪字解，谓若果是寒字，则不当用石膏矣。朴老指为推本言之，更极明白，正不必如柯氏之竟改寒字为邪字也，亦不必如尤在泾之竟改为表有寒，里有热也。所谓推本言之者，盖以病从寒水而来，表之寒则化为热，而里之水，仍得云寒也。

知母(六两) **石膏**(一斤) **粳米**(六合) **炙草**(三两)(懋修案:《千金》作二两。)

上以水一斗,煮米熟,汤成去滓,温服一升,日三服。

知母(六两) **石膏**(一斤) **炙草**(二两) **人参**(三两) **粳米**(六合)

上以水一斗,煮成去滓,温分三服。立夏后至立秋前得用之,立秋后不可服。春三月,病苦里冷亦不可与之,与之即呕利而腹痛。诸亡血及虚家,亦不可与白虎汤,得之则腹痛而利,但当温之。

本论有白虎汤,有白虎加人参汤,《翼》本分列二方,俱名白虎汤,盖示人以随病所宜,虚则加之也。石膏一升,准今二两。柯韵伯曰:石膏大寒,寒能胜热,味甘归脾,色白入肺,故以为君。知母气寒,主降苦泄肺火,辛润肺燥,故以为臣。甘草入土中泻火,为中宫舟楫,寒药得之缓其寒,粳米稼穑作甘,气味温和,佐此二味,庶无伤脾之虑。白虎为西方金神,用以名汤,秋金得生,炎暑自解,更加参以益气生津,协和甘米之补,承制石膏之寒,泻火而土不伤,乃操万全之术者。

太阳与少阳合病,自下利者,与黄芩汤。若呕者,与黄芩加半夏生姜汤。

黄芩(三两) **芍药** **炙草**(各二两) **大枣**(十二枚)

上以水一斗,煮取三升,去滓,温服一升,日再夜一服。

半夏(半升,洗) **生姜**(二两半)(懋修案:《千金》作一两半,切。又云:上二味加入前方中即是。)

此与下条言伤寒之兼感风者也。太少合病,必挟温风,非急清其水中之火，势必自焚。故以黄芩之救肺而泄肝者为之君。芩之苦，佐以芍之酸，《千金》论清热解毒，无如苦醋等物之意。甘枣则和其中而缓之，黄芩又能利小肠，使太阳之邪从小肠而出。若利而兼呕，则胃亦热而上逆，半夏辛通以降之，生姜辛散以宣之，使酸苦之药，不致涌泄，而中上焦得通也。两言与而不言主之，有随时消息义。

伤寒，胸中有热，胃中有邪气，腹中痛，欲呕吐，黄连汤主之。

黄连　**炙草**　**干姜**(炮)　**桂枝**(各三两)　**人参**(二两)　**半夏**(半升)　**大枣**(十二枚)

上以水一斗，煮取六升，去滓，温分五服，昼三夜二服。

温暑病发，胸中必热，盖风邪从胸入胃，即《内经》中膺而下，阳明之谓。腹中痛者，风中有寒，由胃入腹也。欲呕吐者，风邪向上也。以黄连清胸中之热，旋以姜、桂散其风，寒热并用，亦仿佛治痞之法，胃和而汗解矣。

伤寒八九日，风湿相搏，身体疼烦，不能自转侧，不呕不渴，下已，脉浮而紧(一作浮虚而涩)**，桂枝附子汤主之。若其人大便坚，小便自利，白术附子汤主之。**(懋修案：《千金》无一作浮虚而涩六字。)

桂枝(四两)　**附子**(三枚，炮)　**生姜**(三两)　**炙草**(二两)　**大枣**(十二枚)

上以水六升，煮取二升，去滓，分温三服。

术附子汤方，于前方中去桂，加白术四两即是。一服觉身痺(懋修案：《千金》作身痺)**，半日许，复服之尽，其人如冒状，勿怪，即是附、术并走皮中，逐水气未得除，故使之耳。法当加桂四两，**

以大便坚,小便自利,故不加桂也。

此伤寒之兼湿者也。湿即病中汗气,衣被潮润,因风袭入,故名风湿。疼烦,痛处琐杂也。湿也伤阳,风复伤卫。不呕不渴,全无里热。脉本浮虚而涩,浮虚为风,涩为湿。若误以为再经入阳明而下之,下后转入太阴少阴,当用理中、四逆矣。幸而脉变浮紧,邪尚未陷,湿更加寒,非大温其卫阳不可。故于桂枝汤中,去芍之敛荣,加附之补卫,以壮气而达邪。又言其人大便坚,小便自利,以白术代桂枝者,盖大便未坚,小便不利,惧其湿邪入里。故以桂枝开达太阳,使从汗溲而出。其实治风湿,以扶阳壮气为主,不欲其走津液也,此所为代以白术也。身痹者,麻木也。如冒状,昏迷也。又白术专走肌肉,水气全在此处,术力行到,而卫阳升,皮间微微汗出则愈也。

风湿相搏,骨节疼烦,掣痛不得屈伸,近之则痛剧,汗出短气,小便不利,恶风,不欲去衣,或身微肿,甘草附子汤主之。

甘草(二两) **附子**(炮,二枚) **白术**(三两) **桂枝**(四两)

上以水六升,煮取三升,分三服,初服得微汗即止。能食,汗出复烦者(懋修案:《千金》作汗止复烦)**,将服五合,恐一升多者,宜后服六七合,愈。**

此风湿相搏之较浅者,掣痛在骨节,身犹能转侧也。近则痛剧,不近则缓也。汗出短气,邪犹向外也。小便不利,内非虚寒也。恶风不去衣,邪在肤也。身微肿,气与湿持也。然风湿总属阳虚,救表之阳,不可不急,名以甘草、附子,急中寓缓意焉。观其煮法、服法,知伤寒病方退,津液已伤,但以风湿伤阳,不得不用桂、附,故慎重如此。

伤寒脉结代，心动悸，炙甘草汤主之。（即复脉汤）

此言伤寒病后之感燥气也。霜降后，已有病伤寒者，而立冬后十五日，尚属燥金司令，汗后津衰，燥邪乘之，固其宜也。脉缓时一止曰结，止而有常数曰代。《脉经》云：结者生，代者死。今如结又如代，非脏气之竭，阴津之不足也。心动悸者，阴津少于上奉，心阳始亢而动，乃有惊悸之状，而脉为之结代，故以炙甘草汤养心以复脉也。（周云峰，善画兰，延余诊，心动悸之病，每自云：一动，余即见其脉一止。余曰：君勿言，余当告君。乃于其脉一止时，告以心一动。云峰大奇之，余不过熟此条六字耳。云峰用心过度，而形色枯槁，乃知阴津少，而心阳亢，实为不刊之论。云峰，江西玉山人，名重一时。余与子润得其画兰十六幅，可宝也。九芝记。）

甘草（四两） **桂枝** **生姜**（各三两） **麦冬**（去心） **麻仁**（各半升） **人参** **阿胶**（各二两） **大枣**（三十枚） **生地黄**（一斤，切）

上以清酒七升，水八升，煮取三升，去滓，内胶消烊尽，温服一升，日三服。

立冬前后之燥气兼寒（懋修案：此可见秋燥之必兼热矣），故用温润之剂，与治得火时燥自了之说有别。用炙草者，媒合心肾也。桂枝汤能调荣卫，去芍之敛，而加入诸润肺之品，使燥邪从大肠出也。酒煮之者，取能通利血脉，且地黄、门冬得酒良也。

懋修案：《千金方》第九卷二十六页，有太阳病发汗，汗出不解，其人仍发热，心下悸，头眩，身瞤动，振振欲擗地者，真武汤主之一条，而《千金翼》则无之。故是本亦无此条，不可因成注有此条，而疑此有脱落也。况卷末发汗吐下后，仍有此一条乎？

伤寒论注卷三

阳明病状第八(七十五证、方十一首)

即病之阳明病,皆中风也。风挟寒气,从经而入腑,及其为病,必兼中气之化。中气者,太阴湿土也。故胃家便见饱满之象。至病变之推移,而为燥结,为湿郁,种种不同,盖可因此而识彼焉。

阳明之为病,胃家实是也。(一作胃中寒。懋修案:《千金》作胃中寒,当亦以胃中有寒饮,而推本言之也。病至阳明,寒既化热,热即成实,故成无己直改之曰胃家实耳。)

胃家者,上脘至中脘两穴处。沈尧峰曰:此阳明病提纲,后称阳明病,俱有胃家实在内。胃家实者,言以手按胃中实硬也。

问曰:病有太阳阳明,有正阳阳明,有微阳阳明,何谓也?答曰:太阳阳明者,脾约是也。正阳阳明者,胃家实是也。微阳阳明者,发其汗,若利,其小便已,胃中燥烦实,大便难是也。(懋修案:《千金》作胃中燥,便难是也。)

太阳阳明,是太阳病前,已自胃实也。正阳阳明,燥邪直入胃也。微阳阳明,太阳邪势已杀,转成胃实也。问者意阳明病既可下,何又分为三等?故答云:因素脾约而下者,为太阳阳明。因一起即胃中燥实而下者,为正阳阳明。因发汗利小便,至胃中燥实而下者,为微阳阳明也。

问曰：何缘得阳明病？答曰：太阳病，发其汗，若下之，若利小便，此亡其津液，胃中干燥，因属阳明。不更衣，内实，大便难，此名阳明病也。（懋修案：《千金》作若下之，胃中干燥，因为阳明，不更衣而便难，复为阳明病也。无利小便及内实字。）

太阳之邪已微，何反得阳明？当下之病，则以亡其津液，至胃中干燥。燥乃本气自病，非下以和其胃气不可。古人如厕，必更衣，不更衣，则内实，与正阳阳明无异矣。

问曰：阳明病外证云何？答曰：身热汗出，而不恶寒，但反恶热。问曰：病有得之一日，不发热，而恶寒者何？答曰：然虽得一二日，恶寒将自罢，即自汗出而恶热也。问曰：恶寒何故自罢？答曰：阳明处中主土，万物所归，无所复传。故始虽恶寒，二日自止，是为阳明病。（懋修案：《千金》作然虽二日，恶寒自罢，即汗出恶热也。无得之及自、而字。）

此问阳明病之见于外者，以何为证也。身热汗自出，不恶寒，但恶热，是阳明异于太阳处。其太阴之溜于阳明者，则得之一日，不发热而恶寒。然既溜于腑，则恶寒自罢，即显阳明外证。阳明处中主土，气势雄厚，病发必见有余之象，故不恶寒也。凡阳明之可用承气、栀子、白虎者，皆此等证也。

太阳初得病时，发其汗，汗先出，复不彻，因转属阳明。

彻，通畅也。正胜而邪从汗出，则通畅矣。今汗因药逼而出，邪未净而津已耗，必转属阳明也。

病发热无汗，呕不能食，而反汗出濈濈然，是为转在阳明。

濈濈，通身微润意。病起太阴，而溜阳明，故能发热，然尚无汗也。呕而非吐，邪交于胃矣。不能食，为太阴本病。至汗出濈濈然，决其转在阳明也。

伤寒三日，阳明脉大。

此条未详。

病脉浮而缓，手足温，是为系在太阴。太阴当发黄，小便自利者，不能发黄，至七八日而大便坚，为属阳明。

言病从湿土之化，其为阳明、太阴未可定。如脉浮为阳，缓为湿与热，似阳明矣。然身不热，而手足温，仍为系在太阴。太阴当发黄，不可下，下必腹胀为逆，若小便自利，不发黄，至七八日大便坚者，始属阳明，调胃承气证也。

伤寒传属阳明者，其人濈然微汗出。（懋修案：《千金》属作系，微作后。）

伤寒之传属阳明者，无论何经所传验，其入胃必濈然而微汗，此大、小承气证也。

阳明中风，口苦咽干，腹满微喘，发热恶寒，脉浮若紧，下之则腹满，小便难也。

腹满微喘，疑当作胸满。阳明中风，即风之中膺者。此为膺窗、乳中、足阳明穴。其邻则足少阳渊腋、辄筋穴。所以风中阳明，而少阳之口苦咽干并见，邪方在胸，故胸满微喘也。曰阳明中风者，以胃家实且发热也。病在阳明之经脉，故恶寒。脉浮为风，紧为寒，饮在上，阳明脉浮紧，与太阳有别，当吐之。误下而热陷太阴，甚至腹满，肺气逆，则小便难也。

阳明病，能食为中风，不能食为中寒。

风之中面及膺者，中风也。风之从鼻入胃者，中寒也其。证皆胃家实，故曰阳明病也。太阳主荣卫，阳明主肌肉，外寒所伤，必由太阳,无专伤阳明之理,故不曰伤寒,而曰中寒,明寒之不自表入也。

阳明病,中寒,不能食,而小便不利,手足濈然汗出,此为欲作坚瘕也,必大便头坚后溏,所以然者,胃中冷,水谷不别故也。(懋修案:《千金》无大便两字。)

阳明病,中寒之人,上焦之阳必不足,足则阳气已充,寒气不得入胃。又必在食后未消时,食下则胃虚,寒气必直入三阴。唯食后吸寒入胃,故不能食。此证断不可下,当于小便不利,手足汗出辨之,癥瘕皆结聚,癥为真而瘕为假。大便头坚后溏,则坚为假结可知。盖病前肠中先有结粪,因此而见濈然汗出之假象,其实胃中虚冷,阳气不化,则小便不利,故后溏而水谷不别也。

阳明病,初为欲食之,小便反不数(一作利)**,大便自调,其人骨节疼,翕翕如有热状,奄然发狂,濈然汗出而解。此为水不胜谷气,与汗共并,脉紧者即愈。**(懋修案:《千金》紧作坚。)

此言中风也。奄,忽也。病或多日,有不能食者,原其初,则欲食,是中风,非中寒,而小便反少,大便仍调,热不结于里可知。风从经脉而入,入处之骨节必疼,如有热状,亦独在此处,与太阳之发热有别。凡风邪须从汗解,此奄然如狂者,则以风中之寒,即寒水之气,为胃阳所鼓而升,阳气过旺,故忽然发狂,而迸邪从汗出也。汗出,则寒水之气亦出矣。风脉多缓,而今紧,风中之寒,已出于肌肉之外。盖脉紧为寒,若缓而变紧,正气迫邪以出也。

阳明病,欲解时,从申尽酉。(懋修案:《千金》作尽戌。)

申酉,阳明旺时也。不云戌者,戌非阳旺时矣。

阳明病,不能食,下之不解。其人不能食,攻其热必哕,所以然者,胃中虚冷故也。以其人本虚,攻其热必哕。

此下十四节,言阳明病,皆不可妄下也。如上文中寒证,误攻下之,非但不解,且必发哕。盖凡病必求其本,初起即不能食者,本虚也。如之何不顾本虚,而反攻标热耶?

阳明病,脉迟,食难用饱,饱即微烦头眩者,必小便难,此欲作谷瘅。虽下之,其腹必满如故耳。所以然者,脉迟故也。

迟为在脏,脾之伤也。风故能食,但以风中有寒,阻其脾阳,艰于运转,故饱则微烦而头眩也。脾不输精于上,而谷气之变,有浊无清,湿蒸为热,气化不行,必小便难,而腹渐满。谓之谷瘅,以腹满而下之,必如故也。苟明乎脉迟之故,必当理脾,使风湿热自消为要。《金匮》论谷瘅,谓寸口脉迟,与趺阳脉紧,皆脾伤之象。脾伤而湿热流于膀胱,则一身尽黄,以膀胱为太阳,统一身肌肤也。

阳明病,久久而坚者,阳明病当多汗,而反无汗,其身如虫行皮中之状,此为久虚故也。

言阳明证之虚者,虽久不大便,亦不当下也。应有汗而反无汗,如虫行皮中,是风邪原寻出路,非因邪结以致久坚,乃素常津液不足之故,岂得妄下?立斋谓阴气外溢则得汗,阴血濡润则便通,正指此等证而言也。

阳明病,反无汗,但小便利,二三日,呕而咳,手足若厥者,其人必苦头痛。若不呕不咳,手足不厥者,头不痛。(懋修案:必苦头痛,《千金》作头必痛。)

此言阳明病,不头痛者多。其头痛者,从少阳以达者也。当与小柴胡汤。

阳明病，但头眩，不恶寒，故能食而咳者，其人咽必痛。若不咳者，咽不痛。

此言阳明病，咽痛者少。其咽痛者，从肺以达者也。

阳明病，脉浮而紧，其热必潮，发作有时，但浮者，必盗汗出。

此言阳明湿热，从汗而外越者，可以脉决之也。凡阳明脉浮，为在经，尚属于表，兼紧，为里热。热必潮于申酉，而汗随以出。若不兼紧，必睡而出汗，此亦表热而不致发黄者也。

阳明病，无汗，小便不利，心中懊侬，必发黄。

阳明而过于阖，其中风无汗者，湿必蒸热，加以小便不利，风邪化热，扰动其湿，致心中懊侬，此必发黄也。

阳明病，被火，额上微汗出，而小便不利，必发黄。

中风无汗，而强以火迫，邪在胃中，汗何由得？唯额上微出耳。然肺为火烁，小便因而不利，湿无从泄，久而蒸热，亦必发黄也。

阳明病，口燥，但欲漱水，不欲咽者，必衄。

此言湿热之入血者，衄则可免发黄也。口燥者，湿热之气，熏蒸于口，则思水以嗽之也。凡湿热在气则渴，在血则不渴，故不欲咽也。热在阳明之经，必从衄解，以阳明之脉起于鼻也。

阳明病，本自汗出，医复重发其汗，病已瘥，其人微烦不了了，此大便坚也。以亡津液，胃中燥，故令其坚。当问小便日几行，若本日三四行，今日再行者，必知大便不久出。今为小便数小，津液当还入胃中，故知必当大便也。

言阳明病，有似可下而不必下者，津液六字，微妙可思。盖肺为水母而主气，肺既燥，则气之留于胃者少，输于膀胱者多，肺气浃胃，则胃中之津液还，而大便通矣。

夫病阳多者热，下之则坚，汗出多极，发其汗亦坚。

此原大便之坚，由于津液已耗，不宜妄下也。阳多者热，言病人阳气本盛，如阳结之类，加以阳经受风寒之郁热甚，宜汗而先下之，大便必愈坚。复有汗多而过发其汗，则津液重伤，亦成坚结。此岂可执定用下一法乎？

伤寒呕多，虽有阳明证，不可攻也。

呕多者，热在上焦，未入腑也。伤寒为寒极变热之病，更见阳明外证，可下无疑，而以呕多戒攻，慎之至也。

阳明病，心下坚满者，不可攻之，攻之利遂不止者死，止者愈。（懋修案：《千金》作阳明病，当心下坚满，不可攻之，作攻之，利遂不止者，无死字。）

阳明以胃家实为病之原，以腹硬满为病之甚，故可下也。心下坚满者，成注邪为浅，未全入腑也。利不止者死，亦危道矣。

阳明病，面合色赤，不可攻之，必发热色黄者，小便不利也。

阳明脉，上循于面，合通也。面色通赤，风热在经也。误下则津伤，风邪化燥，必周身发热。若面色黄者，湿热气阻，必小便不利，变为瘅与胀矣。

阳明病，不吐下而烦者，可与承气汤。

成注吐后心烦谓之内烦，下后心烦谓之虚烦。今阳明病，不吐不下而烦，是胃有郁热也。与调胃承气以下郁热可知。

阳明病，其脉迟，虽汗出不恶寒，其体必重，短气腹满而喘，有潮热如此者，其外为解，可攻其里，手足濈然汗出，此为已坚，

大承气汤主之。若汗出多而微恶寒，外为未解，其热不潮，勿与承气。若腹大满而不大便者，可与小承气汤，微和其胃，勿令至大下。（懋修案：《千金》于上若字下另作一条。）

凡阳明病之脉迟者，皆发于太阴者也。虽见阳明外证，而其体必重。若短气腹满，喘而潮热，邪既入里，已有可攻之象，而至手足汗出，则尤可下之征也。成注四肢诸阳之本，津液足，为热蒸之，则周身汗出；津液不足，为热蒸之，手足濈然汗出。知大便已硬，与大承气汤以下胃气是也。其脉迟体重，而热未成实，不潮热者，虽腹大满而外未解，但可与小承气，微和其胃，不可大下也。

阳明病，潮热，微坚，可与承气汤；不坚，勿与之。

言潮热为承气证，然亦当审其大便微坚而与之。

若不大便六七日，恐有燥屎，欲知之法，可与小承气汤。若腹中转矢气者，此为有燥屎，乃可攻之。若不转矢气者，此但头坚后溏，不可攻之，攻之必腹胀满，不能食，欲饮水者，即哕。其后发热者，必复坚，以小承气汤和之。若不转矢气者，慎不可攻之。（方见前用第二方。）

此承上潮热言。失当作矢，即屎也。试以小承，知必初坚后溏，虽潮热，尚宜和表，误攻则胃骤虚而不能食矣。胃阳郁于下，则上燥，故思饮水。及与之水，则热为寒郁，上下不通，而作哕。幸邪未结于腑，后必续发潮热，邪热乘虚，反尽入腑，大便复坚无疑。然不可不知其伤津致燥之阳明，非气旺热结之阳明，只当少以小承和之，和胃以此，除热以此，试其燥屎亦以此。其服小承时，即转矢气，亦不可改用大承。况不转矢气耶？故曰慎不可攻。

夫实则谵语,虚则郑声。郑声者,重语是也。直视谵语,喘满者死,下利者亦死。

谵为多言,而有虚实之分。实者胃热生风,前言未竟,忽又更端,语多必乱,故又名谵语。虚中则中气内弱,词不能达,烦言絮语,至再至三,故曰重语。《汉书·王莽传》注谓郑重为频烦,即是此意。直视视物,而目精不转动也。谵语非死证,唯直视而谵语者可危,以风火烁其真精也。然犹有可治之法,所恐者喘,满而孤阳独升,下利而真阴复竭,则皆主死耳。按:楼全善治虚人谵语,用参、芪、归、术等,愈者无数。仲景何不及?此盖本论为外感设法,故只详谵语,若虚证之郑声,治以内伤为主,非此所及也。

阳明病,其人多汗,津液外出,胃中燥,大便必坚,坚者则谵语,承气汤主之。

阳明而至本燥为病,如焦土之全无生气矣。故胃有燥屎,乃急证也。稍迟,则攻之不下矣多。多汗者燥之征,便坚而谵语,尤燥极之征,不可不主以大承气也。

阳明病,谵语妄言,发潮热,其脉滑疾,如此者,承气汤主之。(懋修案:《千金翼方》此下又云:因与承气汤一升,腹中转气者,复与一升。如不转气者,勿与之。明日又不大便,脉反微涩,此为里虚为难治,不得复与承气汤。)

此阳明危证,当用承气急救之,而用法又有节制也。谵语而加以妄言,更发潮热,汗多可知,脉滑为有余,数疾为乘腑,此当于初起时,以承气汤主之,无他法也。风邪径入胃中,所以谵妄并见，风为阳，胃燥为热，二者相搏，而脉至数疾，则卫气失其常度，而又发热汗出，阴津立亡，固必清热化燥之承气，以救其阴矣。又恐下多阴伤，故只与一升转气者，知有燥屎，复与一升，不尔者，勿与。盖病机才现即药，滑疾之脉自转，承气既未多服，明日当不大便。假使其脉调和，则易愈。若反微涩，则胃阴已虚，非缓中补虚，使津液渐生不可。难治者，言非一二剂可愈也。向用承气时，已早虑邪凑于胃，其里必虚，岂有见虚脉而复用承气之理哉？

阳明病，谵语，有潮热，及不能食者，必有燥屎五六枚。若能食者，但坚耳，承气汤主之。

谵语潮热而不能食，有燥屎也。燥为胃家实，若能食者，必无燥屎，但燥在大肠耳。承气主之，示人以大、小二方，可随宜取用也。

阳明病，下血而谵语者，此为热入血室。但头汗出者，当刺期门，随其实而泻之，濈然汗出者则愈。

此风循阳明之经脉，由气街而入血室者也。冲为血海，其脉起气街，邪与之合，热迫血下，血病则谵语，即如狂也。但头汗出，风邪亲上也。盖以热滞于血，不得通身周浃。刺期门左右穴，视其坚满者泻之，所谓开厥阴之阖，则血中之气散，而阳明之阖亦开，故针家以刺期门为能取汗也。言外有不用此法，必致用桃仁承气意。

汗出而谵语者，有燥屎在胃中，此风也，过经乃可下之。下之若早，语言必乱，以表虚里实，下之则愈，宜承气汤。（懋修案：《脉经》作宜大柴胡承气。）

汗出非汗多也，何以骤见谵语？知其平素胃热，未病之先，已有燥屎，今因风邪自汗，胃中津干，故谵语也。燥屎宜下，但恐邪未尽解，下早而乘虚入胃，谵甚则妄，故必过此一经之六七日，乃可下也。汗出为表虚，屎燥为里实，辨证既确，下之则愈，此固必用大承气也。

伤寒四五日，脉沉而喘满。沉为在里，而反发其汗，津液越出，大便为难，表虚里实，久则谵语。

伏寒邪自里出，有四五日脉尚沉者，沉则犹在里也。喘满者，寒水之气阻于胸也。喘满可汗，而脉沉未可汗，若遽发之，必谵语。又当从小承气消息燥屎之例，更多一番曲折也。

阳明病，下之，心中懊侬而烦，胸（懋修案：《脉经》作胃）**中有燥屎者，可攻。其人腹微满，头坚后溏者，不可下之。有燥屎者，宜承气汤。病者五六日不大便，绕脐痛，躁烦，发作有时，此为有燥屎，故使不大便也。**（懋修案：《千金》于病者另作一条。）

言阳明病下之，不得其当者，宜防有燥屎也。心中懊侬而烦，似误下后之虚烦。然虚烦则必腹仅微满，大便先硬后溏，否则胃有燥屎，正宜承气汤可知，此何以故？凡病五六日不大便者，若绕脐痛，为有燥屎。盖脐居腹之中央，小肠上口与胃下口接者，名幽门；在脐上二寸，大肠上口与小肠下口接者，名阑门。在脐上一寸，燥结不通，故痛绕于脐。小肠丙火之热，又通心之丁火，所以痛则烦躁，而发作有时也。心中懊侬而烦，正燥屎之征。又《金匮》瘦人绕脐痛，必有风冷一条，亦宜参看。

病者烦热，汗出即解，复如疟状，日晡所发者，属阳明。脉实者，当下之；脉浮虚者，当发其汗。下之，宜承气汤；发汗，宜桂

枝汤。

此详宜下之脉，言实而沉在其中，重在脉实当下句。

大下后六七日，不大便，烦不解，腹满痛者，必有宿食故也，宜承气汤。（用前第二方。懋修案：《千金》于腹满痛下，作此有燥屎。所以然者，本有宿食故也。）

宿食，即大下后所进之食。阳明病因下减者，自能进食，六七日不大便，津液不下大肠也。烦不解，谷气助其热也。腹满痛者，实也。知必有宿食，但当以小承气和之。

病者，小便不利，大便乍难乍易，时有微热怫郁，不能卧，有燥屎故也，宜承气汤。（用前第二方。）

怫郁，节庵谓阳气蒸越，形于头面，体肤间聚，赤而不散也。此因病前先有燥屎，风入于胃，与燥相合，胃热则肺亦热，而小便不利。然其津液未耗，风动而热结，则乍难，风息而津下大肠，故乍易。时微热而怫郁，风在阳明也。不能卧者，胃脉本下行，今胃中有燥屎，则脉不得从其故道也。亦宜以小承气和之。

得病二三日，脉弱，无太阳柴胡证而烦，心下坚，至四日，虽能食，以小承气汤少与微和之，令小安，至六日与承气汤一升。若不大便，六七日，小便少者，虽不大便，但头坚后溏，未定成其坚，攻之必溏，当须小便利，定坚，乃可攻之，宜承气汤。

得病者，得胃家实之病，以其脉弱，知发于太阴也。烦而心下坚，似柴胡证，然非自太阳转入少阳者，故当与承气下之。而自四日以至六七日，虽用小承，犹以小便之利不利，分别其屎之坚不坚，而少与之必。俟其利且坚，乃敢以大承除其热焉，可谓慎矣。喻氏曰：合上数条，总以外证之解不解，脐腹之痛不痛，脉之弱不弱，汗之多不多，小便之利不利，津液之干不干，而辨腹中之有燥屎与否，以消息微下之，全是商量治法，以期临时无误。此等处关系最大。盖热邪入胃，不以寒药治之，则胃伤。然寒药本以救胃不及，则药不胜邪，太过则药反伤正，况不胜邪，则正愈伤，正伤则邪益炽，其可不慎耶？

伤寒六七日，目中不了了，睛不知，无表里证，大便难，微热者，此为实，急下之，宜承气汤。（懋修案：《脉经》属大柴胡承气。又按：六七日，《千金》作七八日。）

张令韶曰：此言阳明悍热为病也。伤寒六七日，一经已周。目中不了了，睛不和者，《灵枢》谓胃气上注于肺，其悍气别走阳明，交空窍而循目系也。空窍不在表，亦不在里，故大便虽难而不硬，为无里证，身虽热而不大热，为无表证。然悍气之病是实，宜急以大承下之，缓则阴津已竭，下无及矣。愚按：此温热病之得大汗而解者，因其胃燥，病生于阳明之本，故悍热之气，先见于清窍。急下之者，子和所云，治得火时燥自了也。

阳明病，发热汗多者，急下之，宜承气汤。

此言悍热之气，迫其津液外出，宜急下者。喻氏曰：胃中止一津液，汗多则津液外渗，加以发热，则随热势，尽达于外，更无他法，可止其汗。唯有急下，引热从大肠出，庶津液不至尽泄耳。愚按：此亢阳无阴，缓亦不及也。

发汗不解，腹满痛者，急下之，宜承气汤。

此言悍热之气，不上走空窍，而下循脐腹者，亦宜急下也。悍热病为阳气盛，阳盛则阴虚，复发汗以伤其阴。故不解而反留于腹，为腹满痛也，非急下之不可。

腹满不减，减不足言，当下之，宜承气汤。

《内经》云：中满者，治其标。今腹满不减，即稍与小承，暂减一二分，不足杀其势，必当与大承者也。《金匮》云：腹满时减，复如故。此为寒，当与温药，虚实之分了然矣。

阳明与少阳合病而利，脉不负者为顺。负者，失也。互相克贼，名为负。脉滑而数者，有宿食，宜承气汤。（懋修案：《千金》无负者至为负十一字。）

负者，副也。两阳合病，阳明为正，少阳为副。脉大为正，弦为副。不负者，无弦象也。庞安常曰：合病土被木克，利为胃困，脉弦必死。负者，失也。言脉有弦象，则不得其正也。盖阳明之脉本大，土气不伸，则大变为涩，而混于弦中，弦为少阳之木气而克土，涩为阳明之燥气而克木，是互相克贼也。若滑则为食为积，数则为热，宜以承气和之，土夺而木亦伸矣。按：古人布算用筹，两面各异其色。沈括云：筹色以别正负（懋修案：正负法见《算经》）。盖一面为实数，一面为法数，法实互为乘除，正负必相对待。仲景特借人所习用者明之，若误作胜负之负，此尚有克贼二字可混，至于少阴负趺阳，则不可通矣。

阳明病，脉浮紧，咽干口苦，腹满而喘，发热汗出，不恶寒，反偏恶热，其身体重。发汗即躁，心中愦愦而反谵语。加温针，必怵惕，又烦躁不得眠。下之，胃中空虚，客气动膈，心中懊侬，舌上苔者，栀子汤主之。

腹满，当作胸满。此阳明之风中于膺者，其始恶寒无汗，其后发热汗出。不恶寒，反恶热，皆阳明内实之外证。独体重一节，则犹未全在阳明之里也。夫太阳以皮毛为表，阳明以肌肉为表,表间有邪,故体重。是阳明之带表者,当从胸部达之,以胸为阳明里中之表也。发汗,则风动化热,汗多致燥。温针,则火逆必惊,乘胃肆扰。下之,则风从下陷,旋欲上出,必为虚痞,虚复作热也。舌上白苔,里已有热,表未全解,以里热而兼表风,必有白苔可据也。柯韵伯曰:栀子汤是胃家两解表里之方。唯此吐法,为表邪出路。如太阳之桂枝,既可驱邪,又可救误也。

阳明病,下之,其外有热,手足温,不结胸,心中懊侬,若饥不能食,但头汗出,栀子汤主之。

此亦阳明之误于下早者。外有热,手足温,邪未陷里也。所以当胸不硬,而唯见懊侬,若饥等象,必有热痰在膈间可知。火郁发之,合用栀豉也。

栀子(十四枚)　**香豉**(四合,绵裹)

上以水四升,先煮栀子取二升半,内豉,煮取一升半,去滓,分温再服。温进一服,得快吐,止后服。

《本草》栀子治胃中热气,性本下行,佐以香豉,蒸罨久而喜伸,载之使上,则栀子之苦,行到胃中,必发恶心,迎机作吐,半由人助,非栀、豉竟能吐也。此汤能宣越中上二焦之热,栀勿炒黑,全不发吐。

三阳合病,腹满身重,难以转侧,口不仁而面垢,谵语遗尿。发汗则谵语,下之则额上生汗,手足厥冷。若自汗出者,白虎汤主之。(懋修案:今东瀛影宋本,于口不仁下,作言语向经,谵语遗尿。其自注云:诸本皆作向经,不敢刊。改未知而面垢句,又是何本?想言语向经四字,必皆误也。又案:冷厥下,亦无若自汗出者五字。)

三阳合病，有顺、逆、险三证。少阳篇目合则汗者，顺也。此条则险者也。其无汗者，则逆者也。三阳经脉之病齐到，邪气弥漫，所以有腹满以下诸证。下之，则额上生汗者，汗欲出不遽出之意，与手足厥冷，皆阳郁也。若其人本无汗出，则不可治。自汗出者，无论曾误汗下与否，皆以白虎为主方，清其两阳合明之地，则太少齐解也。

若渴欲饮水，口干舌燥者，白虎汤主之。

承上自汗出言之，用白虎加人参，以救其津。

若脉浮发热，渴欲饮水，小便不利，猪苓汤主之。

服白虎加参后，脉证已平，复见肺热，而小便不利，宜先治水，主以猪苓汤导水，且清热滋干也。

猪苓　茯苓　泽泻　滑石　阿胶(各一两)

上五味，以水四升，先煮四味，取二升，去滓，内胶烊消，温服七合，日三服。

此即五苓去术、桂，而加阿胶、滑石也。上三味主降，降者必燥，故以下二味之通表里而导水者润之，庶降而不偏于燥也。

阳明病，汗出多而渴者，不可与猪苓汤。以汗多，胃中燥，猪苓汤复利其小便故也。

胃中虚冷，其人不能食者，饮水即哕。

脉浮发热，口干鼻燥，能食者，即衄(一作鼻燥)。

若脉浮迟，表热里寒，下利清谷者，四逆汤主之。

此于承气、栀子、白虎主方外，分为四证，皆阳明杂疗法也。一胃中燥，不宜利水也；一胃虚冷，不能食，而饮水即哕，不宜清热也；一脉浮发热，虽渴亦止口燥，必嗽水不欲咽，而能食即衄，不宜阻其邪出之势也。至汗多而渴，则纯是假象，脉迟为在脏，寒乘于脾也。外假热而内真寒，欲急救其脾中之阳，非四逆不可。盖衄为胃中风热，下利则胃中寒实也。

炙草（二两） **干姜**（一两半） **生附子**（一枚）

上以水三升，煮取一升二合，去滓，分温再服。强人可大附子一枚、干姜三两。

姜、草辛甘化热，可守中，亦可理邪。附子用生者，取其气之剽悍，能入下焦，而助卫气以达四肢也。强人姜、附可增，真阴未衰，能胜刚药也。

阳明病，发潮热，大便溏，小便自可，而胸肋满不去，小柴胡汤主之。

此风之中膺而及肋者，阳明为主，故发潮热。风在经脉，故大便溏，小便自可。然有汗而中满不去，则少阳之枢不转可知。枢转，则阳明自解也。

阳明病，肋下坚满，不大便而呕，舌上苔者，可以小柴胡汤，上焦得通，津液得下，胃气因和，身濈然汗出而解。

凡阳明病，兼见少阳，便当从枢以达阖。盖肋下坚满，少阳之气不通于上焦也。津液不下，故不大便。木郁土中，故呕。胃气不和，故舌上苔白。通其上焦，则表里俱彻矣。喻氏曰：上焦得通，津液得下，关系病机最切。盖风寒之邪，协津液而上，聚膈中为喘、呕诸证，邪不解，则津液必不得下。倘误行发散，恐不唯不下，且转增上逆之势，此所以和之于中，而上焦反通也。

懋修案：于此可见柴胡非发散之用。盖于少阳禁汗，而特立小柴胡汤，已可见矣。今人于升、葛、柴、前、羌活、独活、芎、芷、苏、藿一概指为发散，而悉屏之，其为未见古人一方何疑？

阳明中风，脉弦浮大，而短气，腹都满，胁下及心痛，久按之气不通，鼻干不得汗，其人嗜卧，一身及目悉黄，小便难，有潮热，时时哕，耳前后肿，刺之小瘥，外不解，病过十日，脉续浮，与小柴胡汤。但浮无余证，与麻黄汤，不溺，腹满，加哕，不治。

此风中膺之甚者也。阳明之气，所以阖极不通者，以少阳之枢不动也。初得病，即脉弦而浮大，弦为少阳之郁，混于浮大中，则枢不转可知。短气因于腹满，邪之实也。胃家既实于中，其左右为足阳明经脉，其外为足太阴经脉，又其外为足少阳经脉，一郁则无不郁，故云都满。胁下为少阳，而手足少阳气相应，三焦脉又散络心包，郁则俱痛，即久按摩，气亦不通，非若寒之可摩而散也。鼻干不得汗，风热不行于表也。嗜卧者，胆热也。时哕者，木邪乘胃也。手足少阳，皆从耳后出走耳前，热胜而肿，风必亲上也。当是时，热势向里，脉已不浮，刺肿处以泄少阳之热，则诸证小瘥，而潮热未解，不可欲速用药。盖病由风来，定须从表而出，但枢未转，和解无益，必俟过二经后，续见浮脉，然后以小柴和之，则从枢以转，上焦得通，而胃气和也。若脉但浮，而无少阳余证，唯潮热不除者，与麻黄汤，使阳明之气交出太阳，或可顺其常度。若十二日中，不溺，腹满，加哕，是邪踞中宫，所谓关则不得小便，格则吐逆，乃不治之证也。平脉法云：脉浮为虚，大为实，在尺为关，在寸为格。知脉但欲浮兼大，则病进也。

阳明病，其脉迟，汗出多，而微恶寒，表为未解，可发汗，宜桂枝汤。

太阴中风，溜于阳明，故脉迟而微恶寒。桂枝汤和其荣卫，不云即愈，无待言也。

阳明病，脉浮，无汗，其人必喘，发汗即愈，宜麻黄汤。

风中于膺，从阳明之阖而无汗。盖风性浮而上行，故必作喘。用麻黄汤，发汗即愈，顺其常度也。

阳明病，汗出，若发其汗，小便自利，此为内竭，虽坚不可攻，当须自欲大便，宜蜜煎导而通之。若土瓜根、猪胆汁，皆可以导。

蜜七合，内铜器中，微火煎之，稍凝如饴状，搅之勿令焦，候可丸，捻如指许，长二寸，令头锐，内谷道中，以手急抱，欲大便时，乃去之。又大猪胆一枚，泻汁，和少醋，灌谷道中，如一食顷，当大便出宿食恶物，已试甚良。

成注：津液内竭，肠胃干燥，大便因硬，此非结热，故不可攻。宜以药外治而导引之。按：土瓜，即《本草》王瓜，所在多有。用根汁如猪胆法，见《肘后方》。

阳明病，发热而汗出，此为热越，不能发黄也。但头汗出，其身无有，剂颈而还，小便不利，渴引水浆，此为瘀热在里，身必发黄，茵陈汤主之。

此与下条言阳明病之热黄，当利小便也。越，达也。剂，齐也。引，长也。浆者，以炊米渍一宿，微酸可解渴也。病由风热，故渴。瘀热者，湿与风相持也。凡热黄者，其色如橘。茵陈汤，利小便，亦下法也。

伤寒七八日，身黄如橘，小便不利，其腹微满，茵陈汤主之。

伤寒虽得汗，热未全越，故湿为热蒸，而身黄如橘也。小便不利，而加以腹满，湿热阻于里也。故亦用茵陈汤，以逐其热。

茵陈（六两）　**栀子**（十四枚）　**大黄**（二两）

上以水一斗二升，先煮茵陈，减六升，内二味，煮取三升，去滓，分温三服。小便当利，溺如皂荚沫状，色正赤，一宿腹减，黄从小便去。

《本草》茵陈，治风湿、寒热、黄疸，故阳明风热之湿，及伤寒寒热之湿，皆可治之。栀子清肺，大黄调胃，以茵陈为之君，而先煎其半，则栀、黄随之，祛上中之湿热，而从小便出矣。

阳明证，其人喜忘，必有蓄血。所以然者，本有久瘀血，故令喜忘。虽坚，大便必黑，抵当汤主之。

此与下条言阳明之蓄瘀当下也。不曰病，而曰证者，盖在阳明病后，已曾见过目疼、鼻干、不得眠等证也。喜忘，犹言善忘。经云：上气不足，下气有余。肠胃实而心肺虚，虚则荣卫之气留于下而不上，故善忘也。今以血瘀于胃，而致荣卫之气，不以时上，其善忘固宜。胃既有热，故屎定坚，血裹屎下行，故反易而色必黑也。抵当汤主之，治其证之本也。

病者无表里证，发热七八日，虽脉浮数，可下之。假令下已，脉数不解而合热，消谷喜饥，至六七日不大便者，有瘀血，宜抵当汤。若脉数不解，而不下止，必挟热便脓血。（懋修案：《脉经》作必失血，便脓血。）

下之，谓以大柴胡下之也。合热者，身以前皆热也。兼见消谷善饥，益知胃有余，而为血所生病。至七八日不大便，则血必瘀矣，宜以抵当逐之。若下不止，必是血痢，挟内热而来者，亦当逐其血可知。成氏曰：何以知有蓄血？则以脉浮而数知之。浮伤气，数伤血。若下后，但数不浮，是卫气间热去，而荣气间热在，热气合并，迫血下行，必便脓血。而六七日不大便，则血瘀下焦可知,非用抵当汤下之不可。

食谷而呕者,属阳明,吴茱萸汤主之。

阳明中寒者,不能食,今能食而呕,非其类矣。但以呕而非吐,故不属太阴,而属阳明耳。此因胃中本虚,挟有寒积所致,主之以吴茱萸汤,温中而逆气自降也。

吴茱萸(一升) **人参**(三两) **生姜**(六两) **大枣**(十二枚)

上以水七升,煮取二升,去滓,温服七合,日三服。得汤复剧者,属上焦也。

吴茱萸能通三焦之气,唯性苦烈,故以参缓之,使留连中焦,而调其阴阳,复用姜以辅茱,枣以辅参,辛甘合德,补虚之道备矣。乃得汤复剧,是中焦已和,而上焦之气未复,仍与此汤,决其必愈。姜、茱性本升,药力到则上焦自和也。

阳明病(懋修案:《脉经》作太阳病)**,寸口缓,关上小浮,尺中弱,其人发热而汗出,复恶寒,不呕,但心下痞,此为医下之也。若不下,其人复不恶寒而渴者,为转属阳明。小便数者,大便即坚,不更衣十日,无所苦也。渴欲饮水者,但与之。当以法救渴,宜五苓散。**

此太阳病后之脾约也。首句阳明,当作太阳,盖太阳病前,每有脾约,及病中之邪,入于里,变成内实者,俱归诸太阳承气法中。此则病后邪退,而转为脾约者,故入阳明也。太阳病寸缓、关浮、尺弱,发热汗出,桂枝证也。汗后既不恶寒矣。此复恶寒,若此柴胡证之邪与正搏,则当见呕。今不呕而心下痞,是医误下之,而胃气不舒也。故服下药,而仍不得下,必复不恶寒而渴,为转属阳明。须俟其小便数,大便坚,乃可与麻仁丸预调之。若小便未数，不成脾约，虽十日不大便，无所苦。其渴甚而欲饮水者，但稍用冷水调服五苓，使津液调和，则大便自润，不至脾约矣。此欲成脾约时，用五苓以救渴法也。

脉阳微而汗出少者，为自如；汗出多者，为太过。阳脉实，因发其汗，出多者，亦为太过。太过者，阳绝于内，亡津液，大便因坚。（懋修案：《千金》无阳脉至太过十四字。）

言太阳病后，所以成脾约之故也。阳脉微、阳脉实，即桂麻二证。发汗均不宜多，多则病虽愈而失中，必致阳绝于内。内指胃言，即冲和之德也。燥则冲和之德，不能相续而生阴，大便因坚，遂成毕生脾约之苦矣。

脉浮而芤，浮为阳，芤为阴，浮芤相搏，胃气则生热，其阳则绝。趺阳脉浮而涩，浮则胃气强，涩则小便数，浮涩相搏，大便即坚，其脾为约，麻子仁丸主之。

此言脾约初起之脉也。芤，草也，如葱之中空者，象形也。凡脉形本圆，圆于外者，阳也，贯于中者，阴也。今阳浮不与阴和，阴芤不与阳合，浮、芤并见，则胃气止生热不生阴，乃阳之绝于阴也。趺阳，胃脉也，在足跗上。其脉浮涩，则阳亢而胃气之热可知。喻氏曰：约者，省约也。脾气过强，将四五日胃中所受之谷，省约为一二弹丸而出，是胃液之渐干，由于脾土之过燥，大便所以难也。以麻仁丸治之，则脾胃和矣。

麻子仁（二升）　**芍药**　**枳实**（各八两）　**大黄**（一斤）　**厚朴**（一尺）　**杏仁**（一升）

上为末，蜜和丸，如梧桐子大，饮服十丸，日三，渐加，以知为度。

柯韵伯曰：胃家之实，因于阳明之热结，亦有因太阴之不开者，脾不能为胃行其津液，故名脾约也。承气诸剂，只能清胃，不能扶脾。故取麻仁之甘平入脾者为君，杏仁之降气利窍，大黄之走而不守者为臣，芍药之通脾络，枳实之除积者为佐，此调脾之法，推陈致新之和剂也。

伤寒发其汗，则身目为黄，所以然者，寒湿相搏，在里不解故也。（懋修案：《脉经》又云：病人有寒，复发其汗，胃中冷，必吐蛔。）

此言伤寒愈后发黄者，以其身黄，故附之阳明也。汗后热已外越，不应发黄，而身目为黄者，以素有寒湿在里，必因病后而发见也。身犹属表，目应于里，此里非脏腑之谓，乃指骨髓言，为表之里也。热湿则黄如橘，寒湿则如熏黄色，暗而浊也。盖六气胜复之理，寒湿之久，必变燥热，故色暗晦，非如热湿之可以茵陈下也。

伤寒，其人发黄，栀子柏皮汤主之。（懋修案：《千金》连上作一条）

栀子（十五枚）　**炙草**（一两）　**黄柏**（二两）

上以水四升，煮取二升，去滓，分温再服。

此身为黄之主方也。骨髓之寒湿，既转而为燥热，故以栀子宣肺，肺宣而气化自通，以黄柏滋肾，肾滋而骨髓自清，又载以甘草，使调和于本寒标热之间，则燥从中化，湿自下行，此和法也。

伤寒，瘀热在里，身体必黄，麻黄连轺赤小豆汤主之。

麻黄　**连翘**　**炙草**（各二两）　**赤小豆**（一升）　**杏仁**（三十枚）　**大枣**（十二枚）　**生梓白皮**（一升）　**生姜**（二两切）

上以潦水一斗，煮麻黄一二沸，去上沫，内诸药，煮取三升，去滓，温服一升。（一方有生姜二两。）

此伤寒汗后目先黄，而身未黄者也。《内经》目黄者，为黄疸。察其目，而知寒湿化热，已瘀于里，后必遍身悉黄也。上条是禀质之燥者，燥则热重而发之速；此条是禀质之湿者，湿则热滞而来以渐。湿重者，不可专清其热也。故以麻黄之通腠理，连翘之散结气者为之君，以赤小豆之和中下渗者为臣，以杏仁、枣、姜宣行荣卫，而加梓白皮以清瘀热所在之处，则湿从表里双解，不成黄矣。用潦水者，取其味薄，不助湿气也。按：桐白皮能清热，见《吕祖全书》。如无梓皮，可以代之。

少阳病状第九（九证）

少阳病，生于本。本者，相火也。其病有中风，无伤寒。若太阳之半表半里证，是转属少阳，非一起即在少阳者，仍归诸太阳病，从其朔也。故少阳病状独少云。

少阳之为病，口苦、咽干、目眩也。

柯韵伯曰：少阳处半表半里，司三焦相火之游行。仲景特揭口苦、咽干、目眩为提纲，是取病机主法也。夫口、咽、目三者，是脏腑精气之总窍，不可为表，不可为里，乃表入里，里出表之路，所谓半表半里也。三焦者，能开能阖，开之可见，阖之不见，为枢之象。苦、干、眩者，相火上走空窍而为病，杂病咸有之，所以为少阳一经提纲也。

少阳中风，两耳无所闻，目赤，胸中满而烦，不可吐下，吐下则悸而惊。

风为阳邪，煽动相火，火复生风，上蒙空窍，耳中气涌，则声自外入者，无所闻矣。火热蒸目，则目赤。胸之位，亦半表半里。满者，风也；烦者，火也。满似可吐，烦似可下，用之则悸而惊者，风邪所凑，其气必虚，幸太阳、阳明二经未虚。故邪专入少阳，误吐而伤其上，则太阳亦病，故悸；误下而伤其中，则阳明亦病，故惊也。

伤寒病，脉弦细，头痛而发热，此为属少阳。少阳不可发汗，发汗则谵语，为属胃，胃和则愈（懋修案：《千金》作胃和即愈）**；不和，烦而悸。**

伏寒之病，脉弦细，因其人津液不足，邪气欲达不达，有羁留半表之象。故脉不浮大，虽头痛发热，本太阳病，当属少阳，宜小柴胡去参加桂也。误用麻黄，邪虽出而津愈耗，必发谵语，又属胃矣。少与承气，胃中阴气和则愈；不和而血虚则烦，心失所养，则悸。庞氏曰：弦者，细长如琴弦状。仲景云：浮而紧曰弦，非此弦也。凡伤寒脉浮紧相搏，皆弦类。有属太阳者，有属阳明者，少阳正得弦脉，体是小弦长大脉也。多宜和表，鲜有汗证。

太阳病不解，转入少阳者，胁下坚满，干呕不能饮食（懋修案千金作不能食饮）**，往来寒热而未吐下，其脉沉紧，可与小柴胡汤。若已吐、下、发汗、温针，谵语，柴胡证罢，此为坏病，知犯何逆，以法治之。**

太阳病转入少阳，尚未吐下，则无悸惊之证。脉沉为邪向里，紧为邪向表，二者兼之，亦半表半里也。此可从少阳之枢，以复太阳之开。其柴胡证罢之坏证，独提谵语者，邪归阳明而无所复传也。喻氏谓伤寒病始，唯恐传经，传则变生，后唯恐不传经，不传则势笃。此非一承气所可了者,故云知犯何逆,以法治之。

三阳合病,脉浮大,上关上,但欲寐,目合则汗。(懋修案:《千金翼方》脱合病二字。)

浮大为阳盛之脉。上于关上,则已透过寸口,而阳部之九分,未全浮大。知热气羁留半表,而熏于胆,胆热则但欲寐矣。寐则卫气行里,而半表之邪,转从盗汗而泄,胆热为之也。合用小柴去参以治之。

伤寒六七日,无大热,其人躁烦,此为阳去入阴故也。

六七日,太阳经尽,当传阳明,今无大热,而反烦,则似少阳,非阳明矣。烦极加躁,是由少阳便入三阴也。缘其人胃阳素衰,六七日前,犹有表热相持,六七日后,表热方退,忽转阴极发躁,故曰阳去入阴,几于有阴无阳矣。此不关少阳病,以其为由阳入阴之路,故列于此。

伤寒三日,三阳为尽,三阴当受其邪,其人反能食而不呕,此为三阴不受其邪。

此即《内经》热病传经之候,总欲胃中和,正气得伸,不致传入三阴也。少阳病,原喜呕而不欲食,今过三日,而欲食矣,不喜呕矣,是病已解,无所传矣。

伤寒三日,少阳脉小,欲已。

此条未详。

少阳病,欲解时,从寅尽辰。

寅卯为少阳旺时,阳过其度,故从寅尽辰。

伤寒论注卷四

太阴病状第一(八证、方二首)

太阴,亦有中风,无伤寒。本篇脏寒病,是啖生冷而伤脾阳者,乃内伤,非外感。又在提纲外,故但云属太阴也。

太阴之为病,腹满吐,食不下,自利益甚,时腹自痛,若下之,必胸下坚结。(懋修案:《千金》作食不下,下之益甚,时腹自痛,胸下坚结。又案:《医宗金鉴》据吴人驹说,谓自利益甚四字,当在胸下坚结之下。又云,腹满下,应先有自利二字。)

太阴病生于本,本者,湿土也。寒风从鼻入腹,故腹满。或足胻受之,其经脉逆于腹中,则腹亦满也。吐与呕有别,呕者有声,吐者有物。寒气逆上则吐,而食不下;寒气注下则利,中阳愈陷,则利益甚。寒与正气搏,则时时作痛。此为病发于阴,间有溜于阳明而作热者,若误下之,亦必胸下痞坚而成脏结也。

太阴脉浮,可发其汗,宜桂枝汤。(懋修案:《千金》无末四字。)

此溜于阳明者也。病已从阳,则吐利腹痛必不甚,以桂枝汤为法,而增减之可也。

太阴中风,四肢烦疼,阳微阴涩而长,为欲愈。

此风中胻臂,自手太阴来者,苟能溜于阳明,四肢必见烦疼,迸邪仍还故道而出。烦者,热也。疼者,邪也。阳微阴涩,是太阴中风之常脉，风在阴分也。若于微涩中见有长意，则邪将自达矣。所谓长则气治也。

太阴病欲解时，从亥尽丑。

张令韶曰：太阴为阴中之至阴，阴极于亥，阳生于子，从亥至丑，阴尽而阳生也。阴得生阳之气，故解。

自利不渴者，属太阴，其脏有寒故也。当温之，宜四逆辈。

自利，便滑也，与下利之不甚畅者不同。脏指胃言（懋修案：胃当作脾，玩上文生冷伤脾阳句可见），为生冷所伤，则亦属太阴也。此示太阴内伤寒饮之治法。成注自利而渴，属少阴为寒，在下焦；自利不渴，属太阴为寒，在中焦。与四逆等汤，以温其脏。

伤寒脉浮而缓，手足温，是为系在太阴。在太阴当发黄，小便自利，利者不能发黄，至七八日，虽烦，暴利十余行，必自止，所以自止者，脾家实，腐秽当去故也。

发黄以上，解见阳明篇。七八日已过，一经有从阳明之本燥而转者，则大便坚也；有从阳明之表热而转者，则烦而下利也。烦而下利，似乎变证。然烦为阳气之复，利为阴邪之去，因前此脾气不运，所停水谷已成腐秽。今脾得阳明标热，而虚转为实利，每一行腐秽尽去，浊降而清升，必有微汗，不待言也。

本太阳病，医反下之，因腹满时痛，为属太阴，桂枝加芍药汤主之。其实痛，加大黄汤主之。

桂枝　**生姜**（各三两）　**芍药**（六两）　**炙草**（二两）　**大枣**（十二枚）

加大黄汤，即于前方中加大黄二两（一作半两）。

此太阳转属太阴也。太阳病，风将化热，误下而陷内，当以桂枝加芍和之。盖腹中热痛,宜芍药,以芍性寒,通脾络也。若大便实而通,则邪已归于阳明,可用大黄矣。乃仍主以桂枝汤者,欲使邪从外解,又太阴两解表里之法也。

人无阳证,脉弱,其人续自便利,设当行大黄、芍药者,减之,其人胃气实(懋修案:《千金》作胃气弱当从之)**,易动故也。**

无阳,疑当作太阳。承上条言脉之弱者,不必误下,而已续自便利,即有滞积,当用大黄、芍药,亦宜减之。盖即许学士温脾汤一类证也。诚以脾胃相通,胃之气变现于寸口,胃之虚实征于大便,脉弱便利,胃气之弱,而胃家之虚可知。言此以结太阴治法,不可不慎也。

少阴病状第二(四十五证、方一十六首)

经曰:少阴之上,君火主之。又曰:阴中之阴,肾也。本阳而标阴,其病从本从标,变动不居。少阴固但有中风,其中寒而病者,东垣云:少阴者藏也,自鼻息而入是也。喻嘉言曰:少阴水藏也。水居北方,原是坎止,唯挟外邪而动,则波翻浪涌,横流逆射,无所不到,为呕,为咳,为利,为四肢沉重。仲景不顾外邪,唯以真武一法,坐镇北方之水,水不横逆,则诸证自止,而人之命根,赖以攸固。命根者何?即肾中一点真阳,伏藏肾水中者。水中火发,所以证虽阴,而反烦躁多汗似阳。仲景每用姜、附等以收摄其阳,初不虑夫外感。盖阳旺则腠理大开,外感先出,所以一回阳而了无余义也。若用寒凉助水,则真阳不返,而命根断矣。必识此意,然后知仲景温经散邪之法,细微曲折,与九转还丹不异也。

少阴之为病,脉微细,但欲寐也。(懋修案:《千金》无也字。)

辨脉法云:脉瞥瞥如羹上肥者,阳气微也。萦萦如蜘蛛丝者,阳气衰也。盖轻取则微,重取则细,本经之正气极虚,所以为受邪之地也。但欲寐者,非嗜卧之谓,乃或得寐,或不得寐,昏昏如梦拟,其神情常似欲寐未寐之交耳。此少阴为病之始,全从神识上见之。

少阴病,欲吐而不烦,但欲寐,五六日自利而渴者,属少阴虚故,引水自救。若小便白者,少阴病形悉具,其人小便白者,下焦虚寒,不能制溲,故白也。

首句少阴,疑当作太阴言,太阴病之属少阴者也。太阴腹满,即当发吐。若欲吐不吐,则邪从中焦,乘虚而入下焦,不能为风性之上越,而转为寒气之下注。由是肾气独沉,不交于心,则烦;卫气行阴,不通于阳,则欲寐,遂成少阴为病之机。至六七日,太阴之一经尽,遂作自利,利亦太少病所同,而以渴别之,是属少阴也。盖津液下注,而不上润于舌,则引水自救,愈利则愈渴,愈渴则愈饮也。至小便色白,而少阴里寒之病形,于此毕见矣。小便之所以白者,则以下焦火衰,失决渎之职,无以制溲之故。治法必以温理下焦为主,古用温药浸冷服,为此等病设也。

夫病,其脉阴阳俱紧,而反汗出,为亡阳(懋修案:《千金翼方》无亡字)**,属少阴,法当咽痛而复吐利。**(懋修案:《千金》连上作一条。又案:《千金翼》无一条,不冠以少阴病三字,故此条必不得跳行。)

此内伤之寒,属少阴者也。《内经》阴盛生内寒,寒留则血凝,血凝则脉不通,其脉盛大以涩,故中寒即此证也。盖先有内寒，而外寒中之，原其本不从少阴之为病而来，故但曰病也。脉阴阳俱紧，即盛大以涩之谓。反汗出者，寒气留，则温气去，无以固腠理也。汗出而亡其卫之阳，则病必属之少阴矣。

少阴病，咳而下利，谵语，是为被火气劫故也，小便必难，为强责少阴汗也。

此言少阴病之火逆也。小便难，非徒不利之谓。盖有点滴，亦不易出之意。喻嘉言曰：以火劫汗，则热邪挟火力，上攻必咳，下攻必利，内攻必谵语，三证皆妨小便，故小便难。盖肺为火气所伤，则膀胱气化不行，大肠奔迫无度，则水谷并趋一路，心包燔灼不已，则小肠必致枯涸，少阴可强责其汗乎？

少阴病，脉细沉数，病在里，不可发其汗，无阳故也。阳已虚，尺中弱涩者，复不可下之。（懋修案：《千金》有少阴病，脉微，不可发其汗下，接无阳故也，另为一条。）

此手少阴病之生于本者也。其始脉微细，继从君火，变为细沉数。所谓躁者在手，当以小承气和其胃，不可以麻黄、附子、甘草发其汗，为其津液之素虚也。然必审其尺中之沉候，细而有力兼滑者，可下；若弱而无力，涩而少气，但当以黄连解毒汤和之，不可下也。

少阴病，脉紧者，至七八日下利，其脉暴微，手足反温，其脉紧反去，此为欲解，虽烦下利，必自愈。

此下七节，言少阴愈证也。少阴病，有始脉微细，续见紧者，盖从两胻得之，循经入里，正与邪争，知其过此一经，而少阴君火之气，必能交出太阴，自然下利，而脉见暴微，邪可出矣。所恐利似厥阴耳。若手足反温，脉紧反去，是君火有权，虽以里阴未复而烦,必自愈也。

少阴病,下利,若利止,恶寒而踡,手足温者,可治。

少阴下利,有燥有湿,湿与寒相得而利,非急温不止,其自止者,必兼燥也。少阴受寒水之气,与其人本体之燥,两不相得,下注为利。燥若尼之,利亦无多,是名下利,非若自利之直泻也。亦有液以利亡,无可下注,而自止者,非吉兆也。若利止后,阳气未复,则必恶寒而踡,有此蜷缩之状,寒既伤阳,利复伤阴,恐寒与燥固结而变厥逆,虽四逆等,亦难决效。故必手足能温,而始可治也。

少阴病,恶寒而踡,时自烦,欲去其衣被,可治。(懋修案:《千金》作不可治,恐误。)

足少阴恶寒,病为在里,踡则几入脏矣。盖少阴脉由足入腹,属肾。踡则邪将内入,若不踡而烦,欲去衣被,是少阴之枢未坏,而君火之气欲伸,尚可助阳以达邪也。

少阴中风,其脉阳微阴浮,为欲愈。

重在阴浮二字。盖少阴脉微细,以尺寸例之,必阳微阴细,与太阳篇脉浮弱,用桂枝汤,语气相同。若阴本细,而转为浮,则邪从阴中而出矣,故知为欲愈。

少阴病,欲解时,从子尽寅。

成注阳生于子,子为一阳,丑为二阳,寅为三阳。解于此者,阴得阳则解也。

少阴病,八九日而一身手足尽热,热在膀胱,必便血。

凡少阴病,所以溜于腑者,肾脉本络膀胱,两相通也。若脉至络膀胱处,不出太阳之经,则不能为太阳病。但停留于络,至八九日,寒化热而向外,先于身,次及手足,以太阳主表,故尽热也。必便血者,与太阳篇热结膀胱,血自下,下者愈同义。

少阴病,其人吐利,手足不逆,反发热,不死。脉不足(一作至)**者,灸其少阴七壮。**

吐利,皆寒邪也。肾中真阳失守,则阳气随吐利而散;真阳未动,则寒邪从吐利以出。但使手足不逆,身反发热,是阳未离表,治之可生也。脉不足者,吐利骤虚之故。灸太溪穴,以引阳内返,则生机复矣。

少阴病,但厥无汗,强发之,必动血,未知从何道出,或从口鼻,或从目出,是为下厥上竭,为难治。

此四逆散证也。但厥者,不吐下烦躁,乃寒气与燥气相结,邪不得达,当缓调之,使少阴之枢自转。若误发汗,血必逆行而上出于阳窍,以其人津液少也。喻嘉言曰:下厥者,不得汗而热深也;上竭者,血从上而越竭也。少阴本少血,且从上逆,故难治。愚谓凡云难治,非不可治也,特需之时日耳。即如此条,已转入厥阴病机,殊费消息,用药迭有权衡,难定一主方者也。

少阴病,恶寒蜷而利,手足逆者,不治。

此下五节,皆言少阴死证也。凡三阳与太阴,除一误再误外,无死证,少阴则有蹉跎数日,即不治者,不可执不服药为中医之说也。此条纯是有阴无阳。程郊倩曰:使早知助阳而消阴,何至此乎?

少阴病,其人吐利,躁逆者,死。

烦者,志之乱。躁者,气之乱。烦躁者,神之乱也。程郊倩曰:由吐利而躁烦,阴阳脱离扰乱可知。加以四逆,胃阳绝矣,不死何待？使早温中而暖土，何至于此？

少阴病，下利止而头眩，时时自冒者，死。

此臂受寒风，伤手少阴而为病也。手少阴心不受邪，移之小肠，则下利，便脓血。若利止而时时自冒，邪仍陷于心脏矣。使早用石脂、白粉等法，宁至此乎？

少阴病，四逆，恶寒而踡，其脉不至，其人不烦而躁者，死。

程郊倩曰：诸阴邪具见，而脉又不至，阳先绝矣。不烦而躁，阴亦同尽可知。使早知复脉而通阳，宁至此乎？

少阴病，六七日，其人息高者，死。

此少阴失下证也。凡人一呼一吸为一息。《金匮》云：吸而微数，其病在中焦，实也，当下之则愈。言中焦实，则吸不得入，还出复入，故息微数。今少阴病，无吐利等证，是君火病，而火土同实也。不急下之，至六七日，息之吸者不入，而但行于胸，则气专向上，而为息高下之死，不下亦死矣。使早用承气及河间解毒法，宁至此乎？

少阴病，脉微细沉，但欲卧，汗出，不烦，自欲吐，至五六日，自利，复烦躁，不得卧寐者，死。

少阴病，本脉微细，加以沉候得之，宜急温矣。且但欲卧，则比欲寐为尤甚。阴不得有汗，则汗出为亡阳。不烦，则无热。自欲吐，则中上皆虚寒，生气已是索然。况至五六日，而自利烦躁，不得卧，复不得寐。喻氏谓直阳扰乱，顷刻奔散，能不主以死乎？按：此本附子汤证，稍一失治，到四五日，急灸百会、关元，继以大剂参、附，或者可救。程郊倩曰：以今时之弊论之，病不至恶寒、身踡、四肢逆冷等证叠见，则不敢温。嗟乎！证已到此，温之何及？况此诸证，有至死不一见者，曷不于本论中要旨，一审详之？少阴病，脉必沉而微，细论首揭，此已示人以可温之脉矣。少阴病，但欲寐，论首揭此，已示人以可温之证矣。汗出，在阳经不可温，在少阴宜急温，论又示人以亡阳之故矣。况口中和，不烦，自欲吐，少阴中之真证，不过如此。此时邪仅在少阴之经，未遽入脏，而成死证也。然坚冰之至，履霜而知，则真武、四逆，诚不啻三年之艾矣。乃延至五六日，而邪遂入脏，前欲吐，今且利矣，前不烦，今烦且躁矣，前欲卧，今不得卧矣。阳虚已脱，阴盛转加，其人死矣。医尚不知何病，或曰阳证见阴脉，宜死；或曰阴阳两感，不治；或曰传经热邪失下，而成不治之坏病。倘有人语以少阴失温，且哄然曰：其手足不厥冷，不恶寒，踡卧而且烦躁，如是不卧，如是何阴虚之有？噫嘻！吾见其人矣，吾闻其语矣。因悟仲景一片婆心，盖不啻舆尸以谏也。

少阴病，始得之，反发热，脉反沉者，麻黄细辛附子汤主之。

麻黄　**细辛**(各二两)　**附子**(一枚，炮)

上以水二斗，先煮麻黄，去上沫，内诸药，煮取三升，去滓，温服一升。

此少阴之始，可汗者也。阴病岂骤能发热，反发热而不头痛，知非溜于太阳，而生于君火之本也。火为病，脉当浮大，以郁于其经，故反沉。不急发之，使溜于太阳而外解，二三日必口燥、咽干矣。附子以温里之经，麻黄以泄表之术，邪出而真阳不伤，是少阴表法。附子用炮者，欲其守于内，而蒸动阴液以为汗，非徒开其腠理也。细辛幽香，能宣君火，又入少阴之经，而搜留伏之风寒也。

少阴病,得之二三日,麻黄附子甘草汤微发汗。以二三日无证,故微发汗。

麻黄(去节)　**炙草**(各二两)　**附子**(一枚,炮)

上以水七升,先煮麻黄一二沸,去上沫,内诸药,煮取二升半,去滓,温服八合。

此无发热,而亦以麻、附取汗者,病自外来,必达外为解也。用甘草者,附得甘而温及中焦,以防其吐利,麻得甘而缓其表散,但微微作汗。然唯二三日,无吐利里证者,始可用之。若有吐利,麻、黄非所宜矣。

少阴病,得之二三日以上,心中烦,不得卧者,黄连阿胶汤主之。

黄连(四两)　**黄芩**(一两)　**芍药**(二两)　**鸡子黄**(二枚)　**阿胶**(三挺)

上以水六升,先煮三味,取二升,去滓,内胶烊尽,内鸡子黄,搅令相得,温服七合,日三服。

此病生于君火者,二三日以上,便郁极而烦,愈欲寐而愈不得寐。治之以连、芩清其热,芍药敛其荣,妙在用阿胶、鸡子黄之濡润,而行血脉者佐之,使少阴之阴气,周流于经脉中,则血行而邪自解也。

少阴病,得之一二日,口中和,其背恶寒者,当灸之,附子汤主之。

此病生于少阴之标者,少阴从本从标,其机必先见于舌燥者为火,得之一二日,而口中和,则非君火为病矣(懋修案:自公以后,能知少阴为君火者,尚有何人?)。背恶寒,是太阳衰,当灸太阳陷下之穴，而以附子汤补其里，不可缓也。缓则变，五六日自利烦躁，不治之证。

少阴病，身体痛，手足寒，骨节痛，脉沉者，附子汤主之。

此太阳之表寒一起，即转入少阴者也。身痛、手足寒，原属太阳，但不头痛，而骨节痛，则入少阴矣。此脉所以沉也。非阴阳两虚，不至此。急温而补之，正胜则邪却矣。

附子（二枚，炮） **茯苓** **芍药**（各三两） **人参**（三两） **白术**（四两）

上以水八升，煮取三升，去滓，温分三服。（懋修案：《千金》作分温服之。）

汤名附子，专重此一味，故用至加倍。盖邪自表来，本虚者急补里以御之。此善守之法，佐之以参，阴阳相配也（懋修案：于此可见，朴老亦以参为补阴，而陈修园之说，益可信矣）。寒必伤荣，以芍合参而荣和；寒必挟湿，以苓、术协附而湿通，不动声色，而措之磐石之安，此方是也。

少阴病，下利，便脓血，桃花汤主之。

此手少阴为病也。心移寒于小肠，故下利。《难经》云：小肠泄者，溲而便脓血，少腹痛是也。桃花汤升阳散火也。

少阴病，二三日至四五日，腹痛，小便不利，下利不止，而便脓血，桃花汤主之。

与上条同。此于二三日至四五日，以渐而来，由少阴之标寒，转为君火之本热，至便脓血，而小肠之证见矣，舍桃花无他法也。

赤石脂（一斤，一半为末，一半完） **干姜**（一两） **粳米**（一

升）

上以水七升，煮米熟汤成，去滓，温取七合，内赤石脂末一方寸匕，一服愈，止后服。（懋修案：《千金》作一服止，余勿服。）

赤石脂色赤入心，人知其涩，而不知其善于散结，读《本草》自明。此能速至下焦，借干姜以劫其本寒而散之，复和以粳米，使石脂之散末，留连于胃，以行彻上彻下之法，则心与小肠并通，而利即止矣。一服愈，止后服，为挟燥者言之，恐黏滞肠间作热也。

少阴病，下利，便脓血者，可刺。

言既服桃花汤，亦可刺也。柯韵伯曰：此亦热入血室所致，宜刺期门以泻之。病在少阴，而刺厥阴，实则泻其子也。愚谓刺期门，可得汗，亦升阳散火之意。

少阴病，吐利，手足逆，烦躁欲死者，吴茱萸汤主之。（方见阳明门）

此少阴中寒，从鼻而入者也。三阴齐受，必以少阴为枢，故曰少阴病。凡少阴烦躁者死，为其神乱，寒已入脏也。此云烦躁欲死者，躁虽甚而神未失，故以吴茱萸汤专救三焦之元气，不但温经散寒而已也。

少阴病，下利咽痛，胸满心烦，猪肤汤主之。

手少阴病，既下利矣，乃不便脓血，而咽痛者，邪不专入小肠，仍属本经之因寒化热也。手少阴脉挟咽，故咽痛。热郁于上，故胸满心烦。主以猪肤汤，止利而清热，且以松胸前之腠理也。

猪肤（一斤）

上以水一斗，煮取五升，去滓，内白蜜一升、白粉五合，熬香，和令相得，温分六服。

猪为水蓄，可制心阳之亢，又埴垆用豕，知其必开腠理，而松肌表。肤，即猪皮，更能引出于肤也。白粉，即铅粉。汤液，《本草》注，乃云猪肤汤中，非此粉，是白米粉，谬矣。本论并无米字，非米可知。海藏必疑本方白粉五合为多，故认为米粉耳。意五合，字必有讹。

少阴病，二三日咽病者，可与甘草汤，不瘥，可与桔梗汤。

甘草（二两）　加桔梗一两，即名桔梗汤。

上以水三升，煮取一升半，去滓，温服七合，日再服。

此手少阴病之轻者。二三日不下利，唯咽痛，是心火郁热，不移小肠而烁肺也。生甘草通经脉，利血气，用以泻心火，而保肺金，二脏调和，则手少阴之气，自交出于手太阴矣。不瘥，则肺中已有热结。加桔梗以开肺，而宣结，则必瘥也。两言可与，有随机加味之意。

少阴病，咽中伤，生疮，不能语言，声不出，苦酒汤主之。

鸡子（一枚，去黄，内好上苦酒于壳中）　半夏（洗，破如枣核，十四枚）

上纳半夏置苦酒中，以鸡子壳置刀环中，安火上，令三沸，去滓，少少含咽之。不瘥，更作三剂，愈。

此足少阴病也。凡咽痛属手少阴从本，不可温；属足少阴从标，必当温。咽中尤其明证也。《灵枢》云：会厌者，音声之户，在咽中。足少阴为寒所伤，其经脉尽处结涩不通，痰涎附丽于此，尸虫上蚀，伤而生疮，则不能语言，声不出矣。凡遇此证，望其咽喉正中处，必有黏痰，乃颃颡不开之故。盖清气不通于鼻，故浊凝而下结也。治法以半夏之辛，微取其气，使上行以通颃颡之窍，合苦酒之酸泄，以扫痰涎而解毒，更以鸡子白之润肺，而清气分之热者和之。缪仲醇曰：苦酒汤到咽即效。余亦历试皆验。有服此而口中发出秽气，至不可近，而咽烂已愈者。

懋修案：三尸或称三彭，上尸彭琚住泥丸宫，中尸彭质住膻中，下尸彭矫住脐下丹田。三尸喜人为恶，不喜人为善。修炼家必斩三尸，而后得道。然守庚申者，且不能斩也。三尸名神，亦名虫，治以杀虫药，兼补气血。又案：此缪仲醇数语，必须著眼。

少阴病，咽中痛，半夏散及汤主之。

半夏　桂枝　炙草（等分）

已上三味，异捣，合治，白饮和服方寸匕，日三服。不能散服者，以水一升，内散两方寸匕，煮令小冷，少少含咽之。（懋修案：《千金》咽之下有半夏有毒，不当散服八字。）

庞安常曰：非时有暴寒中人，毒气伏少阴经，始虽不病，旬日乃发。脉微弱，法先咽痛，次下利咽痛，半夏桂枝甘草汤主之。下利，通脉四逆汤主之。此病二三日，便瘥。古谓之肾，《伤寒》《本经》半夏治咽喉肿痛，以能通颃颡，而豁痰涎也。合桂、甘以散其经中之寒，则愈矣。

少阴病，下利，白通汤主之。

附子（一两，生用）　**干姜**（一两）　**葱白**（四茎）

上以水三升，煮取一升，去滓，分温再服。

此下六节，言少阴下利，治各不同也，则外无阳证，纯乎寒矣。邪陷于下，急宜温通。若用四逆，恐甘草留恋上中，不能达下。故附取其生，姜取其少，又以葱白之辛寒而润者，为姜、附向导，下行而复向上，则阴邪从而出矣。

少阴病，下利脉微，服白通汤利下止，厥逆无脉，干烦者，白通加猪胆汁汤主之。

猪胆汁(一合)　**人尿**(五合)

上二味，内前汤中，和令相得，温分再服。若无胆，亦可用。服汤，脉暴出者死，微者生。

下利脉微，阳气已衰，服白通利仍不止，阴亦伤矣。所以厥逆无脉，干呕烦也此。因药不下达之故，舍白通亦无他法。但加猪胆、人尿之捷于走下者，导之使入下焦，以协力祛寒，邪乃出矣。然服汤后，脉暴出，则阴涸而孤阳无依，故死；脉微续，则阴犹能恋其阳，故生也。

少阴病，二三日不已，至四五日腹痛，小便不利，四肢沉重，疼痛而利，此为有水气，其人或咳，或小便自利，或下利，或呕，真武汤主之。

二三日至四五日，腹痛，小便不利，与桃花证同。彼从本而病及小肠，此从标而病及胃。《内经》肾者，胃之关也。关门不利，故聚水而从其类。寒水之气入于胃，则应于四肢。沉重者，湿也。疼痛者，寒也。水蓄久而利，少阴之水气作利也。真武者，北方司水之神，使水归其宅者也。水性润下，逆则蛟龙乘之，以翻波鼓浪，为洚洞之患。故用三白以镇于中，苓渗之，芍敛之，术运之，加姜、附以助坎中之一阳，而流动下行，水气得之，从膀胱而解矣。盖大小青龙，升水气以为汗，真武则导水气以为溺也。玩二三日不已句，知少阴之脉微细，但欲寐，只在初起时，过此一二日，别现病象，如咽痛吐利，决不止但欲寐者，而脉亦变矣。故论中凡云某经病，皆从初发病之本而言。其并病或转属者，必申言之，彰明较著如此。少阴篇从无汇入伤寒一条者，汪家多分直中、传经两项，强释此篇，谬种流传，古意寖失矣。

茯苓　芍药　生姜（各三两）　**白术**（二两）　**附子**（一枚，炮）

上以水八升，煮取三升，去滓，温服七合。咳者，加五味子半升，细辛、干姜各一两。小便自利者，去茯苓。下利者，去芍加干姜二两。呕者，去附子，加生姜足前为半斤。利不止，便脓血者，宜桃花汤。

咳者，水寒射肺，病涉上焦，加干姜、五味、细辛，兼小青龙法也。小便自利，去苓者，水循故道，则专散寒也。下利必有寒积，去芍之敛，以干姜之辛开之。呕为阳明气逆，故去附子，加足生姜以宣之。若利不止，便脓血，是水气去而病及小肠，又当别用桃花汤矣。

少阴病，下利清谷，里寒外热，手足厥逆，脉微欲绝，身反不恶寒，其人面赤，或腹痛，或干呕，或咽痛，或利止而脉不出，通脉四逆汤主之。

炙草（二两）　**附子**（大者一枚，不炮）　**干姜**（三两，强人可四两）

上以水三升，煮取一升二合，分温再服。脉即出者，愈。面赤者，加葱白九茎。腹痛，去葱加芍药二两。呕，加生姜二两。咽痛，去芍加桔梗一两。利止，脉不出者，去桔梗加人参二两。病皆与方相应者，乃可加减服之。

此寒风中于胻臂，手足少阴齐病也。手少阴见病，则下利；足少阴见病，则清谷。上火下水，脉不相通，从本从标，各自为病。里寒者，肾也，故手足厥逆，脉微欲绝也。表热者，心也，故身反不恶寒，面色赤也。用四逆汤守中，从黄婆媒合心肾之道，独任干姜，里寒为重也。火既生土，然后用葱白通心阳以下行，通肾阳以上行。本方无葱白，盖脱简也。腹痛者，脾络急结也，不宜葱散，当以芍药通之。呕者，胃逆也，加生姜以宣之。咽痛者，大郁也，不宜芍敛，当以桔梗开之。利止，脉不出者，虚也，去桔梗之泄肺，而加人参以复脉，则肺阴自和也。病与方应，乃可加减用之，言方法中加减，具有至理，非可率意而为之也。

少阴病，四逆，其人或咳，或悸，或小便不利，或腹中痛，或泄利下重，四逆散主之。

炙草　枳实　柴胡　芍药(各十分)

上捣为散，白饮和服方寸匕，日三服。咳者，加五味子、干姜各五分，兼主利。悸者，加桂枝五分。小便不利者，加茯苓五分。腹中痛者，加附子一枚，炮。泄利下重者，先以水五升，煮薤白三升，去滓，以散三方寸匕，内汤中，煮取一升半，分温再服。

此因风中臂胻，君火不及，寒水侮之，致成四逆也。手冷过肘，足冷过膝，少阴病多有之。如兼见咳、悸等证，则君火内郁，非有以达之不可。夫少阴本交太阴，太阴为开，今反逆而归于厥阴之阖，火郁之极，必变动不居。故以炙草先缓其火，即以枳实开太阴以迎少阴，而为前导，柴胡、芍药又以鼓动厥阴之中气，而不专于阖，则少阴之枢自转矣。咳为寒郁于肺，五味收阴，干姜散寒，又君火从治法，故兼主利也。桂枝以通心阳，茯苓以渗水湿,炮附以温脾络,薤白温润而升,所以治下重也。

少阴病,下利(懋修案:《千金》作不利)**,六七日,咳而呕渴,心烦不得眠,猪苓汤主之。**(方见阳明门)

心移热于小肠而下利,至六七日,火复炎上而咳,继以呕渴,心烦不眠,知必兼有水气。用猪苓汤以导之,入小肠而出膀胱,则少阴之火降,而水道通利自止矣。

少阴病,得之二三日,口燥咽干,急下之,宜承气汤。

君火甫为寒郁,而心阳已亢,平素之土燥可知。口燥咽干,是满口无津,直干至咽,即得之二三日,便当急下,缓则枯槁难回矣。承气有大小二方,随时斟酌而用之。

少阴病,自利清水,色青者,心下必痛,口干燥者,可下之,宜大承气汤。(一作大柴胡汤。懋修案:此《千金》原注。)

经言诸病所出,水液澄澈清冷为寒,暴注下迫为热。今二者兼之,其利者寒也,所以利者,君火也。面色纯青,则陷入厥阴,而见风木之色。厥阴病,当气上撞心,心中疼热。此因气从利泄,而不上撞,知必疼在心下,是当用大柴胡法者。若口干燥,君火亢极,可大承气矣。

少阴病,六七日,腹满不大便者,急下之,宜承气汤。

少阴六七日,无阴证,而现腹满不大便,即属标病,尚宜急下。况土燥水涸,有甚于此者乎?以大承气下之,一了而百当矣。

少阴病,其脉沉者,当温之,宜四逆汤。

少阴病初起,脉细者,正邪凑于虚之会,沉则在里矣。里,指阴经脉所行躯壳之里也。四逆汤,温经以散寒也。

少阴病，其人饮食入则吐，心中温温欲吐，复不能吐，若得之（懋修案：《千金》作始得之），**手足寒，脉弦迟，此胸中寒**（懋修案：《千金》作胸中实），**不可下也，当遂吐之。若膈上有寒饮干呕者，不可吐，当温之，宜四逆汤。**

风寒从鼻入，故不能纳饮食，而不饮食时，却欲吐而不吐。问其手足则寒，诊其脉则弦迟，此必中阳未衰，骤为寒气所郁者。重在始得之三字。然胸中虽实，不可下也。当乘势吐以达其阳。若素有寒饮在膈，则饮食入口，反不吐，而不饮食时，又干呕，倘用吐法，必更伤其上焦之阳。故宜四逆汤守其中，而温以通之。

少阴病，下利，脉微涩者，即呕，汗者必数更衣反少，当温其上，灸之。（一云：灸厥阴五十壮。）

此言少阴下利，有素虚，而非挟热者。平脉法云：寸口脉微而涩，微者卫气衰，涩者荣气不足。呕而汗出，中上之阳衰甚，所以数更衣而反少，病如滞下者，不可谓是心经之挟热也。沈尧峰曰：此阳气下陷证，温上，灸百会穴也。在头顶陷中，即《内经》陷者举之之义。

伤寒论注卷五

厥阴病状第三(五十六证、方七首)

厥阴病从臂胻中风而来,无自鼻入者,鼻入则少阴矣。上五节是论厥阴之即病者,下皆温暑之伤寒,以病非藏于里之极深处,即陷于下之极穷处,其间转移出入之机,与厥阴之阴尽生阳相近,故比类而附之,全不关于厥阴之经脉也。

厥阴之为病,消渴,气上撞,心中疼热,饥而不欲食,甚者则欲吐蛔,下之不肯止。(一本作气上撞心,心中疼热。又下之下,有则利二字。)

经言两阴交尽,名曰厥阴。东方生气,胚胎于此。厥阴为标,风木为本,木中藏火,不郁则不现。人身厥阴为阖,今以寒风郁其经脉,而阖者愈阖,风动生火,是以厥阴为病之始,未有不从相火而化者。火旺则随饮随渴,实能容水,故谓之消渴。凡厥阴病以消渴为主,犹太阴病以腹满为主,尤纲中之纲也。气上撞心者,手厥阴心包之气,亦相应而阖于膈,心气不舒,故疼而热也。饥者,风之扰。不欲食者,木郁胃中也。虫为风化,风自内动则生蛔,而从口吐出也。病发厥阴,而反下之,则风邪下陷,而利不止矣。

厥阴中风,其脉微浮为欲愈,不浮为未愈。

脉浮,是从阴出阳,故欲愈;不浮,则未愈。知厥阴中风之病,未有不见沉脉者。

厥阴病,欲解时,从丑尽卯。

丑时,气血注于肝,寅卯则木旺时也,故解。

厥阴病,渴欲饮水者,少少与水饮之,即愈。

厥阴病,本消渴,喜汤。今寒从火化,而欲饮水,阴已转阳矣。少与之,令水火相济,胃和即愈也。厥阴篇只此四条,大旨已全提出。盖误下不可,早清亦不可,总求胃气之和,以化相火之燥,俟气机之自转,而脉渐微浮,乃可愈也。此厥阴中风之治法。晋阮河南云:得病热者,便以青葙、苦参、艾、苦酒疗之,无不解者。意即指此厥阴病耶?

诸四逆厥者,不可下之,虚家亦然。

此言诸经病之四逆厥者,皆可入厥阴例,以有阴极之象也。凡即病之寒,从外入者,仍须外解为顺,下之为逆,四逆散主之。虚家者,诸阳虚之证。庞安常曰:凡厥通用四逆汤,谓脉浮迟,或细,或微,或沉,皆属里有寒也。盖不可下者其常,下文言厥应下者,乃温暑之变耳。

伤寒,先厥后发热而利者,必止,见厥复利。(一本必字下有自字。)

此下论厥、利、呕、哕,乃温暑之伤寒,有阳极似阴者,有独阴无阳者,有由阴转阳者,与厥阴居两阴交尽处,体阴用阳之变动相似,故翼本目录于此篇注云,厥、利、呕、哕附也。古人质厚,能藏寒毒于肌肤,至春夏变为温暑,乃有此厥、利之进退。今人体虚,遇感即发,伏寒本少,况此等厥利?又温暑中仅有之变证,一经误治,如行独木桥,三指轻推,便已堕水,即应有热六日、厥反九日等证，不及现矣。诸家随文敷衍，蒙混千年，今试略陈颠末。经言热病三日前可汗，三日后可泄，皆是刺法，所谓各通其脏脉也。后人代以汤药分别汗下，法久弊生，酿成神丹、甘遂之技。故仲景论中，指出各经方治，井井有条。然病变无穷，乃有一起即厥至四五日者，亦有热后厥至九日者。此等证不便分属别经，故于厥阴篇中专论之。谓伤寒病厥利相因，利者下利，非自利也。盖厥为邪并于里，邪无从出，必为下利。热则邪达于表，故发热则利必自止。见厥复利，明是相因而致，非纯阴之厥可知。

伤寒始发热六日，厥反九日而下利，厥利当不能食，今反能食，恐为除中，食之黍（一作索）**饼不发热者，知胃气尚在必愈，恐暴热来出而复去也。后三日脉之，其热续在，期之旦日夜半愈，所以然者，本发热六日，厥反九日，复发热三日，并前六日，亦为九日，与厥相应，故期之旦日夜半愈。后三日，脉之数，其热不罢，此为热气有余，必发痈脓。**（懋修案：今人于伤寒温热病愈后，每有生疖生疮者，此言极验。）

温暑病，发热初起，便宜青龙。失治，则昏昏默默（懋修案：此句不可从）。有病在三焦，界乎半表半里者，此条发热六日，复转入半里而厥，厥则必利，利亦三焦之火从下注也。厥而且利，最虑入阴，即能食，亦虑除中。除中者，胃气革除，中空易纳，求食反急也。黍米久食，令人热烦，除中者得之，必即发热，以能助胃阳外浮也。厥利初起时试之，知胃阳在必愈。及九日后发热，尚恐来暴，或去而仍陷阴分，必第三日热厥之期相应，始可愈也。若脉反浮数，其热不罢，即平脉法数脉不时，则生恶疮之谓，凡内痈皆是。

伤寒，脉迟六七日，而反与黄芩汤彻其热。脉迟为寒，与黄芩汤，复除其热，腹中冷，当不能食，今反能食，此为除中，必死。

脉迟为寒，指水饮言。辨脉法云：迟至六七日，不欲食，此为晚发，水停故也，为未解；食自可者，为欲解。晚发者，自三月至夏末，病伤寒也。以停饮而晚发，是寒水之气久蓄于内，湿蒸为热，至六七日而脉仍迟。方虑胃气之弱，不可遽彻其热，而误以为春夏之时气，与黄芩汤，则不欲食者，当益不能食矣。若反能食，是除中也。除中，则厥利而死可知。以此推之，凡用寒凉而致加烦渴，及衄与汗者，皆药之误，不可不慎也。（懋修案：若反能食，则因乎腹中之冷，中阳已尽，是除中也。）

伤寒，先厥后发热，下利必自止，而反汗出，咽中强痛，其喉为痹。发热无汗而利，必自止，便脓血。便脓血者，其喉不痹。

厥与发热，只一郁热之气出入所致。其先厥而后热者，必热厥相应，而后汗乃为愈征。若甫发热而反汗出，是三焦相火，因郁上炎，必致咽痛，而发喉痹。盖上焦本出胃上口，并咽以上也。若发热无汗，则热移下焦，因下利之势，为便脓血，而火不炎于上焦矣。此与上条发痈脓同例，当治以千金漏芦汤。

伤寒，一二日至四五日，厥者必发热，前厥者后必热，厥深热亦深，厥微热亦微（懋修案：此二句，世竟无人知之者矣）**，厥应下之，而反发其汗者，口伤烂赤。**

此言伤寒之先厥后热者，日数之多寡虽不等，而发热则总可必也。盖春夏之病，若全不似暍湿，则非新感之邪，而为久郁之寒可知。既不见太阳经脉证，又不见六经相传证，知其热必在三焦之半表里，而一入必一出，故前厥者后必热也。厥有深浅微甚之不同,亦必与热相应。当厥深时,便知热深,应用大柴胡下之。若反发其汗,则辛温之品直走阳明,立见口伤而烂赤,故戒之。

凡厥者,阴阳气不相顺接,便为厥。厥者,手足逆者是。

此申言厥之故也。盖太阳交于厥阴,为阴阳气相顺接之始。今少阳三焦枢,因阳明之阖,而不得通,则太阳不能承阳明之气,而开达于厥阴,可知三阳俱不通,三阴又何由而顺接哉?成注:手三阴三阳,接于手十指,足三阴三阳,接于足十指。阳气内陷,不与阴接,故手足厥冷也。

伤寒病,厥五日,热亦五日,设六日,当复厥,不厥自愈。厥不过五日,以热五日,故知自愈。

厥热相应而复厥者,气犹未得其平也。阳明居中,土数五,故厥终以五日为常。厥热得平,则阳明之气已和,而阴阳相顺接矣。上条厥热逾五日之数,故发痈脓。

伤寒,脉微而厥,至七八日肤冷,其人躁无安时,此为脏结,死。(一作在厥。懋修案:《千金》作此为脏寒,蛔上入其膈,与下条并为一条。)

脏指胃言。微即平脉法所云,毛为肺脉也。厥为三焦郁,而反得肺金收涩之象,木气之不伸可知。所以厥至七八日,不但四逆,而周身之肤俱冷,明是相火陷入胃中,燔灼糟粕,炼成燥屎,不能传送幽门,宜其躁无安时也。此于初厥时,频进凉膈散等,或可十全一二耳。

蛔厥者,其人当吐蛔,令病者静而复时烦,此为脏寒,蛔上入其膈,故烦。须臾复止,得食而呕。又烦者,蛔闻食臭必出,其人常自吐蛔。蛔厥者,乌梅丸主之,又主久利。

此言蛔厥不宜下也。脏寒，胃寒也。胃寒必兼肝热，则饥不欲食蛔动，而故蛔厥为寒热错杂所致。此厥阴中风之但吐蛔而不厥者，与伤寒后之蛔厥，皆可主以乌梅丸也。戴元礼云：胃冷必吐蛔，人皆知为阴证。然亦有阳证吐蛔者，盖胃中无谷气，故蛔上求食而吐。须看别证何如，不可专以胃冷为说。曾治一阳黄吐蛔，大发斑毒，以冷剂取效，是亦有阳证矣。

乌梅(三百枚)　**干姜**(十两)　**黄连**(十六两)　**当归**(四两)　**蜀椒**(四两)　**细辛**　**附子**(炮)　**桂枝**　**人参**　**黄柏**(各六两)

上以苦酒，浸乌梅一宿，去核，蒸之五升米下，捣如泥，和诸药，令相得，臼中与蜜杵千下，丸如桐子大，先食饮服十丸，日三服，少少加至二十丸。禁生冷滑物臭食等。

《内经》曰：必伏其所主，而先其所因。病在厥阴，以酸为泻，辛为补，君乌梅之大酸，伏其所主也；佐以椒、桂、姜、附，先其所因也，因于风寒也。肝欲散，细辛、当归以散之；肝有热，黄柏以清之。柯氏曰：寒热并用，气味不和，故佐以人参，调其中气。以苦酒渍乌梅，同气相求也。蒸之米下，资其谷气也。少与渐加，缓以治其本也。蛔得酸则静，得辛则伏，得苦则下，杀虫之方无出其右者。久利则虚，调其寒热，扶其正气，其利自止。

伤寒，热少厥微，指头寒，默默不能食，烦躁数日，小便利，色白者，热除也，欲得食，其病为愈。若厥而呕，胸腹烦满(懋修案：《千金》作胸胁烦满)**，其后必便血。**(指，一作稍。)

此言厥微者不宜下也。热厥并见，而微热之浅者属上焦。《难经》云：上焦在胃上口，主内而不主出。其治在膻中，不食烦燥，膻中病也。许学士云：膻中血聚，则小肠壅，宜用海蛤散，小便血行则愈。此为血结胸,妇人多有之。愚按:男子亦常有此证。小便利而白,小肠不壅矣。欲得食,膻中之气治矣。若厥时,又见呕与胸腋烦满,则上焦之热,渐移于中下二焦,而血聚膻中者,从便而解矣。

病者手足厥冷,言我不结胸,少腹满,按之痛,此冷结在膀胱关元也。

此言阴结膀胱之厥,不宜下也。厥属上焦,虑膻中血聚。今问之而不结胸,是病在下焦,故少腹满而按之痛。关元,详太阳篇血室注。言膀胱又言关元者,以冷结在膀胱血分也,宜温通下焦血络为主。

伤寒,发热四日,厥反三日,复发热四日,厥少热多,其病当愈。四日至六七日,热不除,必清脓血。

此与下节言厥热之多少,以定病之愈不愈也。清与圊同,《脉经》云:清者厕也。

伤寒,厥四日,热反三日,复厥五日,其病为进,寒多热少,阳气退,故为进也。

三焦之气,至而伸者为阳,反而屈者为阴,其实即一气之出入也。以其病之阴疑于阳也,故列于厥阴。

伤寒六七日,其脉数(一作微)**,手足厥,烦躁,灸厥阴,厥不还者死。**

此下四节,言厥有死证也。凡伤寒初起,即昏昏默默,不显太阳经脉,病者总以青龙为主方。故真人云:凡疗伤寒,不出此也。盖不引之达于太阳,则邪热弥漫三焦,必转厥阴。脉数者转手厥阴,外寒内热,阴阳之气,何由而顺接哉?急灸厥阴,提邪外出。若厥不还，入肝必死。

伤寒，发热下利，厥逆，躁不能卧者，死。

此厥阴之邪，由太阳而逆传阳明也。盖发热下利，邪已向里。厥逆为太阳不开。躁不得卧，则入阳明之腑矣。胃阴被劫，故主死也。

伤寒发热，下利至甚，厥不止者，死。

下利至甚，则有滑脱之虞，加以厥不止，邪无外达之机，必阴涸而陷于脏。图之于早，当归四逆证也。

伤寒六七日，不利，便发热而利，其人汗出不止者死，有阴无阳故也。

此言厥阴热微者，往往骤见阳脱证，不可不慎也。缘其人内有久寒，故初起不过微热，至六七日一经后，正气不能与邪气相支，阳外浮则发热，内虚则自利，复加汗出不止，则脱矣。重在一便字，诸虚毕见，有飘风骤雨不可当之象，故曰有阴无阳也。早用四逆等，或者可救。

伤寒五六日，不结胸，腹濡，脉虚复厥者，不可下之，下之亡血，死。

此言血虚误下，必死也。伤寒厥热俱微，五六日往往有凝其血结胸，而欲行膻中之血者，以热微不退，似血热，腹满而濡，似蓄血，脉虚又近于积血之芤也。不知血结胸者，膻中气郁不舒，必腹满而痛。今腹但濡不结胸也，脉虚非芤也。此必初起时微热，及热退而复厥，乃阴气内虚，亡血之征。急宜四逆加参治之，误则重伤其阴，必死。

伤寒，发热而厥，七日，下利者，为难治。

厥热不宜并见,况热甚而厥,至七日,则阴自阴,阳自阳,不相顺接可知。续又下利,其病为进,治热则妨厥利,治厥利则热愈甚,斟酌于浅深进退间,岂不难哉?

伤寒脉促,手足厥逆者,可灸之。

数时一止为促,此阳盛之脉,亦诸阳浮数,为乘腑之脉也。手足厥逆,邪阻厥阴,恐转陷入腑,无温经助阳之理。当治厥阴以达之。太阳脉促,当凉解;厥阴脉促,当灸。叔和所谓同脉异经也。如上条脉数,亦灸厥阴,而平脉法云微数之脉,慎不可灸,读书者参观而自得之。

伤寒脉滑而厥者,其表(一作里)**有热,白虎汤主之。**(方见杂疗中。)

伤寒必发热脉滑,为宿食在胃,与表热相结,而气不宣通,故厥。若以承气下之,则味过于苦,恐脾气不濡,胃气反厚,而成挟热之利。故但以白虎养其津液,使大便自畅,三焦气伸,而表自解耳。此为伏寒所发,里热已甚,白虎有辛凉化汗之能,故表里可双解也。

手足厥寒,脉为之细绝,当归四逆汤主之。

伏寒之毒藏肌肤,本由阳明而发于太阳,若一停顿,则阳明逆传三焦,复由三焦入厥阴之里,而手足寒矣。脉细非必全是血虚,总因邪并于荣,闭而不通,遂致细而欲绝耳。血凝脉绝,陷入肝脏,故须当归四逆,入荣以泄邪也。李士材曰:四逆者,四肢逆冷之省文也。凡言四肢,乃自指至肘,自足至膝之谓,其邪为深;凡言手足,乃自指至腕,自足至踝之谓,其邪为浅。曰四肢厥逆,曰四逆,曰厥,曰逆,皆重证也;曰指头寒,曰手足厥,曰手足逆,曰手足冷，皆轻证也。

当归　桂枝　细辛　芍药（各三两）　**炙草　通草**（各二两）　**大枣**（二十五枚）

上以水八升，煮取三升，去滓，温服一升，日三服。

此用桂枝汤调和荣卫，故君当归，协桂心以入血络，去生姜，无庸泄卫也。倍大枣者，荣气出于中焦也。木通主通利血脉关节，亦入太阳，细辛幽香以达少阴，佐此二味，乃入荣达卫法。盖厥阴病，既不能顺接于太阳，必不能顺传于少阴。今则开太阳而并转少阴之枢，则中间之厥阴，直如前提后挈，而无能为逆矣。

若其人有寒，当归四逆，加吴茱萸生姜汤主之。

吴茱萸（二两）　**生姜**（八两）

前方中加此二味。上以水酒各四升，和煮取三升，去滓，温分四服。

此承上言之，有寒者，有寒饮也。饮停则惧其下利矣。加吴萸以通上中二焦，生姜以宣上焦，更借酒以达周身，使水气从三焦分布，而荣卫调，利不作矣。

大汗出，热不去，拘急，四肢疼，若下利厥而恶寒，四逆汤主之。

此病伤于三焦也。大汗出者，上焦之阳虚。热不去者，下焦之阳浮。所以内拘急而四肢疼也。三焦逆传于脾，则下利矣。厥阴相应，则厥利并见，而恶寒矣。辨脉法曰：阴阳相搏，名曰动。阳动则汗出，阴动则发热。盖阳出阴入，以关为界，关脉止得中间一分。若关上见数，脉无头尾，如豆大，厥厥动摇，则上侵寸而阳动，下侵尺而阴动，故汗出发热，厥利恶寒齐见，温中焦以达上下二焦，非急用四逆汤不可也。

大汗出，若大下利（懋修案：《千金》作火下利，恐误）**而厥，四逆汤主之。**

若，犹或也。言或汗或利，有一而厥，不必兼见，已为三焦之伤，当主以四逆矣。盖三焦为原气别使，伤则厥阴不得中见之化，必变纯阴无阳证，不可不救之于早也。

病者手足逆冷，脉乍紧者，邪结在胸中，心下满而烦，饥不能食，病在胸中，当吐之，宜瓜蒂散。（方见疗痞中）

不云伤寒，云病者，兼厥阴中风言也。凡厥阴病，必消渴；温暑病，亦多消渴。玩乍紧二字，则必前脉不紧，而今骤与手足厥冷并见，故可断为饮邪初起，而用吐法也。

伤寒，厥而心下悸，先治其水，当与茯苓甘草汤，却治其厥。不尔，其水入胃，必利，茯苓甘草汤主之。

伤寒之厥，必防利厥利并作，危机伏矣。但厥而悸，则心下有水气无疑。先治其水，即治厥之法。盖茯苓甘草汤，是汗剂，水气从表而达，厥自止也。

茯苓　桂枝（各二两）　**炙草**（一两）　**生姜**（三两）

上以水四升，煮取二升，去滓，温分三服。

柯韵伯曰：肺为水母，肺气不化，则水不行。茯苓为化水之品，故能清水源。得桂、姜从心入肺，外走肌表而为汗，佐甘草以缓之。汗出周身，而厥自止；水精四布，而悸自安矣。以之治水，即所以治厥也。

伤寒六七日，其人大下后，脉沉迟，手足厥逆，下部脉不至，咽喉不利，吐脓血，泄利不止，为难治，麻黄升麻汤主之。

此必伤寒之宜下者，特误于大下，邪反留滞经络，上行铄金，而将成肺痿也。须急提散出表，责效于一炊间，迟即肺脏受伤，为难治矣。喻嘉言曰：大下后，寸脉沉而迟，手足厥逆，明是阳气陷入阴中所致，非即下焦虚脱之证。故虽下部脉不至，泄利不止，不得谓为纯阴无阳。况咽喉不利，吐脓血，又阳邪搏阴，上逆之征。仲景特于阴中提出其阳，得汗出而错杂之邪尽解也。

麻黄(去节，二两半)　**葳蕤**　**知母**　**黄芩**(各十八铢)　**升麻**　**当归**(各一两六铢)　**芍药**　**桂枝**　**石膏**　**干姜**　**白术**　**茯苓**　**麦冬**(去心，一作天冬)　**炙草**(各六铢)

上以水一斗，先煮麻黄二沸，去上沫，内诸药，煮取三升，去滓，分温三服，一炊间当汗出，愈。

君以麻黄，取其捷于得汗也。升麻解毒，当归和血，故以为臣。然后以知母、黄芩清肺热，葳蕤、麦冬保肺阴，姜、甘、三白治泻利，复以桂枝、石膏，辛凉化汗，入荣出卫，从肺气以达四末，纪律森严，孰识良工心苦哉？

伤寒四五日，腹中痛，若转气下趋少腹，为欲自利。

此下皆言下利也。下利必因自利而来，故以此节开其端，示人以上工治未病之旨。伤寒有一起即下利者，此论因渴饮之故。邪热与寒水相搏，于四五日，腹痛若转气下趋少腹，则寒气下行，为欲作自利之常态，不可不知也。腹中未尝无热，因自利而邪下陷，变为下利耳。

伤寒本自寒下，医复吐之而寒格，更逆吐，食入即出，干姜黄芩黄连人参汤主之。

干姜　**黄芩**　**黄连**　**人参**(等分)(懋修案：《千金》云三两。)

上以水六升，煮取二升，去滓，分温再服。

《肘后方》以下利色白，食不消者为寒下，即《难经》大肠泄也。大肠未始无热，病因于寒，故名寒下。寒格者，吐下之药多寒，格拒邪热，横阻于中，则既吐且下，胃不和而中气日虚。《金匮》以食已即吐，为有热。故以苦辛甘并用，补而和之，亦仿佛泻心之义也。喻嘉言曰：食入即吐，格拒甚矣。故用姜、参以温胃，芩、连以下逆，而里邪自解。

下利，有微热，其人渴，脉弱者，自愈。

徐忠可曰：下利脉证，或有参差，而内邪喜于外出，则同微热，是邪欲出表。渴是胸中阳胜。脉弱则在内之邪气少，虽不治之，邪去正自复，故自愈也。

下利脉数，若微热，汗出者，自愈。设脉复紧，为未解。

徐忠可曰：脉数为阳胜，虽有微热，汗出则邪从外泄，故亦自愈。设数中见紧，则寒邪尚坚，为未解矣。

下利，手足厥，无脉，灸之不温，若脉不还，反微喘者，死。少阴负趺阳者为顺。（懋修案：《千金》无若脉不还四字。）

《金匮》云：六腑气绝于外者，手足寒；五脏气绝于内者，利不禁。故厥利并见，为危机。灸之，谓灸厥阴之大敦穴也，在足大指端。少阴趺阳，皆在足上。张令韶曰：下利，阳气下陷也。阳陷下而不能横行手足，故厥冷；不能充达经脉，故无脉。灸之则陷下之阳起，而横行充达矣。若不温不还，而反微喘，下焦之气不归元，必上脱也。愚按：少阴负趺阳为顺者，言灸后足脉三部，其灸处不可诊。唯诊其趺阳先见，而少阴亦副之而出，此二脉见，则三部齐还，而病可生矣。

下利,脉反浮数,尺中自涩,其人必清脓血。

下利有热,数当见于尺部,今寸脉浮数,是肺热也。尺中自涩者,喻氏谓热邪不还表,而搏结阴分,虽寸口得阳脉,阴邪仍走下窍,可决其必便脓血也。

下利清谷,不可攻其表,汗出,必胀满。

成注:下利者,脾胃虚也。胃为津液,主汗,亡津液则胃气愈虚,故胀满。徐忠可曰:非水,非完谷,非肠垢,但色不黄,臭不甚,乃泻而不实者,此所谓下利清谷也。

下利,脉沉弦者,下重;其脉大者,为未止;脉微弱数者,为欲自止,虽发热,不死。

喻嘉言:曰下利而脉沉弦,主里急后重,成滞下证,即所谓痢也。脉大,即沉弦中之大;脉微弱数,即沉弦中之微弱数。脉微弱数,虽发热不死,则脉大身热,死可知矣。

下利,脉沉而迟,其人面少赤,身有微热,下利清谷,必郁冒汗出而解,其人微厥,所以然者,其面戴阳,下虚故也。

郁冒者,郁结而气不舒,昏冒而神不清也。戴阳,谓虚阳浮于面也。程郊倩曰:下利,脉沉迟,为寒。面赤,身微热,表阳为寒所持,郁不得越可知。所下者清谷,里寒可知。其解必由汗出,表郁故也;其汗必先郁冒,寒持故也。病人必微厥,指未解前言,即郁冒中之一证。里寒,故厥阳不甚虚,故微厥。虚在下而不在上,所以成戴阳之状。虚字,当作寒字看。

下利,脉反数而渴者,今自愈。设不瘥,必清脓血,有热故也。

今当作令。凡厥阴之转阳者,阳气虽复,若与邪相并于荣分，在上则吐脓血，在经则发痈脓。今邪乘下利之虚，则便脓血矣。以阳气胜，必化热，邪不去，亦变热，两热相合也。此证或用微凉，或用疏导，无不愈者。唯不可误用辛热耳。仲景著便脓血无死候，说见王氏《准绳》中。

下利后脉绝，手足厥，晬时脉还，手足温者生，不还者死。

晬时，周时也。用利后（懋修案：用字恐下字之误），津液已竭，先脉绝而厥冷，则由少阴传厥阴，阴阳并虚竭，此不可灸也。特以证属伤寒，非久病比。或徐俟其脉还，手足温，庶可因脉以处方耳。

下利清谷，里寒外热，汗出而厥，通脉四逆汤主之。

脾胃虚寒，逼阳外越，用四逆宜矣。加葱白者，升阳以治其利，又引入阳明，以达四末而治其厥。葱虽发表，有姜、附之大力，可以守中也。于以知下利清谷之不可攻表者，指桂枝汤言之，而通脉四逆，不在此例也。

热利下重，白头翁汤主之。（懋修案：《千金》于此条下又另有一条，云：下利，欲饮水者，为有热，白头翁汤主之。）

白头翁（二两）　**黄柏**　**黄连**　**秦皮**（各三两）

上以水七升，煮取二升，去滓，温服一升，不瘥，更服。

此厥阴热利治法也。云热利，则有烦渴等证可知；云重下，则湿热之浊，注于肛门可知。厥阴主藏血，湿热着于血分，茅根橘皮汤故以连、柏之苦能入血者清之。而君以白头翁，取其性升，可散相火之郁。佐以秦皮，又取其专入厥阴而清热也。热淫于内，以苦发之，盖非徒以苦坚之也。

下利腹满，身体疼痛，先温其里，乃攻其表，温里宜四逆汤，

攻表宜桂枝汤。

下利不后重而腹满，非热利矣，此里寒也。身虽疼痛，宜先以四逆温之，乃可用桂枝小和之也。

下利而谵语，为有燥屎，小承气汤主之。

下利，则胃津已伤，加以热邪铄之，而作谵语，其有燥屎可知。主之以小承气，不用芒硝，恐伤厥阴血分也。

下利后更烦，按其心下濡者，为虚烦也，栀子汤主之。

喻嘉言曰：已利而更烦，似邪未解。然心下濡而不满，则烦为虚，与阳明误下，胃虚膈热证颇同，故俱用涌法。

呕家有痈脓，不可治呕，脓尽自愈。

此下皆论呕也。呕不必属厥阴，此因厥阴相火冲入胃中，胃脘有痈，脓成作呕，是虽胃病，而实厥阴经脉之热邪为病也。凡阳明腑病，多不死，故云脓尽自愈。其不治呕者，喻嘉言谓恐人误以茱萸汤治之耳。识此意者，用辛凉以开其脓可也。

呕而发热，小柴胡汤主之。（懋修案：《千金》于此条下，另有云：干呕吐涎沫，而复头痛，吴茱萸汤主之一条。）

此发厥阴而溜于少阳者也。呕病尚在半表半里，发热则病机转从半表而出矣。以小柴胡和之，自愈。

呕而脉弱，小便复利，身有微热，见厥难治，四逆汤主之。

程郊倩曰：呕而脉弱，厥阴虚也。小便复利，少阴寒也。上不纳，下不固，阳衰可知。微热见厥，更虑阳为寒逼而欲越，故难治。此从少阴移来，故用四逆，从少阴治。

伤寒，大吐下之，极虚，复极汗者，其人外气怫郁，复与之水，以发其汗，因得哕，所以然者，胃中寒冷故也。

此与下节皆论哕，而附于厥阴者，以热邪深入，未有不属厥阴也。外气怫郁，原有伏热在胃，复为水寒相搏，陈延之所谓变成壮热大啘者，哕之得盖因乎此。此当用泻心汤法，及《外台秘要》哕方，如梓皮汤、茅根橘皮汤，无泥于胃中寒冷四字，专仗丁香、姜、附也。

伤寒哕而腹满者，视其前后，知何部不利，利之则愈。

上言胃寒成哕，此则实热之哕也。有腹满一证可据，审为饮积之热，以猪苓汤利之；食积之热，以承气利之，则愈矣。按：哕与今所谓冷呃相似，但微兼干呕意，比冷呃之声促稍长耳。盖冷呃者，噫也，非哕。仲景以虚者为噫，实者为哕，不可不辨。噫为虚证，可温纳哕，则虚中藏实之证。王海藏曰：大抵皆因失下生，仲景之言不虚伪便软，唯宜用泻心，便硬，唯宜大承气，与此二条适合。

伤寒论注卷六

伤寒宜忌第四

（十五章。懋修案：王叔和重集，诸可与不可，有不能强解者，真人别作宜忌一册，尽行删却，故知是非自在人心，正不必谓叔和之语为定可从也。）

忌发汗一

阳虚忌发汗，无待言矣。此篇皆指阳邪可汗，而津液素亏者，亦当知所忌也。

少阴病，脉细沉数，病在里，忌发其汗。（解见少阴篇）

脉浮而紧，法当身体疼痛，当以汗解。假令尺中脉迟者，忌发其汗，何以知然？此为荣气不足，血气微少故也。

寸部浮取而紧，则近于数；尺脉沉按而迟，则与数反。一脉而两异，何也？卫行脉外，与邪相搏，故紧；荣行脉中，不能协卫以胜邪，故沉。按而迟，荣气之虚，已见发其汗，则荣更虚矣。许学士法，先与建中，数日后尺脉应，乃汗之。

少阴病，脉微，忌发其汗，无阳故也。（脉微，一作脉濡而微弱。）

忌下，疑缺大字。盖少阴原有麻附甘草，微发汗之方，但不可大发耳。

咽中闭塞，忌发其汗，发其汗，即吐血，气微绝，手足逆冷。(懋修案：叔和《脉经》手足逆冷下，有欲得踡卧，不能自温句。)

此即小青龙噎证，及瓜蒂证之气冲咽喉者，寒饮上逆，病在气分，汗之，转动其血，阴阳气不相顺接矣。

厥，忌发其汗，发其汗，即声乱咽嘶，舌萎。(一作厥脉紧。懋修案：《脉经》舌痿下有谷不得前四字。)

厥在手足，以阴阳之不顺接也。然经络之支脉联贯处，尚能借别经以相通。误汗，则并经脉之自里上行者，亦不相续矣。所以四逆散，纯用缓调法，乱改其常也。嘶，声不扬也。萎，柔而不仁也。

太阳病，发热恶寒，寒多热少，脉微弱，则无阳也，忌复发其汗。(见太阳篇。一作热多寒少。懋修案：《脉经》作热多寒少。)

咽喉干燥者，忌发其汗。

此指少阴之热邪言之

亡血家，忌攻其表，汗出则寒栗而振。

亡血家，指平素血寒人也。攻表，指桂枝汤言。啜粥取汗，即攻表法。栗，内寒也。振，外战也。《金匮》云：血不足，则胸中冷。强责其汗，益伤其胸中之阳矣。

衄家，忌攻其表，汗出必额上促急。(一作额上陷，脉促急。懋修案：《脉经》作汗出必额陷，脉上促急而紧，直视而不能眴，不得眠。)

衄家，常鼻衄者也。太阳阳明之脉，皆行于额，衄家血从上溢，阳经已伤，汗之则筋脉拘急。经曰阳气者，精则养神，柔则养筋，不宜攻表，重伤其阳也。

汗家,重发其汗,必恍惚心乱,小便已阴疼。(懋修案:《脉经》阴疼下,有可与禹余粮九字。)

目前若有所见为恍,意中若有所失为惚。汗者,心之液。心失养,则神乱。小肠为心之腑,心脏虚,则气随小便以下陷,而阴疼矣。

淋家,忌发其汗,发其汗,必便血。

淋是肾虚,而膀胱热者。辛温发汗,则助膀胱之热,必引胞中之血,从小便而出也。

疮家,虽身疼痛,忌攻其表,汗出则痉。(懋修案:《千金》痉作痓,下同。)

此指身有疡者,痈脓方溃,后虽患伤寒,宜和表,不宜发汗。汗出,则寒湿气从溃孔入,与破伤风无异,必变痉也。

冬时,忌发其汗,发其汗,必吐利,口中烂生疮。

冬时伤寒,只麻、桂两法,忌用大青龙发汗。因方内重用石膏,恐里寒而吐利也。格阳于上,则口烂生疮矣。

咳而小便利,若失小便者,忌攻其表,汗则厥逆冷。(懋修案:《千金》连上作一条。)

咳属肺,小便利,与失小便,皆肺虚也。汗则肺阳愈衰,故即桂枝汤,亦不可用也。

太阳病,发其汗,因致痉。(见太阳篇)

宜发汗二(懋修案:脱大法春夏宜发汗一条。)

凡发汗,欲令手足皆周,絷絷一时间益佳,不欲流漓。

言手足,则周身皆在其中。絷絷二字,着手足上说。言一时间者，不欲汗之遽收，且不欲其过此一时之外也。流漓者，汗太多也。太多，恐病之不除，或转生他病也。

若病不解，当重发汗。汗多则亡阳，阳虚，不得重发汗也。（懋修案：《千金》并上作一条。）

邪不解，自当重发其汗。然恐汗多阳亡，宜郑重也。

凡服汤药，发汗，中病便止，不必尽剂也。

谓一剂，每分三服，中病，宜止后服是也。

凡云宜发汗，而无汤者，丸、散亦可用，然不如汤药也。

本论中，发汗无用丸、散者，此条疑后人所增。

凡浮脉者，病在外，宜发其汗。（懋修案：《脉经》云属桂枝汤证，一云麻黄汤。）

病属外感，脉浮主表，汗之无疑。

太阳病，脉浮而数者，宜发其汗（懋修案：第一条《脉经》云属桂枝汤）。**太阳中风，阳浮而阴濡。阳浮者，热自发；阴濡者，汗自出。啬啬恶寒，淅淅恶风，翕翕发热，鼻鸣干呕，桂枝汤主之。太阳头痛发热，身体疼，腰痛，骨节疼痛，恶风无汗而喘，麻黄汤主之。太阳中风，脉浮紧，发热恶寒，身体疼痛，不汗出而烦躁**（懋修案：《脉经》烦躁下有头痛二字）**，大青龙主之。**（以上并见太阳篇）

阳明病，脉浮虚者，宜发其汗（懋修案：大青龙汤下，有脉微弱，汗出恶风，不可服，服之则厥，筋惕肉瞤，此为逆也数语）。**阳明病，其脉迟，汗出多，而微恶寒者，表为未解，宜发其汗。**（解见阳明篇）

太阴病，脉浮，宜发其汗。（解见太阴篇。懋修案：太阴病条下，有太阳证桂枝、麻黄、大青龙三条，然后接少阴病，此脱应补。又案：汗自出，桂枝；无汗而喘，麻黄；不汗出而烦躁，大青龙。此为三级阶升,非三纲鼎立也。)

少阴病,得之二三日,麻黄附子甘草汤,微发汗。(见少阴篇)

忌吐三

病在胸中宜吐,此定法也。若吐非其时,则伤中矣,况诸虚证耶?

太阳病,恶寒而发热,今自汗出,反不恶寒而发热,关上脉细而数,此吐之过也。(懋修案:《脉经》又云:若得病一二日,腹中饥,口不能食,三四日吐之,不喜糜粥,欲冷食,朝食暮吐,此吐之所致也。此为小逆。又云:太阳病,当恶寒,今吐之,反不恶寒,不欲近衣,此为吐之内烦也。)

初见太阳为病之始,不在胸而骤吐之,中气必大伤。

少阴病,其人饮食入则吐,心中温温欲吐,复不能吐,始得之手足寒,脉弦迟。若膈上有寒饮,干呕,忌吐,当温之。(解见少阴篇)

诸四逆病厥,忌吐,虚家亦然。

庞安常曰:诸四逆,脉微弱虚细,虽中满,不可吐,宜橘皮汤、枳实散之类。又曰:虚家当吐而不敢吐,亦宜枳实散,压气毒痰水入胃,乃可微下。若强吐之,气筑心,即死。

宜吐四

大法春宜吐。

此为伏寒变温者言之。病由内发,顺春气之升而吐之,则邪达矣。

凡服吐汤，中病便止，不必尽剂也。

如瓜蒂散，及诸栀豉汤服法。

病如桂枝证，其头项不强痛，寸口脉浮，胸中痞坚，上撞咽喉，不得息，此为有寒，宜吐之。（《千金》作内有久痰，解见太阳篇。懋修案：今按东瀛仿北宋本，作此为有寒，宜吐之，无内有久痰字。）

病胸中诸实（一作寒），**郁郁而痛**（懋修案：《脉经》云病胸上诸实，胸中郁郁而痛，《千金》同），**不能食，欲使人按之，而反有涎唾**（懋修案：《脉经》涎作浊），**下利日十余行，其脉反迟，寸口微滑，此宜吐之，吐之利即止。**

此饮食生冷所伤，非外感，故但云病也。实者，寒气之实。郁痛诸证，皆实象也。下利者，胸中属肺，肺病则收令失，而大肠不固也。证实脉迟，迟为在脏，病乘于肺也。寸口微滑，痰饮无疑。下利之本在肺，吐之，利斯止矣。

少阴病，其人饮食入则吐，心中温温欲吐，复不能吐，宜吐之。（解见少阴篇）

病者手足逆冷，脉乍紧（懋修案：紧，一作急），**邪结在胸中**（懋修案：邪结，一作客气），**心下满而烦，饥不能食，病在胸中，宜吐之。**（解见厥阴篇）

宿食在上管，宜吐之。

上管，即上脘也。宿食在此，犹未消化，故可吐。若在中脘，即不可吐矣。

忌下五

咽中闭塞，忌下，下之则上轻下重，水浆不下。（懋修案：《脉经》又云:卧则欲蜷,身体急痛,复下利,日十数行。)

水饮上逆,误下而注于腹,则上轻下重矣。中气大伤,水浆所以不下也。

诸外实,忌下,下之皆发微热,亡脉则厥。(懋修案:《千金》并上作一条。又案:《脉经》又云:当脐握热。)

外实者,恶寒无汗,脉浮紧者也。其热必重,妄下则陷于里,变为微热,陷之深而至无脉,则入厥阴矣。

诸虚忌下,下之则渴,引水易愈,恶水者剧。

虚家津液素亏,下之更伤其阴。故渴饮水者,阳气犹旺,可滋阴以和阳。恶水,则但喜热汤,为阴阳两虚,病变必重。

脉数者,忌下,下之,必烦利不止。

脉数者,阳虚也。下之,则愈郁而烦矣。邪陷,故利不止。

尺中弱涩者,复忌下。(见少阴篇)

脉浮大,医反下之,此为大逆。(懋修案:《脉经》脉浮大下,有应发其汗一句。)

浮大,是太阳阳明表证之脉。误下为大逆者,恶其变作结胸也。

太阳证,不罢,忌下,下之逆。结胸证,其脉浮大,忌下,下之即死。太阳与阳明合病,喘而胸满者,忌下。(并见太阳篇)

太阳与少阳合病,心下痞坚,项颈强而眩,忌下。

太少合病,热必不轻。有因痞坚而误下者,不知痞坚只在心下,并未入胃,且有项颈强眩证,此岂可下耶?

凡四逆病厥者,忌下,虚家亦然。(详厥阴篇)

病欲吐者,忌下。

凡病欲吐者，当和之，无用下之理。

病有外证未解，忌下，下之为逆。（懋修案：《脉经》云太阳病，有外证，未解。）

少阴病，始得之，手足寒，脉弦迟，此胸中实，忌下。（解见前。懋修案：《脉经》云少阴病，其人饮食入则吐，心中温温欲吐，复不能吐。《千金》同。又案影宋本作少阴病，食入即吐，心中温温欲吐，复不能吐，然后接始得之句。）

伤寒五六日，不结胸，腹濡脉虚，复厥者，忌下。（见厥阴篇。懋修案：《脉经》云下之亡血则死。《千金》同。）

宜下六

大法秋宜下。

此见《难经》之湿温，本于伏寒而发于长夏者，秋尚有之，顺秋令之降而用下，与湿邪宜下法亦符。

凡宜下，以汤胜丸散。凡服汤下，中病即止，不必尽三服。

阳明病，发热汗出者，急下之。（见阳明篇。懋修案：《脉经》作汗多者，急下之，属大柴胡汤。）

少阴病，得之二三日，口燥咽干者，急下之（懋修案：《脉经》属承气汤）。**少阴病，五六日，腹满不大便者，急下之**（懋修案：《脉经》属承气汤）。**少阴病，下利清水，色青者，心下必痛，口干者，宜下之。**（并详少阴本篇。懋修案：《脉经》属大柴胡汤、承气汤。）

下利，三部脉皆浮（一作平）**，按其心下坚者，宜下之。**（懋修案：《脉经》作平，属承气汤。）

三部脉皆平等，知其内实也。下利本挟热，脉又内实，热在胃而气有余，则延及心下，按之而硬矣，故宜下也。

下利，脉迟而滑者，实也。利未欲止，宜下之。

凡迟脉，须候其兼象，滑为谷气之实，迟而兼滑，内实可知。实者热也，断其利，未欲止，故宜下之。

阳明与少阳合病，利而脉不负者为顺，脉数而滑者，有宿食，宜下之。（详阳明本篇。懋修案：《脉经》云负者失也，互相克贼为负，属大柴胡、承气。）

问曰：人病有宿食，何以别之？答曰：寸口脉浮大，按之反涩，尺中亦微而涩，故知有宿食，宜下之。

问者言伤寒之脉，寸口必浮大，何以别为兼宿食？仲师答：以无宿食者，虽浮大，按之不涩，因初起病在气分，未及于血，不至沉候见涩也。经曰：饮食不节，则阴受之，血先伤，故按之涩。然当更审尺部，所谓尺里以候腹者。若尺中亦涩，则热与宿食相搏，亦可证矣。此盖先知其有宿食，而以脉合之，非专就脉决其宿食也。

下利，不欲食者，有宿食，宜下之。

成注：伤食则恶食，故不欲食，如伤风寒，恶风寒之类。

下利瘥，至其时复发，此为病不尽，宜复下之。

下利属厥阴证，乃阴经尽处，病愈后，余邪有匿于经络者，岁一周而气复交会，人气与天时相应，余邪发动，从胃而出，复下之，则病尽矣。

凡病，腹中满痛者为实，宜下之。（实，一作寒。懋修案：《千金》作寒。）

曰腹中病，在幽门也。满而痛，病之实，故可下也。

伤寒六七日，目中不了了，睛不和，无表里证，大便难，身微

热者，此为实，急下之。（见阳明篇。懋修案：《脉经》属大柴胡、承气。）

脉双弦而迟，心下坚，脉大而紧者，阳中有阴，宜下之。（懋修案：《脉经》属承气。）

凡弦脉主饮，一手弦者，饮伏一边，如支饮之类。若双弦，则必有寒饮在膈间。《金匮》云：脉双弦者，寒也，为大下后虚脉。今双弦而迟，迟为在脏，必有阳邪伏于阴中，加以心下坚，尤当温以下之。如寒实结胸，用三白散之类。若脉大而紧，大为阳，紧为阴，此非阴中伏阳，乃阳中有阴也，亦可温下，如《金匮》大黄附子细辛汤之类。

病者无表里证，发热七八日，虽脉浮数，宜下之（懋修案：《脉经》属大柴胡）。**伤寒有热，而少腹满，应小便不利，今反利，此为血，宜下之。**（并见太阳篇。懋修案：《脉经》属抵当丸。）

病者，烦热汗出即解，复如疟，日晡所发者，属阳明，脉实者，当下之。（见阳明篇。懋修案：《脉经》属大柴胡、承气。又案：影宋本《千金》无病者，无表里证，发热七八日，虽脉浮数，宜下之一十八字。）

宜温七

大法冬宜服温热药。

冬宜温热，无伐天和也。言外有不宜大青龙意。

师曰：病发热头痛，脉反沉，若不瘥，身体更疼痛，当救其里，宜温药四逆汤。

此与少阴始得即发热同，但多一头痛耳。初起当用麻附细辛汤，若不瘥，而身体更疼痛，是里寒也，故宜四逆温之。

下利，腹胀满，身体疼痛，先温其里，宜四逆汤。（见厥阴篇）

下利，脉迟紧，为痛未欲止，宜温之。

迟紧为寒，故腹必痛。紧又盛大而涩，与滑大异。

下利，脉浮大者，此为虚，以强下之故也，宜温之，与水必哕。（懋修案：《脉经》又云设脉浮革，因尔肠鸣，当温之，宜当归四逆汤。）

下利为病在里，脉浮大为病在表，二者不相合，则知其虚矣。虚由于强下，宜温之，如当归四逆加茱萸生姜汤，和荣以达邪。虽渴不宜与水，恐更伤其中阳也。

少阴病，下利，脉微涩，呕者，宜温之（懋修案：以下《脉经》俱属四逆汤）。**少阴病，饮食入则吐，心中温温欲吐，复不能吐，始得之，手足寒，脉弦迟，若合上有寒饮，干呕者，不可吐，宜温之。少阴病，脉沉者，宜急温之**（并见本篇）。**自利不渴者，属太阴，其脏有寒故也，宜温之**（见太阴篇）。**下利欲食者，宜就温之。**（懋修案：《千金》自利不渴一条，在脉微涩呕者一条下。）

厥阴病，以胃气为主，下利而欲食，不可以寒凉伐胃气矣。就温者，就食物中寓温热以扶胃，非专指药言也。

忌火八

伤寒，加火针必惊。伤寒，脉浮，而医以火迫劫之，亡阳，必惊狂，卧起不安。（并见太阳篇。懋修案：《脉经》属桂枝去芍，加蜀漆龙骨牡蛎救逆汤。）

伤寒，其脉不弦紧而弱，弱者必渴，被火必谵语。（懋修案：

《脉经》谵语下又云弱者必发热，脉浮，解之当汗出，愈。）

凡伏寒病，必挟寒水之气。弦为饮，紧为寒，今反弱，是阴津素亏，加以发热，则必渴也。被火而胃增燥，故谵语。

太阳病，以火熏之，不得汗，其人必躁，到经不解，必清血。

此即病之太阳伤寒也。寒凝于外而无汗，复以火细之，仍不得汗，则热郁内而燥矣。到经者，到七日经尽时也。邪结膀胱，故必下血也。

阳明病，被火，额上微汗出，而小便不利，必发黄。（见阳明篇）

少阴病，咳而下利谵语，是为被火气劫故也，小便必难。（见本篇。懋修案：《脉经》云为强责少阴汗也。《千金》同，在小便必难下。）

宜火九

凡下利，谷道中痛，宜枳实，若熬盐等熨之。（懋修案：《脉经》云宜温之。）

枳实，能去风止利。《千金》治积利脱肛，以枳实石磨蜜炙，更互熨之，缩乃止。熬盐，亦可代，取其能软坚也。

忌灸十

微数之脉，慎不可灸，因火为邪，则为烦逆。

微为津液不足，数为火郁，加之以灸，火气内攻则烦，气血不下通则逆矣。

脉浮，当以汗解，而反灸之，邪无从去，因火而盛，病从腰以下必重而痹，此为火逆。

邪因火而上盛,气不下达,则重而痹。痹者,滞而不通也。

脉浮,热甚而反灸之,此为实。实以虚治,因火而动,咽燥必吐血。

脉既浮而身甚热,此实也。灸所以治虚,今以实作虚治,则火伤阴而入血分,不但咽燥,可决其必吐血矣。

宜灸十一

少阴病一二日,口中和,其背恶寒,宜灸之。少阴病,吐利,手足逆而脉不足,灸其少阴七壮(懋修案:《脉经》作手足不逆,反发热,不死,脉不足者,灸之)。**少阴病,下利,脉微涩者,即呕,汗者必数更衣,反少者,宜温其上,灸之。**(并见本篇)

下利,手足厥冷,无脉,灸之主厥,厥阴是也,灸之不温,反微喘者,死。伤寒六七日,其脉微,手足厥,烦躁,灸其厥阴,厥不还者,死。脉促,手足厥者,宜灸之。(并厥阴篇)

忌刺十二

大怒无刺,新内无刺,大劳无刺,大醉饱、大渴、大惊无刺。

无刺熇熇之热,无刺漉漉之汗,无刺浑浑之脉,无刺病与脉相逆者。上工刺未生,其次刺未盛,其次刺其衰。工逆此者,是谓伐形。

出《灵枢·逆顺篇》。张景岳注曰:熇熇热之甚,漉漉汗之多,浑浑虚实未辨也,病脉相逆,形证阴阳不合也,是皆未可刺者也。未生,治其几;未盛,治其萌;已衰,治其有隙可乘也,是皆可刺者也。不达此而强治,未有不偾事者,故曰下工。

宜刺十三

太阳病，头痛至七日，自当愈，其经尽故也。若欲作再经者，宜刺足阳明，使经不传则愈。太阳病，初服桂枝汤而反烦，不解，宜先刺风池、风府，乃却与桂枝汤则愈。（并见太阳篇）

伤寒，腹满而谵语，寸口脉浮而紧者，此为肝乘脾，名曰纵，宜刺期门。

凡伏寒自内达外，发于三焦，是手经为病。然手足少阳厥阴，同此相火风木之气，故三焦病多移于肝者。肝病则厥，不厥则乘脾肺，如此条腹满者，脾之湿也。谵语者，肝之风也。寸口浮紧，是三焦之邪郁不伸，移于肝而复乘脾也。夫以三焦挟肝木之风而克脾，其势直行无忌，故名曰纵。刺期门以泄肝，而三焦之气亦伸矣。

伤寒发热，涩涩恶寒，其人大渴，欲饮水截浆者，其腹必满而自汗出，小便利，其病欲解，此为肝乘肺，名曰横，宜刺期门。

发热恶寒，伤寒之常。渴欲饮水，是三焦移热于肝，而肝从中见之化，相火上炎于肺，肺病而腹满，手太阴与足太阴同也。至于自汗出，小便利，而邪为之稍衰矣。夫肝挟三焦以侮肺，其势为横逆，而易致制，故名曰横。亦刺期门，所以泄肝也。

阳明病，下血而谵语，此为热入血室，但头汗出者，刺期门，随其实而泻之（见阳明篇。懋修案：《脉经》云濈然汗出则愈）。**太阳与少阳合病，心下痞坚，颈项强而眩，宜刺大椎、肺俞、肝俞，勿下之。**（见太阳篇。懋修案：《脉经》又云慎不可发汗，发汗则谵语，谵语则脉弦，谵语五日不止，当刺期门，无勿下之三字。）

妇人伤寒，怀身腹满，不得小便，加从腰以下重，如有水气状，怀身七月，太阴当养不养，此心气实，宜刺泻劳宫及关元，小便利则愈。

孕妇患伤寒已愈，而病如水气，知其胎失肺金之养也。《脉经》论养胎，脉一月足厥阴，二月足少阳，三月手心主，四月手少阳，五月足太阴，六月足阳明，七月手太阴，八月手阳明，九月足少阴，十月足太阳，而手太阳、少阴，又下主月水，上为乳汁，不在养胎各三十日之列。盖伤寒汗解，肺气从皮毛外泄，正届手太阴养胎时，心火乘其虚而刑之，故不得小便也。心气实者，伏寒之发，必在春分后二之气，属少阴君火。入夏则火更当权，故心气实也。劳宫在手掌心，手厥阴所溜为荥，故刺以泻之。关元，小肠募也。方书言孕妇不可针，针之则胎落，此刺泻未详其理，当阙疑。

伤寒喉痹，刺手少阴穴，在腕当小指后动脉是也，针入三分补之。

喉痹，喉痛而气闭也。经云：一阴一阳结，谓喉痹。手少阴穴，名通里，在腕侧后一寸陷中。

少阴病，下利，便脓血者，宜刺。（见少阴篇）

忌水十四

发汗后，饮水多者必喘，以水灌之亦喘。

发汗，则肺阳虚，水寒乘之，则喘矣。

下利，其脉浮大，此为虚，以强下之故也。设脉浮革，因尔肠鸣，当温之，与水必哕。

弦而中空为革，比浮大更甚矣。肠鸣者，里虚有寒也。格阳于上,故渴而思饮,尤不可误与以水也。

太阳病,小便利者,为水多,心下必悸。

为,疑当作与。小便利而多与之水,其悸必矣。

宜水十五

太阳病,发汗后,若大汗出,胃中干燥,烦不得眠,欲饮水,当稍饮之,令胃气和,则愈。

汗为水谷之精,多则精耗,而胃气不和,稍与水以润之足矣。

厥阴病,渴欲饮水,与水饮之,即愈。(见厥阴篇)

呕而吐膈上者,必思煮饼,急思水者,与五苓散饮之,水亦得也。(懋修案:《脉经》云呕吐而病在膈上,后必思水者,急与猪苓散饮之,水亦得也。)

五苓,《脉经》作猪苓,当从之。呕而且吐,水物并出,若病在胃者,多不欲食。今因膈上有热,吐后胃虚,故思软滑之物。其急欲饮水者,则与猪苓汤,以清热润燥,所谓以法救渴也。否则,稍与之水,亦无不可。

发汗吐下后病状第五(三十证、方一十五首)

凡误汗吐下而变病者,未离六经,则救治之法,仍列六经篇中。此皆言误药后病状,不可以六经署之,故另立于篇。(懋修案:凡误汗吐下,未有不伤其胃阳者,故须慎之也。)

发汗后,水药不得入口,为逆。(懋修案:《脉经》云若更发其汗,必吐下不止。)

经曰:汗出于谷,谷生于精。又曰:汗者,精气也。盖汗虽属阴，而关于胃阳，扰其阳而发大汗，不能谷，并水、药亦不能纳，故为逆也。

未持脉时，其人手叉自冒心，师因教试令咳，而不即咳者，此必两耳无所闻也。所以然者，重发其汗，虚故也。发汗后身热，又重发其汗，胃中虚冷，必反吐也。大下后发汗，其人大小便不利，此亡津液，勿治其小便。（懋修案：《千金》作三条。又案：《脉经》又云利必自愈，《千金》同。）

重发其汗，必伤胃之津液，所以心悸耳聋，而反吐也。大下后发汗，致大小便不利，胃阳衰可知。亡津液，即名亡阳，岂可更利小便，而损其肾阳乎？

病人脉数，数为热，当消谷引食，而反吐者，以医发其汗，阳气微，膈气虚，脉则为数，数为客热，不能消谷，胃中虚冷，故吐也。

阳气，膈上之气，所谓宗气也。积于上焦，乃人身中之最宝贵者。此气一虚，则神机乖舛，而虚冷之脉，反变为数，非仅如格阳者之内寒外热，犹可以沉候之有力无力，定真伪也。治此，必大剂人参，非姜、附所能取效。

病者有寒，复发其汗，胃中冷，必吐蛔。（一云吐逆）

此少阴之寒，从鼻入者，不温胃以复阳，反一再汗之，则转入厥阴矣。吐蛔者，虚寒从下逆，虫亦不安也。

发汗后，重发其汗，亡阳谵语，其脉反和者，不死。

此言重发汗而伤胃阳，有不为虚冷，而为虚燥者，故谵语也。虚冷，邪已陷厥阴；虚燥，邪犹在阳明。若脉反和，则心肾之阳未离，尚可救也。

服桂枝汤，汗出，大烦渴不解，若脉洪大，与白虎汤。（懋修案：《千金》连上作一条。）

此本大青龙证，而误服桂枝者，以白虎救之。

发汗后，身体疼痛，其脉沉迟，桂枝加芍药生姜人参汤主之。（本云桂枝汤，今加芍药、生姜、人参。）

桂枝　人参（各三两）　**芍药　生姜**（各四两）　**炙草**（二两）　**大枣**（十二枚）

上以水一斗二升，煮取三升，去滓，温服一升。

此本桂枝证，而误服麻黄，以发其汗者，加芍协桂以和其荣，生姜、人参又以助卫也。

太阳病，发其汗而不解，其人发热，心下悸，头眩，身瞤而动，振振欲擗地者，真武汤主之。（懋修案：此一条太阳病中无之，而系之于发汗后，故列于此。）

此本麻黄证，而误服大青龙者。振振欲擗地，形容颤振之象，踡缩向下也。发热为格阳于表，余证皆水气，乃石膏之害。真武汤温中以御饮。

发汗后，其人脐下悸，欲作奔豚，茯苓桂枝甘草大枣汤主之。

茯苓（八两）　**桂枝**（四两）　**炙草**（二两）　**大枣**（十五枚）

上以水一斗，先煮茯苓，减二升，内诸药，煮取三升，去滓，温服一升，日三服。

奔豚，肾气也。豚为水畜，水邪上凌心火，故取象焉。此误服麻黄，伤其心液，引动肾邪者，以茯苓泄肾水之邪，而以炙草、大枣，奠中土以制水逆，桂枝所以通心阳也。

发汗过多以后，其人叉手自冒心，心下悸，而欲得按之，桂枝

甘草汤主之。

桂枝(四两)　**炙草**(二两)

上以水三升,煮取一升,去滓,顿服即愈。

此亦麻黄之误,比上条稍轻,而心阳则已伤矣。损其心者,调其荣卫,故以桂、甘补之。顿服者,惧肾邪之窃发也。

发汗,脉浮而数,复烦者,五苓散主之。(懋修案:《脉经》作复烦渴者。)

此大小青龙证之余波也。水气未全蠲,故以五苓利水,而两解其表里。

发汗后,腹胀满,厚朴生姜半夏甘草人参汤主之。

厚朴　**生姜**　**半夏**(各半斤)　**炙草**(二两)　**人参**(一两)

上以水一斗,煮取三升,去滓,温服一升,日三服。

此误服大青龙,而邪陷太阴者,故以厚朴、生姜、半夏之辛通,而参甘佐之,且补且开,以达其邪。

发其汗,不解,而反恶寒者,虚故也,芍药甘草附子汤主之。

芍药　**炙草**(各五两)　**附子**(一枚,炮)

上以水三升,煮取一升二合,去滓,分温三服。

不恶寒,但恶热者,实也。当和其胃气,宜小承气汤。(一云调胃承气汤)

此桂枝证之未及脉浮,而先汗之两变证也。其一恶寒,反甚胃虚,而卫亦虚,故于桂枝汤中去桂、姜、枣之宣卫者,而加炮、附以温中散寒也(懋修案:仍可助卫)。其一则胃津耗而转阳明,以小承和其胃也。

伤寒脉浮,自汗出,小便数,心烦颇复(懋修案:《脉经》有颇复而无心烦，《伤寒论》有心烦而无颇复)，**微恶寒而脚挛急，反与桂枝汤，欲攻其表，此误也**(懋修案:《脉经》无此误也三字)。**得之便厥，咽干烦躁，吐逆者，当作甘草干姜汤，以复其阳。厥愈足温，更作芍药甘草汤与之，其脚即伸，而胃气不和，可与承气汤。**(懋修案:《脉经》作胃气不和，谵语，可与承气汤。)

炙草(四两)　**干姜**(二两)

上以水三升，煮取一升，去滓，分温再服。(此甘草干姜汤)

芍药　炙草(各四两)

上以水三升，煮取一升半，去滓，分温再服。(此芍药甘草汤)

此伏寒之阴阳两虚者也。脉浮汗出，小便数，气不足也。心烦恶寒，脚挛急，血不足也。服桂枝即厥，因汗而重虚其阳也。咽中干，因汗而重耗其阴也。烦躁吐逆，胃不和也。以甘草、干姜之辛甘合德者，守定中阳，则胃气达于四肢矣。不虑咽干者，甘草倍于干姜，足以固护咽喉也。芍药、甘草血虚之圣药，和其荣以达于足，则脚伸矣。如是而咽干、烦躁、吐逆，犹未全愈，少与调胃承气，仍不离甘草。盖唯此可调阴阳之两虚，而又见防病之变入厥阴者，全恃胃气为重也。此条盘根错节，而用药丝丝入扣，故免转入厥阴。若重发汗，加烧针，则阳气散越于外，无暇顾阴，唯急与四逆，先温其里，乃可徐图耳。

凡病若发汗，若吐若下，若亡血，无津液而阴阳自和者，必自愈。

凡脉以寸口、关上、尺中三部，皆平等者，为阴阳和。以其病属外感，药乃骤虚，根本未伤，必能自愈也。

伤寒，吐下发汗后，心下逆满，气上撞胸，起即头眩，其脉沉

紧,发汗即动经,身为振摇,茯苓桂枝白术甘草汤主之。

茯苓(四两) **桂枝**(三两) **白术** **炙草**(各二两)

上以水六升,煮取三升,去滓,分温三服。

此表已解,而里之饮邪未化也。盖伤寒,病经吐下汗后,其邪已泄,但以中虚停饮之故,气机阻塞,不免升降失度耳。动经而身振摇,即河间所云湿极则兼风化者是。然兼化乃虚象,非实风也。故君茯苓,协术以治湿,通小便,而以桂、甘和其荣卫也。凡气撞心者,属厥阴之风上逆也。撞胸者,属阳明之湿上逆也。

发汗吐下以后,不解,烦躁,茯苓四逆汤主之。

茯苓(四两) **人参**(一两) **炙草**(二两) **干姜**(一两半)(懋修案:《千金》有附子一枚,共五味。)

上五味,以水五升,煮取二升,去滓,分温服七合,日三服。

屡经误药,中气大伤,病必不解。虚生湿,湿生寒,格阳于外,烦极而躁。故以姜、甘守定中阳,而君以茯苓通其湿,佐以人参补其虚中,气和则病自解。成本以有四逆之名,加入附子,非也。此阴中兼有阳者,虑其厥利,而转入厥阴,似但宜理中,不宜温下焦也、

发汗吐下后,虚烦不得眠剧者,反复颠倒,心中懊侬,栀子汤主之。若少气,栀子甘草汤主之。若呕者,栀子生姜汤主之。

栀子甘草汤,于栀子汤加甘草二两即是。栀子生姜汤,于栀子汤加生姜五两即是。同是发汗吐下后,此因外证已解,知其烦为虚烦也。病后余火犹存,故不得眠。反复颠倒,乃不得眠之状,以心中懊侬所致。此必热痰留阻,故以栀子汤吐之。柯韵伯曰:烦必伤气,加甘草以益气,虚热相搏,必呕,加生姜以宣壅。

伤寒下后，烦而腹满，卧起不安，栀子厚朴汤主之。

栀子（十四枚）　**厚朴**（四两）　**枳实**（四枚）

上以水三升半，煮取一升半，分温二服，得吐，止后服。

下后余热未尽，上为心烦，中为腹满，烦则卧不安，腹满则起不安也。以栀子清肺而除烦，枳、朴治脾而宣满，热从上越，则肺气肃，而腹亦和矣。凡用栀子汤，去其壅于胸中者，使肺气外通，必有微汗，盖胸中亦属半表也。

下以后，发其汗，必振寒，又其脉微细，所以然者，内外俱虚故也。

承上诸栀子证言，凡误下后之发汗，必作战恶寒而始出，而汗后又脉必细微，以下既伤其内，汗复虚其外也。当仍用栀子汤，以为不汗之汗，斯邪去而正不伤耳。

发汗，若下之，烦热，胸中窒者，属栀子汤证。

邪因下而陷于胸中，尚未入里也。仍当引之达表，故以栀子之吐法为表法，乃不至上条之内外俱虚也。

下以后，复发其汗者，则昼日烦躁不眠，夜而安静，不呕不渴，而无表证，其脉沉微，身无大热，属附子干姜汤。

附子（生，一枚）　**干姜**（一两）

上以水三升，煮一升，去滓，顿服。

此下后发汗，内外俱虚，而至纯阴无阳者也。人之卫气，昼行阳而夜行阴。今阳微不能自主，乘昼日浮动于外，与阴相持，则烦躁而不得眠，至夜两阴相得，故安静。《易》所谓阴疑于阳，必战是也。不呕不渴，兼昼夜言，里无热可知。无表证，邪已罢也。脉沉微，阳虚之象也。无大热，是稍有微热，虚阳发于外也。

夫卫气出于下焦，宜用锐师直捣其窟，故以生附配干姜，而不用四逆之甘草，且顿服之，皆欲其直入下焦，以祛其寒也。

太阳病，先下而不愈，因复发其汗，表里俱虚，其人因冒，冒家当汗出自愈，所以然者，汗出表和故也。表和，故下之。（懋修案：《脉经》作表和，然后下之。）

此承上条言之，知应服附子干姜汤者，虽当日即安，以后必作冒，而阴寒之气，始尽解也。庞安常曰：人将大汗，必冒者，若久旱将雨，六合必先昏昧，及雨降而草木皆苏，玉册所谓换阳之吉兆也。可见表里俱虚，正当补而和之，以待自解。至于表和而里未和，又当补而下之，因前此之下，原未尽妥也。

伤寒，医以丸药大下后，身热不去，微烦，栀子干姜汤主之。

栀子（十四枚）　**干姜**（二两）

上以水三升半，煮取一升半，去滓，分二服。温进一服，得快吐，止后服。

丸药者，如深师駃豉丸之类，皆用大黄、甘遂、巴豆等，所谓大下也。身热不去者，里虚寒而阳不内返也。微烦者，巴豆禀火，性能上行也。以栀子清上，干姜守中，得吐则阴寒邪热，俱引从上越也。

脉浮数，法当汗出而愈，而下之，则身体重，心悸者，不可发其汗，当自汗出而解。所以然者，尺中脉微，此里虚，须表里实，津液自和，自汗出愈。

凡伏寒之病多实，新寒之病多虚。此言即病之伤寒误下，而虚其在里之阳，必身重心悸，而尺中脉微，虽宜汗解，不可欲速，当以内伤挟外感法治之。不出方者，言不尽意也，又可见此论之专言外感也。

发汗以后(懋修案:《脉经》作大下以后)**,不可行桂枝汤,汗出而喘,无大热,与麻黄杏仁石膏甘草汤。**

麻黄(四两) **杏仁**(五十枚) **石膏**(半斤) **甘草**(二两)

上以水七升,煮取三升,去滓,温服一升。

按:崔文行神丹丸,用人参、半夏、乌头、附子等取汗,若汗足,不解,服桂枝汤,见《外台秘要》。此必因服过神丹发汗,而身尚微热,恐人之更行桂枝汤,故戒之不可再误也。盖汗已出而喘者,肺之热;身有微热者,亦肺之热。人参固肺者也,以麻黄泄之;半夏燥肺者也,以杏仁润之;乌、附温肺者也,以石膏清之。热药俱毒,以甘草解之,其针锋相对如此。

伤寒,吐下后,七八日不解,热结在里,表里俱热,时时恶寒(懋修案:《脉经》作时时恶风)**,大渴,舌上干燥而烦,欲饮水数升,白虎汤主之。**(懋修案:《千金》作躁。)

此与下条,皆伤寒之归于阳明,而无所复传者,因吐下后所致,故列于此。凡误吐下,邪必陷里,此为热之结于气分者,故燥渴最甚,唯白虎可以解之。

伤寒,吐下后未解,不大便五六日至十余日,其人日晡所发潮热,不恶寒,独语犹如见鬼神之状。剧者发则不识人,循衣妄掇,怵惕不安,微喘直视,脉弦者生,涩者死。微者,但发热谵语者,与承气汤。若下者,勿复服。(懋修案:《脉经》掇作撮。)

此热之结于血分者,血热则昏乱也。妄掇,俗名撮空。脉弦,为木气之伸,此必兼滑。若弦而涩,则津枯矣。所谓互相克贼,名曰负也。许学士治此证,有用承气汤,脉转弦而愈者。得下即止后服,有顾惜津液之意。

大下后,口燥者,里虚故也。

宜下而大下之,已虚其里阴,而口燥矣。况不宜下者乎?此阳明篇用承气法,所以谆谆审慎也。

霍乱病状第六(十一证、方三首)

霍乱之病,挥霍变乱,起于仓卒,与中恶相似。风暑湿热,致非一端,此但举其因于寒者言之。因于寒,必吐利交作,似太阴病,而其始腹不痛,又非从太阴之为病而来,故另列篇末。若热邪霍乱极多,论中不一及之者,在寒言寒也。按:霍乱即直中之寒,三阴齐受者。本论有《伤寒卒病论》之名,疑霍乱即卒病也。

问曰:病有霍乱者,何也?答曰:呕吐而利,此为霍乱。

此问寒邪霍乱之状也。《内经》太阴所至为中满,霍乱吐下,有土郁之发,民病呕吐霍乱注下,有岁土不及,风乃大行,民病霍乱飧泄。有热至,则身热霍乱吐下。知霍乱之名,专主心腹搅痛,而躁愦无奈者,或兼吐利,或不兼吐利,故《内经》并举之。若寒邪霍乱,则未有不呕吐而利者矣。成氏曰:若止呕吐而利。经谓之吐利,上吐下利,躁扰烦乱,乃谓之霍乱,与但称吐利者有异也。

问曰:病者,发热头痛,身体疼痛,恶寒而复吐利,当属何病?答曰:当为霍乱。霍乱,吐下利止,复更发热也。

寒邪霍乱之吐利,其发暴,其止速,止后身必发热。故又问:霍乱病后,已见发热,而有头痛、身疼、恶寒等证,续兼见吐利者,此属太阳伤寒乎?答以当为霍乱,原其始而名之也。吐利止而发热,尚为霍乱,况复更兼吐利耶?

伤寒,其脉微涩,本是霍乱,今为伤寒,却四五日,至阴经上转入阴,当利。本素呕下利者,不治。若其人即欲大便,但反矢气,而不利者,是为属阳明,必坚,十二日愈。所以然者,经尽故也。

此素有伏寒,发于霍乱后者也。脉微为无阳,涩为血少,因本是寒邪霍乱,今为伤寒,知其气机扰动,阳先困惫,必不能运邪出太阳,而只现于三焦也。病已一二日,再四五日为一经,由少阳转厥阴,而下利可知。素,常也。霍乱,必先呕后吐,及愈而患伤寒,若仍常作呕,则胃气久伤,乃厥阴病所大忌者,加以下利,必不治矣。若于此一二日间,已露便坚之机,为属阳明,是少阳一经,又交于阳明一经,十二日为阳明经尽之期,断其必愈。

下利后,当便坚,坚能食者,愈。今反不能食,到后经中颇能食,复一经能食,过之一日当愈。若不愈,不属阳明。

便坚能食,胃气和也,和则渐旺矣。知十二日愈,若过六日到再经中,胃气始和,则必过十二日到三经始旺。过之一日,为十九日而愈,阳气常饶于六日外也。若不愈,不属阳明,则必非食之人,终因胃未和而不愈也。

伤寒脉微(一作缓)**而复利,利止,必亡血,四逆加人参汤主之。**(懋修案:《千金》作恶寒脉微,并上作一条。)

四逆汤中加人参一两即是。(炙草　干姜　附子　人参)

此补出上文本是霍乱,今为伤寒,得病一二日之主方也。言遇此证,早当决其必利,利则伤阴,不至于阴血尽亡不止,亟用四逆以复阳而达邪。加参于四逆中,即为养阴胜著。仲师治内伤之伤寒法，于此可见。

霍乱而头痛发热，身体疼痛，热多欲饮水，五苓散主之，寒多不用水者，理中汤主之。

寒邪霍乱，必兼吐利，其后发热，必兼太阳证，上文已详之。此言人各有本体，素有热者，则热多欲饮水，以五苓两解表里；素有寒者，则寒多不用水，以理中治其中焦。

人参　干姜　炙草　白术(各三两)

上以水八升，煮取三升，去滓，温服一升，日三服。脐上筑者，为肾气动，去术加桂四两。吐多者，去术加生姜三两。下利多者，复用术。悸者，加茯苓二两。渴者，加术至四两半。腹中痛者，加人参。寒，加干姜，并至四两半。腹满者，去术加附子一枚。服药后，如食顷，饮热粥一升，微自温暖，勿发揭衣被。一方蜜和丸，以沸汤研碎和服，丸如鸡黄许大，日三夜二，腹中未热，益至三四丸，然不及汤。

《难经》言中焦在胃中脘，主腐熟水谷，其治在脐旁。《灵枢》谓胃所受气，泌糟粕，蒸津液，化精微，以上输于肺而为血，以奉生身，名曰荣气。干姜、甘草，辛甘化热，能达脐旁，而又以人参之德具中和者，主宰乎姜、草之中，则能化精微以注于肺脉矣。术又补中去湿，能守能发，物得其理而后和，故以四味为理中也。脐上筑者，气不纳于丹田，为肾邪之动，防其侮心，又肾动必挟肝邪，故去术之壅，加桂以制肝，而通心阳也。吐多者，亦去术之壅，加生姜以宣之。下利者，虽吐仍用术，取其守中也。悸加茯苓，导水气以安心。渴加术，助脾为胃行其津液也。腹痛为脾虚，加参以补之。寒加干姜，以散其饮。腹满，亦去术之壅，加附子以壮脾阳也。服汤后饮热粥者，助中焦之气，以运药力也。

吐利止，而身体痛不休，当消息和解其外，宜桂枝汤小和之。

云消息和解其外者，审其中焦已安，始可用桂枝汤。然曰小和之，唯恐以攻表，而耗其胃中之阳也。

吐利汗出，发热恶寒，四肢拘急，手足厥，四逆汤主之。

吐利而汗出者，腠理素疏，阴盛于内，必逼阳而亡于外，虽外证有发热恶寒等，而其本从寒邪犯里而来。急当以四逆温里为主，阳复则表自解也。

既吐且利，小便复利，而大汗出，下利清谷，里寒外热，脉微欲绝，四逆汤主之。（懋修案：《千金》连上作一条。）

里寒已极，孤阳欲脱矣。只外热，是虚阳浮于躯壳。脉微者，阳之微。欲绝者，按之似有似无也。四逆主之，急救其里阳也。

吐已下断，汗出而厥，四肢不解，脉微欲绝者，通脉四逆加猪胆汁汤主之。

通脉四逆方中，加猪胆汁半合，服之，其脉即出。

此言霍乱后，吐已下止，则必汗出而厥，以至于脉微欲绝也。其不能发热者，非徒阳衰，而阴亦衰，无以助阳，流通于经脉。盖亦可见通脉四逆，温经复阳，藉葱达表，加猪胆汁以入阴而通之。盖胆含甲木，生气在腹，时性本极热，为少阳相火所附丽，离腹则有阴无阳，热散而寒，今入姜附汤中，则热仍附胆，而资汁之润，以流通经脉为易易也。

吐利发汗，其人脉平而小烦，此新虚不胜谷气故也。（小，一作不。）

此统霍乱病愈后言之,又以见上三条用四逆,皆发汗法也。脉平,则病全愈矣。犹小烦者,胃气尚弱,不能消谷,损谷则愈也。

阴阳病已后劳复第七(七证、方四首、附方六首)

此皆伤寒余波也。附方六首,则以天行疫疠,必有物焉凭之,示人当预绝其祟于未来时也。

伤寒阴易之为病,身体重,少气,少腹里急,或引阴中拘挛,热上冲胸,头重不欲举,眼中生花,卵胞赤,膝胫拘急,烧裈散主之。(懋修案:《千金》卵字作痂字,恐误。)

妇人里袴近阴处,烧灰,水和服方寸匕,日三。小便即利,阴头微肿,此为愈。

此阴易也。伏寒既久,极阴变阳,愈后气血未和,尚有余热,男与之交,而病传之不病之男,所以名阴易也。身体重,少气,劳其形与气也。少腹里急,下皆厥阴见证。厥阴主筋,其脉从足大指,循足,入阴毛中,环阴器,抵小腹。病从中见之化,挟相火上升于胸及头目。巢氏云:手足拳者,即死。有不即死者,百节解离,经脉缓弱,起止仰人,或引岁月方死。须于四日前,急治之。若男病而易于不病之女,名曰阳易。同用烧裈散,取前阴气出处,假其气以散厥阴结热,仍从故道而出也。按:《肘后方》治阴易,用干姜。范汪方用豭鼠矢、薤白,又有用竹茹及栝蒌根者,并见《外台秘要》。盖病亦有兼寒兼热之殊,而此方则可统治之也。至伤寒后犯房劳而复病者,谓之女劳复,华佗谓是必死之病,死时舌出数寸,初起证似阴易,慎不可误。

大病已后，劳复，枳实栀子汤主之。

枳实（三枚） **豉**（一升） **栀子**（十四枚）

上三味，以酢浆七升，先煮取四升，次内二味，取二升，内豉五六沸，分温再服，覆取汗。若有宿食，内大黄如博棋子大五六枚，服之愈。

河间云：古以百病皆为杂病，唯伤寒名大病，盖指麻黄青龙证言。因在风寒两伤荣卫后，故云大病，以别于百病也。劳复者，因劳而热复作也。主以枳实栀子汤者，枳实入脾，宣中焦之气，栀子入心，降上焦之火，香豉入肾，升下焦之液。妙在空煮酢浆，使酸味先入厥阴，而后三物从之，以达三焦，则阴阳调和，水火交济，而汗自出矣。有宿食加大黄，欲其急下也。浆水，古人煮以解渴者。以炊米渍经三宿，令水微酸，本方云酢浆水，取酸味之稍重者。盖豉令人吐，得此则不吐，又含米性，可养中也。

懋修案：伤寒为大病者，以伤寒病有中风、伤寒、湿温、温热各种也。百病皆为杂病者，除却中风、伤寒、湿温、温热之数种而言也。杨栗山不知温病，亦名伤寒，遂不知温病，亦名大病，转执唯伤寒为大病一唯字，而将温病归入百病内，故直谓温病为杂病。嗟乎！不善读书者，其误乃至于此也。

伤寒瘥以后，更发热，小柴胡汤主之。脉浮者，以汗解之；脉沉实者，以下解之。（一作沉紧）

瘥后无他证，而但发热，知其劳复矣。小柴胡补而和之也。脉浮为风，栀豉汤即表法。沉实为宿食，加大黄即下法。

大病已后，腰以下有水气，牡蛎泽泻散主之。

此麻黄证之汗出未周者，寒水之气尚留下焦，故腰以下有水气，仍是实邪也。喻氏曰：因其势未犯身半以上，急排其水，所全甚大。设用缓剂，则阴水必漫及阳界，治之无及矣。庸工治大病后，悉行温补，岂足知此？

牡蛎　泽泻　蜀漆（洗）　**商陆　葶苈**（熬）　**海藻**（洗）　**蒌根**（等分）

上捣为散，饮服方寸匕，日三服，小便即利。

《金匮》云：诸有水者，腰以下肿，当利小便。故以牡蛎、海藻，水中之物，能软坚而去肿者，协泽泻、商陆以行水气，蜀漆能开肺，协葶苈以通调水道，用栝蒌根者，张令韶谓水液上升，不升则不降也。诸药性烈，而下水最捷，小便利，即止后服可知。

伤寒解后，虚羸少气，气逆欲吐，竹叶石膏汤主之。

竹叶（两把）　**粳米　半夏**（各半升）　**麦冬**（一升）　**炙草**（二两）　**人参**（二两）　**石膏**（一升）

上以水一斗，煮取六升，去滓，内粳米，米熟汤成，温服一升，日三。

伤寒后，一身津液已为邪热所耗，而少气逆吐，是肺胃不舒，尚有余火，与津液相搏，而为热痰阻于胃络，阴气所以难复也。参、麦、甘、米专培胃阴，君以竹叶，使心之热从小肠而泄也。又用石膏，协半夏以降热痰，则诸药得散精于肺，而阴气可复矣。

大病已后，其人喜吐，久久不了，胸上有寒，当温之，宜理中丸。

病瘥时，有浊痰吐出，亦佳，乃久久不了，必有寒在胃上也。胃上即膈间，仍是太阳寒水之气，留而未去，与理中丸，使缓从胃中引中阳之气，上行以逆而通之。

病人脉已解，而日暮微烦者，以病新瘥，人强与谷，脾胃气尚弱，不能消谷，故令微烦，损谷即愈。

经云：日西而阳气已衰，盖脾胃未强，强与之谷，则倦于勤，故至此时而微烦也。损谷者，无方之方，正养脾之妙法。

杂方附

书生丁季回授杀鬼丸方（懋修案：《千金》作书生丁季受杀鬼丸方。又案：《千金翼方》于书生上先有一条云：华佗曰时病瘥后七日内，酒肉五辛油面生冷醋滑房室皆断之，永瘥矣。）

虎头骨　鬼督邮　丹砂　珍珠　雄黄　雌黄　鬼臼　曾青　女青　皂荚（去皮子，炙）　**桔梗　芜荑　白芷　鬼箭**（削取皮羽）　**芎䓖　白术　藜芦　菖蒲**（各二两）

上一十八味，捣筛，蜜和如弹丸大，带之，男左女右。

荆次卿弹鬼丸方（懋修案：《千金》作刘次卿。）

雄黄　丹砂　乌头　鼠妇（各二两）　**石膏**（四两）（懋修案：《千金》妇作负。）

上以正月建除日，捣为散，白蜡五两镕搅药，凝丸如楝实，以赤縠裹一丸，男左女右，肘后佩之。（懋修案：《千金》捣字上，有执厌日亦得五字。）

疫瘴散（懋修案：《千金翼方》作度瘴。又案：《外台秘要》亦作度瘴，当从之。）

麻黄（去节）　**升麻　附子**（去皮）　**白术**（各一两）　**细辛　干姜　防己　防风　桂心　乌头**（泡去皮）　**蜀椒**（汗）　**桔梗**（各二分）

上为散，蜜贮之山中所在有瘴气处，平旦空腹饮服一钱匕，覆取汗，病重稍加之。(《千金》无升麻，有吴茱萸。懋修案：影宋本是升麻，无吴茱萸。)

老君神明白散

白术　附子　桔梗　细辛(各一两)　乌头(四两)

上为粗末，盛绛囊带之，所居闾里皆无病。有得疫者，温酒朝服一方寸匕，覆取汗，得吐即瘥。或经三四日者，以三方寸匕，内五升水中，煮令沸，分温三服。

太乙流金散(懋修案：《千金》作太一。)

雄黄　雌黄　羚羊角(各二两)　矾石(一两，烧令汁尽)　鬼箭(两半，削取皮羽)

上为散，作绛囊盛一两，带心前，并挂门阁窗牖上。若逢大疫之年，以朔旦平明时，青布囊一刀圭，中庭烧之，有病者，亦烧熏之。若遭毒螫者，以唾和涂之。

务成子萤火丸　主辟疾病恶气，百鬼虎狼，蛇虿诸毒，五兵白刃，盗贼凶害。昔冠军将军、武威太守刘子南，从尹公受得此方，以永平十二年，于北界与虏战，败绩，士卒略尽。子南被围，矢下如雨，未至子南马数尺，矢辄堕地。虏以为神人，乃解围而去。子南以方教子及诸兄弟为将者，皆未尝被伤，累世秘之。汉末青牛道士得之，以传安定皇甫隆，隆传魏武帝，乃稍有人得之。故一名冠军丸，一名武威丸。

萤火　鬼箭　蒺藜(各一两)　雄黄　雌黄　矾石(各二两)　羖羊角　煅灶灰　铁锤柄入铁处(烧焦，各一两半)

上为散，以鸡子黄并丹雄鸡冠一具和之，如杏仁大，作三角

绛囊盛五丸，带左臂。若从军，系腰中勿离身。若在家，挂户上，甚辟盗贼绝止也。

按：辟鬼法，释道藏中多言之，儒家虽未之。及观《周礼》制傩，则疫之有鬼明甚。大抵太极既分，一落形气，阴阳便相对待，有正神，即有邪魔，魔乘六淫之邪以为祟，仲师未及言者，以本论为伤寒而设也。真人之序，则以仆隶卑下，冒犯风寒，天行疫疠，先被其毒，悯之酸心，故附方六首于末，亦救济之苦心也。晋代多仙医，如葛稚川、许旌阳辈，祖述渊源，相传为务成子老君所定，谅非虚语。仙佛圣心，所存主处，便神妙不测，诸方无容强解，修合时发慈悲恭敬心，则无不感应。《千金方》云：凡捣药法，烧香洒扫，不得杂语喧哗。况此辟鬼方耶？方中如曾青、珍珠太贵重，鼠妇、萤火难多觅。谨遵序中，方虽是旧，宏之唯新，意更采列数条附后。

葛稚川《肘后方》辟禳瘟疫，以绛囊盛马蹄屑佩之，男左女右，或盛马骨佩之，并同。

本经马悬蹄，辟恶气，鬼毒蛊疰不祥。蛊，虫也。疰，鬼也。此方即葛仙翁心光所在，灵应不可思议。乾隆丙子年，有人依法佩之，合家不病。又《本草》羖羊角烧之，辟恶鬼，试之亦良验。盖马禀乾刚之气，故能祛阴邪。兑为羊角，性尤刚，火为日，亦纯阳也。火以烧角，有夬象焉。夬，决也，以刚决柔，《易》中之至理也。

庞安常《总病论》，入瘟家令不相染法，水研光明雄黄，以笔浓蘸涂鼻窍内两陷中旁，则疫气不能入，与病人同床，亦不相染。凡瘟疫家，自生具秽之气，闻其气者，即以纸纫鼻中，嚏出为佳。

不尔,邪气入上元宫,遂散百脉,而成斯病。以雄黄点之,则自不闻其气也。

按:《素问》言人犯五神易位,即神光不圆,非但尸鬼,即一切邪犯者,皆是神失守位也。又曰五疫之至,不相染者,避其毒气,天牝从来,复得其往,气出于脑,即不邪干。景岳注:天牝,鼻也。气自空虚而来,亦欲其从空虚而去。气出于脑,谓之嚏。张鼻泄之,则邪从鼻出,毒气可散。用雄黄末点之,宗此意也。

懋修案:《千金翼方》卷九、卷十载《伤寒论》至此方止。忆辛酉年,避地上洋,曾向吴江凌百川孝廉,借得所藏《千金》本,校读一过。兹于戊寅,购得东瀛影宋本,藏于家。庚辰,携之都门,辛巳三月,又校一过,似与朴老所见本小异,即与余昔所见凌氏藏本,亦微有不同。或前所见,已非北宋原本,则今所重校为足据也。《伤寒论》自注家各自为说,倒乱已极,唯此为唐时序次,最古之本,犹见仲景当时原次,大可宝贵。朴老生平著撰甚夥,其目载在《苏州府志》。闻所著《律学净闻》一书最精,惜已无由寻访。唯《古今权量考》,为唐大烈刻于《吴医汇讲》中,赖以知古方一两准今七分六厘,一升准今六勺七杪,得为用药轻重法度。其津逮后学,正不小也。此书为朴老未刻稿,余为王氏所自出,得于癸丑遭乱之前,录存于家,想原本已不存矣。首本为懋所写,第二至末则先父先母手迹也。我后人其珍藏之!

光绪七年,辛巳春三月,懋修谨记于邸舍中之双娱堂。又案:《千金翼方》卷九、卷十为《伤寒论》原本序次,终于务成子萤火丸,以后皆附采耳。

伤寒论附余

卷　一

冬　温

太阳病，发热而渴，不恶寒者，为温病。（懋修案：太阳病，发热者，有恶寒之一证者也。五字为一句。而渴，不恶寒，则但恶热矣，于是恶寒之太阳病，变为不恶寒之阳明病。成氏之断为阳明者以此，喻嘉言胡说乱道，害人不小。）

此例云冬有非节之暖，名曰冬温。冬温之毒，与伤寒大异者也。冬应寒而反大温，温风骤至，火气外烁，必自太阳而入，火就燥，与阳明之燥气相应，渴者甘饮，非寻常之小渴。不恶寒者，已兼有恶热之意，故成氏直注以为阳明也。不云汗出，则热之闭于皮毛可知矣。《活人书》用葳蕤，渴最合。

若发汗已，身灼热者，名曰风温。风温为病，脉阴阳俱浮，自汗出，身重，多眠睡，鼻息必鼾，语言难出。若被下者，小便不利，直视失溲。若被火者，微发黄色，剧则如惊痫，时瘈疭，若火熏之，一逆尚引日，再逆促命期。

曰发汗已，是误用辛温解表（懋修案：此其所禁，独在麻、桂二味之辛温耳，非谓一概可以发表之药，皆在禁例也。成注：发热而渴，不恶寒者，阳明也。合之序例所云，凡治温病，可刺五十九穴句,引《灵枢》泄其热而出其汗,实其阴以补其不足,其于汤剂,当以酸苦涌泄,换去辛甘发散之品,有一定不可移者,则葛根、黄连、黄芩汤为最合矣。余故取此方,为治温病之主方),所以汗虽出,而身更灼热。辛温之药,蒸动风热,故名风温。热浮于外,则脉浮而汗自出;热闭于中,则身重多眠睡;热壅于上,则鼻息鼾而语言难出。此当以酸苦之药,清热复阴,误下则阴愈伤矣(懋修案:当时之所谓误下者,乃巴豆小丸子,故阴愈伤,以巴豆亦温热药也)。小便不利,膀胱欲绝也。直视,心欲绝。失溲,肾欲绝也。被火者,温针也。微发黄色,脾欲绝也。惊痫瘈疭,肝欲绝也。若复火熏,必促其命。盖风温由燥气引动少阴之火,厥阴之风铄竭真阴,涸可立待。故《脉经》云治在少阴厥阴也。今采古数方列后:

葳蕤汤(见《外台秘要》。懋修案:葳蕤,即玉竹。此方专治冬温之无汗者。)

葳蕤　白薇　独活　麻黄　杏仁　葛根　川芎　木香　炙草(各二两)　石膏三两

上以水五升,煎三升,去滓,分三服,取汗。

热闭无汗,故以麻、杏、石、甘泻肺胃之热,而冬令不藏,正气先摧,虽难用补,亦不可不兼顾也。因又取玉竹之养肺,而不固其皮毛之合者以君之。因其邪气方盛,复以葛根、独活通其卫,以白薇、川芎和其营,加入木香,寓辟邪之意。汗出,则温从外解矣。此方专治冬温,《外台秘要》载之云是陈延之小品方,后贤以此移治伤寒变证之温病,亦甚合。(懋修案:凡古方之有麻黄,总是不汗出之病者。)

懋修案:《千金方》第九卷载风温之病,脉阴阳俱浮,汗出体重，其息必喘，其形状不仁，嘿嘿但欲眠，下之者，则小便难，发其汗者，必谵语，加烧针者，则耳聋难言，但吐下之，则遗失便利，如此疾者，宜服葳蕤汤，与此一条正同，嘉言所未见也。

葶苈苦酒艾汤（见《外台秘要》）

苦酒（三升）　葶苈子（二合）　生艾汁（一升）

上三味，煎取一升，顿服。纳牛黄一刀圭，尤良。

此阮河南方也。阮曰：疗天行，除热解毒，无过苦醋之物。不用苦醋，如救火不以水，必不可得脱免也。凡病内热者，不必按常药次，便以青葙、苦酒、艾之属疗之，但稍促其间，无不解者。按：此方艾苦醋酸，直入少厥，以折其热而复其阴，复恐酸能敛肺，加葶苈以泻壅，则热自尽解也。（懋修案：古名醋为苦酒，亦曰苦醋。）

千金苦参汤

苦参一两

上以酒二升半煎，去滓，并服，当吐如烊胶，愈。

苦参，性苦，能除热，酒煎则酸，即上苦醋清热法也。经云：酸苦涌泄为阴。故能吐出胶痰，使肺胃气清，则金水相生，而热不得烁其真精也。一两准今七分六厘。近明人《广笔》记载此方，竟全用一两。据云治时气甚效，唯阴寒证不可服。用水酒各半煎之，甚者水醋各半煎之，其必多有所试矣。

凉膈散（见《伤寒直格》）

连翘（一两）　栀子　薄荷　黄芩　大黄（各半两）　朴硝（六铢）　生甘草（一两半）　竹叶（七片）　蜜（少许）　（懋修案：此方所重在蜜。）

上为粗末，以水煎三钱，温服。热甚者，可四钱。

此以调胃承气为主，寓微下于不下之中。甘草独重，则硝、黄之力但能化燥，不至伤阴，连翘通行十二经脉，栀子治五内邪气，薄荷解上焦火郁，黄芩治少阳相火，更加蜜以留恋于中，使上焦得还清肃之常，是膈一凉，而火不刑金，金还生水，而病自愈也。（懋修案：有蜜以留恋于膈，所以名曰凉膈。今人用此方，多不用蜜于膈，则失方意矣。）

懋修案：仲景时之所谓下多亡阴者，乃以当日所用乃巴豆温下之法，故能伤阴。若硝、黄，则不伤阴矣。仲景之所以救时弊者此也。推之石膏、知母，亦所以救当日竞用乌头、附子之弊。故后人谓仲景但知有温药者，皆未明仲景之所以救时，正在膏、知、硝、黄，不在麻、桂、姜、附之理，千古疑团，莫此为甚。盖非先识仲景所值为风火之运，宜用寒凉，而当时如崔文行解散、深师夬豉丸，皆是一派辛热，乃用石膏、大黄以救之，宜其不知仲景之所重在寒凉矣。明乎此，而刘河间所著书，正与仲景相发明之，故亦可得而大白，所望后之人，得余言以读《伤寒论》，乃可以得其真际耳。

黄连解毒汤（见《伤寒直格》。懋修案：一名金华丸，加大黄为大金花丸。）

黄连　黄芩　黄柏　栀子

上以水一盏，煎至四分，温服，缓取汗。

河间云：治一切热毒、烦闷、喘满、不可汗者，或湿热内甚，欲作利者，或失下热极，致身冷脉微，而昏冒将死者，急下之，则残阴暴竭而死，不下亦死，宜以此方合凉膈，养阴退阳，使蓄热消散，则心胸复暖而脉渐生也。愚谓湿热深入血分，唯苦寒能入血，以渐而清之，故本方为要药。若燥热而有汗者，当用苦醋法，此非所治也。按：此本崔知悌方，河间善用之，所以治冬温也。若寻常冬暖，因感风而病者，止是伤风，其时并不大温，其证并不渴，不得以葳蕤证之冬温例之。今人遇伤风发热，便呼冬温，殊不悟风之来方不一，见病可以知源。凡伤于西风、北风者，固必恶寒无汗，当以桂、麻、青龙作小剂散之。若伤于东风而恶寒，必挟地气之湿，当依风湿相搏为治，可用羌活、白术代桂、麻以壮其气，而达其泻。唯伤于南风，则必不恶寒，而且易汗，近于葳蕤证，特不大甚耳。此正丹溪所云冬温为病，非其时而有其气者，当专用补药，带表药，入人中黄同煎服之，其论最确然。当知近来东南风，多兼时戾，往往发为丹疹。苟非多汗，不宜补其皮毛之合。愚尝偶会《千金论》荣姥方之意，用狗矢、地骨皮二味治疔。以疔根为恶毒之风，真人盛言此方功效，能解热祛风，化毒根从皮毛而出。曾试以移治风毒丹疹及痧痘，无不应手，此一时所悟得也。

仲师风温条下，列证不及于咳，今凡遇身热而咳者，即确然断为风温，究其方治，不过清泻肺胃，无问虚实，千方一律。每见寒邪作咳，属小青龙者，只消数剂清泻，而一损其心肺之阳，势必渐成劳怯。若风邪作咳，大率皆自手太阴，而溜于手阳明者，盖即阳明篇中，但头眩，不恶寒，故能食而咳一条。病既转阳，原可勿药自愈，而一味清滋，复以珠黄不引之达于阳，而转使之陷于阴，幸而获愈者，赖胃气之素厚耳。否则，正虚邪陷，人岂知所以邪陷之故，咎不在邪，而在药乎（懋修案：如增液汤、清宫丸之类皆是)？夫风挟戾气,从太阴而入,又触动平日饮食之毒,非从阳明肌肉之分,运转而出,邪何由尽？故治法必药入胃中,领其毒气,出于皮毛,方见功效。此固非清泻寒降所得而治也。

阳明之所以有毒者,不独风挟湿秽,飞扬空际,气从口鼻而入,毒留胃腑也。有由饮而得者,则水土污浊之毒也;有由食而得者,则肴馔煎焞之毒也。又今人习惯嗜椒,考内则辛味调和,用葱、蓼、姜、蘱,性皆疏散。唯椒性合,不入食品。许学士云:此味不但助淫,又助嗔恚,若久食之,积热浸淫肝脾,焉有胃而不酝其毒者？此疠疹所以日甚,而甚至烂喉,为昔无今有之病。《伤寒大白》云:凡渴不消水,脉滑不数,亦有舌苔生刺者,多是表邪夹食,用保和加竹沥、萝卜汁,或栀豉加枳实并效。若以寒凉抑折,必谵语发狂也。有斑疹内伏,升提不出,用消导而出者;有斑疹不化,凉解愈甚,用消导而化者。若荤腥油腻,与邪热斑毒,纽结不解,唇舌焦裂,口臭牙疳,与以消导而不减者,清里则热愈甚,下夺则死愈速,唯用升麻葛根汤以宣发之。重者以升麻清胃散,清理肠胃中之膏粱积热。或再加山楂、槟榔、三棱、阿魏治之,多有生者。此秦皇士晚年之悟,洵依时势以为治法也。即咽喉证治,亦不外乎是。每见用开泻肺气之药,全不应手,而用清胃散者多效。其吹药用升提,朴硝效亦甚捷。但必审其证为已属阳明,而不涉少阴者,始可放胆用之耳。(懋修案:已属两字,恐有讹。)

懋修案:朱肱谓如无升麻,以犀角代之。夫升麻常药,何以无之？已不可解。后人因此一语,遂以犀角凉心扭转,而亦谓之清胃,其误不可胜言。乃以张景岳之大医,直谓此语为出自仲景，则荒谬更甚。曾亦思此等宋人语气，岂汉人所有哉？景岳不明汉、宋人文之异，致有此失。又案：病邪之陷，咎不在邪，而在药者，就今言今，正可一一数之，如指上螺纹也。一曰防其留恋，而用豆卷、豆豉；一曰防其增重，而用生地、石斛；一曰防其昏厥，而用羚羊、犀角；一曰防其变幻，而用牛黄、珠粉。分作十日八日，次第服之，病未有不陷者。或更始之以桂枝，终之以鹿茸，再加一服生脉散，至多半月而死。此皆葛根、黄连、黄芩、石膏、大黄之病也。吁，可哀哉！

温　疟

叔和序例述四种温候，是伤寒之发于春夏者，病中复感异气，变诸坏证。变者，犹云转属也，非即温疟、风温、温毒、湿温之证也。故稍异其词，而谓之变也。今以古之温疟、风温、温毒、湿温首列之，以正其名，然后及于伤寒之转属者，则欲人之易晓也。若桂枝柴胡证后之坏候，不在此例。

《金匮》曰：温疟者，其脉如常，身无寒但热，骨节烦疼，时呕，白虎加桂枝汤主之。

《内经》冬中于风，其寒气藏于骨髓之中，至春阳气大发，邪气不能自出，因遇大暑，脑髓烁，肌肉消，腠理发泄，或有所用力，邪随汗出。此病藏于肾，其气从内而出之于外也。如是者，阴虚而阳盛，阳盛则热矣。衰则气复反入，入则阳虚，阳虚则寒矣。故先热后寒，名温疟。温疟者，伏寒之不为热病，而为疟者也。《金匮》云其脉如平者，内寒郁久化热，自不弦紧，病根在内，自不兼浮。云身无寒但热，是先热也。云骨节烦疼，时呕，则热后微寒可知。《千金》论更有朝发暮解，暮发朝解二句。白虎保金水之气，养阴退阳，加桂枝以化邪外达，此温疟之主方。庞安常云温疟，昏昏默默，内热甚者，麦奴丸，亦甚有理。

《伤寒例》曰：若脉阴阳俱盛，重感于寒，变为温疟。

伤寒后，脉忽阴阳俱盛，即《内经》中寒脉盛大以涩之谓。前热未已，复与寒搏，正太阳篇中柴胡证也。柴胡证，是伤寒后中于挟寒之风。此云重感于寒，则感于风中之寒耳。温疟之名，以《内经》先热后寒为正。今因此证，亦如疟状，而与秋时之风疟不同。故归诸温疟一门，仍是先寒后热。有寒热各半者，有寒少热多者，有寒多热少者，不得概以一端矣。《金匮》云：疟脉自弦，弦数者多热，弦迟者多寒，弦小紧者下之瘥，弦迟者可温之，弦浮者可吐之，弦紧者可发汗。详味此条，殆专论变为温疟之脉。又辨脉法云：脉浮而紧者，名曰弦。此即阴阳俱盛之脉也。大凡秋疟之弦者绝少，所云疟脉自弦，不属诸温疟而何？治法不外乎大小柴胡，及柴胡桂枝汤、鳖甲煎丸等，能依此而立方，则活法在握矣。

白虎加桂枝汤

石膏（一斤）　知母（六两）　炙草（二两）　粳米（六合）

上以水斗二升，煮米烂，去滓，加桂枝三两，煎取三升，分温三服，覆取汗。

白虎全方，用以消热而滋阴，妙在加桂一味，变作辛凉和表，俾外邪从汗而解，仍不失伏其所主，先其所因之义。汤中粳米，乃秔粳米也，见《外台秘要》第四卷。其性微温，所以保胃中升发之阳也。知此者鲜矣。

麦奴丸(见《总病论》)

麻黄(三分) 黄芩(二分) 釜底煤(一分) 灶突墨(一分) 梁上尘(一分) 灶中黄土(一分) 大黄(二分) 芒硝(二分) 小麦奴(一分) (懋修案:麦奴是麦之有黑勃者,遇田间人,当预问之。)

上蜜丸弹子大,研服一丸。渴者,但令冷水饮之,须臾当寒,寒竟汗出便瘥。若日移五尺不汗,依前法再服一丸,须微利。此须是病人大渴躁盛者宜之,若小渴,强与为祸。强人半鸡子大。

麻黄、黄芩散肺中之热,大黄、芒硝化胃中之燥。《本草》诸烟煤性功长散滞,以其禀火气之升腾,外达皮毛,内通经遂,无所不到。麦奴,亦先得火气而焦黑者,以火从火,引之外出,用水研服,亦水火既济意。假其渴而领之,使升为汗,其妙不可思议。此方出晋宋名医,《千金》载之。庞云小麦奴,乃麦未熟时,丛生黑麦,捻之成黑勃者是。如无,即以小麦炒焦黑。地上出火毒,用之亦得。

懋修案:《千金》伤寒五六日以上,不解,热在胸中,口噤不能言,唯欲饮水为坏伤寒。医所不能治,为成死人,精魂已竭,心下才温,以杖发其口,灌药咽中,药得下则愈。麦奴丸,一曰黑奴丸,一曰水解丸。今人病当不能开口说话,医术告穷之时,曾不闻有试以麦奴丸法者,皆不读古书之故也。斑痧之有猪苓一法,亦仅见于此书,读者不可忽略。

鳖甲煎丸(见《外台秘要》)

鳖甲(十二分) 阿胶(三分) 人参(一分) 丹皮(五分) 柴胡(六分) 桂枝(三分) 黄芩(三分) 半夏(一分) 白芍

(五分)　大黄(三分)　赤硝(十二分)　桃仁(二分)　干姜(三分)　川朴(三分)　紫葳(三分)　乌扇(三分)　葶苈(一分)　瞿麦(而分)　石韦(三分)　蜣螂(六分)　蜂房(四分)　䗪虫(五分)　鼠妇(三分)

上为末,取煅灶下灰一斛,清酒斛五斗浸之,候酒尽一半,着鳖甲于中,煮令泛烂如胶漆,绞取汁,纳诸药为丸,如梧子大,空心服七丸,日三服。

凡外感病久,必深入血络,故伤寒坏证,及久疟,皆用鳖甲,通厥阴之血络而散之。而煮炙不如化膏之得力。因又取煅灶下灰,加酒煮化。古锻铁用炭,今则用煤,考煤亦能消积滞,可用煤灰同酒煎之,以此为君。乃合小柴胡及桃仁承气两方,而皆去甘草,不欲其恋于中也。复以诸破滞散结之品,佐诸虫之善入络者而流动之。《千金》以海藻、大戟易赤硝,以虻虫易鼠妇,尤为稳妥。计药一剂,准今一两七钱,日三服,约二钱一分,则七日后,决其疟母可散也。

风　温

《伤寒论》曰:太阳病,发热而渴,不恶寒者,为温病。若发汗已,身灼热者,名曰风温。

解见前冬温条下,此苦醋法为主方者也。

《伤寒例》云:阳脉浮滑,阴脉濡弱,更遇于风,变为风温。

阳浮阴濡,风脉也。浮而兼滑,感于风之热也。濡而兼弱,则热之灼阴也。伤寒病,前热未已,更遇风中之热,即与冬温之风温无异,故云变为风温也。此等风温证,必自汗出,必尽身重,多眠睡，鼻息鼾，语言难出，而其脉又不阴阳俱浮也。大抵先伤热而后感风，或先伤风而后感热，皆可名曰风温。盖风必兼燥，始为风火，风与火搏，每易销铄真精。法当以辛凉兼苦，汗而散之。《活人书》用葳蕤汤。身灼热者，知母干葛汤。渴甚者，栝蒌皮汤。此皆正治。其以汉防己汤，脉浮、身重、汗出者，则即《金匮》治风湿之防己黄芪汤。混风湿于风燥，岂谓燥之与湿，治固可无异乎？不知风之兼湿者，或在阴雨雾露之时，或汗出当风，或窗隙壁缝，阴森之气，皆足伤阳，与燥大异。病虽发热，焉得混呼风温？致邪郁不伸，虚阳假露，犹指为热邪铄阴之实据，贻害何可胜言！夫岂独以治风湿者治风燥，为无当于风温之证哉？喻嘉言以春月时令本温，且值风木用事，凡病温者，悉指为风温，此说已妄。又谓风温为少阴伏邪，从风木之令，而发出于肌表，周扬俊辈竟奉为圭臬，岂非一盲引众盲耶？（懋修案：凡温病，总逃不出成氏阳明也三字。喻嘉言本非正人，何足与议于道耶？）

知母葛根汤（见《活人书》）

知母（三钱）　葳蕤（五钱）　南星（二钱）　麻黄（四钱）　防风　杏仁　羌活　炙草　黄芩　木香　升麻　人参　芎䓖（各二钱）　石膏（五钱）　葛根（八钱）

上取五钱，以水盏半，煎至一盏，去滓服，未知，再服之。

此即葳蕤汤意。但以身灼热，为肺热已甚，肺主气，故去白薇之入血者，而加知母、黄芩以清之，防风、升麻以泄之。然后用人参以辅正，则不嫌于补矣；南星以豁痰，则不嫌于燥矣。每服止取五钱，各味甚少，如欲知此五钱中，麻黄用若干，须依三率法算之。其法以全料四两六钱为一率,麻黄四钱为二率,每服五钱为三率,二三两率相乘,得二两为实,以一率之四两六钱为法,除之得四分三厘,即可用麻黄之数,余可类推。

懋修案:此方麻黄须斟酌用之,不如以不用为妙。即使无汗,亦非冬月伤寒之无汗可比。凡夏日最易出汗,亦最易闭汗,汗而一闭,未有不病,决非麻黄证也。古方之不可泥,即此可以类推。

栝蒌根汤

石膏(一两)　人参　甘草　防风(各五钱)　干姜(一两半)　栝蒌根(七钱半)

上锉如麻豆大,每服抄五钱匕,用水一盏半,煎至一盏,去滓,温服。

诸药皆生津清热之品,而又能化邪外解者也。一钱匕,准今五分六厘,五之则二钱八分耳。

温　毒

《金匮》曰:阳毒之为病,面色斑斑如锦纹,咽喉痛,吐脓血,五日可治,七日不可治,升麻鳖甲汤主之。阴毒之为病,面色青,身痛如被杖,咽喉痛,五日可治,七日不可治,升麻鳖甲汤,去雄黄、蜀椒主之。(懋修案:阳毒者,阴盛格阳之病也。阴毒者,阳盛格阴之病也。雄黄、蜀椒之用与不用,岂不昭然若揭哉?又案:无论阴毒阳毒,总以升麻为主,以其病之皆属阳明也。今用犀角,则未有不送邪入心者。又案:即此可见一涉咽喉,未有不用升麻者。)

二毒,是伤寒中之兼感戾气者,非比伤寒为冬时正气也。首句先标阳毒之为病，见此病之发，必先面色斑斑如锦纹，明是乖戾之邪，从阳明发现，继以咽喉痛，吐脓血者，其中兼有虫鬼为祟。《千金》论云：凡蠱病与百合狐惑，及湿风温病中之鬼魅（懋修案：《本经》谓石膏杀邪鬼，即此鬼也），皆相类。宜精察节气，究其新故，二气相搏，以成斯疾之由。至于成病，则《脉经》《肘后》《千金》并详叙云：身重，腰背痛，烦闷不安，狂言，或见鬼，或吐血下利，脉浮大数，皆因气机扰乱，邪祟附丽血分所致。宜乘初起，急祛其邪以汗之，过七日，阳明之经已尽，热錮胸中，心阳失守，阻绝荣卫流通之路，则死矣。故曰五日可治，七日不可治也。阴毒亦是阳明，其血分已为毒戾所凝，故面目先青，身痛如被杖，继以咽喉痛。至于成病，则《脉经》《肘后》《千金》云：身重背强，腹中绞痛，毒气攻心，心下坚强，气短呕逆，唇青面黑，脉沉细紧数，是戾气盘踞中焦，直攻心脏，亦五日可治，七日不可治也。盖阳毒则劫夺其心之神，阴毒则遏绝其心之气，以病之飞扬跋扈，而名曰阳，以病之晦蒙否塞，而名曰阴，其邪一也。《脉经》云：伤寒有一二日，便成阳毒阴毒。或服药吐下后，变成阳毒；或服药六七日，至十日，变成阴毒。总是一种恶戾，加临于病前病后，所以成其毒也。按《脉经》治阳毒以升麻汤，阴毒以甘草汤。《肘后》《千金》并同。独《金匮》升麻鳖甲汤，则阳毒有鳖甲无桂心，阴毒去雄黄、蜀椒。今以升麻、甘草二方为是。此经王太医、葛仙翁、孙真人所定者，若《金匮》乃宋仁宗朝王洙得于佘中者，恐未免传讹也。

《伤寒例》云：阳脉洪数，阴脉实大者，遇温热变为温毒，温毒为病最重也。

洪数者，气之热；实大者，血之热。温热之气，挟毒戾而入阳明，变为温毒。凡一切斑疹，皆其类也。毒之陷伏者，即不治，故云为病最重也。《活人书》言冬时触冒疹毒，至春始发，病初在表，或已发汗吐下，而表证未罢，毒气不散，故发斑，黑膏主之。又有冬月温暖，人感戾气，冬末即病，至春或被寒折，毒不得泄，迨天气暄热，温毒始发，则肌肉斑疹如锦纹，咳而心闷，但呕清汁，葛根橘皮汤主之，黄连橘皮汤尤佳。近年来有患温毒者，身发淡红，如疹粒，渐转红紫，随变青碧，亦有不甚身热者，升提开泄多死。余尝于初起二三日间，即用紫雪，得汗稍定，续服大黄、生地而愈。又凡遇时行瘾疹，率以猪苓散并猪毛炙灰服多效，附识于此。

升麻汤（见《千金方》）

升麻　甘草（各半两）　当归　川椒　雄黄　桂心（各六铢）

上以水五升，煮取二升半，分三服，温覆取汗。

《本草》升麻解百毒，杀百精老物、殃鬼，辟温疫瘴气，中恶腹痛，时气毒戾，佐以甘草之主五脏六腑邪气者，则逐邪之用，无乎不到矣。归、椒所以和血脉，开腠理，辛以通之，香以达之。椒又能入阴解秽，领邪随升麻而出，复以雄黄破其血滞，又以桂心复甘草，而复心阳。此阳毒主方，取汗以泄邪之法。既有雄黄，原不可用鳖甲，若兼用亦得。《外台秘要》载《古今录验方》多栀子一味，并欲发其吐也。

甘草汤（见《千金方》）

甘草　升麻（各半两）　当归　蜀椒（各六铢）　鳖甲（一两）

上分三服，温覆取汗。若不汗，更作服。

升麻、甘草等分，与上方同。此名甘草者，以别于阳毒也。当归、蜀椒并同上方，犹前志也。去雄黄者，以邪热深锢血中，阴分必燥，雄黄性燥，故去之。虽其用亦能杀精物恶鬼、邪气百虫毒，然有升麻，即可不需此矣。独用鳖甲一味者，鳖阴类，善破血结，又其甲象离之外刚，体阴用阳，入上四味中，仍从阳以外达也。《金匮》于此方去蜀椒，恐误。

黑膏（见《外台秘要》）

生地（半斤）　豆豉（一升）

上二味，以猪膏二斤合露之，煎五六沸，令三分减一，绞去滓末，雄黄、麝香如大豆者，纳中搅和，尽服之，使毒从皮肤出，则愈。

生地凉血，淡豉透表，以猪膏煎之，取其性之松肌，而周浃于肤腠也。复用雄黄以破血结，麝香以宣毛窍，仍寓祛邪之义。

懋修案：今之所谓黑膏者，用之于发热之初，只有二味，不知有五味矣。原其故，则因上二味大书分列下三味，杂在用法之中。医之所见者，医宗必读也。其在用法中之三味，不似上二味之分列，则不看见矣。不看见，则以为黑膏只有二味矣。夫阳毒发斑，当再何时，而一发热，乃即用之。吾苏名曰邵派，盖邵杏泉习用之以杀人耳。

葛根橘皮汤（见《外台秘要》）

葛根　橘皮　杏仁　麻黄　知母　黄芩　甘草（各二两）

上以水七升，煮取三升，分三服。若下利者，当先止。

黄连橘皮汤（《外台秘要》）

黄连　橘皮　杏仁　麻黄　葛根　甘草　川朴　枳实

此即热淫于内，以苦发之之义。云次方尤佳者，以能兼治饮食之毒，而杀尸虫也。两方俱有麻黄，盖非此，则苦寒偏胜，腠理不得开泄也。

和剂紫雪丹（懋修案：今人并未受钟乳石之毒，而于病之初起，一见发热，便用紫雪，皆蒙叶天士《临证指南》之害。又案：既无钟乳之毒，此方直可废弃，所以知人贵乎论世。）

黄金　石膏　寒水石　滑石　磁石　犀角　羚羊角　青木香　沉香　元参　升麻　甘草　丁香　朴硝　麝香　朱砂

此本《内经》热淫于内，治以咸寒之旨，而复以辛通者也。隋唐时，尚服乳石为补益。石药性发，热不可制，始有是方盛行于世（懋修案：若当叶天士之时，则无所谓钟乳毒矣。而辄施之无钟乳毒之病，其何以堪？）。考唐制，腊日赐群臣紫雪、红雪、碧雪，盖即此也。方中以石之寒者，解石之热，更以诸解毒及芳香之品，附丽硝中，又恐药性大寒，加丁香以温其中而运之。用黄金者，虽本《别录》利五脏邪气之说，实则取其贵重耳。方士谄奉富贵，固宜出此。今即无黄金亦可。此药大能疗温毒，以其通彻表里，而祛邪以达于毛窍也。

猪苓散（见《本草纲目》。懋修案：此方当试用之。）

猪苓（一升，烧灰存性，内五分许）

此唐日华子法也。一升准今六勺七杪。盖取其性寒解毒，质疏达表，以埴垆用豕推之，则其能散黏腻之浊滞，而开从毛窍出可知也。《千金》以治雾露瘴气，一切饮食之毒。《纲目》言治绞肠腹痛，及疗肿恶疮。须腊月收之，牡者为良。烧灰调入应用药中，得灰五分许已足。若嫌其秽，以猪毛炙灰代之。钱仲阳以此发痘疮黑陷,今且用以发斑痧。始起者,毒全退;已发者,毒全化,无不捷效。余曾遇误药伤中,毒气垂陷者,以猪苓入保元汤中服之,正气复而毒全退,竟有起死回生之功。

湿 温

《脉经》云:伤寒湿温,其人尝伤于湿,因而中暍,湿热相薄,则发湿温,病若两胫逆冷,腹满叉胸,头目痛苦,妄言,治在足太阴,不可发汗,汗出必不能言,耳聋,不知痛所在,身青,面色变,名曰重暍。如此死者,医杀之也。(懋修案:吕茶村谓吴又可达原饮一方,用以移治湿温恰合,然当去其方中草果仁一味,乃可矣。)

薄,犹言迫也。叉,当作支。凡寒毒藏于肌肤,迟至小暑,无不发出。唯冬月之伤于湿者,受自足胫,如积惯涉河之类。湿亦兼寒,留滞足胫,必久方发。多在大暑后,少阳相火用事时,湿为相火升,故有胫冷、腹满等证,是由足太阴升入手太阴也。误用辛温发汗,助其相火,是谓重暍。咽干之极,必不能言。相火炎上,扰其神明,故耳聋,不知病所在。迨转入厥阴,则身青面色变矣。《活人书》苍术白虎汤主之。(懋修案:苍术去湿,石膏治温,的是治温湿主方。)

《伤寒例》云:阳脉濡弱,阴脉弦紧,更遇温气,变为温疫。

濡弱者,天气之湿客于上,故当见于阳脉;弦紧者,地气之湿客于下,故当见于阴脉。温气者,春夏间先时太过之热,蒸动地之湿气,充塞空际,伤寒病后受之,蕴而成身热,汗多不解之象。此气易于传染,故名曰为疫(懋修案:故不可以不传染之温病,混称温疫)。言温疫者,以别于寒疫也。寒疫必兼寒湿,温疫必兼湿热,此其大略也。

大凡时行之气,只有寒、热、燥、湿四项。寒变温疟,热变温毒,燥变风温,湿变温疫。故庞安常《总病论》直以温疫为湿温,此历来相传定论,非独创也。吴又可于四种异气,漫无分别,率臆成书,名曰《温疫论》,于是温疫之名,为市医所混呼矣。

《难经》云:湿温之脉,阳濡而弱,阴小而急。许学士谓濡弱见于阳部,湿气搏暑也;小急见于阴部,暑气蒸湿也。急只是数象,其急者暑也。小者,湿也。即序例之阴脉弦紧,弦即含小意,紧即含数意。读书贵圆通,不必拘于字面。

庞安常曰:愚医昧于冷热之脉,见足胫冷,便用四逆等,如此死者,不可胜计。湿温脉小紧,有如伤寒,但证候有异。数进白虎,则胫自温而瘥也。又曰湿温多汗,妄言烦渴,石膏甘草汤。余意桂苓甘露饮,亦可用。盖桂本清暑之药(懋修案:桂可清暑,虽有此言,恐未可用),仲景云热多欲饮水者,五苓散主之。况有石膏、滑石、寒水石耶?若吴绶谓湿温可用术附汤,加香薷、人参、扁豆,轻者或十味香薷饮,非也。此但可治阳虚湿重热轻者耳。《脉经》以先受湿,后受暍者,名湿温。许学士复以先受暑,后受湿者为湿温。盖感受之先后不同,而同归于湿热相搏也。与《脉经》所论之湿温则有别。然治在足太阴亦一也。

罗谦甫曰:春夏之交,病如伤寒,其人汗自出,肢体痛重,转侧难,小便不利,此名风湿。病得诸阴雨之后,或引饮过多,每有此证。但多服五苓散,小便通利,湿去则愈。切忌转泻发汗。初虞世云:医者不识,妄作伤风治,汗之死,下之亦死。己未京师大疫,正为此。罗得其说,救人甚多。愚按:五苓散固治风湿,而阳虚之体,感受湿温者亦效。此方虽有桂,能清热而不助热也(懋修案:桂不助热,恐未必然。用五苓者,往往去桂,或并去术,而口中笔下,则仍通称作五苓,此种通弊,先不可不明于心)。其湿热兼重者,桂苓甘露饮尤妙。

河间论疫邪传染之由,因鼻闻大汗秽毒,以致神昏气乱,热盛于内,而病作于外。钱仲阳云步践粪秽之履,毋使近于婴儿。若闻其气,则令儿惊搐。故《圣惠方》一法,大汗出,则悬药于户,以辟汗毒,此即传染之说也。传染,脉必不浮,若误以热药解表,病必危殆。治法有汗,宜苍术白虎汤;无汗,宜滑石凉膈散,使热散而愈。其不解者,视其表里微甚,随证治之,与伤寒之法无异也。按:河间此论,最为平正,通达简约易守。喻嘉言疫论,以纵横之舌,作卖弄之技,吾无取焉。(懋修案:嘉言之可杀可剐者,在温证三篇,不在疫论一条,此亦宜辨。)

近日暑天,番沙盛行,有用刮者、挑者、刺者,实皆湿热之气,乘虚入血,荣气逆乱所致。猪苓为散湿清热,最灵最稳之品,此亦不可不知。

《伤寒例》中之温疫,是温风挟湿,蒸动成疫,岁岁有之。明季吴又可适逢大疫,非此疫也。考其所著《温疫论》证治,纯是燥火为病,直犯阳明,亦有见太阴湿土之化者。此等证原莫逃《伤寒》阳明篇大法,宗仲景之法,而大畅其旨者,河间《伤寒直格》也。又可颇能窃取其意,唯妄呼温疫,恐无识者遇寻常春夏之外感时气,率奉达原饮为主方,其病在太阴者,必至引邪陷伏。名之不正,为害甚大,有徒见杀人而已。

白虎加苍术汤(见《活人书》)

石膏(一斤)　知母(六两)　炙草(二两)　粳米　苍术(各三两)

上锉如麻豆大煎,每服五钱,煎取清汁,温服。

按:《难经》湿温病,古法用大青龙汤。本论伤寒,脉浮缓条曰,可与大青龙汤发之。玩可与二字,知逢内热甚者,更宜加入寒凉,以防重暍矣。其用麻、桂何也?先其所因也,病因于寒也。朱肱以苍术代麻、桂,是教人以稳当之法。白虎辛凉通表,兼救肺气,使之下行。因湿加苍术,可统治久暂之寒湿,领暑邪以并出也。若湿重暑轻,便当用五苓散矣。

五苓散(方解见伤寒上卷懋修案当去桂枝)

石膏甘草散(见《总病论》)

石膏　甘草(等分为末,浆水调下,日三服)

此辛凉甘酸之品也。服之以渐,凉合辛而化汗,甘得酸而生津。制方之妙,妙在轻灵,勿以少而忽之。

桂苓甘露饮(见《伤寒直格》)

桂心　茯苓　白术(各半两)　炙草　泽泻　石膏　寒水石(各一两)　滑石(二两)

上为细末,热汤调下三钱。五苓加三石,以清镇其湿热,而使之下行。盖利湿从小便出,即所以通阳也。河间云:治一切病之根于湿热者,凡岁气值湿热用事时,尤宜服之,最能表里双解。

凉膈散加滑石(方解见前)

按:滑石为《本经》上品,李时珍言上能利毛腠之窍,下能利精溺之窍。盖甘淡之味,先入于胃,渗走经络,上输肺而下通膀胱,肺主皮毛,为水之上源,膀胱司精液,气化则能出,故滑石上能发表,下利水道,为荡热祛湿之剂。发表是荡上中之热,祛上中之湿;利水道是荡中下之热,祛中下之湿。热散则三焦清,而表里和;湿去则阑门通,而阴阳利。河间用益元散,通治表里上下诸病,盖即此意。又按:《千金方》云凡石英、朱砂、雄黄等,皆须光明映彻,色理鲜净为佳。不尔,令人身体干燥,发热口干而死。准此推之,可知滑石必须明润。今肆中虽有水飞极细者,视其原块,则色黯不泽,宜其不能上行外达,殊可恨也。

卷 二

寒 疫

(懋修案:此一门,须与温疫两两相形,方可不混。识得寒疫,便知温疫,识得温疫,乃知温热,吾为温热,特作此言。)

伤寒例云:从春分以后,至秋分以前,天有暴寒,皆为时行寒疫也。三月、四月,或有暴寒,其时阳气尚弱,为寒所折,病热犹轻。五月、六月,阳气已盛,为寒所折,病热则重。七月、八月,阳气已衰,为寒所折,病热亦微。其病与温及暑病相似,但治有殊耳。(懋修案:寒疫与温疫,面貌相同,治法相反。世以温疫作温病,则同是病温,第在传染不传染之别,尚无大碍。然既以温疫为温病,则面貌相同之寒疫,亦将目之为温病,而温病亦若有寒有热,往往起首仍用辛温,其与有热无寒之温病,不大异乎?此所以温病之断不可混称温疫也。)

非时之暴寒,挟北方寒水之气,郁其阳气,寒重而热愈重,此本论中大青龙汤证也。失治,则与温暑之亢热相似矣。云治有殊者，按巢氏《病源》，初起用摩膏火灸，而温暑则不可用也。巢元方载治寒疫法，皆本华元化之论。凡伤寒，一日在皮，二日在肤，三日在肌，四日在胸，五日在腹，六日入胃。初起赵泉黄膏，则病在皮也。二三日服崔文行解散，则病在肤与肌也。四五日服赤小豆瓜蒌散，则病在胸与腹也。六日与利汤下之，则病已入胃也。庞云：摩膏火灸，可行于西北二方。余莫若服解散、赤散之类。如热不解，用麻黄葛根汤、麻黄汤、葛根解肌汤、白薇散为是。

巢氏又引华元化云：若得病无热，但狂言，烦燥不安，勿以火迫，但用猪苓散一方寸匕，水和服之，更强饮新汲水升许，以指刺喉中吐之，病随手愈。不即吐者，勿强与水，当更以对病之药吐之。不尔即危。若此病非急以猪苓散吐解，其死殆速耳。按此即《难经》云：心病从伤寒得之者，当谵语妄言也。盖寒在皮毛属肺，肺邪乘心气之虚而凑之，故不发热而为谵语，乃君火不宁之象。吐之，则肺不挟寒，以乘于心，而病解矣。（懋修案：故决不可开心窍，而送邪入心。又案：乘字宜熟玩。盖去其所乘，心自安矣。）

又华元化云（懋修案：见《千金》第九卷）：热毒在胃外，未入于胃，而先下之者，其热乘虚便入胃，则胃烂也。然热入胃病，要当须复下去，不得留于胃中也。胃若实热致此为病，三死一生，此辈皆多不愈。胃虚热入，烂胃也。其热微者，赤斑，五死一生。剧者，黑斑出，十死一生（懋修案：《伤寒》之有斑，他书不多见，此一条正是出斑之病源也）。但论人有强弱，病有难易耳。病者过日，不以时下之，热不得泄，亦胃烂斑出矣。按：热毒在胃外五字，最须详审。凡病在阳明之经，总是未入于胃，只须和解，断不宜下，误下则更须再下，不得已也。近拾吴又可《温疫论》之吐余者，孟浪用大黄，复接续下之，颇有生者，便自诧以为功(懋修案：误用犀角，送邪入心者，亦如此。故有三服犀角而邪解者，盖一服送入，二服拔不出，三服始拔出耳。其诧以为功者，亦然)。治痘者亦然，皆从好肉上生疮者也。何苦如此？又此条之斑，是成片锦纹，从胃而出，非小粒之疹痧，亦勿误会。

古人治病立法，必伏其所主，而先其所因，全在初起时着力。病因暴寒，折阳在里，热未亢时，每用乌、附等，急散其寒，正以急泄其热也。老君神明散、崔文行解散、华元化赤散，皆始起拨乱反正法。若病既多日，自当用麻黄等方，如安常所述矣。近治感暴寒者，率用凉苦，不敢温散，浸成亢热，以致神昏内陷，无一人知起首之凉苦为害者，此时医之所为得计也。其误始于周禹载《温热暑疫》一书，谨志于此，为彼忏悔。

懋修案：病为伤寒，误在起首之凉苦；病为温热，又误在起首之辛温。吴鞠通银翘、金菊，其于起首治法，却不离宗，而乃先列桂枝汤于前，则起首先误，再加以滋液复脉，则后首亦误，凡在医书，至鞠通而叹观止矣。荡无廉耻，竟不知天地为何物，病人遇之，与入五国城何异？

坡公《圣散子方》，盛称功效。庞安常著《总病论》，列入寒疫条下。王肯堂曾以活字板印二百部，而序中言后人用此者，杀人如麻，若有憾于安常者。然安常实未教人以浪施也。即坡公，亦因亲见巢谷世用之，百不失一而述之，原非妄语。其云调任黄州，连岁大疫，所全活，不可胜数。则第就愈者而言，得失参半，未可知也。愚尝思之《内经》云：天以六为节，地以五为制，五六相合，而七百二十气，凡三十岁而为一纪，千四百四十气，凡六十岁而为一周，不及太过，斯可见矣。今宗斯训，扩而大之，以三百六十年为一大运，六十年为一大气，五运六气迭乘，满三千六百年为一大周。天之大运，加临于地者，变化难测；地之大气，感受于人者，切近易明。计自黄帝甲子起，前三十年依厥阴风木司天之例，后三十年依少阳相火在泉之例，至坡公时，值第六十三甲子（懋修案：仁宗天圣二年，坡公生于丙子十二月十九日），则湿土寒水也。晚年知黄州，已交六十四甲子（懋修案：神宗元丰七年，坡公年五十岁矣。又案：陈无择所言可参看），相火用事。其用圣散子治疫，不无贻误。因此推之，刘河间著《素问病机》序云：大定丙午，值六十五甲子，燥火用事也。张易水与河间同时，李东垣为易水高弟，值六十六甲子（懋修案：海藏《阴证略例》亦与东垣同时），寒湿用事也。丹溪元末人，值六十八甲子，火燥用事也。景岳乃明万历时人，专重温补，值七十二甲子，寒湿用事。吴又可论温疫，周禹载论温热暑疫，均值七十三甲子，风火用事。故其书至七十四甲子，火燥时遵之多效。今值七十五甲子，寒湿用事，气已转移，而医循故辙，开首便错，无惑乎病之轻者重，重者毙也。更以痘论，明末崇尚保元，有痧要清凉，痘要温之说，市医奉为要诀，见《赤水元珠》医案中。而崇正甲戌，费建中救偏琐言出，专主寒凉下夺，第八卷中纪一苴附治验，为万历庚申年事，即自志曰：甲子以来，是证不概见矣。万历庚申，即七十二甲子。景岳著书时，又四年，为天启甲子。此六十年中，建中、又可、禹载，次第著书时以下，又值火燥，故《救偏琐言》盛行于康熙甲子之后，而不谓至乾隆甲子，竟沿成习套，草菅人命也。志此以谂来哲。(懋修案：薛方山、陈榕门两先生，皆于皇帝八年起第一甲子。又案：张仲景，当汉献帝建安时，为灵帝中平甲子之第二十年，为厥阴风木、少阳相火用事。当时所用崔文行神丹，系人参、半夏、乌头、附子四物，正值风火之年，故为治多误。而仲景于麻、桂二方外，即以白虎承气正之，有以夫！又案：中平元年，系黄帝以来第四十九甲子，建安十稔，则中平甲子之第二十年外也。据此，七十四甲子，始康熙二十三年，七十五甲子，始乾隆九年，七十六甲子始嘉庆九年，今交咸丰甲子，又值风火用事之后，而为火燥用事之初矣。又案：大定丙午，为金世宗二十六年，即宋孝宗淳熙十六年，乃高宗绍兴甲子之第四十六年也。又案：余因公之言，作大司天论两篇，推阐前后，使人易晓，以不没公之苦心，公当许其在私淑之列乎？)

非时暴寒，来骤去速，长幼同病之因，只在此数日中。若失于温散，郁成内热，天气续转温湿，汗液臭秽，人传染之，又为温疫矣。病变无穷，不可执一也。

寒疫在运气寒湿时，圣散子(懋修案：见《苏沈良方》)自可用。若运气值风火燥，初起可用(懋修案：初起即不可用)，才过一日，即转内热，变入栀、豉凉膈之例矣。《肘后》有葱豉汤一法，谓伤寒有数种，庸人不能分别，今取一药兼疗者治之，诚慎之也。局方藿香正气散，治非时不正之寒，较圣散子为稳，然于温疫亦大忌。

赵泉黄膏(见《千金》)

大黄　附子　细辛　干姜　川椒　桂心(各一两)　巴豆(五十枚)

上以苦酒渍一宿，入猪脂一斤煎之，调适其火，三上三下，药成。伤寒赤色发热，酒服如梧子许。又风走肌肤，追风所在，摩之绝效。纯用辛热开散之药，加大黄、苦酒以监其毒。猪脂入肌而松表，煎法只三上三下，才沸即离火，专取其气也。服梧子许，是不可多也。摩之可以去风，愚曾用陈元膏，从下脊向上摩之，治小儿手太阴经发热，取汗颇效，大抵此膏亦相似。伤寒赤色，即本论所云怫郁，节庵谓头面肌肤间，赤聚而不散也。晋宋名医，相传谓暴寒折热，多见此证，初起急宜温散者即此。

崔文行解散（见《千金方》。懋修案：崔文行更有人参、茯苓、半夏、朱砂、乌头、附子一方，即叔和所谓神丹，何可以妄攻者？）

草乌（一斤）　桔梗　细辛（各四两）　白术（八两）

上共为末。若中寒，服一钱匕，覆取汗。不汗，复少增之。时气不和，服钱五匕，辟恶气，皆酒服。

此与老君神明散相同。温散之法，以少为贵，特借酒力，从肺气以行于周身耳。一钱匕，准今五分六厘，以五铢钱抄之，至不落为度。钱五匕，准今一分四厘，但抄满五铢钱上一五字而已。

乌头赤散（见《总病论》。懋修案：《千金》所载青散、赤散，各方皆用乌头。）

草乌（六分）　皂角　雄黄　细辛　桔梗　大黄（各一两）

上末，酒服一刀圭，日二以，知为度。始得病时，并服两豆许，纳鼻孔中。

意同上方。去白术而用皂、雄，开泄气血，复以大黄，监制草乌，亦设法关防之意也。一刀圭，准今一分。

藜芦散（见《总病论》）

藜芦 踯躅 干姜 丹皮 皂角 细辛 附子 桂枝 朱砂

上为末，绛囊盛方寸匕，着臂上，男左女右。觉病，即以粟米大纳鼻中，酒服一钱匕，覆取汗。

藜芦，辛寒，专吐风痰，泄肺壅以通皮毛。踯躅，辛凉，治皮肤中贼风，合皂角、细辛以开提之。细辛反藜芦，同用以相激也。其用桂、附者，病因于寒也。丹皮、朱砂兼以保心，不令药毒入心也。余治一舆人，夏月病十余日，服诸凉药后，身微热，舌色湿白而厚，脉细涩，多言而精采不与人相当。令服肉桂五苓散，乃误以搐鼻散，藜芦、皂角、赤豆、鹅不食草投之。服后昏晕，少时醒，而口渴索饮，随即通身大汗，至寅刻吐出厚痰，黄绿色者甚多，小便亦利且长，盖肺气通而表里俱彻矣。又逾一日，则舌色仍厚白，目呆神倦，手指冷，脉益沉细，此旧服之凉药为患，而阳气大虚也。与大剂真武，二帖而愈。因其病有合于此方，故志之。

麻黄葛根汤（见《总病论》）

麻黄（五两） 葛根（四两） 栀子（二枚） 葱白（五个） 豉（一撮）

上粗末，每服五钱，水煎，去滓，分四五服，取汗，止后服。

原注治天行壮热，烦闷无汗者，盖即大青龙，意以葛、栀代石膏，葱、豉代桂、姜。而服法又取其少，以每服五钱之药，分四五服，又取汗即止，慎之至也。

麻黄汤

麻黄 升麻 甘草 白芍（各一两） 石膏（一两半） 杏仁

(四十枚)　贝齿(五个烧研,不用亦可)

上末,每服五钱,水煎温服,得汗即止。自汗者,去麻黄,加葛根二两。

此亦辛凉达表法,是太阳与阳明兼治,而用芍药以监之也。

葛根解肌汤(见《总病论》)

葛根(四两)　麻黄　白芍　大青　黄芩(各一两)　石膏(三两)　桂枝(一两)

煎如前方法。

此即麻、桂各半汤,意以其热淫于内,故加辛凉苦寒以发之也。汗后表不解者,宜此。自汗,去麻黄。

诏书发汗白薇散(见《总病论》)

白薇(二分)　杏仁　贝母(各三分)　麻黄(七分)

上细末,酒调下方寸匕,相次二三服,汗出愈。

《外台秘要》云:此陈延之《小品方》,治时气二三日不解者。四味皆开通肺气药,白薇独少,反以此名,取从阳明领出太阳也。近人畏升麻,可以白薇代。

圣散子(见《总病论》。懋修案:亦见《苏沈良方》。又案:东坡生于丙子,值六十三甲子,湿土用事,至五十岁,又值相火用事,则六十四甲子矣。)

东坡序曰:昔尝见《千金方》三建散,于病无所不治,而孙思邈著论,以谓(懋修案:古于以为字,皆作以谓,当仍其旧)此方用药节度,不近人情,至于救急,其验特异,乃知神物效灵,不拘常制,至理开感,智不能知。今余所得圣散子,殆此意也欤!自古论病,唯伤寒至危急,表里虚实,日数证候,汗下之法,差之毫厘,辄至不救。而用圣散子者,不问阴阳二感,状至危笃者,连饮数剂,则汗出气通,饮食渐进,更不用诸药连服取瘥。其轻者,心额微汗,正尔无恙。药性小热,而阳毒发斑之类,入口即觉清凉,此不可以常理诘也(懋修案:阴毒亦能发斑,东坡不知,故混称阳毒,而转以入口清凉,谓不可以常理诘耳。阴毒阳毒见于《金匮》,亦若寒疫之自能发狂,此正病之足以愚人,所贵明者辨之。又案:《苏沈良方》,发斑亦作发狂,或刊本之误,当求宋板证之)。时疫流行,平旦辄煮一釜,不问老少各饮一大盏,则时气不入其门。平居无病,空腹一服,则百疾不生。真济世之宝也!其方不知所从来,故人巢谷世宝之,以治此病,百不失一二。余得之,谪居黄州,连岁大疫,所全活者,至不可数。巢君甚惜此方,誓不传人(懋修案:巢谷世指松江水为盟,誓秘不传人)。余隘之,乃以传蕲水人庞君安常,庞以医闻于世,又善著书,故以授之。且使巢君之名,与此方同不朽也。其用药如下:

草豆蔻(十枚) 木猪苓 石菖蒲 高良姜 茯苓 独活 柴胡 麻黄 附子 厚朴 吴茱萸 藁本 白芍 枳壳 苍术 泽泻 藿香 白术 防风 细辛 半夏(各半两) 甘草(一两)

上锉焙作煮散,每服三钱,水盏半,煎至八分,去滓,热服。余滓两服,并一重煎,皆空心服。(古二十四铢为两)

此治足太阴寒湿,醒其中而使邪从肌肉以达也。原本用药末七铢,准今三钱,所服亦少。后世不明运气大局,反放胆用之,安得不误?

懋修案:陈无择《三因方》云:此药实治寒疫,因东坡作序,天下通行。辛未年，永嘉瘟疫，被害者不可胜数。盖当东坡时，寒疫流行，其药偶中，而便谓与三建散同类。一切不问，似太不近人情。夫寒疫亦自能发狂，盖阴能发躁，阳能发厥，物极则反，理之常然，不可不知。今录以备寒疫治疗用者，宜审究寒温二疫，无使偏奏也。（此一条在《苏沈良方》圣散子下摘出，附书于此。其寒疫亦自能发狂句，长人识见，是教人辨证之法。又案：理之常然一语，正驳倒不可以常理诘句。）

藿香正气散（《和剂》）

藿香　紫苏　茯苓　白芷　大腹皮（各三两）　川朴　白术　橘红　桔梗　半夏（各二两）　炙草（一两）

上末，每服三钱，姜三片，枣一枚，水煎热服。（懋修案：大腹皮当改用槟榔。一本有苍术而无腹皮，可从也。）

此治手太阴寒湿，开其胸，而使邪从皮毛以达也。吴鹤皋曰：四时不正之气，由鼻而入，故但用芬香利气之品以主之。苓、术、半、甘，又以培养中气也。吴氏绶曰：此非正伤寒药，若病在太阳，妄用之，先虚正气，逆其经络，虽汗不解，变成坏证者多矣。凡伤寒，发热脉沉，与元虚人发热者，皆不可用，切宜戒之。余谓湿邪蒸热，多不可升，用此亦必致误，均不可不知也。

坏　病

若已发汗、吐下、温针，谵语，柴胡证罢，此为坏病，知犯何逆，以法治之。

凡太阳证不解之坏病，方治已见前篇。此特论柴胡证罢之坏病，独提谵语二字，是即阳明处中主土，万物所归，无所复传之义。盖表邪已尽陷于阳明者也。若病久正虚,当从内伤治者,不入此例。

《巢氏病源》曰:寸口脉洪而大,数而滑,洪大荣气长,数滑胃气实,荣长即阳盛,怫郁不得出,胃实即牢,难大便,苦干燥,三焦闭塞,津液不通。医复汗之,阳盛不周,下之大便遂秘,小便不利,荣卫相搏,五心烦热,鼻干面赤,舌燥齿黄,而大渴,过经成坏病。又《深师方》曰:伤寒八九日,三焦生热,脉滑数,昏愦,体重拘急,欲攻内,则表不解,直发汗,则毒加剧。古方无表里兼疗者,思以三黄汤解其内,有所增加,以解其外,故用三黄石膏汤。以上二条,庞安常列入温毒条下,且云巢氏有证无方,以深师方治之,经手神效。然此非温毒,正是柴胡证罢,邪陷阳明之坏病耳。《总病论》复有败坏别行方,皆本诸《千金方》《外台秘要》者,今附载于后。

三黄石膏汤

石膏(一两)　黄柏　黄芩(各半两)　豉(二合半)　栀子(五个)　麻黄(三分)　黄连

此即黄连解毒汤,合栀、豉而复加麻黄石膏也。不用大黄者,惧其因下而残阴暴绝也。以解毒汤养阴退阳(懋修案:古人所谓养阴退阳者如此,今之时医,则必用麦冬、生地、石斛辈以养阴矣),栀、豉以达之,石膏清金以泄之,稍用麻黄,合苦味以发之,此为河间诸方之祖。

附子鳖甲汤　治天行病,经七日以上,热势弥固,大便秘塞,心腹痞满,食饮不下,精神昏乱,恍惚狂言,谵语,脉沉细,众状之中,无一可救,用此不可作煮散。

鳖甲　白鲜皮　茵陈(各半两)　细辛　桂枝　白术　吴萸　附子　枳实(各一分)　大黄(三分)　生姜(一两)

古治坏病,多用鳖甲,以病久必深入厥阴,唯此能入肝,而破血散结也。此因春夏非节之寒而起,先其所因,故用附子、茱萸、桂枝、细辛以通表里之阳,而后白鲜、茵陈、枳实、大黄,始得伏阳气,以逐湿热之滞。生姜独多者,所以宣散药力也。

鳖甲恒山汤　治伤寒,三七日至四七日,劳痟不歇,热毒不止,乍热乍寒,乍瘥乍发,动作如疟。(痟,音渊,骨节痛也。)

鳖甲　常山　牛膝　乌梅　甘草(各一分)　丹皮　大青(各半两)　石膏(二两)竹叶　香豉　麦冬　生地(各二合半)

鳖甲犀角汤　治伤寒,八九日不瘥,名败伤寒,诸药不能治者。

鳖甲　犀角　升麻　柴胡　乌梅　枳实　黄芩(各半两)　甘草(一分)　生地(二合半)

两方皆治坏证之热积阳明者:一因热为痰阻,以常山豁之,合酸甘凉降之品以清之;一因热陷血分,以犀角解之,合酸苦升泄之品以达之也。

风引加附子汤　庞曰:有患时气,经六七日,因发狂,遂眼瞪不眴,手挛胭曲,口噤,冥冥不知人事,口鼻气绝,但心头温,面色和,六脉皆动,如尸厥,如此不醒五六日,作成败计,救用风引汤加附子灌下,两服乃醒。

寒水石　石膏　赤石脂　紫石英　滑石(各六钱)　附子(一枚)　龙骨　大黄　干姜(各四钱)　炙草(二钱)　桂枝(三钱)　牡蛎(二钱)　白石脂(六钱)

粗末,每服三钱匕。

风引汤出《金匮》,治热瘫痫。巢氏云:兼治脚气。盖主湿热生风,而为病者,风可升散,而湿热之风,则不可升,故用诸石药,取其镇固中下,而又能通络散结也。桂、甘、龙、牡所以复心阳,大黄以荡之,干姜以守之。加附子者,因四肢厥冷,但心头温,假此以达于卫阳也。若兼证有热者,则加减可随时消息矣。如庞于小儿伤寒,蒸起风热,发痫者,用本方去姜、附,加黄芩、麻黄、人参、蛇皮可见。(懋修案:《金匮》风引汤服法,每用三指撮,今加至三钱匕,似太多。)

木通桂枝汤 治伤寒,服冷药太多,伏热在脏,手足厥逆,爪甲青,恐阳气渐衰,成阴毒气,变入狐惑。

木通 桂(各一两) 吴萸 细辛(各一分) 甘草(半两) 葱白(六茎) 枣(九枚)

凡因冷药,遏抑其热于里者,必在厥阴。本方以当归四逆为加减,木通通彻表里,偕桂以行四肢,故以为君。吴萸、细辛,入阴中以提出其邪,故以为臣。甘草和之,葱、枣引之,便转出阳明为使。去当归者,无取乎和荣也。去姜者,无取乎泄卫也。近今时尚寒凉,沿为锢习,其至阳气渐衰,成阴毒气者,不一而足。此方乃庞公所撰,试用诚验。阴毒气者,非即《金匮》之阴毒,指返阴丹及硫黄丸证也。狐惑者,蚀于喉为惑,蚀于阴为狐,俱详见《准绳·伤寒》中。

伤寒例新注

昔先祖尝曰：王叔和《伤寒例》，不可不读也。唐孙真人《千金方》，开卷论大医习业，须谙《素问》《甲乙针经》，即继以张仲景、王叔和诸部经方，叔和之亚于仲景可知。《例》中诸条，多采入《千金》第三十卷中。当真人撰方时，犹未及见《伤寒》全论，故卷末云：江南诸师，秘仲景要方不传。最后作《千金翼》，始得全论而编次之。《翼》中不载此例者，以例已见于《千金方》中也。奈何不知妄作，驳之削之。方氏作俑于前，喻氏横逆于后，噂沓效尤，是诚何心哉？盖不先攻此例，则无以伸其臆说耳。语有之，观天下书未遍，不得妄下雌黄，诚哉是言！学者慎勿其所蔀也。丙所闻于先祖者如是，兹因注《伤寒例》而首述之。

伤寒大论曰：春气温和，夏气暑热，秋气清凉，冬气冷冽，此则四时正气之序也。（懋修案：此论久佚。）

四时有生长收藏之德，斯有温暑凉寒之用，是之谓正气。终而复始，贞下起元，归于天地之大德曰生而已。

冬时严寒，万类潜藏，君子固密，则不伤于寒。触冒之者，乃名伤寒耳。

冬之德，主于藏，寒气之严，以杀为生也。唯君子因时而奉天地之藏，虽造次颠沛，心不躁动，故不伤于寒。若触冒者，未有不自心之躁动始，而寒气遂为杀气矣。

其伤于四时之气，皆能为病。

此言不善摄生者，正气亦能为病也，非指四时逆气言。

懋修案：仲景原文，首着四时之气四字，则《伤寒论》之不独言冬月伤寒，而并春夏秋三时之温热湿燥论之，岂不显然？乃必曰仲景独知有寒者，何哉？仲景本知有温热，既谓仲景但论寒，反谓叔和将温热掺入论中，以为仲景之论，乱于叔和，真不知其是何肺腑？他人不足责，黄坤载自称古今无双，则更可笑矣。

以伤寒为毒者，以其最成杀厉之气也。

寒本正气，而有杀厉之毒，不特使人病于冬，且能使人病于春夏，故治之不可不急也。

中而即病者，名曰伤寒。

此桂枝、麻黄二汤证也。

不即病者，寒毒藏于肌肤，至春变为温病，至夏变为暑病。暑病者，热极重于温也。

庞安常曰：严寒时，奔走荷重劳力之人，皆辛苦之徒也。当阳气闭藏，反扰动之，令郁发腠理，津液强渍，为寒所搏，腠理反密，寒毒与荣卫相浑，则病成矣。其不即时成病者，寒毒藏肌肤间，至春夏阳气发生，与毒相搏。因春温气而变者，名温病；因夏暑气而变者，名热病；因暑湿而变者，名湿温。以病本由冬时中寒，故通谓之伤寒焉。

懋修案：庞说如此，足以为《难经》《伤寒》共有五种之证。

是以辛苦之人，春夏多温热病者，皆由冬时触寒所致，非时行之气也。（懋修案：此言温病、热病，皆非疫病，而皆由触寒所致，故皆名伤寒。又案：读此两语，则仲景明明告人以温热之病，即在《伤寒论》中矣。后人既不知此本仲景论，而又疑叔和自为此语，转若仲景所未道，因而削之，又因而驳之，若彼一见《外台秘要》，亦当哑然自笑矣。）

仲景论中，凡云某经病者，指即病之中风伤寒，其冠以伤寒二字者，皆指温热之病，从其本而名之也。《内经·热病论》专叙温暑重证，必云伤寒一日，太阳受之。此古圣相传之定名也。

凡时行者，春时应温而反大寒，夏时应热而反大凉，秋时应凉而反大热，冬时应寒而反大温。此非其时而有其气，是以一岁之中，长幼之病多相似者，此则时行之气也。（懋修案：此言疫病，不独温病、热病。首言应温而反大寒，则有寒疫在内，仲景亦何尝不知疫乎？）

四时失其正气，必即时发病，而长幼多相似，故曰时行。言外见治时行，与伤寒有别，而伤寒之病，又有重感时行者，不可不审也。先祖曰：此以上皆仲景语，下皆叔和所述。按唐王焘著《外台秘要》，叙古论伤寒者八家，首载此章，注云：仲景、《病源》、《小品》、《千金》同。可见自晋迄唐，并奉此为仲景之训，彼削之驳之者，适见其无识而已。

夫欲候知四时正气为病，及时行疫气之法，皆当按斗历占之。（懋修案：《外台秘要》未引夫欲至审明之一段，而于此则时行之气下，既注仲景与巢氏《病源》、陈延之《小品方》、孙思邈《千金方》同。又于逐日浅深一段上，加王叔和曰四字，则知此段仍仲景语，即仲景所以申明阴阳大论之言也。）

此一章释上章仲景之语。四时正气为病，即伤于春温、夏暑、秋凉、冬寒之气也。时行疫气，即上文反寒反凉等语，是四时不正之气。以长幼病多相似，一如徭役，故疫字从役也。斗历，即今时宪书二十四气之时日。

懋修案：冬寒、春温、夏热之外，另有时气，乃谓之疫，则疫之非即温热可知，温热之不即为疫气可知。

九月，霜降节后，宜渐寒，向冬大寒，至正月雨水节后，宜解也。所以谓之雨水者，以冰雪解而为雨水故也。至二月惊蛰节后，气渐和暖，向夏大热，至秋便凉。

此言四时之正气也。

从霜降以后，至春分以前，凡有触冒霜露，体中寒即病，谓之伤寒也。

此言冬时之正气为病也。

其冬有非节之暖者，名曰冬温，冬温之毒，与伤寒大异。

此言冬之时行也。非节之暖，必挟燥火，为冬时不正之气，过甚则成毒矣。伤寒者，伤于冬之正气，正气非毒，以其杀厉，故成毒。然与冬温之毒大异，冬温宜辛凉，伤寒宜辛温，治不同也。

冬温复有先后，更相重沓，亦有轻重，为治不可同，证如后章。

此言冬温与伤寒，更相重沓之病也。有先感冬温，而后伤寒者，宜葳蕤汤。误治则变风温，有先伤寒，而后感冬温者，宜柴胡汤及麻黄升麻汤。其云证如后章，必叔和搜采时，叙述治法于后，而今不可考也。

从立春节后，其中无暴大寒，又不冰雪，而有人壮热为病者，此属春时阳气发于（疑当作其）**冬时伏寒，变为温病。**

此言至春，变为温病也。

从春分以后，至秋分以前，天有暴寒者，皆为时行寒疫也。三月四月，或有暴寒，其时阳气尚弱，为寒所折，病热犹轻。五月

六月，阳气已盛，为寒所折，病热则重。七月八月，阳气已衰，为寒所折，病热亦微。其病与温暑相似，但治有殊耳。

此言时行之寒疫也。不当寒而寒，则阳气为寒所折，而为壮热，热盛于表，病与温暑相似。然必先解外寒于初起时，急用老君神明散、务成子萤火丸、东坡圣散子、准绳神效沃雪丹服之，不可迟也。内热甚者，大青龙汤。

十五日，得一气于四时之中，一时有六气，四六名为二十四气。

以春夏秋冬之四气，析为二十四气。如立春斗柄指艮，雨水指寅，天时之气，应此方来者为正也。

然气候亦有应至而不至，或有未应至而至者，或有至而太过者，皆成病气也。

《内经》至而和则平，至而甚则病，至而反者病，至而不至者病，未至而至者病。

但天地动静，阴阳鼓击者，各正一气耳。

天之体动，地之体静，而阴阳之气鼓荡其中，分之为二十四气，合之则六气为一气，自立春至谷雨，不过正此春时之生气耳。余皆准此。

是以彼春之暖，为夏之暑；彼秋之忿，为冬之怒。

此本《内经》言四时之气，又可以阴阳二气统之。成注：春暖为夏暑，从生而至长也；秋忿为冬怒，从肃而至杀也。

是故冬至之后，一阳爻升，一阴爻降也；夏至之后，一阳气下，一阴气上也。斯则冬夏二至，阴阳合也；春秋二分，阴阳离也。阴阳变易，人变病焉。

卦有阴阳，爻有消长，以此之长，知彼之消。冬至于卦为复，五阴聚而一阳为主，阴合于阳也。夏至于卦为姤，五阳聚而一阴为主，阳合于阴也。春分卦为大壮，四阳进而二阴渐退，阴离于阳也。秋分卦为观，四阴进而二阳渐退，阳离于阴也。阴阳消长之机，日夜不息，人在气交，苟不得养，未有不病者。况天地之气候，亦有乖戾之时，则病气更为迭变矣。

懋修案：谚有老年人身如历日，谓每交大节必病也。夫人何以交节而病？盖以每交大节，皆为寒热更替之时，人老气衰，易于感冒，只须去其新受之寒热，以还其既衰之气，原无妨也。若于此时一用补药，则所受之寒热，因补而滞，滞则最足以虚人，故愈补而愈虚，皆因不明此理之故。

此君子春夏养阳，秋冬养阴，顺天地之刚柔也。

成注引《内经》云：春夏养阳以凉以寒，秋冬养阴以温以热，所以然者，从其根故也。盖阳长之时，预为阴生于午之根，阴长之时，预为阳生于子之根，如乾坤二卦之刚柔相推，而生变化也。春应泰卦，内刚外柔，秋应否卦，内柔外刚，故云顺天地之刚柔也。时有否泰，而君子则无时不保合太和也。

小人触冒，必婴暴灾。须知毒烈之气，留在何经，而发何病，详而取之。

仲景定六经病提纲，正示人以留在何经，而发何病之法，详而取之，一剂而寒毒散矣。不然，且有过时而变温暑者。

是以春伤于风，夏必飧泄；夏伤于暑，秋必痎疟；秋伤于湿，冬必咳嗽；冬伤于寒，春必病温。此必然之道，可不审明之？

此引《素问》以明四时正气，皆能留连致病，而语意专为春温发也。风,即春令生升之气。飧泄,溏粪也。痎,二日一发疟。岐伯谓由人汗空疏,腠理开,因得秋气,邪内薄于五脏,横连膜原,故蓄作有时,而间日一发。湿,即初秋凉气,时有微雨,日凡数阵,谚云远秋十日作秋天者是也。盖风暑湿寒,原为正气,故当时有不即病者,其夏之飧泄,升极必降也;秋之痎疟,散极必蓄也;冬之咳嗽,降极必升也;春之温病,蓄极必散也,故曰必然之道也。

伤寒之病,逐日浅深,以施方治。今世人伤寒,或不早治,或治不对病,或日数久淹,困乃告医。医人又不依次第而治之,则不中病。皆宜临时消息,制方无不效也。今搜采仲景旧论,录其证候,诊脉声色,对病真方,有神验者,拟防世急也。(懋修案:今搜采数句,自是叔和初开口时语气。否则,何以到此,方说搜采乎?愈可见此段以上,皆为仲景语矣。)

此先论伤寒常候,以六七日为一经,十三日为再经者,下条引《内经》热病,始举日传一经之危证言之,叔和有防世急之苦心,其必非语焉不详者。然自晋及唐,江南诸师,秘此不传,则散失者必多。读叔和《脉经》自序,文笔简雅,乃论中多有芜杂晦涩句者,林亿《校正伤寒论表》云:开宝中,节度使高继冲,曾编录进上,其文理舛错,未尝考正。历代虽藏书府,亦缺雠校,则沿误之多,亦可知也。嗟乎!剥果蒙泉,珍惜之不暇,忍从而讪侮之哉?

懋修案:《外台秘要》叙古论,伤寒八家,引此伤寒之病,逐日浅深,以施方治,至临病之工,宜须两审也,止为一段,上加王叔和曰四字,接在仲景原文。此则时行之气,下为八家中之两家,以下则为华佗、陈廪邱、范汪论、小品论、千金论、经心录论六家。此后又接伤寒日数各条,原注谓此为仲景日数部,并方二十一首，则日数部所引《内经》热病者，皆伤寒之类也。起至《肘后方》以前止，亦皆仲景之语，而方喻辈皆不知也。公云读古人书未遍，不得妄下雌黄。洵然，轻而言之，则曰蚍蜉撼树，重而言之，则曰桀犬吠尧。

又土地温凉，高下不同，物性刚柔，飡居以异，是故黄帝兴四方之问，岐伯举四治之能，以训后贤，开其未悟者，临病之工，宜须两审也。

四方四治，见《素问·异法方宜论》中。庞安常曰：叔和非医之圆机，孰能知此？桂枝汤，西北方居人，四时行之，无不应验。江淮间地偏暖处，唯冬及春可行。自春末至夏至以前，桂麻、青龙内宜黄芩也。夏至后，桂枝内又须随证加知母、石膏、升麻取汗也。若时行寒疫，及素虚寒人，正用古方，不在加减矣。又一州之内，有山居者，为居积阴之所，盛夏冰雪，其气寒，腠理闭，难伤于邪，其有病者，多中风中寒之证；有卑湿居者，为居积阳之所，严冬生草，其气温，腠理疏，易伤于邪，其有病者，多中湿中暑之证。凡人禀气，各有盛衰，宿病各有寒热，因伤寒蒸起宿疾，更不必感异气而始变。假令素有寒者，多变阳虚阴盛之疾，或变阴毒也；素有热者，多变阴虚阳盛之疾，或变阳毒也。愚因思天地之气运，古今不同，仲景而后，河间治法，改用清凉，所以救时也。《内经》岁火太过，炎暑流行，肺金受邪，上应荧惑，大而明现。因岁运而通于世运，只占验火星，最为精确。张子和云：解利伤寒湿温热病，治法有二。天下少事时，人静逸而不劳，静属阴，虽用温剂解表发汗，亦多获愈。及天下多故，荧惑失常，师旅频兴，饥馑相继，赋役既烦，火化大扰。医不达变，犹用辛温，每致发狂、泄血等证。此非伤寒，便有此状，皆由温解不愈，而辛热增剧，以致然也。凡解利伤寒时疫，当先推天地寒暑之理，以人事参之，南陲之地多热，宜辛凉解之，北方之地多寒，宜辛温解之。午未之月，宜辛凉；子丑之月，宜辛温。少壮气实之人，宜辛凉；老耆衰弱之人，宜辛温。因冒寒食冷而得者，宜辛温；因冒暑劳役而得者，宜辛凉。两手脉浮大者，可辛凉；迟缓者，可辛温。如是之病，不可一概而用。偏与寒凉及与辛温，皆不知变通者。此论出《儒门事亲》中，不可不知也。

凡伤于寒，则为病热，热虽甚，不死。若两感于寒而病者，必死。

此引《内经·热病论》，以明冬伤于寒，而为温暑之热病。其中有日传一经，及两感之日传二经者，为最危之证，非寻常之伤寒也。两感者，感于表，则由卫而藏于肌肤，感于里，则由鼻而藏于骨髓，先后并受，谓之两感。按：岐伯论温疟，得之冬中于风寒，气藏骨髓之中，遇温暑而发，则寒有藏于骨髓者矣。东垣论两感曰：太阳者，腑也。从背俞而入少阴者，脏也。从鼻息而入，则寒有从鼻而感之者矣。预知其源，宜以麻黄甘草附子汤微发之。

懋修案：此下一章，仍引仲景之语者，犹《大学》之有子曰听讼一章也。又案：此以下，至病人精神慧爽也，皆在仲景日数部中，则亦为仲景引用《热病论》，作为己语，而叔和又搜采仲景原文，以入例内。彼之未见《外台秘要》者，削之驳之，尚自以为但驳叔和，而不知直将仲景语削去，徒贻笑柄而已。

尺寸俱浮者，太阳受病也。当一二日发，以其脉上连风府，故头项痛，腰脊强。

此言传经之序也。受病者，寒郁久而化热，六经中次第受此病热之气，而入于经脉也。人身之气与天地相合，始厥阴而少阴，而太阴，而少阳，而阳明，而太阳，循环终始，莫窥其端，病则退行而为逆矣。太阳为诸阳主气，脉连风府，寒邪本从此入，故病必发于太阳，而一逆无不逆也。此因帝问热病有死在六七日之间者，故岐伯论及之，不可谓凡伤寒病，必日传一经也。叔和因此等证不常见，故并言每日之脉以示人。其病之入于太阳经者，脉应之，则尺寸俱浮也。

尺寸俱长者，阳明受病也，当二三日发，以其脉挟鼻络于目，故身热目疼，鼻干不得卧。尺寸俱弦者，少阳受病也，当三四日发，以其脉循胁络于耳，故胸胁痛而耳聋。此三经受病，未入于腑者，可汗而已。尺寸俱沉细者，太阴受病也，当四五日发，以其脉布胃中络于嗌，故腹痛而嗌干。尺寸俱沉者，少阴受病也，当五六日发，以其脉贯肾络于肺，肺系舌本，故口燥舌干而渴。尺寸俱微缓者，厥阴受病也，当六七日发以其脉循阴器络于肝，故烦满而囊缩。此三经受病，已入于腑者，可下而已。（懋修案：三阴受邪，邪气实而不能容，则还之于腑，此《内经》中阴溜腑之义。后人因之，谓为还里而成可攻之证者是也。又案：傅青主谓三阴当下者，即此。此盖未达中阴溜腑之义者。）

成注：三阳受邪，为病在表，法当汗。然三阳亦有便入腑者，入腑则宜下，故云未入于腑者，可汗而已。三阴还腑，为病在里，法当下。然三阴亦有在经者，在经则宜汗，故云已入于腑者，可下而已。此宜两审者也（懋修案：能于无字句处着眼，方可谓之读书）。愚按：计日传经之证，近不一见，盖古人阳明气厚，能久耐寒毒,至热势充斥,日传一经。今人禀质既薄,随感随发,罕有伏寒,至春夏而变温暑者。江应宿妄谓日传一经之伤寒,必在西北方,其辑《名医类案》,竟云大江以南,无伤寒。斯言也,适为目不识仲景书者藉口而已。

懋修案:今则京师医家,亦曰无伤寒矣。既不明风寒、温热、湿温之皆名伤寒,又不知风寒、温热、湿温之方,皆在《伤寒论》中,所以谬种流传,去古愈远矣。

又案:余以伤寒、温热,何以轇轕不清,直至于此?蓄疑亦已久矣。乃今而始恍然有悟也。盖在本知温热之在《伤寒论》中,如叔和辈者,其言风寒,固曰伤寒,其言温热,亦曰伤寒,而后之人,遂谓其混热病于伤寒矣。又有不知温热,即在《伤寒论》中,如张介宾以下诸人者,并将温热误作瘟疫。更以《伤寒论》为仲景但说伤寒,不知温热,遂必求治温热之方,于《伤寒论》之外,而不知芩、连、石膏、大黄数方,皆即仲景所以治温热。且若不见《伤寒论》中有此数方者,故必能知《伤寒论》中自有温热。又须识得,二曰伤寒,与四曰温病,五曰热病,本是不同,然后分风劈流,将麻、桂二方治风寒,即将芩、连各方治温热,而后能知仲景非但知寒,叔和亦非混热于寒如是者,方可与之读《伤寒论》,亦可与之读《伤寒》序例。

若两感于寒者,一日太阳受之,即与少阴俱病,则头痛口干,烦满而渴;二日阳明受之,即与太阴俱病,则腹满身热,不欲食,谵语;三日少阳受之,即与厥阴俱病,则耳聋囊缩而厥,水浆不入,不知人者,六日死。若三阴三阳,五脏六腑皆受病,则荣卫不行,脏腑不通,则死矣。

两感证，三日已不知人，而阳明之血气犹盛，更过三日，其气乃尽，故六日死。末段阴阳脏腑皆受病，仍承上文六日传遍脏腑之证言，是死于七日者也。庞云两感脉候，古说已脱，今详之。凡沉皆属阴，一日脉当沉，而大沉者少阴也。大者，太阳也。二日当沉而长，三日当沉而弦。

其不两感于寒，更不传经，不加异气者，至七日太阳病衰，头痛少愈也；八日阳明病衰，身热少歇也；九日少阳病衰，耳聋微闻也；十日太阴病衰，腹减如故，则思饮食；十一日少阴病衰，渴止舌干，已而嚏也；十二日厥阴病衰，囊纵，少腹微下，大气皆去，病人精神爽慧也。

闵芝庆曰：其者，指伤寒也。不两感于寒者，非日传二经证也。更不传经者，邪止于此经也。不加异气者，伤寒病热，不重感寒，与风温热湿，而变为他病也。夫如是，可期六经病愈日矣。太阳篇云：发于阳者，七日愈。以是计之，知六经病自一日受者，七日当衰；二日受者，至八日亦是七日当衰。故七日，邪在太阳，幸而不传阳明，更无变证，则至七日太阳病衰，头痛少愈。如或二日邪传阳明，更不传变，至八日阳明病衰，身热少歇。又或三日邪传少阳，更不传变，至九日少阳病衰，耳聋微闻。其三阴经不传变之证，亦准此推之。嚏者，《原病式》云：心火邪热，干于阳明，发于鼻而痒则嚏。又曰：微热则痒。今伤寒病衰，而亦嚏者，由火热已退，而虚热为痒，痒发则嚏也。凡此不传变而病衰者，大邪之气已去，病日已而精神爽慧也。所谓热虽甚，不死者如此。大气皆去，总六经言。

若过十三日以上不间，尺寸陷者，大危。

《素问》言热病，其愈皆十日以上，兹更补出十三日以上不间之脉，因其正气内衰，断以必危。

若更感异气，变为他病者，当依旧坏证病而治之。

指下四种温病言也。桂枝柴胡证后，皆有坏证，是由误治而坏者，此则因感异气而坏，不可混也。四种温证治法，惜论中已多散佚，学者当博考古今而自得之。

若脉阴阳俱盛，重感于寒者，变成温疟。

古之温疟、风温、温毒、温疫，因证定名，各有方治。此云变者，犹云专属也（懋修案：专属疑当作转属）。言当从此一门中，寻其方治，非即四者本证，故稍异其词而谓之变也。阳指寸，阴指尺，俱盛者，即《内经》中寒之脉，盛大以涩之谓。温疟之名，以《内经》之先热后寒者为正。四种温证方治，详余论注附余中。（懋修案：即第四本。）

阳脉浮滑，阴脉濡弱，更遇于风，变为风温。

阳浮阴濡，风脉也。浮而兼滑，感于风之热也。濡而兼弱，则热之灼阴也。伤寒病前热未已，更遇风中之热，与冬温之风温无二，故云变为风温也。此风温证，必自汗出，而不必尽身重，多眠睡，脉又不必阴阳俱浮也。

阳脉洪数，阴脉实大者，遇温热变为温毒，温毒为病最重也。

此温毒与《金匮》阳毒、阴毒同。洪数者，气之热。实大者，血之热。温热之气挟毒戾而入阳明，变为温毒，凡一切斑疹，皆其类也。毒之陷伏者，即不治，故云为病最重也。

阳脉濡弱，阴脉弦紧，更遇温气，变为温疫。

温疫，即湿温也。时行之气，不外寒、热、燥、湿四者。寒变温疟，热变温毒，燥变风温，湿变温疫。故《总病论》叙四种温病，直以温疫为湿温。濡弱者，天气之湿客于上，故阳脉见之；弦紧者，地气之湿客于下，故阴脉见之。温气者，春夏间先时太过之热，蒸动地湿之气，伤寒病后受之，蕴而成身热多汗不解之证。此气易于传染，能使长幼受多相似，故名为疫。言温疫者，以别于寒疫也。寒疫必兼寒湿，温疫必兼湿热，此其大略者也。

以此冬伤于寒，发为温病，脉之变证，方治如说。

方治如说，承上依旧坏病句，可见当时治法尚存，而非叔和之创论也。读此益知喻氏之狂妄矣。庞云四种温证，叔和所谓同病异名，同脉异经也。温疟与伤寒脉同，风温与中风脉同，温毒与热病脉同，湿温与中湿脉同。唯证异而治有殊耳。误作伤寒发汗，十死无一生。（懋修案：误作伤寒发汗，谓用治伤寒无汗之麻黄，或误用中风伤寒之桂枝，而非以一概可以发表之药，皆谓之汗药也。伤寒发汗四字当连读，伤寒二字当重读，读法便是治法。）

凡人有疾，不时即治，隐忍冀瘥，以成痼疾。小儿女子，益以滋甚。

小人易成痫厥，女子邪锢血室，皆忍隐之害也。

时气不和，便当早言，寻其邪由，及在腠理，以时治之，罕有不愈者。

《金匮》云：腠者，三焦通会元真之处，为血气所注。理者，皮肤脏腑之文理也。

患人忍之，数日乃说，邪气入脏，则难可治。此为家有患，备虑之要。

此指邪在少阴者，初起不过脉微细，但欲寐，失治于先，或变阳脱，或变阴痼，所谓入脏也。末句指《伤寒论》，言能熟究此书，则因此识彼，而备虑之要得矣。

凡作汤药，不可避晨夜，觉病须臾，即宜便治，不待早晚，则易愈矣。若或差迟，病即传变，虽欲除治，必难为力。服药正如方法，纵意违师，不须治之。

差迟，犹言稍迟也。作汤药者，指桂、麻、青龙三方言之。伤寒与热病初起，不外此三方也。方后有煎法服法，皆不可忽。

凡伤寒之病，多从风寒得之。如表中风寒，入里则不消矣。

表以躯壳言，即骨髓亦表也。里以胃腑言，入腑则热结胃中，不能从汗而消矣。按辨脉法云：浮为在表，沉为在里，数为在腑，迟为在脏。是以躯壳上之经脉，分三阴三阳之表里。若但云表里，则表为躯壳，里为胃腑也。

懋修案：表中风寒者，但有表热，及其入里不消，则不独是表热，而为里热。表指太阳，里主阳明。若不能分表热里，势必于表热时，早用寒凉，而于里热时，仍用温散矣。

未有温覆而当不消散者，不在证治。

病初只在皮毛，温覆而得其当，已自消散，何须再议汤药，言此见伤寒之利于即治也。庞云：凡发汗，须以厚衣覆腰以下。若身半无汗，病终不解（懋修案：余于得汗覆诊之日，必问周身有否，身半以下有否，即是此理）。发汗后，病证仍在者，于三日内可三四次汗之，令腰脚周遍为度。

拟欲攻之，犹当先解表，乃可下之。（懋修案：表解谓不恶寒，非谓身无热也。）

表解乃可攻里，此仲景之训，千古不易者也。凡六淫之邪，自外入者，必从外解。除是湿土蒸发，及毒戾之气，直从口鼻吸入，动阳明之悍气者，不可升发，然从下得愈，必周身汗润而解，则仍从表出也。仲景六经治法，规矩森然，明乎此，则运气之胜复，经络之传变，无不可引伸触类，规矩熟而巧自出也。张子和《运气标本歌》曰：少阳从本为相火，太阴从本为湿土。阳明从中随湿化，厥阴从中亦随火。太阳少阴标本从，阴阳二气相包裹。风从火断汗之宜，燥与湿兼下之可。万病能将火湿分，撤开轩岐无缝锁。真要言不烦也！至于寒既变温之后，如国初诸家著书，辄云：治时气误下，无大害；误汗，变不可测。此语非尽无稽。然因此而印定眼目，虽遇冬月之中风伤寒，亦呼为温邪，不敢温散。又习见寒证之郁成内热，不知为失表所致，而反开手即创凉泄之法。又不知阴证之假露虚阳，为无根之火，而相率以清滋为事（懋修案：亦呼妙，习见妙，两不知妙，乃因其不知，而反以习见为准，因其习见，而直以所亦呼者为准，于是知者转落其后矣。夫知与不知，其出进何如哉？）。表里不分，阴阳罔辨，只此黄芩、温胆、犀角地黄等汤，而终之以至宝丹，速其绝焉。吾所见因药而毙者多矣，尚忍言哉！

懋修案：温散之后，攻下之前，尚有清法，如栀、柏、白虎汤之类，苟从清法解病，则虽有应下之病，亦能自下，而即有应解之表，亦能自解矣。

又案：前人言不可用寒凉者，就风寒在表，但有表热时言之也。前人言不可用温散者，就风寒不解，已成温热，大有里热，不论表热时言之也。后人不分表热里热，但曰不可用寒凉，不可用温散，则皆失之矣。

若表已解,而内不消,非大满,犹生寒热,则病不除。

太阳证罢,热已入胃,是内不消矣。然必按其胃实之微甚,盖实则必满,若非大满,是胃实未甚,犹能从半表而出,知其必为往来寒热,正当用大小柴胡汤而遽下之,未免失诸太早。唯与不当下而下者有别,故但云病不除耳。

懋修案:太阳证罢,谓不复恶寒也。不明恶寒,是太阳主证,则便不知所谓太阳者,是指何证矣。

若表已解,而内不消,大满大实,坚有燥屎,自可除下之,虽四五日,不能为祸也。

满,犹胀也。实坚,则按而得之者也。凡诊病,须按其中下二脘,以实者为阳明病,热邪与宿垢相搏,故大满大实,坚下其燥屎,而热自除也。云四五日不为祸者,有二义:一则欲人之详审,可先与小承,而次及大承;一则欲人之不失其时,恐迟至六七日,而枯槁难回也。

若不宜下而便下之,内虚热入,协热遂利,烦躁诸变,不可胜数,轻者困笃,重者必死矣。

两热字,指表热言。表热乘内虚而入,因而下利,是协在表之热以为利,而气机愈乱,诸变所由作也,可不慎哉?

夫阳盛阴虚,下之而愈,汗之则死;阳虚阴盛,汗之而愈,下之则死。(懋修案:《外台秘要》叙此,于宜须两审句下,作又曰夫表和里病,下之而愈,汗之则死,里和表病,汗之而愈,下之则死。但原注云:一作阳盛阴虚,一作阳虚阴盛耳。)

庞安常曰:阴阳虚盛,非谓分尺寸也。荣卫者,表阳也。肠胃者,里阴也(懋修案:表里是如此解,非时下所指之表里也)。寒毒争于荣卫,必发热恶寒,尺寸俱浮大,内不甚躁,设有微烦,饮食必欲温而恶冷。此阳虚阴盛,可汗而愈,下之则死也。若寒毒相搏于荣卫之间,而阳胜阴衰,极阴变阳,寒盛生热,若毒内居肠胃,水液为之干涸,燥粪结聚,外不恶寒,必蒸蒸发热而躁,甚则谵语,脉浮滑洪数,按之有力。此为阳盛阴虚,当下之则愈,误汗则死也(懋修案:庞安常两层颠倒,最易误人)。《内经·调经论》云:阳虚则外寒,阴虚则内热,阳盛则外热,阴盛则内寒,以此别之。

夫如是,则神丹安可以误发(懋修案:《外台秘要》安作不)**,甘遂何可以妄攻?虚实之治**(懋修案:虚实之治,作表里之治)**,相背千里,吉凶之机,应若影响,岂容易哉?**(懋修案:《外台秘要》无岂容易哉四字,下接然则桂枝下咽,表和则毙,承气入胃,里平则亡,此表里虚实之交错,凡此阴阳二字,俱作表里观。下文发表攻里,本自不同句,一气贯串,自作表里为是也。)

神丹何者?《外台秘要》原注云:即崔氏六味丸(懋修案:又名赤丸。又案:神丹六味,即朱雀丸,以乌附为君)。用人参、乌头、半夏、茯苓、朱砂、附子,蜜丸姜汤下甘遂者,原注云:水导散也。用甘遂、白术捣筛,水服。大抵一时习用之药,服之而死亡接踵,恬不为怪。神丹专治虚寒,甘遂专治实热(懋修案:此指有水之证),相背千里,而用者不知三日以前必皆发,便用神丹,三日以后必皆攻,便用甘遂,如此容易,复何知吉凶之应若影响哉?

况桂枝下咽,阳盛则毙,承气入胃,阴盛以亡。(懋修案:《外台秘要》直接此表里虚实之交错,无死生,至计日十六字。)

此更为涉猎仲景方者,痛下针砭也。太阳自汗与阳明自汗同,颠倒用之,无不死者。其误由不知太阳之自汗恶风,因于中风，阳明之汗出，不恶寒，由于胃实耳。故下文云：懵然不知病源为治。举此例之，凡《伤寒论》中之证相似，而病源不同者，一人之投，关系皆非轻也。

懋修案：伤风为表虚，虚必不即化热，故可用桂枝。伤寒为表实，实则无不化热，故断不可用桂枝入胃。但当作入口字。看病在胃，胃为腑，腑宜泻，故必用大黄。病在脾，脾为脏，脏宜补，故断不可用大黄。阴阳虚实，能如此解之，乃为能识阴阳虚实者，非时下所指阴阳虚实也。只此四字，无一人知之者矣。医道云何哉？又案：凡病所分，全在阴阳表里，寒热虚实八个字上。而今之医，所指为阴阳表里，寒热虚实，无一字不与此相背，竟若别有阴阳表里，寒热虚实者，病家安得而知之？

死生之要，在于须臾，视身之尽，不暇计日。此阴阳虚实之交错，其候至微。发汗吐下之相反，其祸至速，而医术懵然不知病源为治，乃误使病者殒没，自谓其分，至令冤魂塞于冥路，死尸盈于旷野，仁者鉴此，其不痛与！（懋修案：《外台秘要》作医术浅狭，为治乃误，无懵然不知病源六字。）

视身之尽，不暇计日，言可立视其毙也。自谓其分者，言医以误药之病，诿诸大数，谓其分固当死也。按《伤寒论》自序云：庶可以见病知源。而叔和此章，亦提出病源为治四字，欲读斯论者，知其所当然，又必明其所以然，始可出而应世也。

凡两感俱作，治有先后，发表攻里，本自不同。

两感之病，其藏于冬而发于春夏者，欲解表而里证已急，欲攻里而表证又急，来势甚凶，时日甚促，岐伯且云不免于死矣。叔和遇此，不忍坐视，精思救疗，谓两感初作，须于第一日著力。

一日太阳与少阴同病，必先得汗，然后攻里，先后次第，不可或乱。缘仲景论中有表里和解之法，无表里混治之方，发之攻之，其道本不同也。

而执迷妄意者，乃云神丹、甘遂，合而饮之，且解其表，又除其里（懋修案：《外台秘要》作且解其外，又除其内），**言巧似是，其理实违。**

想见叔和当日苦心撰方，以冀万一。病家惑于黠医之巧言，百不一试，更无成验，可示后学矣。而当日黠医一见两感，即断以不治，于是发表攻里，一剂兼之，何等周匝？神丹、甘遂，通国所知，何等明晓？病家任之不疑，同声相赞，下文所谓翕习之荣者即此。

夫知者之举措也，常审以慎；愚者之动作也，必果而速。安危之变，其可诡哉？（懋修案：《外台秘要》无夫智至而速二十一字，下接夫病发热而恶寒者，发于阳，无热而恶寒者，发于阴，发于阳者可攻其外，发于阴者宜温其内，发表以桂枝，温里宜四逆，数句所引叔和之论，如是而止。）

诡，欺也。唯愚故妄，妄则必至于欺己欺人。当其用神丹、甘遂之时，未尝不冀转危为安，然无是理也。

世上之士，唯务彼翕习之荣，而莫见此倾危之败。

名利萦心，恻隐全丧，无两立之道也。

唯明者，居然能护其本，近取诸身，夫何远之有焉。

明者，明乎道之大原，出于天也。天所以与我者，不忍人之心，是本心也。居然者，安重之貌。言凝然不动，守其本心，而不为名利所摇者，不过视人之病如己之病，不置他人之生死于度外，而视同秦越也。垂训及此，殆因当时同志无人，转深望于千百世后之明者，同心救济，则于诸不治之证，如两感类者，尚合有商量也。呜呼！叔和之苦心若揭矣。余注此，不觉为之呜咽云。

两感病名之不正久矣。朱奉议《活人书》，叙治两感，法先四逆，后桂枝，是以表里俱寒，为两感也。东垣知两感之邪所从入，而立九味羌活汤，此必病之随发于冬，而感受犹浅者耳。其发于春夏者，未必合也。此汤中多兼治风湿药，与《内经》之变为燥火者有别矣。刘河间用大青龙汤、黄连解毒汤、凉膈散，尤为切当。

凡发汗，温暖汤药，其方虽言日三服，若病剧不解，当促其间，可半日中，尽三服。若与病相阻，即便有所觉。病重者，一日一夜，当晬时观之。如服一剂，病证犹在，故当复作本汤服之。至有不肯汗出，服三剂乃解。若汗不出者，死病也。

温暖方药，统桂、麻、青龙三方。言觉有所阻，又当就本方消息加减之，审其药，必此药，而三剂不汗，真死证也。

凡得时气病，至五六日，而渴欲饮水，饮不能多，不当与也。何也？以腹中热尚少，不能消之，便更与人作病也。至七八日，大渴欲饮水者，犹当依证与之，当令不足，勿极意也。言能饮一斗，与五升。若饮而腹满，小便不利，若喘若哕，不可与之。忽然大汗出，是为自愈也。

时行之气，多由风中太阳，五六日渐转阳明，故先显渴，欲饮水之证。七八日太阳经尽正在阳明，故大渴也（懋修案：此与成氏阳明也三字正合。喻嘉言之少阴，周禹载之少阳，叶天士之太阴，一扫而空）。一斗，准今六合七勺，详余《古方权量考》。

凡得病，反能饮水，此为欲愈之病。其不晓病者，但闻病饮水自愈，小渴者，乃强与饮之，因成其祸，不可胜数。

凡病必胃气有饮，始能多饮。胃得水谷，敷布于外，使风邪随水气升腾，从皮毛出。若过多，则胃反受困，火被水郁，阳气不伸，病既不愈，转生诸变。

凡得病，厥脉动数，服汤药更迟，脉浮大减小，初躁后静，此皆愈证也。

厥字，作其字解。

凡治温病，可刺五十九穴。人身之穴，三百六十有五，其三十九穴，灸之有害，七十九穴，刺之有灾，并中髓也。

经穴，详皇甫谧《甲乙经》。叔和与谧交好，此故只括数语。

凡脉四损，三日死，平人四息，病人脉一至，名曰四损；脉五损，一日死，平人五息，病人脉一至，名曰五损。脉六损，一时死，平人六息，病人脉一至，名曰六损。

此详热病之死证也。《内经》帝问：五脏已伤，六腑不通，荣卫不行，如是之后，六日乃死，何也？岐伯曰：阳明者，十二经脉之长也。其血气盛，故不知人，三日其气乃尽，故死。四损五损六损，在此三日中，次第现出，辨脉法所谓迟为在脏者此也。人知数为热，不知真寒证，亦有一息七八至者；人知迟为寒，不知真热证，亦有五六息一至者。成注：四脏气绝者四损，五脏气绝者五损，五脏六腑俱绝者六损，最精。

脉盛身寒，得之伤寒；脉虚身热，得之伤暑。脉阴阳俱盛，大汗出，不解者，死。脉阴阳俱虚，热不止者，死。

盛者，大而紧也。虚者，大而芤也。言热病有二：新邪引动伏邪者,得之暴寒,则脉盛而恶寒也;得之伤暑,则脉虚而恶热也。脉盛而大汗出,不解者,即辨脉法中寸口脉阴阳俱紧一条。以其素有伏邪,故表气微虚,里气不守,加以清邪中上,湿邪中下,三焦相溷,荣血凝涩,即汗从卫泄,而热邪不通,仍入脏腑,势必阴阳之气隔绝,归于厥利而死也。脉虚而热不止者,即寸口脉弱而迟一条。以荣有伏寒,加以暑邪,自汗津液消烁,木旺土败,虚满不欲食,补之益滞,清之不应,温之不可,故主死也。

脉至乍疏乍数者,死。脉至如转索者,其日死。

承上文言,汗出不解,热不止,而脉变乍疏乍数,则正气之衰者自衰,邪气之实者自实,邪正不能分争,势必断绝,其荣卫之气,而死期近矣。后脉又如转索,则经所谓死,肾脉来,发如夺索,辟辟如弹石者也。肾之真脏脉现者,七日死。此言其日死者,以邪入肾脏,而速其绝也。

谵言妄语,身微热,脉洪大,手足温者,生。逆冷,脉沉细者,不过一日死矣。

此又承上言转索,明是绝脉,然有百中一二,正气渐回,与邪相搏,显出浮紧之状,亦如转索,必谵妄微热,脉转洪大,而手足尽温,有可治之方矣。若手足冷者,是少阴转入厥阴,而脉变沉细,真所谓厥阴病,入脏即死也。叔和当此,求其生而不得矣。然而仁人之心,固如在也。

此以前,是伤寒热病证候也。(懋修案:伤寒热病四字,不是平列,谓此是伤寒中之热病证候。《外台秘要》于中风温热上,并有伤寒二字,尚不可知当时之风寒温热,皆名伤寒乎?)

前指四损五损六损一条,为伤寒中之热病,言其证之脉候也。按:热病之名,《内经》统伤寒之过时发病者言,故云先夏至日为病温,后夏至日为病暑。《难经》言伤寒有五,除中风伤寒外,随时易名,以春为温病,夏为热病,长夏后为湿温。此说见《伤寒直格》,医学相传,本如是也。此热病指发于夏至后者言之。盖伏邪之久,郁热已深,又遇暴寒,阳气方盛,为寒所折,虽非两感,亦属两伤。其感暑热者,暑必伤气,气伤而伏邪不达,加以汗多,气益馁,津益槁,故其绝脉,有乍疏乍数,转索沉细之变也。合诸章观之,语皆本《内》《难》二经,精详审慎,为后学阶梯。凡读《伤寒论》者,不可不先读此例也。

此例凡十三章,前三章为《伤寒论》提纲,读之知仲景书,为即病之伤寒设,为不即病而变为温热之伤寒设,且为春夏秋非时不正之伤寒设也。第四章以热病之日传一经者,为最危之证,补出逐日之脉以示人,又兼言病后之感受异气,而变生诸证者。第五章以少阴伤寒最虚,蹉跎入脏,不比三阳太阴,除一误再误外,无死证者,故谆谆致戒也。第六、七章示人以伤寒之邪,必从外解,重在得汗,不当早下也。第八章言汗下之宜,两不可错。第九章专论两感,欲死中求活,当知发表攻里之先后。其后四章,则随笔杂记,亦皆词意肫挚,不惜覼缕以告人,仁者之用心,盖于此而可想也。有志活人者,幸亟究心焉。

懋修案:《外台秘要》于伤寒之病,逐日浅深一章,既有王叔和曰四字,则是此章以前,俱为仲景原文,此章以后,乃为叔和之言。若照此分章,正与《大学》之一经十传相同,以第四章作第一章,合后九章,共为十章,当更明晰,而方、喻、程三家,更无可置喙矣。岂不快哉!

读伤寒论心法

一、此书名《伤寒论》,是专为伤寒垂教也。治病必求于本,故即病之伤寒,与春温夏暑之本于伏寒者,俱入此论中。若起于痓、湿、暍者,虽使续感于寒,不入此论。开卷先提痓、湿、暍病状,不出方治,正欲使人无混于伤寒耳。其因伤寒而复感异气,如痓、湿、暍者,则亦及之。于今可见古人立言之体,垂教之法,向使专论伤暑与湿,应亦如是。

懋修案:第二句若改为是五种之总论,而以《难经》伤寒有五一条,作为第二条,则读法更明。

二、此书专论外感,不容自乱其例。假如内伤生冷,最易感寒,内伤精气,亦易感寒,则皆内伤为本,而寒为标,仲师未暇详言之也。医事固须博学,然必先得其纲领,从一门深入,而后读别部书,乃易于有得。

三、仲师自序中,见病知源四字,是通部眼目。凡分别六经提纲,专取气化,必追原病始,是何等情形,而即正其名。曰某经病,譬诸救火,早则易灭也。苟不转属他经,则始之终之,只是此经病耳。如少阴病,但欲寐,得之二三日以上,心烦,不得卧者,病情已变,而仍名之曰少阴病也。若真武汤,则反以少阴病二三日不已,为变局矣。

四、《内经》六日传遍六经,此极阴变阳,经脉从而受之,乃温暑中之最危笃者,非常有之病。岐伯答帝问,谓其死皆以六七日之间，叔和序例引之，专欲补出逐日之脉以示人，未尝言凡伤于寒，必日传一经也。仲景所论者，伤寒之常，其于传经，不过三阳篇中散见数条，何尝别有说哉？

懋修案：传遍六经者，乃经气，非病气也。六经提纲，专主气化，如寒水、燥金、相火、湿土、君火、风木，所以分经者如此。

五、《难经》伤寒有五：曰中风，曰伤寒，曰温病，曰热病，曰湿温。中风者，中于冬之寒风也。伤寒者，即病于冬者也。春变温病，夏变热病，长夏变湿温。河间所说，正因病之皆本于寒，故以六经该而论之，非谓《伤寒论》中桂、麻、姜、附诸方，可通治春夏秋三时之外感，如喻嘉言之邪说也。

懋修案：喻嘉言《寓意草》，成于其乔寓常熟时，见《苏州府志》。

六、经言风、寒、暑、湿、燥、火，天之阴阳也，三阴三阳上奉之。厥阴奉风气，少阴奉暑气，太阴奉湿气，少阳奉火气，阳明奉燥气，太阳奉寒气。天有此六气，人即奉此六气，所以与天同体也。夫唯寒自外来，感于某经，经中之气，即动而应之，未有越此六经之外者。凡部勒外感之证，必以六经，今所论在伤寒，是寒为本，而六经之病为标也。

七、寒气必先伤太阳，以太阳主外，为肤表之第一层，余五经不由太阳，无能飞渡也。若一起即现别经为病者，皆是中风。《内经》云腠理开而中于邪，中面则下阳明，中项则下太阳，中颊则下少阳，其中于膺背两胁，亦中其经。中阴者，常从臂胻始。邪入阴经，其脏气实，而不能容，故还之于腑。是故中阳，则溜于经；中阴，则溜于腑。所谓邪者，风也。《内经》统八风言之，本论但言觱发之风，风中挟寒，中于六经之部位，即各有六经之中风也。

懋修案:太阳之经为寒水,故太阳之病名伤寒。

又案:《灵枢》中阳溜经,中阴溜腑之义,并黄坤载亦不懂,何况他人?

又案:邪之未入于腑,未入于脏者,不论传至何经,仍不外乎桂、麻,所以阳明仍有桂枝汤、麻黄汤,少阳有柴胡加桂枝汤,太阴有桂枝汤、桂枝加大黄汤,少阴有麻黄附子细辛汤、麻黄附子甘草汤,厥阴有当归四逆汤,皆未入脏腑之治。至于入腑,则有下法;入脏,则有温法。以此读《伤寒论》,头头是道。此旨唯黄研农明之,而研农所明者,亦唯此一端而已。

八、六气之运行,须先明其自然之序。以司天论之,巳亥厥阴,子午少阴,丑未太阴,寅申少阳,卯酉阳明,辰戌太阳;以岁气论之,厥阴为初之气,少阴为二之气,太阴为三之气,少阳为四之气,阳明为五之气,太阳为终之气,此顺也。人与天合,其气之传,依此顺行,逆则由太阳而传阳明,而少阳,以迄三阴矣。本论云:传经者,逆传也,皆以六七日为一经,十三日为再经,则传过阳明也。过十三日不解,则传于少阳也。云:过经者,或七日后过太阳之经,或十三日后过阳明之经,非日传一经后,复由太阳传遍六经也。

九、六经之气,本也;三阴三阳,标也。阴阳之经,相为输应,则中气也。如太阳以寒水为本,寒水以太阳为标,太阳以少阴为中气,少阴亦以太阳为中气也。凡六经提纲,专从气化之动处言之,及其病发,有生于本者,有生于标者,有生于中气者,《内经》明训具在,张子和《标本运气歌》,亦确不可易。读此论者,能识其病所生处在标、在本、在中气,始得悟其方治也。

十、凡冠以其经病者,指即病之中风伤寒也。但冠以伤寒二字,则温病、热病、湿病也。称合病者,亦温、热、湿之病也。

十一、寒邪首犯太阳,有自汗者,则虚者也;有无汗者,则实者也。因人之虚实,而分桂枝、麻黄两治,不必以风寒为泥。

十二、太阳篇用青龙法者,皆伏邪之伤寒也;用柴胡法者,皆伤寒后中风者也;用承气法者,皆脾约之人得太阳病者也;杂疗法者,皆病中杂合之邪,及病后兼感异气也。凡寒皆从太阳而入,故太阳方治独详。

十三、阳明篇除太阳之转属者,其余皆中风也。若其中寒,则从鼻入,不于表也。或有为太阴所溜入者,盖太阴中风,为病原浅,多从阳明而出,故阳明详而太阴可简。

十四、病始少阳,必自中风,亦有因厥阴之溜于腑者,治法只小柴胡耳。其传经之伤寒,在少阳但为过路,未入于阴,仍从太少合病例治之。

十五、太阴病以腹满为主,犹阳明病以胃实为主。按其上中二脘而实满者,为阳明;按其腹而虚满者,为太阴。此脏腑高下,及阴阳虚实之分,着眼在此。

十六、少阴始病,脉微细,但欲寐,只是邪入于阴之象,而标本未露。及其病发,或从君火之本,或从少阴之标,极无定而又有定。熟玩此篇,当自得之。若硬分直中、传经为二,则篇中神理索然矣。少阴篇无冠以伤寒者,安得云传经也。

十七、厥阴篇首四条,皆言中风,附以厥、利、呕、哕,真人已注明目录下第五条。诸四逆厥者,不可下之,虚家亦然。是知凡厥证为阴之尽,皆可谓之转属。厥阴以下,皆言伤寒之厥,而利、呕、哕,尤转属厥阴之较著者。盖伏寒之发,不必定从太阳,亦有从三焦者,治法初起只大、小青龙两方,开表以达之。所谓三焦膀胱者,腠理毫毛是其应也。三焦属少阳,与厥阴为表里,往往有发热六日后,转入厥阴,而为厥利,亦有一发热,即入厥阴而厥者,皆少阴与厥阴迭为进退,病势既深,自当隶诸厥阴矣。何乃有牵扯传经作注解者,芜秽满目,殊不可耐。

十八、霍乱,因口食寒物,鼻吸寒气,三阴齐受,虽其后当发热,未始不是伤寒,而不能分属一经。故另立篇,云:本是霍乱,今为伤寒。可知凡病必原初起,以正其名。且霍乱多有因乎暑者,今全不及之,知此论之专为伤寒设也。

十九、自利与下利不同,自利属寒,下利协热。自利者,溏粪多水;下利者,泻而不畅。若下利清谷,则属寒者多。虽间有邪热,不杀谷者,亦皆泻而不畅也。

二十、论中凡言四逆,乃四肢逆冷之省文。四肢者,自指至肘,自足至膝之谓,其邪为深。凡言手足,乃自指至腕,自足之踝之谓,其邪为浅。或曰四肢厥逆,或但曰厥,但曰逆,皆重证也。或曰指头寒,曰手足厥,曰手足逆,皆轻证也。此厥逆之分,不可不知。

二十一、亡阳,与无阳不同。亡阳者,阳虚也;无阳者,即无津液之互乱。

懋修案:仲景书名《伤寒论》,盖即取《难经》伤寒有五之条,合五种伤寒而论之。故曰伤寒论,是五种伤寒之总论,非仅论二曰伤寒之伤寒也。唯因凡病皆始于伤寒,故不论传至何经,总用麻黄、桂枝。此外则入于腑者必用寒药,入于脏者必用温药,如石膏、大黄、干姜、附子等味。一部《伤寒论》,只有三种方,分而观之,会而通之,道在是矣。

回澜说

昔先祖尝论《伤寒》，以序例为主，以《千金翼》之定本为宗，而痛惩方中行、喻嘉言之诐说。丙既因注《伤寒例》而首述之矣。注既成，而意之郁于中者，愈不能默而息也。复为之引伸其说，曰：晋皇甫谧序《甲乙针经》云：伊尹以元圣之才，撰用《神农本草》，以为汤液。汉张仲景论广汤液为数十卷，用之多验。近世太医令王叔和，撰次仲景遗论甚精，指事施用。宋林亿云：自仲景至今八百余年，唯叔和能学之。是《伤寒例》者，王叔和之私淑仲景，以嘉惠后学者也（懋修案：《伤寒论》赖有叔和编次，林亿校正，而传嘉言，独与二人为难）。嗣后如许叔微《本事方》、庞安常《总病论》，迄前明陶节庵《六书》、王肯堂《准绳》，并奉以为程，是《伤寒》之例，尚未坠于地，而不图首发难者，为肯堂同时方中行，竟起而削之也。先是，有王安道者，习《伤寒》而未习于《伤寒》之例，所著《溯洄集》有云：仲景论为即病之伤寒设，不兼为不即病之温暑设。此言误也。例中明以春温夏暑之根于冬寒者，统名伤寒。故桂枝、麻黄二汤为即病者设，而青龙一方，河间已云表里俱热者，宜用之矣（懋修案：此说已误）。夫表里俱热，非温暑而何？庞安常《总病论》治温暑，并于麻、桂中加入凉苦之味（懋修案：此说又误），是能神明于规矩者也（懋修案：刘、庞二说皆非。又案：既必加入凉苦，何如不用麻、桂？安常于伤寒温热分治之法，究未明晰，故出此骑墙之手耳，不可从也。又案：青龙治无汗之烦躁，白虎乃治有汗之温热也)。安道不知，而妄谓不兼为不即病之伤寒设，则《伤寒例》开首即是浮词，真可删矣。安道又曰：厥阴经中下利呕哕诸条，都是叔和因其有厥逆而附之耳。余尝欲编次其书，以《伤寒例》居前，而六经病次之，而相类病又次之，瘥后病又次之，诊察治法，治禁治误，病解未解等，又次之，其杂脉杂病，与伤寒有所关者，采以附焉，其与伤寒无关者，皆删去，庶几法度纯一。然有志未暇，姑叙此以俟异日，此言尤误也。凡冬月厥阴之即病者，有中风无伤寒，以厥阴主阖为三阴之尽，风能深入，寒不能骤进也。故仲景论厥阴中风，以诸四逆厥者，不可下之，虚家亦然。一笔截住，然后说到温暑之伤寒(懋修案：此五字，世人万万解不出)，故以伤寒先厥，后发热而利者，必自止，见厥复利者开其端，此下节节有伤寒二字，末后数条，冠以下利者，承上文见厥复利言之也。夫唯邪重热深，灼然病入厥阴，岂是与伤寒无相关者？至于厥阴篇末，论呕四条，明是厥阴之气，不得其宜，而不能主阖，何遂冤叔和以杂脉杂证，草率混编，而妄思删定？由其不善读《伤寒例》也。嗟乎！履霜之渐，自此始矣。然欲重为编次，以例居首，犹不敢弃若弁髦者，重叔和之名也。方中行则公然更定矣。彼盖苦太阳篇中方法繁赜，自为义例，以桂枝、麻黄、青龙为三大纲，而比类以附之。其于《千金翼》定本，风寒两伤，荣卫俱病，宜麻黄汤者，彼岂能知之者乎(懋修案：王氏《脉经》亦云风寒两伤，营卫同病，宜麻黄汤)？夫不知，则妄作矣。既已自为义例，必不容有伤寒之旧例，而并疑旧例之非出于叔和也。故曰事属久远，理在难明，削之是矣。《阐要编》驳之曰：方氏作《条辨》，以太阳一经为三篇，分卫中风为上篇。其间总论中风伤寒，如太阳病七日以上自愈之类，不能悉举，此等既属总论，则难分而为二，以之列于上篇，固无不可，但与卫中风为上篇之说少违耳。又据分荣伤寒为中篇，凡有伤寒二字，居条之首者，及发汗已，发汗病不解之类，皆列于中篇，意以发汗者，必麻黄汤证也。不知桂枝汤亦称发汗，乌得以凡云发汗者，皆入荣伤寒篇也。又据以荣卫俱中风寒者为下篇，凡脉浮紧，及伤寒脉浮者，皆入焉。即举其所注而辨之。其一卷第一证，太阳之为病，脉浮，头项强痛而恶寒，注曰尺寸俱浮者，知其病在太阳，又曰此揭太阳之总病，为三篇之大纲云云。似知或中风，或伤寒，或风寒两伤，凡属太阳者，皆当见浮脉矣。又据以三卷第十三证，伤寒脉浮滑，此表有热，注曰伤寒脉不浮，浮者风也，何与三篇大纲之注自相矛盾？而独指浮为风，遂将凡脉浮紧，及伤寒脉浮者，皆入风寒两伤之篇。非矣。不特此也，其三卷三十五证，伤寒胸中有热，注曰热以风言，第三十八证，伤寒十三日不解，过经谵语者，以有热也，注曰热风也。岂不知始是太阳者，或中风，或伤寒，皆能成热。故《素问·热病论》曰：人之伤于寒也，则为病热。乌得独以热为风，遂将凡伤寒有热，及发热，及如疟之发热恶寒，热多寒少，皆入风寒两伤之篇，谬亦甚矣。方氏之心，无非欲立异以为高，故其编次，悉更旧章，前者后之，后者前之，诸篇皆有更移，太阳三篇为甚，将欲求胜于叔和乎？假使人各一见以自高，何时复出仲景而始定？又曰：方氏辨《伤寒例》，非仲景之言，出后人之伪，遂削去之。吾不敢谓此例皆仲景之言也，中有搜采仲景旧文，录其证候等语，岂仲景言乎？不敢谓此例皆非仲景之言也，中有微词奥义，发《素问·热论》

所未发者，后人岂能伪乎？谓叔和附以已意则可，谓全非仲景之言则不可（懋修案：闵芝庆亦因未见《外台秘要》，故致辞费），且无论伪与非伪，当观可法与否，以决应存应削。例中发明太阴脉尺寸俱沉细，方氏注太阴病，脉浮者，可发汗，窃沉细一句证之。例中发明厥阴脉微缓，方氏厥阴中风，脉微浮为欲愈，窃微缓二字证之。既窃夫例，则取之而以为可法矣，又胡为削之哉？呜呼！伤寒之不明于天下，由不得其要领，而昧夫此例者众也。反谓仲景之道，晦而不明，厄于此例可乎？此闵芝庆之言也。自中行而后，注《伤寒》而知尊序例者，独此一人耳其。首窃中行之义例，而变本加厉者，则国初喻嘉言也（懋修案：更可笑喻嘉言，既视叔和如寇仇，而又取叔和辨脉法中，清邪中上，浊邪中下数语，为赤文绿字，为开天辟地之实符，即叔和亦不敢当，而且哑然笑也）。《尚论篇》首卷云：方有执著《伤寒条辨》削去叔和序例，大得尊经之旨，然未免失之过激，不若爱礼存羊（懋修案：爱礼存羊四字，又为程郊倩窃去，以指成无己，奸雄作用，亦有师承），取而驳正，是非既定，功罪自明也。异哉！此言孔子之存羊，唯恐羊之不用也。嘉言之存序例，唯恐序例之或一用也。意不相同，语成一贯，即此四字，足征利口，且所为爱礼者，爱仲景之原本乎？抑自爱其所更定之新本乎？以己之所更定者为礼，以叔和之所闻知者为羊，且欲从而驳正之，为公乎为私乎？就喻氏序太阳一经论之，风伤卫，寒伤荣，风寒两伤荣卫三大纲，此窃取于中行之义例也。人身之荣卫如城与郭，未有兵临城下，而郭不先破者。才说伤荣，已兼荣卫两伤在内，安得分为三大纲哉？乃至太阳后篇，较量于此条是风多寒少，此条是寒多风少，此条是治风而遗其寒，直以仲景原文视同射覆，千载庾词，赖伊识破，布置已毕，然后驳正序例。例中云伤寒为毒者，以最成杀厉之气也。及寒毒藏于肌肤，皆抹之，谓入一毒字，便开过端，吾不知其过安在？此其不可解者一也。例中言至春变为温病，则抹之，谓变字下得怪诞骇人，殊不知《内经》言冬伤于寒，春必病温，紧承上文重阳必阴，重阴必阳，来言蓄极之必变而发也，何诞之有？其不可解者二也（懋修案：《内经》变字亦不少，嘉言自恃舌锋，全不瞻顾）。例中云至夏变为暑病，则抹之，谓此一语，尤为无据。盖暑病乃夏月新受之病，岂有冬时伏寒，春日不发，至夏始发之理，则明明未见《内经》之语矣。岐伯云：凡病伤寒而成温者，先夏至日为病温，后夏至日为病暑。岂无据耶？又岂伏寒无至夏发之理耶？此不可解者三也（懋修案：伤寒成温四字，见于《内经》。据此以释温病，毫无疑义，乃后人必以瘟疫与伤寒对言，遂不得不以长幼相似，时行之气，作为温病，而凡一人有病，并不传染之温病，即因其不传染，而仍指为伤寒，仍以治伤寒之麻桂治之，而温病鲜有不死者。盖以必欲得沿门阖户，比屋连村相同之证，始以为温，则不知手下所治之，即是温矣。不知其即是温病，势必仍指为伤寒矣。且必别求所以治温之方于《伤寒论》外，而决不疑其方之仍在《伤寒论》中矣。方者何？葛根黄连黄芩汤是也。一言以蔽之，曰不可用麻桂者，即是温病）。例中云暑病者，热极重于温也，则抹之，谓此一语，更添蛇足。设有冬时伏寒，至春不发，其邪本轻，可知岂有反重于温之理？则是《内经·热病论》全不究心者矣。后夏至日为病暑，即出在《热病论》中，以其病必传经，其两感者必死，即不两感而六经传遍，荣卫脏腑不通者，亦死，故重于温也。盖伏之久，则发之愈重。杨上善曰：轻者夏至前病温，重者夏至后病暑。此语良有本也。而谓必不反重于温，此不可解者四也。又观其尚论叔和之妄云，王叔和编述《伤寒》全书，苟简粗率，缌缌碎剪，盲瞽后世，无由睹黼黻之华，况于编述大意，私淑原委，自首至尾，不叙一语明，是贾人居奇之术，致令黄岐一术，斩绝无遗，悠悠忽忽，沿袭至今，千古疑城，莫此难破。其论如此，所云剪碎黼黻者，讪叔和编次之陋也，犹意中之宾也。所云斩绝岐黄一脉者，是苏张口角，推倒叔和，以扫尽晋齐隋唐宋元明之名医，而争名于千古也，此意中之主也。试思《伤寒论》之得传于今者，伊谁之力？叔和曰：今搜采仲景旧论，拟防世急。其搜罗之难可知，平素之私淑可知。特以在例言例，未遑叙及耳。叔和文笔不多见，此外只《脉经》序一篇，其景仰前贤之心何如，其不敢攘古人之美，又何如也。而诬以为编述大意，私淑原委，自首至尾，不叙一语，平地生风，深文曲笔，意欲断尽后人信重叔和之心，故忍于诬陷若此，而孰知自道其肺肝乎？往者康熙十三年，林北海重刻方中行《伤寒条辨》序云：近日江西喻嘉言，窃方先生义例，作《尚论篇》。唯于卷首大意，略加数语，点缀揄扬，反云不达立言之旨甚多，然《尚论篇》条条皆从方先生脱胎而出。第学富才高，舌巧笔灵，令人读之莫测其所由来，似乎另辟一境界，实则剿袭前贤之长，据为己有，文人极陋之习耳。可恨《尚论篇》自首至尾，不露《条辨》一字，竟作自己创解，欲以单行传世。一念好名，诋叔和僭窃，而己之僭窃更甚，所以嘉言殁骨未冷，遗书遂遭群起剥蚀，攘夺埋没昔贤之报，速矣酷矣。九原有知，应自懊悔无极矣。又附刻喻氏《尚论篇》序云：喻氏《尚论》之窃

《条辨》,序中明著其罪矣。兹复附刻者何?欲人对勘不费力也。然遗卷首者何?世有全书,不须赘也。且卷首中独有疫论高绝(懋修案:嘉言论疫一篇,在《尚论》前篇驳序例下,自是论疫,不是论温。其论温者,自有三大例在也。后人又将此篇浑作论温,非所谓歧之中又有歧乎?),其余不过诋王叔和,骂成无己,排击古人,以为矜炫之地,种种疵谬,不一而足。如伤寒大意谓春夏秋三时外感,皆可取治伤寒之法,错综用之是,何言欤?堕落蹊径,惑世匪浅。至于自序,重开生面,另出手眼,昧心欺世,藐视无人,斯皆不足以辱剞劂云。吁!北海此言,为中行发也。余之述是言者,则为叔和而发也。北海赞嘉言疫论高绝(懋修案:逐秽解毒之善,自不可没。北海取之良是,亦未可以人废言),然其中所引寸口脉俱紧一条,正是厥阴例中之伤寒,所以卫气前通,则吐痈脓,荣气前通,则吐脓血,而至于阴阳俱厥,则更有下利之诸危状,非论疫也。乃自夸手眼,恣其游谈,谓此是仲景论疫邪从入之门,变病之总,所谓赤文绿字,开天辟地之宝符,人自不识耳。名为推戴,实则搂伐,此又嘉言著述中引经之大作用也(懋修案:辨脉法是叔和文字,嘉言拜倒若是。又自知碍贬驳,故又割取仲景自序中平脉辨证,以为《伤寒论》者,谓仲景本有平脉篇,而叔和改为辨脉,似此则仍可撇却叔和,种种俱落笑柄,亦何太自苦乎?)。复有学嘉言之作用,而大放厥辞者,则程郊倩《后条辨》也。是时方、喻两注盛行,希附骥尾,乃著序例贬伪,怂人寓目,顽心嚣口,百戏杂陈,无以名之,名之以桀犬吠尧而已。更有藐视方、喻两家,独出己见者,柯韵伯论翼也。然而亦鄙叔和不宗序例,甚以仲景之原文原方,妄行删改,罪尤大矣。人人犯上,势必作乱;

人人好诋叔和，势必无礼于仲景，则又未尝不恨方、喻之为首恶也。嗟乎！序例之体，犹《大学》之一经十传也，无一言之悖乎仲景者，述而不作，信而好古，寻坠绪之茫茫，独旁搜而远绍，无他，救民命也。千五百年后，忽欲焚其书，污其名，方、喻具有人心，何不得其正若此。因而详绎其自序，想见其为人，而恍然曰，愚而好自用，中行是也，聪明反被聪明误，嘉言是也。中行之《条辨》后序曰：伤寒名虽曰论，实则经也。嗟唯文字，去古未远，辞简意奥，叔和类集而编次之。今观各篇之不合于辨者，历历可，指而太阳三篇尤甚。似此编次，徒赖叔和之名存，岂复叔和之实在哉（懋修案：方中行笔下生涩拖沓，貌作艰深，殊不足取。即此名存实在二语，词意俱晦，万难解释，全书大率类此，不知纪晓岚何以亦受其欺）？必繇后世轻浮之辈，不谙论议，骋以卑陋，计图剽窃，纷更错乱，颠倒变易。窃为此惧，跋履山川，冒蒙荆棘，崎岖南北，东抵齐鲁，西涉陕川，委志从正，以趋明师，期还叔和之故，以通仲景之原。风霜二十余年，颜黴鬓雪，神其默迪，一旦豁然，倦老思休，僭为此集。八经寒暑，稿脱七腾，虽不足合叔和之雅调，宣仲景之遗音，所以延颈企踵，于任斯道之君子者，未尝有一息之不然。故宁负僭窃，而不敢逃也。呜呼！此愚者之自欺而已。其人必老于刑名，游历各省（懋修案：想不过州县中帐房席面耳。若刑钱书启，则必通文理者始能之，而刑名以一字之出入，动关生死，尤不得以不通文理之人为之，故知其必非刑名也），平素又好谈《伤寒》，所相识者大半皆奔走侯门之市医，翻为中行所鄙，久之而高视阔步，甚至于藐视序例，唯庸故妄，有自来矣。不然，以天下之大，岂无一人深明序例者乎，亦岂无一人知《千金翼》

之有定本者乎？然则序中所云，谬欲比踪于丹溪之参访明师，不过借端以为附会耳。其实质钝而气浊，囿于所见，毅然以自用为得计，而不图教猱升木之自此始也。更不图百余年后，有负高位，以冒盛名。如林北海者，又扬厉中行，以倾轧嘉言也。又观嘉言《春温会讲语录》，自序云：余中岁弃家逃禅，不倒睡卧，攻苦医学，是禅为主而医为客也，涉猎而已矣。《尚论篇》自序引阿难问世尊曰：古佛以何人为师？答曰：以吾为师。即此诞生所指天上天下，唯吾独尊之旨，是其予智自雄也。以轩岐为糟粕，何有于长沙？而且于序例，则曰：后世但知叔和为《伤寒》作序例，不识其草泽奸雄，称孤道寡，故有晋以后之谈医者，皆伪统也。其荒唐若此，精求其故，则坐禅之害也。当其初发心时，耑求聪明胜人，修罗因地，直造天魔，天台教中斥为邪僻，定非真定，慧非真慧，识光一到，便启胜心，加以宗门伎俩，呵佛骂祖，始为见过于师，矧此区区医门名宿，岂直一瞬，安肯降心折节于叔和哉？此嘉言之误用其聪明，而其罪更浮于中行也。《诗》云：谗人罔极，交乱四国。属稿至此，客有见而讽予者曰：嘉言于本朝为巨擘，世之闻其名者，十中得五矣。得无有以攻讦嘉言之罪，罪子者乎？呜呼！此所谓不知我者，谓我宣骄也。余非不知嘉言之上应天星者也。客益愕然不解其故，因语之曰：上古之医，如岐伯、鬼臾区为天师，伊尹为阿衡，上应于天，必紫微宫之最尊，如天乙、太乙者，是周礼则司命主之，降至晋史言天谗星主巫医。此甘石不及详，史汉所不载，而晋史特言之，岂无本哉？必因晋代多仙医，如葛稚川、许旌阳辈，明于阴阳，精于术数，洞晓魔事，指授占验者也。夫司命者，主人命者也。天谗者，利于杀人,不利救人者也。道之将废,天谗乘运而动,其间必有苦心救世者,畏天悯人,著书垂后,纵不能行之当时,犹可传之久远,则又赖司命之神,默牖而呵护之也。当仲景时,天谗之为祸烈矣。宗族二百余口,建安以来,未及十稔,死者三分有二,伤寒十居其七。问其所以死者,序云:委付凡医,恣其所措也。凡医奈何?序云:不思经旨,以演其所知,各承家伎,始终顺旧,省疾问病,务在口给,相对斯须,便处汤药也。然而有仲景在,曷不任之乎?不能也。序云:痛夫举世昏迷,莫能觉悟,进不能爱人知人,退不能爱身知己,是仲景之不为宗族所爱也。其不为所爱者何?道不同也。序云:哀乎!趋世之士,竞驰浮华,不固根本,忘躯徇人,危若冰谷,至于是也。亦有知仲景者,置其迂而用其医,于是有误下误汗之变,如救逆诸方者出焉。然而救一命,愈增多口,称为医圣者半,诋为怪论者亦半。著书既成,不及百年,简残蠹蚀,次第失序,是皆天谗之化身,必欲绝其微言而后快也。自仲景而后,凡医伎俩,愈趋愈下,世运之降,民生之蹙,天亦无如之何矣。然而由剥反复者,天之心也,君子之责也。复卦一阳,与乾之初九为同体,唯龙德而隐者,始不为天谗所咎。叔和其潜龙之谓乎!生不合于时,殁不著于史,而畏天悯人,守先待后之志,与仲景先后同揆。读其《脉经》自序曰:脉理精微,其体难辨。弦紧浮芤,展转相类。在心易了,指下难明。谓沉为伏,则方治大乖。以缓为迟,则危殆立至。况有数候,俱见异病而同脉者乎?夫医药为用,性命所系,和鹊至妙,犹或加思,仲景明审,亦候形证,一毫有疑,则考校以求验。故伤寒有承气之戒,呕哕发下焦之问,而遗文远旨,代寡能用,旧经秘述,奥而不售,遂令末学昧于原本,互滋偏见,各逞已能,致微疴成膏肓之变,滞固绝振起之望,良有以也。今撰集岐伯已来,逮于华佗,经论要诀,合为十卷,百病根原,各以类例相从,声色证候,靡不该备。其王、阮、傅、戴、吴、葛、吕、张所传异同,咸悉载录。诚能留心研究,究其微赜,则可以比踪古贤,代无夭横矣。然则予之所谓述而不作,信而好古,寻坠绪之茫茫,独旁搜而远绍者,岂有私于叔和哉?至其搜采旧论,撰次《伤寒》,而拟防世急之心,有加无已。于是作《伤寒例》,惊寒威之杀厉,辨异气之重沓,别阴阳之虚实,详攻发之先后,括之以仲景之见病知源,为入生出死之关隘,语语精要,虽作犹述也。未已也。知源者,治病之法,而所以知源者,更有医圣相传之心法。心法不明,医道终不彻也。例中复云:唯明者,居然能护其本,近取诸身,夫何远之有焉。夫明者,明至于善之所当止也。本者,不忍之本心也。居然者,定静而安也。近取诸身,则能虑也。何远之有,则能得也。叔和非有意于讲学,而左右逢源,词简味深,使人自得,非有德者,其能为是言乎!盖其视世之医,同此本心,即无不可以圣于医者而呼之,而惜之。知世之不可与言而不言,宁抱遗书,落落然不以示人,唯是一二儒流隐士,默相过从,得见仲景旧论,而叔和始不惜指事施用,是知叔和者,独有一皇甫谧也。语云:不知其人,视其友。皇甫谧者,博综典籍,沉静寡欲,当世称元晏先生,其人品具晋史中。得风痹疾,习览经方,遂臻至妙。取黄帝《素问》《针经》《明堂》三部之书,撰为《甲乙经》十二卷,亦医中之龙德而隐者也。叔和殁,遗书独存,若明若灭,以迄于唐,固叔和传经之始愿也,庸非天乎?于是孙真人出,元门法力,魔所畏也。集医学之大成,著

《千金方》，编入《脉经》，又撰《千金翼》，而《伤寒论》之序次，复有定本焉。其更定者，何也？序中言之矣。曰：伤寒热病，自古有之，名贤浚哲，多所防御。至于仲景，时有神功，寻思旨趣，莫测其致，所以医人未能钻仰。尝见大医疗伤寒，唯有大青、知母等诸冷物投之，极与仲景本意相反。汤药虽行，百无一效（懋修案：此就太阳病应用辛温发散之时，而世医早用凉苦遏抑之弊言之。盖宜用桂麻时，原用不得凉苦也。若至伤寒成温，则正须凉苦，而世又仍用辛温则误）。伤其如此，遂披《伤寒》大论，鸠集要妙，以为其方，行之以来，未有不效。旧法方证，意义幽隐，乃今近智所迷，览之者造次难悟，中庸之士绝而不思，故使闾里之中，岁致夭枉之痛，远想令人，慨然无已。今以方证同条，比类相附，须有检讨，仓卒易知。夫寻方之大意，不过三种：一则桂枝，二则麻黄，三则青龙。此之三方，凡疗伤寒不出此也。其柴胡等诸方，皆是吐下发汗后不解之事，非是正对之法。术数未深，而天下名贤，止而不学，诚可悲夫！又有仆隶卑下，冒犯风寒，天行疫疠，先被其毒，悯之酸心，聊述兹意，为之救法。方虽是旧，宏之唯新。好古君子，嘉其博济之利，无嗤诮焉。由是观之，真人之心，即叔和拟防世急之心也（懋修案：余尝欲以所论各病，为防世急编，以所采各方，为宏维新编，非敢自比两贤，亦自明私淑之意云尔）。夫唯诚极而明，怜悯后世，气禀日昏，必苦于方义之幽隐，无所从入，故手自更定，以诏后人，且以间执谗慝之口，不致颠倒紊乱，破坏仲景、叔和，拯救伤寒之一线，不得已而有此作也。是以序首云伤寒热病，末又云天行疫疠，读此可知仲景之论，为即病之伤寒设，为不即病而变为热病之伤寒者设，为伏寒而又感于非时暴寒者之伤寒而设也。叔和序例得此益明，嘉言谓以伤寒为毒，便开过端，无所置喙矣（懋修案：所以曰风、曰寒、曰湿温、曰温、曰热，皆在此五种伤寒总论之中，而论即以伤寒立名也。岂独为即病之伤寒哉？朴老言之，余更为申明之）。《伤寒》太阳篇最繁，真人条分缕析，皎若列眉，更有点窜原文之处，今亦略提数则。原本荣卫俱病，骨节烦疼，当发其汗，此下本不言方，而真人增宜麻黄汤四字，岂豫知嘉言之必有以荣卫俱病者，用青龙之谬说乎（懋修案：宋林亿等奉勅校定王氏《脉经》，已据《千金方》，于此条下亦增宜麻黄汤四字，而麻黄汤之治风寒两伤荣卫愈明矣）？如太阳病下之，其气上冲者，可与桂枝汤，用前法。盖即用前歠粥助汗法也。真人删用前法三字，岂豫知嘉言之必有用前下法于汤中，即桂枝加大黄之谬说乎？更有全删者二条，如太阳病，发热而渴，不恶寒者，为温病，发汗已，身灼热者，名曰风温，以下凡九十字，则更奇更精，不可思议。岂豫知嘉言之必创为春温新说，引此两条，以风温为春日主病之大纲，而畅其名为推戴，实则搂伐之作用乎（懋修案：再有寒在皮肤，热在骨髓，热在皮肤，寒在骨髓一条，《千金翼》亦无之，而皆为嘉言所据，以为少阴证者，皆所删去，实是大奇，证以齐卿之说，真人其真仙乎！）？按《真人传》末，载卢齐卿之少也，真人语之曰：后五十年，位方伯，吾孙为属吏，愿自爱。时真人孙溥尚未生，及溥为萧丞，而齐卿徐州刺史。何况仲景伤寒，叔和序例，关千百世亿万人之生命，其存亡通塞之故，皆有天焉。真人方忧之深，虑之切，而有不坐照如神者哉？夫《千金方》及《翼》既入《道藏》中，而《伤寒论》与《脉经》赫然在焉。开宝中，节度使高继冲，编录王叔和原本进上，藏之书府，而序例亦赫然在焉。天谗星则大震恐，未几而高阳生之难作。高阳生者，一妄庸人，假晋太医令王叔和之名，以欺世者也。河东王世相曰：是五代时人，著为《脉诀》，语多抵牾，世医家传户诵，藉以求食而已。东阳柳贯曰：王叔和撰《脉经》十卷，为医家一经。今《脉诀》熟在人口，直谓叔和所作。不知叔和西晋时，尚未有七言歌括。朱子谓俗传《脉诀》，词最鄙浅者也（懋修案：一王叔和而削之者有人，冒之者有人，其究或冒或削，皆不能欺后世有心之人，而叔和千秋自在）。朱丹溪曰：世之俗医，诵高阳生之妄作，欲以治病，其不杀人也几希。迨至有明之末，李时珍著《本草纲目》，附以《濒湖脉学》，犹因世之习诵伪诀而痛惩之。崇正丁丑，李士材著《医宗必读》，取崔紫虚《四言脉诀》而注之，而高阳生之教始衰。然叔和为《脉诀》所累，疑之者众矣。高阳生污之于前，而喻嘉言始排之于后，绵绵延延，将绝复续，二五为耦，若骖有靳，非天谗之力不及此。呜呼！当宋之时，五星聚奎，正学昌明之候也。林亿、孙奇之考正，成无己之注释，无不以叔和为亚于仲景者，且有朱南阳《活人书》、庞安常《总病论》，后先辉映，修明《伤寒》。而又笃生河间，因时匡救，妙阐温暑，善用寒凉。不知者谓与仲景分道扬镳，及读河间自序二篇，称轩岐为大圣，仲景为亚圣。自言锐意钻仰垂四十年，逮至六旬，神授美酒，若橡斗许，醒后心灵开悟，则是笃志好学，天牖其衷，凛薪传之担荷，补遗论之散佚，而后伤寒之治法始大备焉（懋修案：守真之书，本是驳斥朱肱之谬，申明仲景之意，原与仲景石膏、大黄之用丝毫无间，后人自不知耳）。然夷考其时，已有一高阳生之谬种流传，簸弄医门，自宋迄明，大为民害。如树之有寄生，托根引蔓，缭绕枝干，不枯其树不止。此则人寿减劫时，古今升降之大运使然，必有斯魔杂乎正学昌明之会，使之操戈入室者也。吾因之有感矣。河间而后，数传而及东垣，又数传而及丹溪，守经通变，继往开来，调燮世运，殊途同轨，世所称张刘李朱四大家者是也（懋修案：四大家，皆金元时人，张即子和，非汉之仲景也。此说仍沿李士材《医宗必读》之误。懋修拟于守经通变上，再加更有张子和出，而明汗吐下三法十三字，于是张刘李朱可以无误）。有明一代，无大作手称名家者，皆循循规矩。如吴鹤皋《医统》、张景岳《类经》、王肯堂《准绳》，其功仅与汉儒之传经等，而皆未能调燮世运，求其有任道之器者，实唯嘉言为最。向使移其坐禅之苦功，收放心于经论，真积力久，暮年成书，亦足为医门一代之宗。而乃以禅为主，医为客，禅无师，医亦无师，但以心为师，而天谗乘间入于其心以为之师，以乱仲景、叔和拯救《伤寒》之一线，非吾之臆说也。《楞严经》云：是婆娑界，有八万四千灾变恶星，作种种形，出现世时，能生众生种种灾异。又经云：彼善男子，受阴虚妙，贪求契合，贪求辨析，是二种人，尔时天魔候得其便，飞精附人，口说经法，是人邪迷，易入邪悟。今观嘉言自序云：昌意中只求精神呼吸，实与古人潜通一脉，若启迪于愚衷，秉承于觌面。凡有阐述，一如阳燧方诸之得水火，天然感召，泯绝思议，子以快吾尚论之本怀。又于《医门法律》中云：昌数十年寤寐诚求，才脱凡身，必承提命，此番公案，尚有待于再来云。我固知其定中必妄有见闻，而为天谗之所用也。夫天谗之欲去序例也久矣。序例亡，而《伤寒论》之旨始散而无统，医流横议，各标新说，纷更其序，附会其议，涂改其字句，然后三百九十七法空言无施，名存实亡，此魔所大快也，道之将废也欤？命也，莫之致而至者也。当是时，必有言妖焉，煽乎空际，藉中行之笔为嚆矢，讹言一动，草偃波靡。其在吾苏，则又有吴又可者，刻所著《温疫论》，卷末载《伤寒例》正误，专举叔和首述仲景论而辟之，与《尚论篇》同时行世，西昌之去吾苏千有余里矣（懋修案：嘉言曾流寓吴中，其《寓意草》，即其居常熟时所作），而如沸如羹，埙篪交唱，岸然不顾，并力以翻千五百年之成案，世莫知其非也。此岂人之所能为哉？然而又可之意识，不若嘉言之精悍也。其笔力，不若嘉言之奇而辨也。其精神气魄，又不若嘉言之足以凌铄千古，牢笼一世也。又可续著《伤寒论》正误，尤狂悖。余曾见其稿，大约不甚为天谗所属意，而天谗所最倚毗者，莫如嘉言（懋修案：再有舒驰远专驳《伤寒》，而欲以黄芪、党参统治伤寒之病，正与赵养葵《医贯》之用六味丸等），于是扩其矜心，锡以慧舌，导之以袭取之便，翻腾之巧，而伤寒之《尚论》成矣。未已也，又使之阳奉一仲景以为名，而为春温之创论，乃举太阳病仲景之论冬温者，自发热而渴不恶寒者，为温病，发汗已身灼热者，名曰风温，凡九十字，改而为春温之正旨，而无如晋唐宋元明方书俱在，自《外台秘要》，以迄于《准绳》，无一印合者，然后悟叔和之序例，不但当削之而已。削之，则仅足以伸其所注之《伤寒》，不如驳而正之，并可以恣其所论之春温。试取嘉言晚年所定春温会讲语录，与驳正伤寒序例之说，比而观之，要其终以原其始，而向之所大不可解者，今始一一解之也。语录开卷即云上古医旨，其时首春，其证首温，先师祖僦贷季所传，先师岐伯传之者也。又云吾徒神酣上古，志观玉京，结为空中楼阁之想，步虚陟降，游焉息焉，自觉目光心朗，温证开先。是嘉言之意，欲以己之所论春温者，驾于伤寒之先，而例中言伤寒为毒，比三时更重者可抹也。语录云藏精之人，外邪不入，身如药树，百病不生，胡乃泥沙掷之耶？泥沙掷之，则肾虚甚而温死矣。是其误解《内经》藏精二字，断春温为阴虚感风所致，则例中言至春变为温病可抹也。语录云仲景于冬月正病独详之矣，而春温夏热，则但述大意，比类一二。唯风温、湿温天大二病，春司风温，夏司湿温，独主其重，千古不易也。试问风温、湿温之医律，嘉言何自知之？见诸叔和之脉经也。今独断为仲景之法，又因春令主风，遂以冬温之重证，名风温者，定为春月之正病，夏令主湿，遂以湿温之尝伤于湿，因而中暑者，定为夏月之正病，而并不得以伏寒之晚发者，厕于其间，则例中言至夏变为热病可抹也。语录云叔和谓夏暑为病最重，《内经》原无其说。杨上善云：轻者夏至前温病，甚者夏至后暑病。不知何见？是其于《内经·热病》一篇，一似全未寓目者，而后例中言暑病热极，重于温者可抹也。语录云绎《伤寒》家成朱十余辈，义例多获，独温证从不知为何事，由晋至今，予步趋仲景，至老不辍，诸公会讲，大举温证，欲建当世赤帜，老人曷能任此？然既一志和衷，传兹西昌胜事，俾仲景寒灰火传。又云今且谈从前英贤，过信叔和之弊，以明医学继统升天之难也。叔和为晋太医令，一时医流，既已浅陋，更甚荒唐，千百年绝人绝世，从未论温正病，即指为正病。又皆为邪说妖言，云叔和左更遇，右更遇，左变为，右变为，饐喉结舌，面厚三寸，不似人形，从无黄岐仲景之徒，具正和正见者。又云叔和以后，歧路羊肠，蓁披鸟道，多少沉沦。天意未丧，乃至吾世，履视昭然，此吾徒一大畅也。合数条观之，可知嘉言争名千古之心，聚精会神，只在春温，而叔和例中，有更感异气，变为四种温病，句句与嘉言格不相入，宜其转喉触讳，抹之不遗余力也。复有周禹载者，著《温热暑疫全书》，大半本诸吴又可已刻未刻之稿，而卷首载自序一篇，全抄嘉言春温会讲语录，唾骂自晋以后名医，至六七百言，冒为已作，尤为可耻。乾隆丙子年，赵知府重校此书，亦风行于世。则是嘉言发心创论春温一尘，医天孕诸鬼蜮，含沙射影于叔和之门，并举历来识大识小之贤不贤者，扫除而更张之，其流弊殆不可问。孰主之？天谗星主之也。且嘉言之观书，非无识者也，非无记性者也。即不屑沉浸于晋以后之书，亦当取《内经》之论温者，而思辨之，何至经中一精字，尚未了了。按《素问·金匮真言论》曰：夫精者，身之本也。故藏于精者，春不病温。夏暑汗不出者，秋成风疟，此平人脉法也。所谓精者，指一身之津液，由于水谷之气味所化，而为后天生身之本也。其下遂以精与汗互言之，精即汗也。吾试以经解经，此即经言食气入胃，散精于肝，淫精于脉，肺朝百脉，输精于皮毛，毛脉合精之数精字也；亦即经言饮入于胃，游溢精气，上输于脾，脾气散精，上归于肺，水精四布之数精字也。又岐伯论病温曰：人所以汗出者，汗生于谷，谷生于精。而又申之曰：汗者，精气也。数语尤为明显，精即是汗，顺时藏泄，得养失养，脉中可决。嘉言误以精为媾精之精，故其创论曰，《内经》云冬伤于寒，春必病温，此一大例也。又云冬不藏精，春必病温，此一大例也。既冬伤于寒，又冬不藏精，至春月同时病发，此一大例也。举此三例以论温证，而详其治。然后与仲景三阴三阳之例，先后同符。盖冬伤于寒，邪藏肌肤，即邪中三阳之谓也。冬不藏精，邪藏肾脏，即邪中三阴之谓也。信斯言也，士如归妻，不当迨冰未泮矣（懋修案：读至此，不觉颐解，正与嘉言红炉暖阁，醉而入房八字，对作趣语）。而且曰冬不藏精，春必病温，见病所由来，为一定之理，必然之事，其辞甚决。岂知《内经》无此决辞也。《内经》但言藏于精者，春不病温，而不决言不藏精之必病温者，则以冬月或虽汗出，未受寒伤，病固有之，温则难必。唯因不藏精，而伤于寒者，如庞常安所云奔驰荷重劳力之人，皆辛苦之徒也。当阳气闭藏，反扰动之，令郁发腠理，津液强渍，为寒所搏，肤腠反密，寒毒与荣卫相搏。当是之时，勇者气行则已，怯者则着而成病，至春夏阳气发生，则寒毒与阳气相搏于荣卫之间，乃可必其春之病温也。今以创论，诬及《内经》。又以太阳病，不恶寒而渴者，诬仲景，谓指冬伤于寒者之春温。又以发汗已，身灼热之风温，诬仲景，谓指冬不藏精者之春温（懋修案：以一节劈成两橛，玩仲景于股掌之上）。安排臆说，附会古初，名心流转，丧其真慧，往往有此。嘉言又谓冬既伤于寒，又冬不藏精，与两感同。仲景云：治有先后，发表攻里，本自不同。此十二字秘诀，圣言煌煌，乃两感传心之要，即治温万全之规，是仍以叔和之语，为本诸仲景也。此十二字，出自序例，并不出自仲景论中。乃坠渊加膝，逞尔纵横，倘所谓我为法王，得大自在者耶？然则嘉言之毕生踔厉，好作聪明，适自呈其妖妄，徒为天谗之所役而已矣。天谗成人之恶，不成人之美，将使之久而两败俱伤也。嘉言晚年寓虞山，所著《尚论篇》及《医门法律》，钱牧斋皆为之序，此则嘉言之友也。又有《寓意草》，娄东胡御史（名卣臣）序之。其书并风行于世，纵横如意，引人入胜。医书中笔舌之锋，无逾此者。又善于袭取前贤之美，从而掩之。如《医门法律》以赵以德《金匮》之注为粉本，《寓意草》辨阴阳二厥以陶节庵之说为粉本，资其彀率，便作逢蒙。世之涉猎医学者，无问深浅，一经浏览，惊为异人。更可恨者，百凡绪论，辄推仲景，唾骂叔和，读者信之，无不以叔和为仲景之罪人也。今浙人有吴仪洛者，刻《伤寒分经》有年矣。近始阅其序曰：慨自叔和而后，《伤寒》一书沉沦于羊肠鸟道中者，几千余年，天意未丧，有明方中行出，著《伤寒条辨》，澄几研理，卓识超越前人，即其注未尽达仲景立言之旨，而叔和序例，独首削去，可谓辟尽榛芜矣。至西昌喻嘉言，踵而增之，尤为完美。所著前后《尚论篇》，编次则纲举目张，阐发则独开生面。春温一篇，理解尤属创辟，究不于仲景论外旁溢一词，此真仲景之功臣，而吾徒之先觉也已。盖自晋以迄今兹，医门著作林立，其能发仲景之蕴奥者，首推喻氏，非洛一人之私言云尔也。读其书，当有见其概者。乾隆丙戌年，澉水吴仪洛序。嗟乎！伤寒之例，从此坠于地矣。忆余学医时，先祖已殁，藏书甚多，读《伤寒》家言，人各一说，罕得要领。至其诋叔和也，则异口同声，牢不可破。犹幸及闻先祖伤寒例，不可不读，及《千金翼》有定本之语，中有所主，始不为方、喻所蔀，不谓嘉言百年后，尚有扬其波而煽其焰者。自兹以往，世之习《伤寒》者，其必以嘉言之言，为先入之主矣。嘉言与叔和，势不两立也。叔和已矣，其如序例之存亡，关于《伤寒》之通塞，为千百世亿万人之生死所系，而晋齐隋唐宋元明识大识小之贤不贤者，医脉所宗何，余故不容已于辨，而不觉其言之灌灌不休也。客秋三月，靡日不东风，民病盛行，大率为周禹载《温热暑疫全书》，开手即用黄芩、白虎所误。按诸《内经》，风从所胜来者，为微邪，不药自愈。余每大声疾呼，劝人勿药，舌敝耳聋，莫之信也。叔和序例云：夫欲知四时正气为病，及时行疫气，皆当按斗历占之。古训彰彰如是，孰使之声沉响寂，更无一人知异气为病者，是嘉言之贻祸至今也。奈之何扬其波，而煽其焰也。孟子曰：君子反经而已矣。经正，斯无邪慝矣。不揣固陋，行将续注《千金翼》定本，俟书成后，仿当湖先生《国策去毒》之旨，聚嘉言之所著，芟其狂妄，正其纰缪，瑕去瑜存，亦间有精神见于山川之处，不可埋没者，名之曰嘉言去毒。障百川而东之，回狂澜于既倒，未知天竟何如，命竟何如，其能与天谗星角胜否也。客既退，因重理前说，续记之。时甲寅上元前三日也。系之以诗曰：注书如采药，取次入山深。素履唯行愿，青衿罕嗣音。一镫守祖武，千古信天心。寄语探梅侣，春从雪后寻。

懋修案：公生于雍正十一年癸丑，卒于嘉庆八年癸亥，年七十有一，甲寅著书，则六十二岁也。

时节气候决病法

立春，正月节，斗指艮。艮为土木之气，主湿与风，位居东北，不配脏腑。

雨水，正月中，指寅。寅为阳木，主风，配胆，位居于东，以其中有丙火，故又为少阳相火之气，主热，配三焦。

惊蛰，二月节，指甲。甲属木，主风，配胆，又兼土化，主湿。

春分，二月中，指卯。卯为阴木，主风，配肝，位居正东，以其与酉金相冲，故例从阳明，兼主燥气，配大肠。

清明，三月节，斗指乙。乙属木，主风，配肝，又兼金化，主燥。

谷雨，三月中，斗指辰。辰为阳土，主湿，配胃，以其中兼癸水之气，故又主寒，配小肠。

地之初气，厥阴风木，虽起大寒中，至立春、雨水、惊蛰，正当其令，其二之气，少阴君火，又当春分、清明、谷雨之时，是春三月之病，虽因于寒，纯是风热。其间有病燥者，此系兼化之气。人于二三月时，或有之。又正月初为湿土之交，二月节为湿土之化，三月中当湿土之令，病湿抑或不少。可见风热燥湿，多由寒气中来，故曰热病，皆伤寒之类。岂得但认为寒，而误治之哉？

立夏，四月节，斗指巽。巽为木，主风，位居东南，不配脏腑。

小满，四月中，指巳。巳为阳火，主热，配小肠，位居正南，以其与亥相冲，亥中有甲木之气，故亦主风，配包络。

芒种，五月节，指丙。丙属火，主热，配小肠，又兼水化，主寒。

夏至，五月中，指午。午属火，主暑气，配心。

小暑，六月节，指丁。丁属火，主暑气，配心，又兼木化，主风。

大暑，六月中，指未。未为阴土，主湿，配脾，河间《直格》云配肺者，误。

地之二气，少阴君火，终于立夏四月节，其时病多风热。三之气，太阴湿土，正当小满、芒种、夏至、小暑之时，其时病多风热暑湿。四之气，少阳相火，又起于大暑六月中，其时之病，纯是湿热。唯五月节，斗指丙，丙从辛化而生寒，其病终以寒为标，热为本。

立秋，七月节，斗指坤。坤属土，主湿气，位居西南，不配脏腑。

处暑，七月中，指申。申为阳金，主燥，配大肠，位居正西，以其与寅相冲，中有丙火之气，故又主大肠热，配胆。

白露，八月节，指庚。庚属金，主燥气，配大肠。

秋分，八月中，指酉。酉为阴金，主燥，配肺，位居正西，《直格》谓配胃者，误。

寒露，九月节，指辛。辛属金，主燥，配肺。又兼水化，主寒。

霜降，九月中，指戌。戌为阳土，主湿，配胃，以其与辰相冲辰，中有癸水之气，故又主寒，配膀胱。

地之四气，少阳相火，正当立秋、处暑、白露之时；五之气，阳明燥金，又当秋分、寒露、霜降之令，乃知秋病多燥热。唯九月中，寒气已甚，然其病亦兼燥气与湿，如但认为寒，误矣。

立冬，十月节，斗指乾。乾属金，主燥，气位居西北，不配脏腑。

小雪，十月中，指亥。亥为阳水，主寒，配膀胱，以其中有甲木之气，故又主风，配肝。

大雪，十一月节，指壬。壬属水，主寒气，配膀胱，又兼木化，

主风。

冬至，十一月中，指子。子为阴水，主寒，配肾，以其冲动午火，故又主暑气。

小寒，十二月节，指癸。癸属水，主寒气，配肾，又从火化，故主热。

大寒，十二月中，指丑。丑为阴土，主湿，配脾。

地之五气，阳明燥金，终于立冬十月节，其病多燥。燥亦风热，从木火也。唯终之气，太阳寒水，正当小雪、大雪、冬至、小寒之时，其时乃为正伤寒。然细推小雪十月中，斗指亥，其兼气主风，大雪十一月节指壬，其化气亦主风，冬至十一月中，其冲气主暑，小寒十二月节，其化气又主热，乃知其时之病，亦有兼风热者。至大寒十二月中，厥阴风木之气复起，况斗柄又指丑，丑为湿土，人病风湿，亦所时有，以是知冬月正伤寒，亦不专于寒，故曰热病，皆伤寒之类也。

二十四气，节有十二，中气有十二，五日为一候，气亦同，合有七十二候，决病生死，此须洞解之也。

以上《时节气候决病法》，此仲景《伤寒论》一书之纲领，以故为例之首推。仲景立法之意，以人之伤于寒也，寒邪自外而入，人在气交之中，同是受寒，当分四时之不同。盖春之寒，必兼温气而至，夏之寒，必兼暑热之气而至，秋之寒，必兼燥气而至，长夏四季之寒，必兼暑热之气而至。唯冬三月之寒为正寒，正寒之气，其时病者，不能即解，寒不解，则热愈深。三时之寒为暴寒，暴寒之气，其时病者，易于解散，寒易散，故其热有重有轻。大抵病兼异气，必因乎时，药有异宜，亦因乎时，时之为义大矣哉！知时之气，可以言医矣。按：一岁四时之气，皆纯于十二建、十二辰。十二建者,以斗纲所指之地,即节气所在之处,谓之月建。天之元气,无形可观,观斗建之辰,即可知矣。斗有七星,第一曰魁,第五曰衡,第七曰杓,此三星为斗纲。如正月建寅,昏则杓指寅,夜半衡指寅,平旦魁指寅,余月仿此。十二辰次者,日月所会之次,十二辰也。如子月日月会于星纪,乃在牛宿度中;丑月日月会于玄枵,乃在虚宿度中。天地之气,建在子,会在丑,建在丑,会在子,建在寅,会在亥,建在亥,会在寅,十二宫相合皆然,所以谓之六合。当检二十四气斗纲,及十二次会中星、二十宿过宫分野,三图参看。

岁有十二会,故为十二月。斗有十二建,故为十二辰。斗之所建,地上辰,辰之所会,天上次,斗与辰合,而月建昭然矣。故十一月建子,一阳卦复;十二月建丑,二阳卦临;正月建寅,三阳卦泰;二月建卯,四阳卦大壮;三月建辰,五阳卦夬;四月建巳,六阳卦乾;五月建午,一阴卦姤;六月建未,二阴卦遁;七月建申,三阴卦否;八月建酉,四阴卦观;九月建戌,五阴卦剥;十月建亥,六阴卦坤,是为一岁之气,而统言其日月也。月日既定,时序乃分,四而分之,是曰四时。春为阳始,故温,少阳数七,阴中阳也,其气木,自东而西,其令生,自下而上,春者蠢也,言万物之蠢动也。夏为阳极,故热,老阳数九,阳中阳也,其气火,自南而北,其令长,自长而茂,夏者大也,言万物之盛大也。秋为阴始,故凉,少阴数八,阳中阴也,其气金,自西而东,其令收,自上而下,秋者收也,言万物之收敛也。冬为阴极,故寒,老阴数六,阴中阴也,其气水,自北而南,其令藏,自下而闭,冬者终也,言万物之尽藏也。土为冲气,其位象君,故不主时,分王四季,各十八日,以五分而分四季,每分各得七十二日,以成一岁之数。然而一岁之气始于子,四时之春始于寅，何也？建子之月，阳气虽始于黄钟，然犹潜伏地下，未见发生之功。历丑转寅，三阳始备，于是和风至，万物生，蛰藏振。故阳虽起于子，而春必起于寅。寅卯辰为春，巳午未为夏，申酉戌为秋，亥子丑为冬，而各分孟、仲、季焉。由四时而分为八节，则春秋有立而有分，夏冬有立而有至。四时何以言立？立者，建也，谓一季之气，建立于此也。春秋何以言分？分者，半也，阴阳气数，分于此也。故春分曰阳中，秋分曰阴中。夏冬何以言至？至者，极也，阴阳气数消长之极也。冬至阴极，则阳生，夏至阳极，而阴生，故冬至曰阳始，夏至曰阴始也。《至真要大论》曰：气分谓之分，气至谓之至，至则气同，分则气异者是也。由八节而分之，则节气十二、中气十二。每季各得六气，为二十四气。由二十四气，而分为七十二候，则每气各得三候。立春节，初五日，东风解冻为初候；次五日，蛰虫始振为二候；后五日，鱼涉负冰为三候。候必五日者，天数五，以竟五行之气也。《六节藏象论》曰：五日谓之候，三候谓之气，六气谓之时，四时谓之岁。一岁之中，复有大六气以统之，曰风热暑湿燥寒，分司天在泉，左右间气，以行客主之令。斯天地之气，如环无端，周而复始，运行不息矣。

甲己土运，平气备化，太过敦阜，不及卑监；乙庚金运，平气审平，太过坚成，不及从革；丙辛水运，平气静顺，太过流衍，不及涸流；丁壬木运，平气敷和，太过发生，不及委和；戊癸火运，平气升明，太过赫曦，不及伏明。甲己二年南政，余皆北政。

子午少阴君火，丑未太阴湿土，寅申少阳相火，卯酉阳明燥金，辰戌太阳寒水，巳亥厥阴风木。初气起地之左间，司天在泉对面数。大寒初气春分二，小满三兮大暑四。秋分交着五之初，小雪为终六之次。

跋

伤寒为外感之总名，故《素问》有热病者，皆伤寒之类。暨凡病伤寒而成温者，先夏至日为病温，后夏至日为病暑之语，而《难经》因直曰伤寒有五，其义尤可见。仲景慨世之不明此旨，乃作《伤寒论》。其自序云：余宗族素多，向余二百，建安纪年以来，犹未十稔，其死亡者三分有二，伤寒十居其七。何伤寒之多也？盖有即病之伤寒，有不即病之伤寒，推本言之，要莫非伤寒耳。而凡病伤寒，及为伤寒之类者，其始又莫不从太阳而入。故仲景于中风、伤寒、温病、风温、湿温各条，皆冠以太阳二字。一部《伤寒》书，风寒暑湿，举括于其中，若纲在纲，有条不紊，而迹其大旨，病不出六淫，证不出六经，治不出汗、吐、下、和、温、清六法。有一案，必有一方，因证施治，以饷来者。此实仲景当日设为问答，以教人之心也。晋王叔和，搜其旧论，录其真方，更撰序例以明之，使煌煌至言，得传于世，其功岂浅显哉！乃不图晋后注家，纷纷聚讼，并一序例，而湮没几不传。至近世而方中行、程郊倩、喻嘉言辈，又从而龉龁之，而《伤寒》《内经》《难经》之义终晦。幸朴老、芝老，先后两先生出，承其医统，使《伤寒》心法复明于今，遂有《古方权量考》《世补斋医书》诸作行世。而朴老《伤寒论注》久未锓版，于是相国陆公，出其家藏本，并合《理虚元鉴》、《傅氏女科》、戴氏《温热论》，各订册授之梓，以公诸世，即命名曰《世补斋后集》。其有燮理阴阳之思乎？抑将医天下后世之医也。焜曾受知于公，而于两先生，又尝窃附于私淑之列。故于其书之成，敬缀数言，以志之所愿。读先生书者，知《伤寒》为外感之总名，而一切治法，无不于《伤寒论》中求之，斯不负公守先待后之苦心云尔。

时宣统二年岁次庚戌清和月山阳后学胡焜秉嵚甫谨跋

玖束发，即喜医。光绪甲辰，再随任川北，从杨伯庚先生，遇时学，潜心苦读年余，稍稍识六经，分虚实。每以《伤寒》一书，其旨深奥，难得门径，且不明温热与伤寒之别，以为憾。然常读论中白虎、承气各方，又以为非治寒之方，似仲景非不知治温者，只以无所证据，未敢自信。丁未岁，旅京师，读太夫子《世补斋医书》，始知《伤寒》乃《难经》伤寒有五之伤寒，非二曰伤寒之伤寒，于是平日之疑，乃一旦尽释。复蒙凤石夫子不弃，得列门墙，乃获读太夫子平日手批各书，并以将付梓者，命司雠校，遂于邪说诐辞，益知屏斥。此皆我太夫子有以启迪者也。尝思古人云：孟子之功，不在禹下。玖以为太夫子之功，不在叔和下，何也？当夫晋世衰乱，兵燹之余，医书焚毁，几至无存。幸有叔和出，于是仲景之文，始传于世，乃后人不知其传述之功，驳之削之，不遗余力。自以为驳叔和，而尊仲景，抑知驳叔和，实即驳仲景乎？我太夫子有见夫《千金》《外台》中所载《伤寒》，不为成氏所囿，益识序例，尚杂有叔和之作，《伤寒论》纯为仲景原文，深辟方、喻辈矜奇立异之说。其尊崇仲景之心，等于叔和传述之功，故以为功不在叔和下也。岁己酉书，梓成，曰《世补斋后集》。计书四种：曰《傅氏女科》，曰绮石《理虚元鉴》，曰戴北山《温热论》，曰王朴庄《伤寒论注》。

宣统纪元冬日门下晚学生冯汝玖谨识

先赠光禄公《世补斋医书》，刊成于光绪丁酉岁，为先公手定本。是年秋，庠视学山左，迎养先公于署中。其明年崇峻峰方伯序之，张勤果中丞署签，名之曰《世补斋医书前集》。盖以未刊者尚有多种，故云尔也。自先公弃养后，忽忽已二十余年，是书风行宇内，群以未得见后集为憾，庠以遭时多故，又晨夕理官事，欲校刊成全书，而未暇也。去年夏，及门冯生叔莹闻其事，锐然任校雠之役，于是出所藏数种畀之。叔莹悉心参阅，一年而书成，先后付梓人，即名曰《世补斋医书后集》，而先公一生，潜心覃思，数十年于此道者，至是续得流传于世，则冯生之力为足多焉。庠不敏，不克善承先志，又不获出而临证，而当世谬谓知医，且上荷主恩命，管理京师医局，于随证施治之法，得时时与诸医士讨论其间，实不过先公之绪余耳。庠行年且七十矣，得见是书之刊成，已属幸事，而是书之外，尚有评驳《临证指南》一种，为先公未成之书，尤思天假之年，得解簪组，以余暇续成之，不识能如愿否也。

宣统二年岁在庚戌夏六月既望男润庠谨识